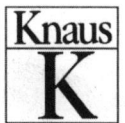

W0060696

Detlev Ganten
Jochen Niehaus

Die Gesundheits-Formel

Die großen Zivilisationskrankheiten verstehen und vermeiden

Knaus

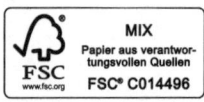

MIX
Papier aus verantwor-
tungsvollen Quellen
FSC® C014496

Verlagsgruppe Random House FSC® N001967
Das FSC®-zertifizierte Papier *EOS naturweiß* für dieses Buch
liefert Salzer Papier, St. Pölten, Austria.

1. Auflage
Copyright © der Originalausgabe 2014
beim Albrecht Knaus Verlag, München,
in der Verlagsgruppe Random House GmbH
Redaktion: Margret Trebbe-Plath, Meiken Endruweit
Satz: Uhl + Massopust, Aalen
Druck und Einband: GGP Media GmbH, Pößneck
Printed in Germany
ISBN 978-3-8135-0648-8

www.knaus-verlag.de

Inhalt

Vorwort

Warum wir dieses Buch geschrieben haben
Von Detlev Ganten

Mein berufliches Leben verbrachte ich in der Medizin und in der Wissenschaft. Ich wurde Zeuge, wie sich in den letzten 30 Jahren in meinem eigenen Forschungsgebiet, den Herz-Kreislauf-Erkrankungen und Bluthochdruck, neue Therapiemöglichkeiten weiterentwickelt haben, die sehr wirksam und gut verträglich sind und die heute Millionen Menschen helfen, länger und gesünder zu leben. Als Direktor des Max-Delbrück-Centrums für Molekulare Medizin (MDC) in Berlin-Buch und später Chef der Charité-Universitätsmedizin Berlin habe ich miterlebt, wie die Grundlagen unserer Biologie, die Struktur unserer Erbanlagen, der Gene und der Organe und Funktionen des Menschen immer besser verstanden wurden und wie Ärzte sich die Ergebnisse dieser Forschung für die Diagnose, Prävention und Therapie vieler Krankheiten zunutze machten.

Trotz dieser großartigen Erfolge sind die Möglichkeiten der Therapie oder gar der Heilung in vielen Fällen sehr begrenzt und der Fortschritt der Forschung kommt viel zu wenigen der sieben Milliarden Menschen auf der Welt zugute. Die Umsetzung der Forschungsergebnisse in praktische Medizin ist immer noch zu langsam. Neue Krankheitsepidemien treten auf, und alte Seuchen und Infektionskrankheiten, die wir besiegt glaubten, kehren mit neuem Gesicht wieder und fordern viel zu viele Opfer. Die sogenannten Zivilisationskrankheiten breiten sich schneller aus, als die Medizin sich entwickelt. Menschen erkranken und sterben in großer Zahl an Gebrechen, die vor dreißig Jahren, als ich Arzt wurde, selten waren.

Ich habe in meiner Jugend auf dem Bauernhof gelebt und eine Landwirtschaftslehre gemacht. Die natürlichen Lebensgrundlagen der ländlichen Welt haben mich tief geprägt. Das festigte die Überzeugung: Gesundheit entsteht in der Natur und wird von den Menschen selbst gefördert und erhalten. Eine Medizin, die erst hilft, wenn jemand krank geworden ist, kommt zu spät.

In den letzten Jahren ist nun eine ganz neue Wissenschaft entstanden, die uns erlaubt, uns und unsere Natur besser zu verstehen. Die evolutionäre Herkunft des Menschen von den Einzellern über Fische, Amphibien, Reptilien, Primaten kann zunehmend zum Beispiel durch die Analyse des Genoms und andere methodische Fortschritte beschrieben werden. Wir erkennen jetzt viel klarer, weshalb wir krank werden. Eine wichtige Ursache so genannter Zivilisationskrankheiten, die heute über 80 Prozent der Krankheiten ausmachen, liegt nämlich darin, dass wir uns von den natürlichen Lebensbedingungen, für die wir evolutionär geschaffen wurden, immer weiter entfernen. Die Evolution hat uns mit alten Patenten ausgestattet, die sich nun in einer modernen, urbanen Gesellschaft zu bewähren haben. Diese Kluft, die »Evolutionsfalle«, ist einer der Gründe für Herz-Kreislauf-Erkrankungen, Erkrankungen des muskuloskeletalen Systems und der Psyche.

Die Evolution hat uns auch gelehrt, dass neben den biologischen Gegebenheiten die Umwelt, in der wir leben, und das Verhalten, mit dem wir auf unsere Umwelt reagieren, eine ganz entscheidende Rolle für unsere Gesundheit spielen. Diese integrierte Sicht von Biologie, Umwelt und Verhalten spiegelt sich in der Gesundheitsformel wider, die wir vorschlagen. Sie liegt auch der Idee des Weltgesundheitsgipfels zugrunde[1], denn eine bessere Gesundheit der Weltbevölkerung werden wir nur erreichen, wenn wir realisieren, dass Gesundheit mehr als Medizin ist. Und wenn alle Verantwortlichen mit festem Willen zusammenarbeiten, die Politik, die Wirtschaft, die Zivilgesellschaft und natürlich die Wissenschaft, die mehr Verantwortung übernehmen muss als bisher. Auch das ist ein Ziel dieses Buches.

Warum es noch ein Gesundheitsbuch braucht
Von Jochen Niehaus

Als Bub rannte ich oft in einem weißen Kittel, den mir meine Großmutter genäht hatte, durch die Hausarztpraxis meines Vaters. Ich begrüßte die Patienten im Wartezimmer, fragte, wo es wehtut, ließ husten, drückte und klopfte. Hauptsächlich verschrieb ich Blumen und Sonne, die ich auf Rezepte malte. Vielen befahl ich, sich ins Bett zu legen, mit Wärmflasche. Den Übergewichtigen sagte ich, sie seien viel zu dick und sollten weniger naschen. Wer nach Rauch roch, wurde ermahnt. Wer humpelte, dem riet ich, nicht so faul zu sein und mehr zu laufen, damit er das endlich richtig lernt. Nach einer Beschwerde über den unverschämten Knaben bekam meine Arztkarriere einen ersten Knick. Ich durfte in der Praxis meines Vaters nicht mehr Doktor spielen.

Ausreichender Schlaf, viel Bewegung, eine ausgewogene Ernährung und das Meiden von Giften sind die wichtigsten Ratschläge, gesund zu bleiben. Das wussten schon Kinder vor 40 Jahren. Muss man darüber noch ein Buch schreiben? Oder es lesen?

Ja, man sollte. Denn Gesundheitsratschläge sind ohne ihr tiefes Verständnis, ohne Bezug auf das eigene Leben und ohne konkrete Umsetzungsvorschläge ohne Wirkung. Sie werden noch leichter abgetan als das Geplapper eines Sechsjährigen, sind mehr Zumutung als Lebenshilfe.

Gesund zu leben, erfordert viel Durchhaltevermögen und Disziplin. Teilweise bemüht man sich widerwillig. Man joggt, obwohl es regnet, verzichtet auf Schmackhaftes. Haltungen müssen sich ändern, Gewohnheiten gebrochen und andere Prioritäten gesetzt werden. Wer nicht genau weiß, was er tut und warum er es tut, tut es nicht lange. Es sind wichtige Entscheidungen zu treffen, die besser auf solidem Wissen über Gesundheit fußen sollten.

Heute lässt sich dank Molekularbiologie sehr detailliert, bis zu kleinsten Körperteilchen nachvollziehen, wie Krankheiten entstehen und wie sie zu vermeiden wären. Es ist geklärt, welchen Anteil die Vererbung an verbreiteten Leiden wie Bluthochdruck, Übergewicht und Krebs hat. Es lassen sich konkrete Aussagen darüber machen, welches Risiko für Herzinfarkt, Schlaganfall und Gelenkerkrankungen ein Mensch trägt, und auch darüber, wie er das Risiko senken kann. Mehr über diese Zusammenhänge zu erfahren, motiviert und festigt den Willen, seine Gesundheitsziele zu erreichen.

Drei von vier Herzinfarkten würden nicht eintreten, wenn sich die Betroffenen Jahrzehnte zuvor für ein gesünderes Leben entschieden hätten. Einige hatten vielleicht keine Möglichkeit dazu, weil sie unter ökonomischem oder sozialem Druck standen. Viele wussten es auch nicht besser, wie etwa die Raucher vor 50, 60 Jahren. Wissen ist der wirksamste Schutz vor Krankheiten. Gesundheitsratschläge sind so gesehen die beste Medizin. Sie wirken aber nur, wenn sie wahr, verständlich und für jedermann anwendbar sind. Sie sollten regelmäßig »eingenommen« werden, damit sich ihre Wirkung in Form von Motivation und schließlich einer Lebensstiländerung entfaltet.

Kranken ihre Krankheit vorzuwerfen, ist natürlich ungerecht und falsch, auch wenn sie vermeidbar gewesen wäre. Jeder Mensch bringt seine individuelle, einzigartige Biologie mit, ist besonderen Herausforderungen seiner Arbeits- und Lebenswelt ausgesetzt, die er nur teilweise kontrollieren kann. Nahezu alles in unserer Umgebung und in unserer Geschichte, als Spezies und als Individuum, beeinflusst die Gesundheit, ist »schuld« an Krankheit oder kann davon schützen. Wir ziehen den Kreis des Wissens in diesem Buch deswegen größer: Vom Urknall bis in die Zukunft, vom DNS-Molekül bis zum gesellschaftlichen Makrokosmos, von der Rivalität zwischen Pilzen und Bakterien bis zur Partnerschaft von Mann und Frau.

Als Journalist und Leiter der Gesundheitsredaktion beim Magazin *Focus* werde ich öfter gefragt: »Warum arbeitest du nicht als Arzt?« – »Mach ich doch!«, antworte ich dann. Ich wüsste nicht, wie ich mehr Menschen mit wirksamerer Medizin helfen könnte als mit diesem Buch. Auch wenn meine Ratschläge im Kern noch dieselben sind wie beim Doktorspielen.

Die Gesundheitsformel

Wir sollten perfekt sein. Der Mensch, unser Körper und unsere Kultur – das ist die beste Antwort der Evolution auf die Herausforderungen des Lebens auf diesem Planeten. Wir und alles, was um uns herum lebt, jeder Baum und jedes Tier, sind das logische Ergebnis einer Kette von Ereignissen, die vor 13,8 Milliarden Jahren in einem einzigen Punkt im Zentrum des Alls ihren Anfang nahm. Alles, was dann geschah, nachdem der Urknall zunächst Materie und Zeit hervorbrachte, dann Sterne und Planeten, war bedeutsam für unsere Existenz und hat uns zu dem gemacht, was wir heute sind.

Dreieinhalb Milliarden Jahre Zeit nahm sich die Natur zur Konstruktion des Menschen. In unvorstellbar vielen Experimenten nach dem Trial-and-Error-Prinzip, durch Versuch und Irrtum, optimierte sich unsere Biologie auf die speziellen Bedingungen der Erde, auf ihre Gravitation und Temperatur, die Mischung der Elemente im Wasser und in der Atmosphäre. Wir sind maßgeschneidert für diese Welt.

Jeder Einzelne von uns ist das letzte Glied einer ununterbrochenen Kette des Lebens, die zurückreicht bis zu den heißen Quellen am Grunde des Ozeans unseres noch jungen Planeten. Moleküle ordneten sich zu immer komplexeren Strukturen, Zellen entstanden, Mikroorganismen, Tiere und schließlich der Mensch. Stets musste sich die gefundene Ordnung unter den wechselnden Bedingungen der Erdgeschichte bewähren, sich entwickeln und reproduzieren. Wer überleben wollte, musste sich immer wieder anpassen. Wenn Bedrohungen auftauchten, fanden unsere Vorfahren, darunter Einzeller, Würmer, Fische, kleine Nager und Primaten, einen Weg, ihnen zu entgehen. Sie kämpften, nutzten ihre Chancen und siegten. Nur eine kleine Elite schaffte das. Die übrigen mehr als 99 Prozent aller Spezies, die je auf unserem Planeten liefen, flogen oder schwammen, sind ausgestorben.

Keiner unserer Vorfahren starb kinderlos. Jeder wuchs mindestens bis zur Geschlechtsreife heran, fand genug Nahrung und entkam seinen Feinden. Er war attraktiv genug, einen Partner für sich zu gewinnen, und lebte lange genug, den Nachwuchs großzuziehen. Wir Menschen der Gattung *Homo sapiens* sind das aktuelle Spitzenmodell der Evolution, dessen Konstruktionspläne sich durchgesetzt haben. Sonst gäbe es uns nicht. Das Gleiche gilt für alles Leben um uns herum: Bakterium, Topfpflanze und Schoßhund – alles Gewinner einer ununterbrochenen Ahnenreihe von Gewinnern im Kampf ums Überleben. Unser genetisches Erbe ist das von angepassten Siegern. Das Erfolgsprodukt von Milliarden Jahren gnadenloser Auslese.

Wir sollten also perfekt sein, und als Ausdruck dieser Perfektion sollten wir gesund sein. Wer wollte das nicht? Aber wir sind es nicht. Krankheiten von Herz und Gefäßen, der Psyche, von Knochen und Gelenken sowie Tumorleiden sind so häufig, dass sie fast schon normal sind. Unsere Körper offenbaren ihre Schwachstellen, wo wir sie entgegen ihrer Konstruktion über das verträgliche Maß hinaus beanspruchen. Schäden an kritischen Stellen sind der Grund für eine Behinderung oder einen zu frühen Tod.

Etwas stört die Harmonie zwischen unserer Biologie und unserem Planeten. Etwas in unserer Umwelt hat sich verändert, was nun nicht mehr zu unseren alten Konstruktionsplänen passt. Wir sind Produkte der Evolution und leben mit den alten Patenten unserer Vorfahren: Mit den Zellvorgängen der Bakterien und Amöben, der Wirbelsäule und Organen der Fische, mit alten Hirnfunktionen der Primaten und Verhaltensweisen aus der Steinzeit. Aber wir leben heute, in einer modernen und urbanen Welt.

Es sind neue Welten, in denen wir leben, für die wir biologisch nicht geschaffen sind und die viele von uns krank machen. So genannte Zivilisationskrankheiten erfassen ganze Bevölkerungsteile, die dem schädigenden Druck von außen nicht standhalten. Wir sollten uns fragen, welche schädlichen Einflüsse auf uns alle einwirken. Wir sollten sie identifizieren und wenn möglich ausschalten. Wir sollten uns an unsere neuen Lebensumstände besser anpassen, so, wie es alle unsere Vorfahren erfolgreich getan haben.

Das klingt einfacher, als es ist. Denn es gibt wahrscheinlich nichts Komplizierteres auf dieser Welt als den Menschen. Denken wir nur an seine ineinanderverwobene Biologie und die Funktionen der Organe: Knochen, Muskeln, das Herz-Kreislauf-System, das Gehirn mit den davon ausgehenden Nerven, die alle Organe koordinieren müssen. Denken wir an das komplexe Zusammenspiel der Hormone im Gehirn, im Magen-Darm-Kanal und in den Sexualorganen. Denken wir an die lebenswichtigen Abwehrmechanismen gegen Angreifer von außen, die Haut und das Immunsystem, um Bakterien und Viren in Schach zu halten, um nur einige zu nennen. Aus jeder entwicklungsgeschichtlichen Epoche tragen wir Detaillösungen in unseren Genen, teilweise Millionen Jahre alt, die ihre je eigene Belastungsgrenze mitbringen.

Eine Schwäche an vermeintlich unbedeutender Stelle kann sofort Folgen für den ganzen Körper haben und über Gesundheit und Krankheit, über Leben und Tod entscheiden. Und es gibt ja nichts Wichtigeres als Gesundheit und Krankheit, als Leben und Tod. Das ist so für uns selber, für Personen, die uns nahestehen, und für die Gesellschaft als Ganzes.

Darum wird für medizinische Forschung viel Geld ausgegeben. Mediziner bemühen sich um die Heilung von Kranken mit dem Ziel, ihre Gesundheit wiederherzustellen. Um dies zu erreichen, haben sie eine riesige Industrie erschaffen. Allein in Deutschland arbeiten 4,5 Millionen Beschäftigte in über 800 Gesundheits- und Pflegeberufen. Jeder zehnte Arbeitsplatz liegt im Gesundheitssektor, und jeder neunte Euro des Bruttoinlandsprodukts wird dafür ausgegeben. Die Gesundheitswirtschaft ist inzwischen der größte Wirtschaftsbereich weltweit, fünfmal größer als etwa die Automobilindustrie. Der enorme Einsatz von Ressourcen ist durchaus erfolgreich. Niemals zuvor lebten die Menschen, zumindest in unserem Land, länger und gesünder. Es sind auch große Fortschritte in Diagnose und Therapie von Krankheiten gemacht worden. Im Grunde wird aber alles immer komplizierter und teurer, und immer noch sind die Ärzte allzu oft hilflos.

Gesundheit ist viel mehr als Medizin

Eine immer aufwändigere Medizin kann nicht die einzige Lösung sein, schon gar nicht für die ganze Weltbevölkerung. Für uns alle, für uns sieben Milliarden Menschen auf der Erde, brauchen wir eine Medizin, die allen hilft, nicht nur den wenigen Privilegierten. Wenn wir aber so weitermachen, wird die Medizin immer teurer und nur noch für wenige bezahlbar. Schon jetzt genießen vielleicht eine Milliarde Menschen die Vorzüge moderner Medizin. Fünf bis sechs Milliarden sind schlecht oder gar nicht versorgt.

Die Biologie ist nur ein Teil der Ursache von Krankheit. Gesundheit ist viel mehr als Medizin. Ärztliches Eingreifen und Heilen kranker Menschen ist teuer, ineffektiv und oft nicht mehr möglich, wenn der Arzt zu spät gerufen wird und keine Therapie und kein Medikament mehr helfen. Die Lebensumstände, die Umwelt in all ihren Ausprägungen, sind häufig viel wichtiger als die Medizin. Die sozialen Lebensbedingungen, die finanzielle Situation, Umweltverschmutzung, das Klima, die physikalische und geologische Umwelt und viele andere Faktoren beeinflussen Gesundheit und Krankheit manchmal entscheidender als unsere Biologie und die Verfügbarkeit medizinischer Versorgung.

Unser eigenes menschliches Verhalten, unser Lebensstil, wissen wir heute, ist der entscheidende Faktor, der unsere Biologie, mit der wir geboren sind, und unsere Umwelt, in der wir gewollt oder ungewollt leben, miteinander verbindet. Wir müssen über uns und über Gesundheit und Krankheit neu und in größeren Zusammenhängen nachdenken. Zivilisationskrankheiten bedrohen uns alle und können nur durch Maßnahmen verhindert werden, die allen zugutekommen. Krankheiten beginnen nicht mit dem Auftreten von Symptomen, sondern lange vorher. Umgekehrt beginnt die Gesundheit schon im Mutterleib und muss von dort an gefördert werden.

Gesundheit wird als Formel verständlich

Die Entstehung von Gesundheit in all ihren Dimensionen zu erfassen, scheint aufgrund der Komplexität eine schier unlösbare Aufgabe. Bei einem anderen, hochkomplexen System ist dies aber schon gelungen: bei der Entstehung der Welt und des Weltalls. Der Sternenhimmel ist Teil unserer Umwelt, und auch hier sind wir weit davon entfernt, alles zu verstehen. Mathematiker und Physiker, die sich mit dem Kosmos beschäftigen, haben zunächst so viel wie möglich beobachtet und gemessen, dann aber nach einfachen Beschreibungen oder Umschreibungen für ihre Erkenntnisse gesucht. Eine Formel halten sie für umso schöner, je kürzer und gleichzeitig umfassender sie ist. Die kompliziertesten Zusammenhänge lassen sich physikalisch-mathematisch durch Integration ihrer Variablen so verdichten, bis sie maximal reduziert sind und dennoch alle Einflussfaktoren in sich tragen.

Auch Dichtern gelingt es, komplexe Gedankengänge und Gefühle in wenigen Zeilen so zu »verdichten«, dass man sofort erfasst und spürt, was damit gemeint ist. Ohne zu viele Worte, diese aber sorgfältig gewählt.

Die Suche nach der Weltformel, nach dem, was die Welt im Innersten zusammenhält, beschäftigte Wissenschaftler, Physiker und Philosophen seit vielen Jahrhunderten. Lange galt beispielsweise die Newton'sche Physik als die Lösung. Albert Einstein gelang es, mit der kurzen Formel $E = mc^2$ die Kräfte des Universums neu zu beschreiben. Eine radikalere Reduktion komplexer Systeme ist kaum vorstellbar. Einsteins Formel zur Äquivalenz von Masse und Energie ist fast schon zu einem Symbol für die radikale Reduktion komplexer Systeme geworden und zur Inspiration weit über die Physik hinaus.

Solche Formeln helfen, riesige Systeme verständlich zu beschreiben, wichtige Einzelfaktoren zu definieren und dann im Detail weiter zu analysieren. Einmal gefunden, ist die Arbeit an einer umfassenden Formel nicht abgeschlossen. Einzelfaktoren können im Zusammenhang mit den anderen Variablen neu bewertet, interpretiert und eingeordnet werden. Auch Einsteins $E = mc^2$ ist längst nicht »fertig« und wird immer noch intensiv beforscht. So steht die physikalische Einheit der Masse am CERN in Genf auf dem Prüfstand. Erst kürzlich wurde dort der Nachweis für ein Elementarteilchen, das Higgs-Boson, erbracht, das in den 1960er Jahren von Peter Higgs beschrieben worden war.

Wichtig ist es, mit einer Formel eine nachvollziehbare Ordnung vieler Einflussfaktoren zu erreichen und zu deren Überprüfung anzuregen. Vielleicht hilft uns ein solcher Versuch auch bei der Gesundheit, wenngleich Gesundheit eines der komplexesten Systeme überhaupt ist. Noch komplexer als die Physik des Weltalls. Das wundert Sie? Darum geht es in diesem Buch.

Wir finden, dass Gesundheit auch fast noch wichtiger ist, zumindest genauso wichtig wie unser Verständnis des Kosmos. Was nützt uns die Welt, wenn wir nicht einigermaßen zufrieden und gesund darin leben können? Wer würde über die Welt nachdenken, wenn nicht wir Menschen mit »gesundem« Menschenverstand? Wie könnten sich Astrophysiker und Mathematiker mit so wichtigen Themen wie der Entstehung der Welt und des Kosmos beschäftigen, wenn ihr Gesundheitszustand es ihnen nicht erlaubte? Gesundheit ist eine Voraussetzung für viele Tätigkeiten, die wir häufig als selbstverständlich annehmen. Gesundheit ist nicht alles, aber ohne Gesundheit ist alles nichts.

Die Definition der Weltgesundheitsorganisation (WHO) von Gesundheit als »Zustand des vollständigen körperlichen, geistigen und sozialen Wohlergehens« ist die umfassende Beschreibung eines hohen Ziels. Doch die Formel: »Gesundheit = Körper – Krankheit«, nach der die meisten Gesundheitssysteme zurzeit arbeiten, greift sicher zu kurz. Sie integriert nicht alle Variablen und verweigert sich den größeren Zusammenhängen außerhalb unserer Biologie. Unser Körper ist derart isoliert gar nicht vorstellbar. Er steht in ständigem Austausch mit seiner Umwelt, die ihn fördert und herausfordert. Gesundheit kann nur umfassend und ganzheitlich verstanden werden.

Gesund leben kann ein Mensch nur dort, wo die Bedingungen

es zulassen. Ungünstige Verhältnisse kann er verändern oder sich durch sein Verhalten anpassen. Größtmögliche Gesundheit wird für den Einzelnen und für eine Gesellschaft erreicht, wenn wir unsere Lebensbedingungen und unser Verhalten und unseren Lebensstil bestmöglich nach unseren biologischen Bedürfnissen in der aktuellen Umwelt ausrichten.

Eine umfassende Formel lautet also:

> **Gesundheit ist eine Funktion (f) der Biologie unseres Körpers, äußerer Faktoren unserer Umwelt sowie unseres Verhaltens und Lebensstils in dieser Umwelt.**

Oder kürzer:

> **Gesundheit (G) = f(Biologie (B), Umwelt (U), Verhalten (V))**

Oder mathematischer, einfacher, schöner und überzeugender:

$$G = f(B, U, V)$$

Diese Gesundheitsformel $G = f(B, U, V)$ beschreibt umfassend alle Parameter, die mit Gesundheit verbunden sind. Sie gilt allgemein und nimmt sämtliche Einflussfaktoren in sich auf. Die ungeheuer komplexen Zusammenhänge des Lebens lassen sich damit strukturieren und in ihrer Bedeutung für die Gesundheit beschreiben. Viele der Einflussfaktoren lassen sich messen und in Zahlen ausdrücken, etwa Lebensjahre, Fieber, Blutdruck, Körpergewicht, Klimaveränderung (in Grad Celsius), Zunahme der Wetterkatastrophen, Überschwemmungen und vieles mehr.

Vieles lässt sich aber auch nicht einfach in Zahlen oder quantitative Mengenbegriffe fassen, wie zum Beispiel bestimmte Arten des Verhaltens oder der Gemütslage und deren Veränderungen im Laufe verschiedener Lebensphasen. Um deren Einbeziehung kann man sich aber zumindest bemühen und kennt die Defizite, was auch schon hilfreich ist.

Was ist Gesundheit?

Die Definition der WHO von Gesundheit lautete 1948: »Gesundheit ist mehr als die Abwesenheit von Krankheit und Gebrechen. Sie ist ein Zustand vollkommenen körperlichen, psychischen und sozialen Wohlbefindens.« Heute sieht die WHO Gesundheit erweitert als »positiven funktionellen Gesamtzustand im Sinne eines dynamischen biopsychologischen Gleichgewichtszustandes, der erhalten bzw. immer wieder hergestellt werden muss«. Wir schließen uns dieser Definition an. Gesundheit und Krankheit sind keine digitalen Endpunkte einer Entwicklung, die sich ausschließen. Das harmonische Zusammenspiel unserer Biologie und unserer Umwelt, das wir mit unserem Lebensstil vermitteln, ist kein Ziel, sondern der Weg. Gesundheit steht für ein Konzept, das die Lebensfreude fördert und wesentlicher Bestandteil des alltäglichen Lebens ist.

Psychische Gesundheit ist ein Zustand erfolgreicher Leistung des Verstandes, der mentalen Funktionen, die produktive Aktivitäten, erfüllende Beziehungen zu anderen Menschen und die Fähigkeit zur Anpassung an Veränderungen und zur Bewältigung von Problemen ermöglicht.

Emotionale Gesundheit wird durch Gefühlszustände erheblich beeinflusst. Negative Emotionen wie Wut und Trauer gehören zum menschlichen Gefühlsrepertoire dazu. Es kommt auf die »Schwingungsfähigkeit« der Emotionen an, auch wenn das Pendel manchmal in Richtung Niedergeschlagenheit schwingt. Dauerhaft negatives Denken, Hoffnungslosigkeit, Angst, Feindseligkeit oder Demoralisierung machen (auch körperlich) krank und sind krank. Emotional gesund ist, wer die eigenen Gefühle wahrnimmt und sie ausdrücken kann. Genuss, Freude, Lust, Zufriedenheit, Vitalität, Entspannung und Selbstvertrauen sind erstrebenswerte Gefühle, die wir suchen. Wenn wir sie erleben, sind auch sie ein Ausdruck von Gesundheit.

Gesundheit kann auch als »Humanvermögen im Lebenslauf« bezeichnet werden, um die wechselseitige Beziehung von individueller und öffentlicher Gesundheit herauszustellen. Zum Humanvermögen zählen neben dem wirtschaftlichen Humankapital, also dem Arbeitsvermögen, weiterhin die Fähigkeiten und Fertigkeiten unter anderem zur Elternverantwortung, zum politischen und gemeinnützigen Engagement, zur Betreuung von nahestehenden Alten und Kranken.[1] Bei der Bildung von Humanvermögen geht es um die Vermittlung von Befähigungen zur Bewältigung des Alltagslebens, also um den Aufbau von Handlungsorientierungen und Werthaltungen.

Die gängigen Konzepte von Gesundheit und Krankheit sind wesentlich durch die Medizin und ärztliche Leistungen geprägt. Die gesellschaftliche Dimension wird nur allzu oft dabei vergessen. Gesundheit der Bevölkerung ist als menschliches Grundrecht durch die Regierungen zu gewährleisten. Sie ist damit auch Teil staatlicher Sozialpolitik, die weit über die Krankenversorgung hinausgeht. Um das Humanvermögen zu stärken, ist eine Verschiebung der Prioritäten weg von der Sozialversicherungspolitik hin zu einer sozialinvestiven Politik notwendig, weg von der Verteilungsproblematik hin zur Produktivitätsproblematik. Damit bleibt öffentliche Gesundheit nicht auf Krankenversorgungspolitik, schon gar nicht auf Medizin reduziert. Sie durchzieht tendenziell alle gesellschaftlichen Teilbereiche, sei es Bildung, Erwerbsarbeit, Familie, Verkehr, Ernährung oder städtisches Leben. Gesundheit als Humanvermögen verstanden, bezieht theoretisch wie praktisch das Konzept der Nachhaltigkeit ein.[2]

Die Gesundheitsformel ist eine Einladung und Erinnerung daran, sämtliche Dimensionen im Auge zu behalten, wenn man von Gesundheit spricht. Die Formel muss im Detail erweiterbar sein und neue Erkenntnisse aufnehmen können. Sie muss messbar, überprüfbar und auch falsifizierbar sein. Sie kann und soll weiterentwickelt werden.

In der Wissenschaft ist es immer ein Ziel, Neues zu erfinden und dadurch das Alte zu ersetzen. Diese neue Gesundheitsformel erfüllt ihren Zweck, wenn sie zu neuen Diskussionen Anlass gibt. Sie hat ihr Ziel erfüllt, wenn eine bessere Formel gefunden wird. Die neue bessere, umfassendere Formel ersetzt dann die alte. Der

Abstand der neuen zur alten Formel ist ein Maß für den Fort-schritt. Den wünschen wir uns alle, besonders für die Gesundheit.

Wir werden immer älter, aber immer später alt

Seit 170 Jahren gibt es in den Industrieländern einen annähernd linearen Anstieg der durchschnittlichen Lebenserwartung von fast drei zusätzlichen Lebensmonaten pro Jahr. 1840 war die lang-lebigste Menschengruppe Schwedinnen mit durchschnittlich 45 gelebten Jahren. Heute sind es mit 86 Jahren die Japanerinnen. Seit Mitte der 1950er Jahre steigt auch die Lebenserwartung in Deutschland stetig und liegt inzwischen bei 82 Jahren für Frauen und 78 Jahren für Männer. Hält der Trend an, stehen in den west-lichen Industrieländern die Chancen für heutige Kinder sehr gut, einmal älter als 100 Jahre zu werden.

Unter den Primaten leben die Menschen am längsten. Selbst bei sehr ursprünglich lebenden Naturvölkern mit hohem Verlet-zungs- und Infektionsrisiko liegt die Lebenserwartung doppelt so hoch wie die von Schimpansen. In den 300 000 Generationen seit unserem letzten affenartigen gemeinsamen Verwandten hat sich die Lebenserwartung also verdoppelt. Eine weitere Verdopplung gab es seit Beginn der Industrialisierung vor 200 Jahren – in nur zehn Generationen.

Entstehen, Entwickeln, Reproduzieren, Altern und Sterben ist der unausweichliche Zyklus des Lebens. Der Umfang dieses Le-benskreises ist aber nicht fix definiert, jedenfalls nicht in unseren Genen. Genetiker haben intensiv nach einem bestimmten »Me-thusalem-Gen« bei besonders alten Menschen gesucht, wurden aber nicht fündig. Es ist eher wahrscheinlich, dass Hunderte oder Tausende verschiedene Genorte ihren jeweils kleinen Beitrag dazu leisten, länger gesund zu bleiben und später zu sterben. Ergeb-nisse aus Zwillingsstudien taxieren den Einfluss der Gene auf ein extrem langes Leben auf nur 25 Prozent. Die übrigen 75 Prozent liegen in unserer Hand.

Warum leben Frauen länger?

Das Rätsel um die im Vergleich zu Männern in fast allen Kulturen längere Lebenszeit der Frauen erklären sich Wissenschaftler derzeit hauptsächlich mit der unterschiedlichen Lebensweise der Geschlechter. Männer leben gefährlicher, sind gewalttätiger, vor allem gegenüber anderen Männern. Sie kümmern sich weniger um ihre Gesundheit, konsumieren dafür mehr Alkohol und Zigaretten, so die gängige Meinung.

Genetiker der Universität von Sydney, Australien, glauben nun, auch eine biologische Erklärung für weibliche Langlebigkeit gefunden zu haben. Das Erbgut von Mitochondrien, zuständig für die chemische Energieproduktion innerhalb der Zellen, liegt außerhalb des Zellkerns und wird getrennt vom restlichen Genom ausschließlich von Müttern an die Kinder weitervererbt. Die mitochondriale DNS von Männern befindet sich dadurch in einer evolutionären Sackgasse. Die Evolution optimierte sie nur für Frauen. Normalerweise ist das wohl kein Problem, da sich die grundsätzlichen Stoffwechselvorgänge der Zellen bei Männern und Frauen kaum unterscheiden. Einige seltene Krankheiten, bei denen geschädigte Mitochondrien eine Rolle spielen, verlaufen aber doch bei Frauen weniger ernst als bei Männern. Dazu zählt die Leber'sche Opticusatrophie, die bei Betroffenen innerhalb kurzer Zeit zur Erblindung führt. Nur Mütter vererben sie, aber nur Söhne erkranken daran. Die Forscher vermuten nun, dass auch andere, viel häufigere Krankheiten mit mitochondrialer Beteiligung, wie Herzmuskelschwäche, Diabetes und manchen Formen von Taubheit, bei Männern schwerer verlaufen könnten.[3]

Kulturelle Faktoren, wachsender Wohlstand und Bildung, gesunde Ernährung, verbesserte Arbeitsbedingungen und Hygiene sowie medizinischer Fortschritt waren ausschlaggebend für die steigende Lebenserwartung der letzten 100 Jahre. Für Veränderungen im menschlichen Genpool wäre diese Zeit viel zu kurz. Das Altern ist also massiv beeinflussbar, ohne am Bauplan nachbessern zu müssen. Den bisherigen Altersrekord hält die Französin Jeanne Calment, die 1997 mit 122 Jahren starb. Als ältester Mann gilt der Däne Christian Mortensen, der 1998 mit 115 Jahren in Kalifornien starb.

Auch im Tierreich variiert die Lebensdauer einer Spezies erheblich, je nachdem, unter welchen Bedingungen das Leben gelebt wird. Das älteste je gefundene Tier ist eine Muschel der Art Arctica islandica, der ihre Entdecker den Namen Ming gaben. Mings Alter wurde mit mehreren Verfahren, der C14-Methode und dem Auszählen ihrer Jahresringe, auf ein Alter von unglaublichen 507 Jahren taxiert.[4] Vielleicht wäre sie noch viel älter geworden, hätten Meeresbiologien der Bangor University in Wales sie nicht vor Island aus dem Wasser gefischt.

Ming ist sicher ein extremer Methusalem seiner ohnehin langlebigen Muschelart. Doch nur im Atlantik erreichen diese Mollusken ein biblisches Alter von mehreren Jahrhunderten. In der Ostsee beträgt ihre Lebenserwartung nur rund 40 Jahre – bei gleichen genetischen Voraussetzungen.

Alterungsprozesse werden durch eine gesunde Lebensführung unter optimalen Bedingungen nach hinten verschoben, so die Meinung von Altersforschern. Sie untersuchten, wie sich das Durchschnittsalter von schwedischen und japanischen Frauen in den vergangenen Jahrzehnten entwickelt hat, die noch fünf bzw. zehn Jahre zu leben hatten. Aus dem gleichbleibend parallelen Abstand der beiden Alterskurven schließen sie, dass nicht nur die Gesamt-Lebenserwartung wächst, sondern auch die Zahl der gesunden Lebensjahre.[5]

Tatsächlich entwickelt sich in Deutschland der statistische Anteil der Jahre, die ohne wesentliche Behinderung gelebt werden, stabil bis leicht positiv entlang der steigenden Lebenserwartung. Eine extreme Zunahme von körperlichem Leid allein aufgrund des steigenden Alters in der Bevölkerung sehen die Wissenschaftler des Rostocker Zentrums zur Erforschung des demografischen Wandels nicht.[6] Wir werden nicht nur immer älter, so ihr Fazit, sondern auch immer später alt. Niemand muss befürchten, durch seine Präventionsbemühungen Siechtum und Sterben zu verlängern.

Die Gesundheitsformel – das Buch

- Wir besprechen die Biologie und die naturwissenschaftlichen Grundlagen der Medizin.
- Wir blicken zurück in die Evolution und die Geschichte des Lebens.
- Wir erklären die Stärken und Schwächen der Körperfunktionen anhand ihrer Entstehungsgeschichte – so, wie ein Arzt bei der Anamnese seinen Patienten nach der Krankengeschichte fragt.
- Wir beschreiben die Bedeutung der Umwelt für die Biologie und für die Gesundheit.
- Wir erweitern den Begriff der Biologie und der Funktion der Organe des Menschen um die neue Wissenschaft und die Erkenntnisse der genomischen und molekularen Evolution.
- Wir geben Beispiele, warum die moderne Umwelt nicht zu unserer Biologie passt, die mit den alten, von Einzellern, Fischen, Amphibien und Reptilien geerbten Patenten der Evolution arbeitet.
- Wir entwickeln den Gedanken einer neuen Medizin, der »Evolutionären (Darwin'schen) Molekularen Medizin«, die sich die Erkenntnisse unseres dramatisch erweiterten Verständnisses der Entstehung des Lebens und des Menschen zunutze macht.
- Wir erläutern das komplexe Zusammenwirken von Leben, Überleben, Reproduktion auf der einen Seite und der Umwelt auf der anderen Seite.
- Wir diskutieren mit Ihnen die Bedeutung des Lebensstils und des Verhaltens des Einzelnen für seine Gesundheit.
- Wir erklären, warum der persönliche, selbstverantwortliche Lebensstil und damit letztendlich die Bildung die vielleicht wichtigste Voraussetzung für die Erhaltung der Gesundheit ist.
- Wir räumen auf mit der Vorstellung, dass die Medizin oder

sogar ein Arzt allein die Verantwortung für die Gesundheit der Patienten übernehmen kann.

- Wir fordern die Gesundheitswissenschaften und die Medizin dazu auf, interdisziplinärer zu werden und die Ergebnisse anderer Fachdisziplinen schneller in sich aufzunehmen.
- Wir zeigen, dass der ganzheitliche Ansatz einer Systemmedizin bei der Erforschung von Krankheiten und Präventionsmaßnahmen zu fruchtbareren Erkenntnissen führt als die Betrachtung einzelner Aspekte.
- Wir geben in den einzelnen Kapiteln Beispiele, wie die Gesundheitsformel anzuwenden ist. Wie deren knappe Ratschläge Patienten helfen, gesund zu werden. Oder besser und wichtiger noch: Wie sie den Gesunden helfen, gesund zu bleiben und ein erfülltes, ein frohes, optimistisches Leben zu führen und ihren Aufgaben gewachsen zu sein.
- Wir formulieren keine wundersame Heilsformel, die ihre Wirkung von allein entfaltet, sondern beschreiben neueste Erkenntnisse der Wissenschaft in übersichtlicher und strukturierter, auch stark vereinfachter Form. Wir stellen ein Gedankenexperiment, einen Leitfaden und einen experimentellen Anreiz zur Diskussion und geben hoffentlich Hilfe zur Selbsthilfe. Mit einer gegliederten, geordneten Vorstellung von Gesundheit, gefasst in einer vereinfachten Formel, kann man selbst mehr dafür tun: selbstverantwortlich und selbstbestimmt.

BIOLOGIE: Warum wir so sind, wie wir sind

Manche glauben, unsere Biologie sei konstant. Das ist schlicht falsch. In den zeitlichen Dimensionen der Evolution gesehen, ist sie hoch variabel. In den über drei Milliarden Jahren seit der Entwicklung der Einzeller bis zum komplexen Zellverbund Mensch ist die Veränderung das wichtigste Grundprinzip, nach dem sich die Evolution des Menschen vom Einzeller zum Menschen vollzogen hat. Wie sollte Neues entstehen, wenn alles so bleibt, wie es ist?

In sämtlichen Nischen unseres Planeten lebt ein Organismus, dessen Biologie sich auf die genau dort herrschenden Lebensbedingungen immer wieder neu anpasst. Der Körper ist das Ergebnis von Milliarden Jahren Interaktion und Anpassung an eine Umwelt, die wiederum aus Sicht jedes unserer biologischen Vorfahren, Fisch, Affe oder Urmensch, als unveränderlich erlebt wurde.

Die meisten der Patente, nach denen unser Körper funktioniert, sind viele Hundert Millionen Jahre alt. Sie entstanden als Reaktion auf neue Lebensräume, Veränderungen der Atmosphäre, Kalt- und Warmzeiten, übermächtige Feinde und verlockende Nahrungsquellen. Wir selbst, der moderne Mensch, sind die biologisch beste Anpassung an Temperatur, Flora und Fauna, wie sie vor 200 000 Jahren in Ostafrika herrschten. Und seither, was die

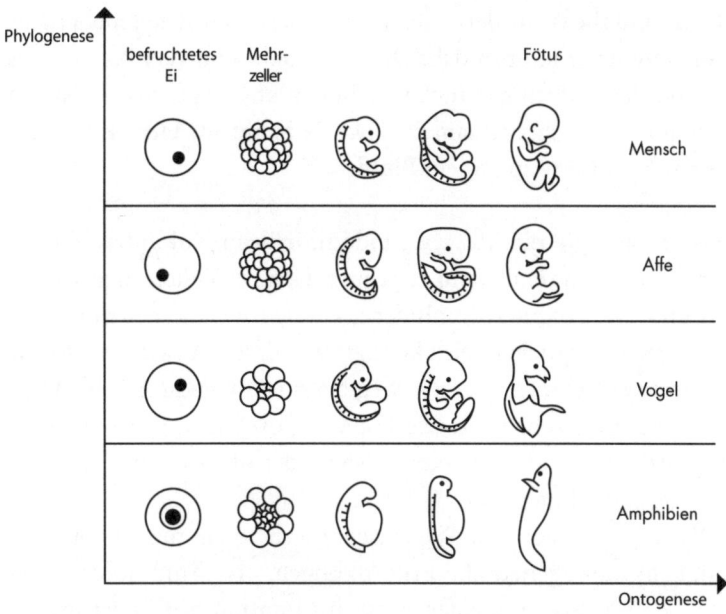

In der Individualentwicklung (Ontogenese) wiederholt sich die Evolution der Wirbeltiere und des Menschen (Phylogenese). Embryonen der verschiedenen Tierklassen sehen sich in ihren ersten Entwicklungsstufen zum Verwechseln ähnlich. Die Komplexität der Organismen nimmt bei den Tieren höherer Ordnung zu.

27

grundlegende Konstruktion betrifft, weitgehend unverändert. Wir müssen mit unserer Biologie so leben, wie sie ist.

Viele unserer heutigen Gesundheitsprobleme lassen sich aus der mangelnden Anpassung eines für Savannenbewohner entworfenen Körpers an unsere moderne Lebenswelt erklären. Das Massenphänomen Bluthochdruck zum Beispiel ist die Folge einer ausgeklügelten Nierenarchitektur, die Wasser und Salz sparen hilft, um den Blutdruck unter allen Umständen aufrechtzuerhalten. Ohne dieses System hätten wir in der Hitze der Savanne keine Überlebenschance gehabt. Unsere Vorfahren wären weniger gut im Schwitzen und Verfolgen von Beutetieren gewesen. Es hätte keine proteinreiche Fleischnahrung gegeben, die unser Gehirn wachsen ließ. Wir hätten uns niemals aufgerichtet und wären auf zwei Beinen gegangen, wäre unser Herz nicht stark genug und bereit, das Blut jederzeit gegen die Erdanziehungskraft quasi bergauf bis in den Kopf zu pumpen. Wir wären schlicht nicht hier. Heute sind die Anforderungen ganz andere. Wir jagen nicht mehr und schwitzen kaum noch. Das viele Salz und das Wasser, das wir mit der Nahrung aufnehmen, halten unsere effektiven Nieren aber immer noch sparsam zurück. Es bleibt im Herz-Kreislauf-System und führt zu hohem Blutdruck.

Unsere Biologie direkt zu verändern, mag in Zukunft vielleicht einmal möglich sein. Wenn es gelingt, Gene in Zellen einzuschleusen und das Erbgut zu verändern, können wir ineffiziente Funktionskreise möglicherweise korrigieren. Erste Ansätze für solche Gentransfers gibt es, aber der Weg bis zur Anwendung beim Menschen ist noch sehr weit. Die Frage ist, ob wir auf diesem Wege für unsere Gesundheit sorgen wollen oder ob es auch besser und weniger aufwändig geht.

Bislang erscheint es Wissenschaftlern auch nur theoretisch möglich, monogenetische Erkrankungen, also Funktionsstörungen, deren Ursache in einer einzigen Mutation begründet ist, per Gentherapie zu kurieren. Die genetische Basis von Zivilisationskrankheiten wie etwa Bluthochdruck liegt jedoch, wie wir noch diskutieren werden, weit über das gesamte Genom verstreut. Es gibt kein Master-Gen, das vor Herzinfarkten, Krebs oder Depressionen schützt. Es ist die Konstruktion an sich, die uns verwundbar macht.

Wobei wir betonen: An unserem Bauplan ist nichts verkehrt! Es ist eine faszinierende, ungeheuer komplexe und doch sehr stabile Konstruktion, mit der man glücklich leben und im Einklang mit sich selbst sterben kann. Falsch ist sehr häufig nur unser tagtäglicher Umgang mit unserem Körper und unserer Biologie. Technisch gesprochen: Wir machen Fehler in seiner Bedienung und Wartung.

Wir halten die Forschung zur Behandlung von Krankheiten mit gentechnischen Methoden für grundsätzlich richtig – unter Wahrung ethischer Grundsätze. Wir plädieren aber nicht für den Einsatz von Gentechnologie zur Veränderung der genetischen Ausstattung des Menschen. Die Begründung hierfür liegt zum einen in der ethischen Auffassung dessen, was Menschen anstreben sollten und was nicht erstrebenswert ist. Sie liegt aber auch darin, dass wir mit einzelnen Korrekturen in einem so komplexen System die langfristigen Wirkungen und unerwünschten Effekte bisher nicht sicher vorhersagen können.

Die Evolution unserer Biologie, wie wir sie darstellen, erklärt nicht den Ursprung des Lebens. Wir berichten über die naturwissenschaftliche Analyse der Entstehung der Arten und des Menschen. Es gibt viele, die glauben, dass der Ursprung des Lebens auf eine göttliche Kraft zurückzuführen sei. Die Naturwissenschaften lassen für Glauben an den Ursprung der Dinge viel Raum und damit auch für Religionen.

UMWELT: Unser Lebensraum ändert sich dramatisch

Die Umweltbedingungen für das Leben sind seit jeher drastischen Veränderungen unterworfen. Im Laufe der Jahrmillionen änderte sich die molekulare Zusammensetzung der Atmosphäre, das Klima schwankte zwischen Eiszeiten und extremen Hitzeperioden. Kontinente brachen auseinander, Berge wuchsen empor, Ozeane entstanden. Die Biologie unserer Vorfahren passte sich in Tausenden Generationenfolgen und Hunderten Millionen Jahren immer daran an. So, wie sich das Leben in der Erdgeschichte immer mit den vorherrschenden Umweltbedingungen arrangierte, sich entwickelte oder verging, kommuniziert der einzelne Organismus ebenfalls ständig mit seiner Umgebung, die fördernd oder schädigend auf ihn einwirkt.

Im Laufe der Evolution haben sich die Größenverhältnisse innerhalb der Gesundheitsformel mehrfach verschoben: Über die Gesundheit des Einzellers entschied allein die Tatsache, ob Temperatur und Nährstoffgehalt seinen Bedürfnissen entsprachen. Nur Umwelt und Biologie. Sich dazu verhalten konnte die Zelle kaum. Allein Chemotaxis, das Hinwenden zu höherer Konzentration benötigter Nährstoffe, gab den etwas weiter entwickelten Arten eine individuelle Richtung vor.

Mit Aufkommen der niederen Tiere gewann der Faktor Verhalten, wenn auch zunächst biologisch, über den Instinkt gesteuert, an Bedeutung. Kleine Nager suchten Futter und Unterschlupf. Einige zogen sich unter die Erde zurück, andere fanden auf Bäumen einen geeigneten Lebensraum. Zugvögel folgen den Jahreszeiten und passen ihre Umweltbedingungen durch ihre Reisen an. Bären überstehen den Nahrungsmangel im Winter schlafend. Gruppen entstehen. Elterntiere umsorgen ihre Nachkommen, jagen im Rudel. Sie überlebten, weil ihr Sozialverhalten erfolgreich zwischen den Konstanten Umwelt und Biologie vermittelte.

Frühe Menschen lernten den Gebrauch von Werkzeug, trugen Felle, lebten in Horden und arbeiteten zusammen. Schließlich wärmte ein Feuer vor etwa einer Million Jahren eine Höhle. Vor 20000 Jahren wurden erste Jäger und Sammler sesshaft. In Europa bestellten Menschen am Ende der Mittelsteinzeit vor 5000 Jahren Felder, bauten Häuser und Boote.

Dem Menschen gelang es durch Einsatz seines Verstandes, Werkzeuge und Kulturtechniken zu entwickeln, seine direkte Umwelt entsprechend seinen Bedürfnissen zu verändern. Feuer, Hütten, das Tragen von Kleidung, Viehzucht und Ackerbau waren evolutionäre erste Schritte. Sie besiegten, wenn es gut ging, Kälte und Hunger.

Die Umweltbedingungen, in denen sich unsere Biologie bewähren musste, waren nun nicht mehr nur der Natur und ihren langen Zyklen aus Kalt- und Warmzeiten unterworfen. Neuer, wesentlich schnellerer Taktgeber ist die Kultur. Ihr Tempo lässt, was die Entwicklung des Menschen betrifft, den Faktor Biologie zur Konstanten erstarren. Gleichzeitig nimmt der Einfluss des Faktors Umwelt ab. Er wandelt sich aus Sicht des Einzelnen und aus Sicht unserer Spezies von der Konstanten zur Variablen.

Abgesehen von Naturkatastrophen liegen Umweltfaktoren immer mehr in Menschenhand. Doch dies ist nicht immer nur zum Vorteil für die Gesundheit. Im Mittelalter verbreiteten Hygienemängel in den Städten verheerende Seuchen, der Rauch aus offenen Feuerstellen verdreckte die Luft. Kriege, die ungesündeste Art menschlichen Verhaltens, forderten Millionen Leben. Unter hohen Verlusten hat die Menschheit neue, noch fortschrittlichere Kulturtechniken erlernt, um viele dieser akuten Gefahren zu minimieren. Wasser- und Abwasserleitungen, Kühlungs- und Heizungssysteme waren entscheidende Verbesserungen der äußeren Bedingungen, die weitere Entwicklung erst möglich machten.

Heute verändern sich unsere Umweltbedingungen mit nie da gewesenem und sich weiter beschleunigendem Tempo. Die Errungenschaften der letzten 100 Jahre sind gewaltig. In der Moderne sind, zumindest für uns, die wir in der westlichen Welt leben, die meisten basalen biologischen Ansprüche befriedigt. Es ist warm, wir haben zu essen und zu trinken. Im Wasser und in der Luft bleiben Schadstoffe – meist – im nichttoxischen Bereich. Die Medizin kuriert akute Krankheiten und Verletzungen. Impfungen und Antibiotika haben Seuchen wie Polio, Cholera und Pest fast besiegt. Die Energie für Fortbewegung, Bau und Produktion liefern nicht mehr geschundene Menschen, sondern Maschinen. Moderne Kommunikationsmittel und Demokratie bescheren uns Sicherheit, Frieden und Freiheit.

Zumindest theoretisch ist es heute möglich, optimale Lebensbedingungen für menschliches Leben zu schaffen. Wir haben bereits paradiesische Zustände hergestellt! Es war sicher niemals angenehmer als heute, ein Mensch auf Erden zu sein. Doch wieder werden Kulturtechniken zur Gefahr, die zunächst andere Probleme lösten. Beim Entwurf moderner Lebenswelten vor allem unserem evolutionär verständlichen Wunsch nach Einsparung von Anstrengung, nach Bequemlichkeit und Genuss zu folgen, war keine kluge Entscheidung. Unseren von der Evolution geschliffenen Vorlieben dürfen wir wohl nur so weit trauen, als sie uns drängen, satt zu werden, auszuruhen und auch unter den widrigsten Umständen möglichst viele Nachkommen zu zeugen.

Noch nie musste sich ein Lebewesen gegen den Überfluss und Trägheit als Bedrohung wappnen. Absichtlich energiearme Lebensmittel zu essen und Fettes, Salziges und Süßes abzulehnen, können wir von unseren Instinkten nicht erwarten. Wir lieben Salz und verwenden mehr als doppelt so viel davon, wie gut für uns wäre. Die Industrie macht ihre Speisen mit Salz und Kalorien verführerisch und hat Erfolg. Die Konsumenten bezahlen mit Bluthochdruck und Übergewicht. Für die meisten von uns gilt: Wer isst, was und so viel er will, ohne darüber nachzudenken, wird krank. Und ein inneres, genetisch verankertes Verlangen, das Menschen in einer Welt der Ohrensessel und Fernbedienungen dazu drängt, jeden Tag eine halbe Stunde zu joggen, wird sich nicht einstellen. Jedenfalls nicht von selbst.

Die Biologie beschreibt in unserer Formel den heutigen Zustand evolutionärer Anpassung, mit dem wir leben müssen. Die Betrachtung heute ist ein Standbild im laufenden Film der Evolution. Dennoch entwickeln wir uns weiter. Aber nicht nur so, wie Darwin es beschrieb, über Mutationen, Gene und Generationen. Die kulturelle Evolution ist inzwischen der mächtige, viel schnellere und unmittelbar wirksame Lenker unseres eigenen Schicksals und der Gesundheit nachfolgender Generationen. Wir geben Lebensweisen, Ideen und Verhaltensnormen an unsere Kinder weiter, ebenso an Freunde und alle Menschen, mit denen wir in Kontakt kommen. Wir mögen uns nicht aussuchen können, welche unserer körperlichen Eigenschaften wir an unsere Nachkommen vererben, aber wir können an sie eine Umwelt und Kultur übergeben, die schädliche Einflüsse minimiert und ihnen hilft, gesund zu bleiben.

Kulturelle Faktoren formen unsere Körper mitunter stärker, als es in den Genen steht. Jedes Organ, Muskeln, Knochen, Gehirn, Nieren und die Haut sind das Ergebnis eines gelungenen oder eher ungünstigen Zusammenspiels von Biologie und Umwelteinflüssen. Insbesondere während sich die Organsysteme entwickeln, im Mutterleib und während des Wachstums, wirken sich Kräfte aus der Umgebung, etwa in Form von Stress, mechanischem Druck oder hormonellen Dysbalancen, stark aus. Wer zum Beispiel als Kind viel weiche, stark verarbeitete Nahrungsmittel zu essen bekam, hat nun ein kleineres Gesicht. Das Kauen harter Pflanzennahrung fördert stattdessen das Wachstum der Kieferknochen und steht dann ein Leben lang »ins Gesicht geschrieben«.[7] Wer in warmen Regionen aufwächst, entwickelt dort während der Kindheit effektivere Schweißdrüsen als Kinder in nördlichen Breiten. Kinder, die früh beginnen, Sport zu treiben, ein Instrument zu spielen, die intellektuell gefördert werden und sich gesund ernähren, entwickeln andere Körper und Gehirne. Sie zeigen Merkmale, die nicht genetisch an sie weitergegeben wurden, sondern kulturell, durch die Umgebung, in denen sie aufwuchsen. Auf diese Weise können wir den Phänotyp, die körperliche Ausprägung der Gene unserer Nachkommen, in einer Weise positiv beeinflussen, wie es natürliche Selektion in Hunderttausenden Jahren nicht vermag.

VERHALTEN: Die Evolutionsfalle zwischen der alten Biologie und moderner Zivilisation

Warum werden wir krank? Wie bleiben wir gesund? Mit ungeheurem finanziellem Aufwand bemüht sich die Gesellschaft um Gesundheit. Milliarden werden für ärztliche Versorgung und Medikamente ausgegeben. Die Kosten für Arbeitsausfälle, Renten und Pflege sind enorm. Sie wachsen mit dem Anteil älterer Menschen in der Bevölkerung. Warum nimmt die Morbidität trotz steigender Mittel zu? Wie können wir den Trend umkehren? Welche Kulturtechniken werden uns, den Menschen, den nächsten Schritt unserer gesundheitlichen Entwicklung ermöglichen?

Die so genannten Zivilisationskrankheiten sind die modernen Seuchen. Sie entstehen durch unangepasstes Verhalten an die aktuellen Umweltbedingungen, sie sind verantwortlich für massenweise Krankheit und vorzeitigen Tod. Sie zu besiegen sollte das vorherrschende Ziel der Ärzte und medizinischer Forschung sein, und tatsächlich werden 80 Prozent aller Gelder im Gesundheitswesen zu ihrer Bekämpfung eingesetzt. Doch eine Medizin, die erst bei Krankheit aktiv wird, kommt viel zu spät. Herz- und Gefäßerkrankungen, die häufigste Todesursache in der westlichen Welt, entwickeln sich ebenso wie Krebs über viele Jahre.

Einige der Ursachen, wie die Neigung zu Übergewicht, haben ihren Ursprung bereits in der Kindheit. Neue Erkenntnisse der Epigenetik, der Regulation der Genaktivität durch Verhalten und Umwelt, deuten sogar darauf hin, dass Fehlernährung einer Schwangeren das Risiko für Adipositas in der übernächsten Generation noch beeinflusst. Um Gesundheit muss sich ein Mensch ein Leben lang bemühen. Einer Zivilisationskrankheit gehen Jahrzehnte krank machenden Verhaltens voraus.

Diabetes zum Beispiel ist ein Massenphänomen geworden, nicht, weil wir uns damit angesteckt hätten. Die Epidemie greift in den Industrienationen um sich und inzwischen auch in den Entwicklungsländern, weil hochkalorische Ernährung und Bewegungsarmut zu vorherrschenden Risikofaktoren für diese Erkrankung geworden sind. Einige ungesunde Angewohnheiten sind Teil unserer Kultur und ein Merkmal unserer Zivilisation.

Die Gesundheitsformel macht deutlich: Gesundheit ist nicht das Ergebnis der Medizin allein, die allzu oft eine reine Mängelverwaltung ist. Sie entsteht als Folge eines unserer Biologie entsprechenden Verhaltens in einer Umwelt, die dieses Verhalten ermöglicht und fördert. Doch wie genau verhält man sich gesund? Welche Umweltbedingungen bieten für unsere Biologie die optimalen Voraussetzungen?

Erst heute sind wir in der Lage, diese Frage wirklich mit Faktenwissen zu beantworten. Denn erst heute verstehen wir eine grundlegende Konstante in der Gesundheitsgleichung viel besser als noch vor wenigen Jahren. Erkenntnisse in Biologie, Genetik, Molekularbiologie und Evolutionsmedizin ermöglichen es uns, im Bauplan des Lebens zu lesen. Indem wir die uralten Patente einzelner Funktionssysteme des Organismus analysieren, erfahren wir, was diesen Systemen schadet und was sie gesund erhält. Wenn wir verstehen wollen, wie unser Körper funktioniert, wofür er gemacht und wofür er eher ungeeignet ist, müssen wir immer wieder in die Vergangenheit zurückgehen. Manchmal nur ein paar Tausend Jahre, manchmal auch viele Hundert Millionen.

Dabei reicht es nicht, in den 25 000 Genen unseres Genoms zu stöbern. Diese Lektüre hilft Wissenschaftlern, die Evolution und die Funktionsweise der Lebewesen besser zu verstehen. Es lassen sich aber, von wenigen Ausnahmen abgesehen, kaum sichere, individuelle Gesundheitsprognosen daraus ableiten. Zu komplex ist das Wechselspiel der Gene mit Proteinen, Stoffwechselprodukten, den Zellen und dem Zusammenwirken der Organe mit den Lebensbedingungen, denen wir ausgesetzt sind. Selbst eineiige Zwillinge mit identischem genetischem Bauplan können sich in unterschiedliche Richtungen entwickeln, wenn sie unter anderen Umwelteinflüssen leben. Sie sehen sich nach langer Trennung immer noch ähnlich, aber sie gleichen sich nicht mehr.

Ein simples Beispiel: Der eine Zwilling zieht nach Italien und geht dort gern am Strand spazieren. Sein Bruder bleibt in Helsinki. Als sie sich nach 30 Jahren wiedersehen, ist die Haut des Wahl-Italieners von der Sonne gegerbt. An seiner Stirn hat sich ein rötlicher, etwas erhabener Fleck gebildet – heller Hautkrebs. Obwohl beide dasselbe genetische Risiko für solche Basaliome tragen, blieb der blasse Finne davon verschont. Sein ebenfalls ursprünglich hellhäutiger, nun aber sonnengebräunter Zwilling hätte mit gewissenhaftem UV-Schutz auf die besonderen Bedingungen im Süden reagieren sollen.

Ein Gentest würde den Zwillingsbrüdern ihr erhöhtes Risiko

für hellen Hautkrebs nicht deutlicher vor Augen führen als ein Blick in den Spiegel. Die einheimischen Italiener sind biologisch besser an intensive Sonnenstrahlung adaptiert. Ihre dunklere Haut enthält als Schutz vor schädigender UV-Strahlung viel Melanin. Ohne diesen Schutz kann die DNS der Hautzellen geschädigt werden und so Krebs entstehen. Hellhäutige Finnen müssen diesen Mangel durch ihr Verhalten ausgleichen und sich bei erhöhter Sonnenstrahlung eincremen.

Umgekehrt wäre ein Italiener in Finnland womöglich von einem Vitamin-D-Mangel bedroht. Das Vitamin wird unter UV-Strahlung in der Haut gebildet und ist unter anderem zur Mineralisierung der Knochen nötig. Die für Europäer typische blasse Haut verbreitete sich in nördlichen Breitengraden erst vor etwa 10 000 Jahren, als die Menschen zunehmend vom Ackerbau lebten und die Zufuhr von Vitamin D aus gejagtem Wild weniger wurde.[8]

Manche Risikosituationen lassen sich schon am Phänotyp, am äußeren Erscheinungsbild eines Menschen, erkennen. Zum Beispiel an einem großen Bauchumfang. Die meisten Schwachstellen des Körpers werden aber leider erst offensichtlich, wenn Schäden eingetreten sind. Intensive Grundlagenforschung wird in den nächsten Jahren Struktur und Funktion der Gene (Genetik) sowie ihrer Produkte (Proteomik) weiter aufklären. Individuelle und allgemeine Gesundheitsgefahren sind dann bis zu ihrer Wurzel im Genom zurückzuverfolgen und vorauszusehen. Wer seine Krankheitsneigungen kennt, wird spezielle Vorkehrungen treffen können und leichter zu zielgerichteter Prävention zu motivieren sein.

Schon heute helfen uns die gewonnenen Erkenntnisse bei der Einschätzung des eigenen Risikos etwa für Herz-Kreislauf-Krankheiten, Krebsneigung und psychische Erkrankungen. So genannte Risiko-Marker decken aus dem Gleichgewicht geratene Stoffwechselvorgänge auf. Aus der Kombination der Werte des Blutdrucks, der Blutfette und des Bauchumfangs lässt sich beispielsweise recht genau die Wahrscheinlichkeit von Herzinfarkten berechnen. Einige bedeutende Risiko-Marker beziehen sich auch direkt auf den Lebensstil: Bewegungsmangel, Rauchen und Übergewicht.

Viele Umweltfaktoren mit direktem Einfluss auf unsere Gesundheit beginnen wir erst zu verstehen. Ein Beispiel ist das Mikrobiom. In gemeinsamer Evolution mit dem Mensch hat sich auf und in uns ein Mikrokosmos an Bakterien entwickelt, dessen Zellzahl die unsrige weit übersteigt. Anderthalb Kilo der winzigen Einzeller unterstützen uns bei der Verdauung, schützen vor Krankheitserregern und trainieren unser Immunsystem. Mit Antibiotika, neuen Ernährungsformen und Desinfektionsmitteln sind auch ihre Lebensbedingungen einem nie da gewesenen Wandel unterworfen. Übergewicht, Autoimmunkrankheiten, Allergien, Verdauungsstörungen, Infektionen und Krebs, auch psychische Erkrankungen und Demenz sind mögliche Folgen unserer gestörten Koexistenz.

Die Forschungsergebnisse der Evolutionsbiologen und Genetiker bilden zusammen mit Bevölkerungsstudien ein Mosaik, das großen Potenzial hat, aber noch lange nicht zu einem vollständigen Bild zusammengesetzt ist. Es lassen sich aber bereits deutliche, grundsätzliche Muster erkennen, die uns zeigen, wie wir unsere Gesundheit als Ergebnis der Gleichung aus Biologie, Umwelt und Verhalten erhöhen können.

Aufgabe der Medizin ist die Erhaltung der Gesundheit, zum Beispiel durch weitere Aufklärung über die biologischen Mechanismen des Körpers und die Information der Bevölkerung. Die Möglichkeiten dazu haben sich in den letzten Jahren deutlich erweitert. Darauf müssen wir uns einstellen.

Es ist die Aufgabe der Politik, die gewonnenen Erkenntnisse in gesunde Verhältnisse zu übertragen. Maßnahmen zur Gesunderhaltung müssen zu dem Zeitpunkt beginnen, an dem der schädigende Einfluss beginnt. Sämtliche Lebensbereiche sind auf ihre gesundheitlichen Folgen zu überprüfen. Städtebau, Arbeitswelt, Bildungssystem, Nahrungsmittelproduktion und Emissionsschutz bedürfen der Anpassung. »Gesundheit in allen Lebensbereichen« (Health in all policies) ist der dafür geprägte Ausdruck. Insbesondere die Prävention muss zu einem Grundpfeiler der medizinischen Versorgung ausgebaut werden.

Schließlich liegt es in der Verantwortung des Einzelnen, sich um die eigene Gesundheit zu kümmern und sich entsprechend zu verhalten. Damit jeder dies tun kann, sind, entsprechend der Gesundheitsformel, fördernde Verhältnisse notwendig. Wissen, Bildung, Erkenntnis und Kritikfähigkeit sind dabei die wichtigsten Voraussetzungen. Weitere Schwerpunkte gesunden Lebensstils sind ausgewogene und maßvolle Ernährung, ausreichende Bewegung, Nutzung zielgerichteter Präventionsangebote sowie das Meiden von Giften und von psychosozialem Stress.

Dieses Buch erklärt die Entstehung und Vermeidung der großen Volkskrankheiten aus der umfassenden Perspektive der Evolution. Es ist eine Aufforderung an Politik und Gesellschaft, sich um effektive Gesundheitsförderung zu bemühen. Und es ist eine Anleitung für jeden Menschen, sein Leben seinem persönlichen biologischen Bauplan entsprechend zu führen.

Wir wünschen uns, dass unsere Leser den Versuch unternehmen, die Formel in verschiedenen Lebensbereichen einzusetzen. Auch das lehrt uns eine der Gesundheitsformeln, die der »Veränderung«: Nur indem wir Neues wagen, durch die Begeisterung und die dabei gemachten Erfahrungen werden wir ungesunde Gewohnheiten los.

Wir sind keine Gesundheitsapostel und Spaßverderber. Ein so genanntes gesundes Leben das keine Freude macht, verdient den Namen nicht.

Jeder soll selbst definieren, was Gesundheit für ihn bedeutet. Unterschiedliche Kulturen haben unterschiedliche Ideale und Wege, sie zu erreichen, und das ist auch gut so. Von dieser Vielfalt können wir lernen und uns anregen lassen. Wir sind auch keine Gesundheitssektierer, die Gesundheitsterror verbreiten und uns dem Gesundheitsdiktat unterwerfen wollen. Das G in unserer Formel steht für Gesundheit, nicht für Gleichschritt. Jeder soll und darf individuell wählen, was er für richtig und gesund für sich hält. Man sollte bei der Entscheidung nur gut informiert sein. Vor allem bei Entscheidungen, die man für andere trifft, etwa für unsere Kinder.

Keiner wird immer alles richtig machen und auch nicht immer richtig machen wollen. Die Sünde gehört zum Leben! Eine Gesundheitsformel engt nicht ein, sie lässt allen Spielraum, aber schafft einen systematischen Raum, in dem man sich mit neuer Freiheit bewegen kann, ohne die Orientierung zu verlieren.

Die allgemeine Gesundheitsformel

Gesundheit	Biologie
Gesundheit ist mehr als die Abwesenheit von Krankheit und Gebrechen. Sie ist ein positiver Gesamtzustand im Sinne eines dynamischen bio-psychologischen Gleichgewichts, das erhalten werden will – und auch immer wieder hergestellt werden muss. Das harmonische Zusammenspiel unserer Biologie und unserer Umwelt, das wir mit unserem Lebensstil vermitteln, ist kein Ziel, sondern der Weg. Gesundheit steht für ein die Lebensfreude förderndes Konzept, das wesentlicher Bestandteil des alltäglichen Lebens ist. Körperliche Gesundheit erlaubt uns, das zu tun, was wir gerne tun möchten. Psychische Gesundheit ermöglicht erfüllende Beziehungen zu anderen Menschen, die Anpassung an Veränderung und die Bewältigung von Problemen. Emotional gesund ist, wer die eigenen Gefühle wahrnimmt und sie ausdrücken kann. Genuss, Freude, Lust, Zufriedenheit, Vitalität, Entspannung und Selbstvertrauen sind erstrebenswerte Gefühle, die, wenn wir sie erleben, ein Ausdruck von Gesundheit sind.	Unsere Biologie ist in 25000 Genen niedergeschrieben. Sie ist das Ergebnis von 3,5 Milliarden Jahren Evolution. Elemente ordneten sich zu Molekülen, zu Zellen, zu Zellverbänden, Organen und schließlich zum komplexen System Mensch. In unzähligen Generationen hat sich seine Konstruktion gegenüber den wechselnden Herausforderungen des Lebens auf unserem Planten bewährt. Die Fähigkeit zu Veränderung und Anpassung ist ein wesentliches Merkmal unserer Biologie. Als mächtigstes Instrument der Anpassung bildete sich unser Verstand. Jeder Mensch entwickelt sich ein Leben lang weiter. Der Lebensstil verändert über epigenetische Mechanismen das Erbgut. Jede Erfahrung verändert das Gehirn und somit unsere Biologie. Jeder Mensch ist einzigartig. 100 Billionen mögliche Mutationen unterscheiden selbst das Erbgut eineiiger Zwillinge. Ein wichtiges Merkmal unseres Körpers ist seine Anpassung an ständige Bewegung: Unser Körper ist der eines Läufers.

Umwelt	Verhalten
Die (Um-)Welt hat den Menschen hervorgebracht und geformt. Äußere Einflüsse wirken ein auf die Entwicklung des Individuums, entscheiden mit über Gesundheit und Krankheit. Grundvoraussetzungen für menschliches Leben sind ein funktionierendes Ökosystem, eine saubere Atmosphäre und ein verträgliches Klima. Ebenso ausreichend Nahrung, Wasser, Hygiene und Sozialkontakte. Umweltbedingungen mit starken gesundheitlichen Auswirkungen sind heute der Grad an sozialer Gerechtigkeit und Chancengleichheit, Wohlstand, Arbeit, Bildung, Frieden, Demokratie und Sicherheit sowie der Zugang zu Gesundheitssystemen und Freiheit der Information. Der Mensch muss frei sein, seinen Lebensstil, seine Bindungen und Ziele selbst zu wählen und verfolgen zu dürfen, um gesund zu sein. Der Mensch ist Teil der Natur. Durch die Schonung von Naturressourcen und den Erhalt der Biodiversität schützt er sich selbst.	Unser Verhalten, unser Lebensstil, vermittelt zwischen den Bedürfnissen unserer Biologie und den Gegebenheiten unserer Umwelt. Lernen, Wissen und Bildung sind die wichtigsten Voraussetzungen, um auf die Herausforderungen des Lebens angemessen reagieren zu können und gesunde Verhältnisse zu schaffen. Gesundheit wird unter anderem gefördert durch: • ausgewogene Ernährung, • ausreichende Bewegung, • Meiden von Giften, • Nichtrauchen, • Normalgewicht, • Übernehmen von Verantwortung, • Nutzen von Angeboten der Prävention und Gesundheitsförderung, • Pflegen sozialer Bindungen, Eingehen von Partnerschaften, • Verfolgen von Interessen, Einflussnahme, Hilfsbereitschaft anderen gegenüber, • nachhaltigen Umgang mit der Natur, • Weitergabe eines gesunden Lebensstils an Kinder durch unser Vorbild.

EVOLUTION

Die Entstehung allen Lebens,
Teil 1: Die Erde und frühes Leben

Am Anfang war der Urknall. Aus dieser Urexplosion, die sich nach heutigem Wissen vor 13,8 Milliarden Jahren ereignete, ging unsere materielle Welt hervor – also Galaxien, Sterne, Planeten und die Organismen, die zumindest auf einem kleinen Felsbrocken existieren, den wir Erde nennen und der um eine aus kosmischer Sicht unscheinbare gelbe Sonne kreist.

Allerdings entstanden beim Urknall nur drei Elemente, nämlich Wasserstoff und Helium im Verhältnis von rund 75 zu 25 Prozent sowie Spuren von Lithium. Alle weiteren Stoffe bildeten sich erst im weiteren Verlauf der Evolution des Universums. Heute wissen die Astronomen aufgrund von Beobachtungen sowie Computersimulationen recht genau, wie sich diese so genannte Elementsynthese abspielte.

Zunächst drifteten strukturlose Wolken aus Wasserstoff und Helium durch das junge Universum. Kein Lichtstrahl erhellte die

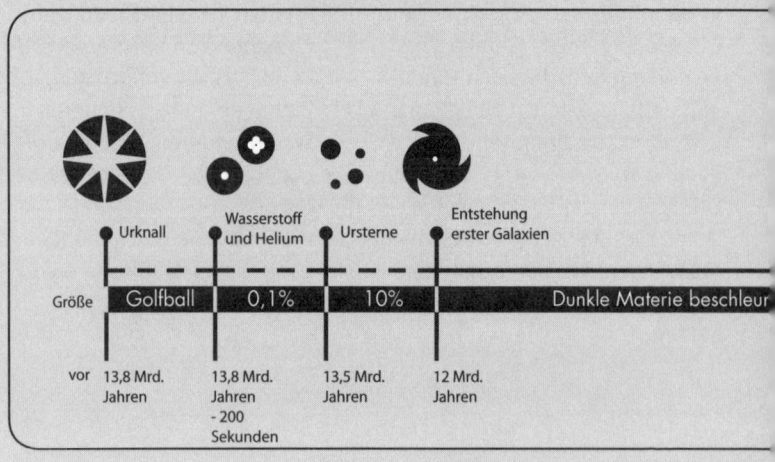

	Urknall	Wasserstoff und Helium	Ursterne	Entstehung erster Galaxien	
Größe	Golfball	0,1%	10%		Dunkle Materie beschleur
vor	13,8 Mrd. Jahren	13,8 Mrd. Jahren - 200 Sekunden	13,5 Mrd. Jahren	12 Mrd. Jahren	

urtümliche Materie, denn noch leuchtete im Kosmos kein einziger Stern. Erst allmählich bildeten sich in den wabernden Gasmassen Strukturen. An einzelnen Orten ballten sie sich zu Klumpen zusammen, die sich unter dem Einfluss ihrer eigenen Gravitation rasch weiter verdichteten. Der Druck in ihrem Inneren stieg rasant, und zugleich erhitzte sich das Gas. Schließlich wurde die »Zündtemperatur« erreicht. Kernfusionsreaktionen setzten ein – die ersten Sterne entstanden.

Das Ende der Dunkelheit

Dies geschah 100 bis 250 Millionen Jahre nach dem Urknall, als das All also noch ganz jung war. Die Ursterne wiesen mindestens die 100-fache Masse unserer Sonne auf. Manche wuchsen zu »Überriesen« heran, die 300-mal größer waren als die Sonne. In ihren Kernen verschmolz zunächst der leichte Wasserstoff zum schwereren Helium. Die bei diesem Prozess frei werdende Energie gaben die Elementarteilchen in Form von Photonen ab – im All wurde es hell.

Zugleich erhitzten sich die Kernbereiche der Sonnen weiter. Nun begannen neue Fusionsreaktionen, in denen die leichten Atome

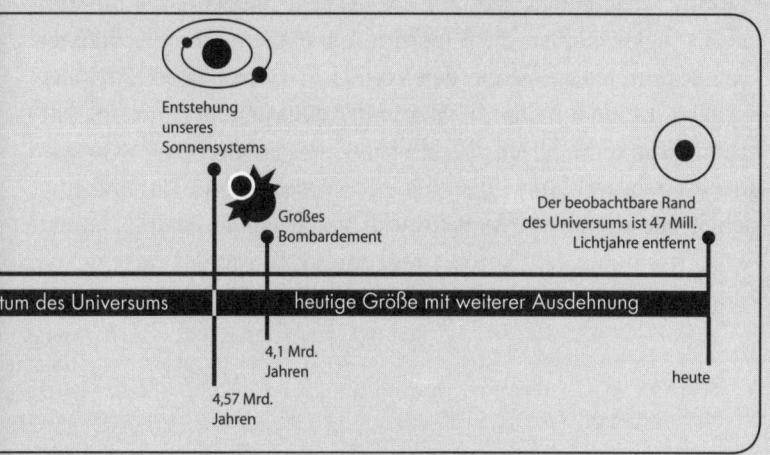

Entstehung
unseres
Sonnensystems

Großes
Bombardement

Der beobachtbare Rand
des Universums ist 47 Mill.
Lichtjahre entfernt

...tum des Universums

heutige Größe mit weiterer Ausdehnung

4,1 Mrd.
Jahren

4,57 Mrd.
Jahren

heute

43

miteinander zu schwereren Elementen verschmolzen. Ab Temperaturen von 100 Millionen Kelvin verbinden sich Heliumkerne zu Kohlenstoff und weiter zu Stickstoff, Sauerstoff und Fluor. Bei noch höheren Temperaturen zünden weitere Reaktionen, nun entstehen Elemente wie Aluminium, Phosphor, Schwefel und Silizium. Beim Eisen aber stoppt der Prozess. Denn bei Elementen, die höhere Atomgewichte aufweisen als dieses Metall, setzen die Fusionsprozesse keine Energie mehr frei, sondern verbrauchen welche. Deshalb bricht hier die Fusionsreihe ab. Zur Erzeugung der Elemente jenseits von Eisen fand die Natur einen anderen Weg.

Er hängt mit der Größe der Ursterne zusammen, denen keine lange Lebenszeit vergönnt war. Anders als unsere Sonne, die vermutlich schon seit zehn Milliarden Jahren scheint, ging ihren Urahnen der Brennstoff bereits nach drei Millionen Jahren aus. Bis dahin hatte die Strahlung, die bei der Kernfusion entstand, die nach innen gerichtete Schwerkraft ausgeglichen, so dass die Sterne im Gleichgewicht blieben. Nun fiel der Strahlungsdruck weg, und die Gravitation gewann die Oberhand. Sie zog die Massen mit titanischer Kraft zum Zentrum, wo sie auf die hochverdichteten Kerne der Sterngiganten trafen. Von dort prallten sie in Sekundenschnelle zurück und zerrissen die Sonnen in gigantischen Supernova-Explosionen.

In der zerstiebenden Materie kamen neue Fusionsreaktionen in Gang. Nun entstanden alle schwereren Elemente bis hin zum Uran. Zugleich spien die Supernovae die Atome in den interstellaren Raum, wo sie sich in den kosmischen Gasmassen anreicherten. Daraus entstanden die Sterne der nächsten Generation. Aufgrund ihrer veränderten chemischen Zusammensetzung waren sie aber kleiner und langlebiger als ihre Vorläufer. Nun entwickelten sich Sterne wie unsere Sonne im All. Zugleich waren alle Zutaten zur Entstehung von Planeten und zur Evolution des Lebens vorhanden.

Die Urerde

Die Sterne der zweiten Generation gingen aus Wolken interstellarer Gase und Staub hervor, die sich unter dem Einfluss ihrer eigenen Gravitation zusammenzogen. Durch die dabei frei werdende Energie begannen sie zu rotieren und flachten sich zu Scheiben ab. Deren Kerne verdichteten sich rasch weiter und leuchteten schließlich als neue Sonnen auf. In den Außenbereichen war aber noch viel Material übrig, das reichlich schwere Elemente wie Silizium, Aluminium, Kohlenstoff, Nickel und Eisen enthielt. Darin kreisten kleine Klumpen, die nicht von dem Stern im Zentrum vereinnahmt wurden. Durch ihre Anziehungskraft sammelten sie weitere Materie auf und wuchsen zu so genannten Planetesimalen mit Durchmessern von einigen Dutzend bis ein paar Hundert Kilometern heran. Viele dieser Körper kollidierten miteinander und nahmen so weiter an Masse zu. Schließlich entstanden daraus große Planeten.

So geschah es auch vor knapp 4,57 Milliarden Jahren in einer interstellaren Wolke irgendwo in den Tiefen der Milchstraße. Darin bildete sich zusammen mit weiteren Sternen eine kleine gelbe Sonne. Um sie kreisten acht Planeten sowie zahllose Asteroiden und Kometen. Die vier inneren Trabanten bestanden aus festem Gestein, die äußeren aus teilweise gefrorenen Gasen und Eis. Der dritte Planet kreiste inmitten der Lebenszone seines Sterns, in der die Temperaturen so beschaffen sind, dass Wasser in flüssiger Form vorkommt und nicht als Dampf oder Eis.

Unmittelbar nach seiner Entstehung war dieser Himmelskörper aber vermutlich noch trocken. Denn die Strahlung des jungen Sterns blies alle leicht flüchtigen Substanzen wie Wasserstoff, Helium und eben auch Wasser in die Außenbereiche des Systems. Deshalb entstanden dort die Gas- und Eisriesen Jupiter, Saturn, Uranus und Neptun. Nur die schwereren Elemente konnten sich im inneren Bereich halten. Aus ihnen erwuchsen schließlich die Gesteinsplaneten.

Die Grundlagen des Lebens

Dass es heute Wasser auf der Erde gibt, ist in erster Linie den Kometen zu verdanken, die in großer Zahl durch das Sonnensystem schwirrten. Denn sie bestehen hauptsächlich aus Eis. Neben den felsigen Asteroiden trafen sie in großer Zahl auf die Planeten und lieferten ihnen dabei Wasser. In der Zeit vor etwa 4,1 bis 3,8 Milliarden Jahren häuften sich die Einschläge auf der Erde derart, dass die Astronomen vom »großen Bombardement« sprechen. In dieser Epoche prallte auch ein besonders großer Himmelskörper auf unseren Planeten. Diese Kollision schuf den Mond.

Zu Beginn war die Erde ein glühender Feuerball, erhitzt von der bei ihrer Entstehung freigesetzten Gravitationsenergie, aber auch durch den Zerfall radioaktiver Elemente in ihrem Innern. Zwar kühlte sich ihre Kruste nach und nach ab und erstarrte, doch das Dauerbombardement schmolz sie immer wieder, wobei sie über 1000 Grad Celsius heiß wurde. Bei diesen Temperaturen verdampfte das gesamte von den Kometen gelieferte Wasser. Schwere Elemente wie Nickel und Eisen sanken ins Zentrum hinab und bildeten den Erdkern. Leichtere Stoffe wie Silikat schwammen gleichsam oben, aus ihnen entstand die Erdkruste.

Schließlich ließen die Einschläge nach. Die Erdoberfläche kam zur Ruhe und konnte abkühlen. Über ihr waberte die Uratmosphäre, die zu 80 Prozent aus Wasserdampf und zu 10 Prozent aus Kohlenstoffdioxid bestand; hinzu kamen geringe Mengen von Stickstoff, Schwefeldioxid, Methan und einigen anderen Gasen. Durch den hohen Wasserdampfgehalt war die junge Erde in Wolken gehüllt. Erst nach mehr als 100 Millionen Jahren war ihre Temperatur auf rund 100 Grad gesunken. Jetzt begann der atmosphärische Wasserdampf, zu kondensieren, und eine 40 000 Jahre dauernde Sintflut setzte ein. Sie füllte alle Niederungen mit Wasser – die ersten Ozeane entstanden.

Auch die Lufthülle verändert sich. Das Kohlendioxid löste sich in den Meeren, und Stickstoff wurde zum dominierenden Gas. Die Geologen nennen dieses erste Erdzeitalter das Hadaikum, nach Hades, dem griechischen Herrscher der Unterwelt. Tatsächlich war die Erde ein höllischer Ort. Ohne schützendes Ozon, das sich aus Sauerstoff bildet, prasselte die UV-Strahlung der Sonne ungehindert auf ihre Oberfläche, durch mächtiges Gewölk zuckten grelle Blitze, und immer noch schlugen reichlich Meteoriten ein. Dennoch war die Bühne für das Leben bereitet.

Das Leben kommt auf die Erde

Der erste Akt in der Entstehung des Lebens begann vor etwa vier Milliarden Jahren. Da war unser Planet ungefähr 500 Millionen Jahre alt. An einem nicht näher bestimmbaren Ort – womöglich auch an mehreren Orten gleichzeitig – bildeten sich winzige Bläschen, so genannte Vesikel, als »Vorläufer« der Zellmembran der heutigen Lebewesen. Sie schlossen einfache Moleküle ein, von denen einige lernten, sich selbst zu duplizieren. Aus dieser urtümlichen Biochemie erwuchs die komplexe Struktur heutiger Zellen und Organismen.

Zwar verlieren sich die Details dieser Prozesse im Dunkel der frühen Erdgeschichte, denn die Urorganismen hinterließen keine Spuren. Doch Wissenschaftler haben eine Reihe von Theorien darüber entwickelt, wie und in welcher Umgebung Leben entstanden ist. Die meisten Forscher verfechten die Hypothese der »heißen« Urzeugung. Charles Darwin etwa, der Vater der Evolutionstheorie, glaubte, der Lebensfunke habe in einem kleinen, warmen Teich gezündet. Das klassische Ursuppen-Experiment, das der US-Chemiker Stanley Miller 1953 durchführte, verfestigte diese Idee. Er füllte Wasser sowie die zu jener Zeit in der Uratmosphäre vermuteten Gase Ammoniak, Wasserstoff und Methan in ein Reagenzgefäß, bestrahlte die Mischung mit UV-Licht und ließ elektrische Entladungen hindurchzucken. Ganz von selbst bildeten sich zahlreiche organische Moleküle, darunter Aminosäuren – allesamt Grundbausteine des Lebens.

Millers Versuch legt nahe, dass die erste Lebensform in flachen Randmeeren oder in Gezeitentümpeln entstanden sein könnte. Wärme trieb chemische Reaktionen an, die zum Aufbau immer komplexerer Moleküle führten. Schließlich entstand ein sich selbst kopierendes System als Vorstufe der ersten Einzeller. Die Theorie verlor jedoch bald an Überzeugungskraft. Denn Atmosphärenchemiker fanden heraus, dass die ursprüngliche Lufthülle der Erde nicht aus Ammoniak und Methan bestanden hatte, sondern aus Wasserdampf und Kohlendioxid. Zudem wären die Reaktionspartner im offenen Wasser zu vereinzelt, um sich zu komplexen Stoffen zu verbinden. Deshalb entwarfen einige Wissenschaftler alternative Szenarien zum heißen Urzeugungsakt.

Eine der Theorien geht davon aus, dass die ersten Organismen auf dem Meeresgrund entstanden sind. Dort speien hydrothermale Quellen – so genannte Schwarze Raucher – teilweise über 400 Grad Celsius heißes Wasser aus, in dem Mineralien aus dem Erdinneren gelöst vorhanden sind. Trifft es mit dem zwei Grad kalten Wasser in der Tiefsee zusammen, fallen die gelösten Stoffe aus. Dabei entsteht ein charakteristischer schwarzer Schleier, der einer Rauchfahne gleicht. Im Lauf der Zeit bilden die Raucher röhren- oder kegelförmige Strukturen, die Schornsteinen ähneln.

Das Wasser aus den Rauchern enthält unter anderem Schwefelwasserstoff und Eisensulfid. Sie verbinden sich zu Pyrit, besser bekannt als Katzengold. Diese Reaktion liefert Energie, die einen archaischen Stoffwechsel angetrieben haben könnte. Damit wären die Schwarzen Raucher die Motoren bei der Entstehung des Lebens. Gestützt wird die These durch die Entdeckung von Mikroben, die an den unterseeischen Mineralquellen siedeln. Sie besitzen einen einfachen anaeroben Stoffwechsel, der ohne Sauerstoff und Sonnenlicht auskommt. Zudem gleicht ihr Lebensraum dem der frühen Erde.

Doch es gibt noch andere Schlote im Ozean, die Wasser ausspeien. Diese Untersee-Geysire sind nicht so heiß wie die Schwarzen Raucher und auch nicht so sauer, sondern eher basisch. Genau das könnte in der Frühzeit der Erde eine entscheidende Rolle gespielt haben. Denn der höhere pH-Wert verändert die elektrochemischen Verhältnisse im Umfeld der Kamine dergestalt, dass sich einfache Kohlenstoffverbindungen leicht zu komplexeren organischen Molekülen verbinden können.

Unter anderem lagern sich positive geladene Wasserstoffionen (auch Protonen genannt) an die Außenseite der Schlote. Ihre Energie könnte chemische Reaktionen in den Poren der dort befindlichen Mineralien angetrieben haben. Dieses Prinzip nutzen die Mitochondrien, die in den Körperzellen Energie liefern, noch heute. Ein hydrothermales Feld mit solchen Geysiren liegt im Nordatlantik. Forscher nennen es »Lost City«, weil seine Kalkschlote an die Hochhaustürme einer aufgegebenen Stadt erinnern.

Eine andere Hypothese geht davon aus, dass das Leben im Lehm entstanden ist. Bestimmte Tonmineralien können die Zusammenlagerung von Fettsäuren zu Vesikeln katalysieren. Ein weiterer möglicher Ort der Urzeugung ist die Erdkruste. Tiefenbohrungen enthüllten, dass Mikroben kilometertief im Gestein unter extremen Bedingungen überleben können. Einige Biologen spekulieren daher, dass frühe Einzeller in Gesteinsklüften die Meteoriteneinschläge überstanden, die den Urozean wiederholt vollkommen verdampften. Womöglich sind sie in dieser geschützten, warmen und mineralreichen Umgebung auch entstanden.

Die Ideen vom heißen Lebensursprung haben allerdings Schwächen. Deshalb rückten manche Wissenschaftler davon ab und behaupteten gar, das Leben sei im Eis entstanden, wie der Hamburger Physikprofessor Hauke Trinks. Auf die Idee kam er, als er 1996 bei einer Exkursion auf der Nordmeerinsel Spitzbergen festsaß. Von seinem Zelt am Ufer eines Fjords aus beobachtete er, dass sich viele Kreaturen im Gemenge aus Eis und Meerwasser tummelten. Diese Umgebung könne nicht lebensfeindlich sein, schlussfolgerte Trinks.

Später entdeckte er, dass Meereis wie ein komplizierter Bioreaktor wirkt. Das reine Wasser friert aus, doch zwischen den Eiskristallen bilden sich Blasen und Kanälchen, die von einer hoch konzentrierten Salzlösung gefüllt sind. Darin entstehen zellähnliche Strukturen. Tatsächlich gab es bereits auf der frühen Erde womöglich Eis. Denn nach der Entstehung des Sonnensystems strahlte die junge Sonne deutlich schwächer als heute. Deshalb könnten nach der Abkühlung des ursprünglich heißen Globus in manchen Regionen die Oberflächen der flachen Meere, die ihn nun bedeckten, gefroren gewesen sein.

Vielleicht werden wir nie erfahren, wo die Urzeugung stattfand. Fest steht nur, dass ihr eine ganze Reihe komplexer chemischer Reaktionen vorausgegangen sein muss, die den Übergang von toter zu belebter Materie bewirkten.

Die DNS, der Code des Lebens

Bei der Erforschung dieser Prozesse ergab sich ein Dilemma. Alle heutigen Lebensformen beruhen auf der Erbsubstanz Desoxyribonukleinsäure (DNS) sowie auf Proteinen. In der DNS ist die genetische Information zum Aufbau der Proteine codiert, die wiederum als molekulare Maschinen den Stoffwechsel in den Zellen antreiben. Eine wichtige Gruppe von Proteinen sind die Enzyme, die als Katalysatoren wirken und biochemische Reaktionen herbeiführen.

Ohne diese Verbindungen konnte kein Leben entstehen, aber keine von beiden kann sich ohne die Anwesenheit der jeweils anderen vermehren. Die DNS benötigt die Eiweißstoffe, um sich zu reproduzieren. Diese wiederum können zwar die zur Vervielfältigung der DNS erforderlichen Reaktionen katalysieren, sich aber nicht ohne die Erbinformation der DNS vervielfältigen. Es stellte sich also die Frage: Was war zuerst da – die Proteine oder die DNS?

Ein Ausweg aus diesem Henne-und-Ei-Problem eröffnete sich, als Wissenschaftler der Harvard University im Jahr 1982 eine spezielle Form von Ribonukleinsäure (RNS) entdeckten. RNS gilt als Vorstufe der DNS, von der sie sich chemisch in einigen Bausteinen unterscheidet. Die in Harvard gefundenen RNS-Moleküle vereinen beide Funktionen: Sie speichern genetische Informationen, wirken aber gleichzeitig auch als Enzyme, die Kopien ihrer selbst oder anderer RNS-Moleküle erzeugen können. Daher nannten die Harvard-Forscher diese spezielle RNS-Variante »Ribozyme«. Womöglich gab es in der Frühzeit des Lebens eine reine RNS-Welt, in der sich Ribozyme zugleich selbst aufbauten und vermehrten. Erst im Verlauf der weiteren molekularen Evolution entstanden dann die für jeweils eine Funktion spezialisierten Stoffe.

Das biologische Alphabet entsteht

Aber auch die Ribozyme mussten sich erst einmal bilden. Sie bestehen aus Zuckermolekülen (Ribosen) und den Basen Adenin, Cytosin, Guanin und Uracil. Letztere wurde bei der DNS gegen Thymin ausgetauscht. Ihre chemischen Kurzformen A, C, G und T gelten als das »Alphabet des Lebens«. Diese Stoffe konnten in der turbulenten Ursuppe relativ leicht aus Vorläufersubstanzen wie Acetat entstehen, das mit der Essigsäure verwandt ist. Vermutlich kamen komplexere chemische Verbindungen auch mit einschlagenden Meteoriten auf die Erde.

Im offenen Wasser aber trafen solche Substanzen viel zu selten aufeinander, um miteinander zu reagieren. Dazu müssten sie sich an bestimmten Orten konzentriert haben. Manche Forscher vermuten, dass sie sich in den Gesteinsporen von Schwarzen Rauchern angereichert haben könnten. Dort waren auch eisen- und zinkhaltige Mineralien vorhanden, die als Katalysatoren präbiologische Reaktionen induziert haben, die zunehmend komplexer wurden.

In den Poren könnten die so entstandenen Moleküle auch auf den zweiten Baustein gestoßen sein, der zur Entstehung von Leben unabdingbar war – nämlich Fettsäure-Moleküle, die sich selbsttätig zu kleinen Säckchen (Vesikeln) zusammenfügen. Diese umhüllten die ersten Biomoleküle, ähnlich wie Membranen die Zellen heutiger Organismen umschließen. Damit waren sie vor chemisch aggressiven Bestandteilen der Ursuppe geschützt. Wie sich zeigte, verbinden sich die vier Basen der RNS besonders gut mit der Decanoinsäure. Das ist eine Fettsäure, die bereits auf der noch unbelebten Urerde existierte.

Mit der Verpackung der RNS in den Vesikeln hatte die Natur den Grundbaustein erfunden, auf dem alle heutigen Organismen beruhen: die Zelle.

Rücken ohne Schmerzen

Die Fische trieb es vor etwa 400 Millionen Jahren aufs trockene Land, denn das Leben in den Ozeanen war gefährlich geworden. Bewegliche Räuber wie Panzerfische und Haie wurden für sie zur ständigen Bedrohung. Während einige der Tiere stärkere Abwehrmechanismen entwickelten oder schneller schwimmen lernten, flüchteten andere ans üppig bewachsene Ufer. Dafür benötigten sie anstelle eines fischartigen Skeletts ein festeres Gerüst, um die schweren Gliedmaßen auch an Land tragen zu können. Das bis dahin übliche Knorpelskelett war für den Landgang ungeeignet, denn es war zwar recht beweglich, aber nicht stark genug, um das Körpergewicht ohne Wasserauftrieb tragen zu können.

Die ersten Knochenfische lebten noch im Süßwasser. Ihre Nachfahren, die Amphibien, waren später die ersten Landlebewesen mit einer Wirbelsäule und schritten auf allen vieren über die Erde. Das Rückgrat bildete dabei eine Brücke zwischen den Vorder- und Hinterbeinen. Wie genau es dann zum nächsten evolutionärem Schritt der Bipedie, Zweibeinigkeit, kam, ist noch immer Gegenstand wissenschaftlicher Diskussion.

Der Mensch ist ein Vielseitigkeitssportler

Auch wenn noch nicht endgültig geklärt ist, wie und warum sich der Mensch aufgerichtet hat, so ist sicher, dass er seit rund 3,6 Millionen Jahren auf zwei Beinen unterwegs ist. Belege dafür liefern Fußabdrücke dreier *Australopithecinen* aus Tansania sowie ein Skelett von *Australopithecus afarensis*, das unter dem Namen »Lucy« bekannt ist. Diese konnten dank zahlreicher körperlicher Umbauten schon längere Strecken zu Fuß zurücklegen. Das

Becken wurde dafür breiter und schüsselförmig, um die nach unten absackenden Organe zu halten. Gleichzeitig überträgt es das Körpergewicht effektiv auf Beine und Füße.

Auch die Architektur der Wirbelsäule passte sich in dieser Zeit an ein überwiegend zweibeiniges Laufen an: Ihre Form ähnelt nun einem doppelten S wie bei einer Sprungfeder. Dadurch werden Stöße beim Laufen und Gehen abgefedert. Wäre die Wirbelsäule gerade wie ein Mast, würden die Erschütterungen bei jedem Schritt und Sprung bis in den Kopf hineinstrahlen. Bei einem harten Aufprall hätte Lucy sich leicht das Genick brechen können.

Die Wirbelsäule

24 Wirbel (Vertebrae) bilden das knöcherne Gerüst des Rückgrats. Sie gliedern sich von oben nach unten in fünf Abschnitte: Sieben Wirbel bilden die Halswirbelsäule, zwölf Wirbel die Brustwirbelsäule, fünf Wirbel die Lendenwirbelsäule, fünf verschmolzene Wirbel das Kreuzbein und vier bis fünf Wirbelrudimente das Steißbein. Auf dem ersten Halswirbel, auch Atlas genannt, liegt in einer gelenkigen Verbindung der Schädel auf. Am unteren Ende der Wirbelsäule sitzt das Becken. In der Mitte eines jeden Wirbels befindet sich ein Loch, so dass mit den übereinanderliegenden Knochen eine Art Röhre, der Wirbelkanal, entsteht, in dem gut geschützt das Rückenmark liegt.

Damit die knöchernen Strukturen nicht gegeneinander reiben, trennen 23 Zwischenwirbelscheiben, die Bandscheiben, die einzelnen Nachbarn voneinander. Sie bestehen aus Knorpel, einer stabilen Rinde und einem weichen Kern, sind verformbar und fangen wie kleine Wasserkissen Stöße ab, die beispielsweise beim Laufen auftreten. Die Puffer verleihen der Wirbelsäule durch ihre große Elastizität außerdem eine hohe Beweglichkeit. Doch die so aufgebaute Wirbelsäule wäre weich wie Wachs, würde sie nicht durch Bänder und Muskeln zusammengehalten. Stränge aus festem Bindegewebe – die Bänder – verlaufen zwischen den Wirbeln, geben diesen knöchernen Strukturen Halt und Beweglichkeit. Die Wirbelsäule wird außerdem durch ein

System verschiedener Muskelgruppen umgeben. Mit ihrer Hilfe kann sich der Mensch bewegen. Zugleich kräftigen und stützen die Muskeln das Rückgrat und ermöglichen durch die Streckung des Rückens erst den aufrechten Gang des Menschen. Wären die einzelnen Teile der Wirbelsäule nicht durch diese Muskeln und Bänder fest verzurrt, würden sie wie die Perlen einer Kette auseinanderfallen.

»Semirigide«, also halbfest, nennen Mediziner diesen Aufbau der Wirbelsäule. Jeder Wirbel kann sich um wenige Grad beugen, drehen oder kippen. Das macht den Menschen quasi zu einem Akrobaten: Er kann sich nach hinten lehnen, nach vorne beugen, sich drehen und zur Seite krümmen. Die größte Mobilität weist das Rückgrat im Bereich der oberen Hals- und der unteren Lendenwirbelsäule auf.

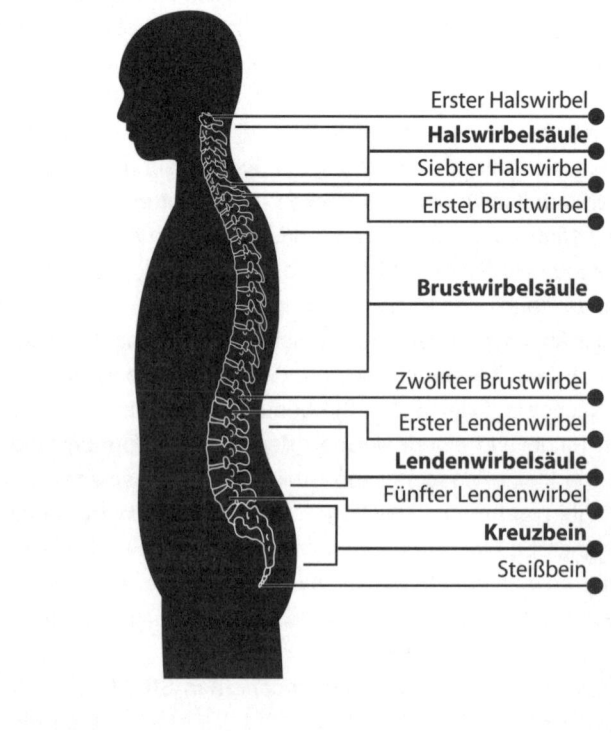

Erster Halswirbel

Halswirbelsäule

Siebter Halswirbel

Erster Brustwirbel

Brustwirbelsäule

Zwölfter Brustwirbel

Erster Lendenwirbel

Lendenwirbelsäule

Fünfter Lendenwirbel

Kreuzbein

Steißbein

Sogar unser Schädel sitzt so beweglich gelagert auf den Halswirbeln, dass wir, wenn wir rennen, immer noch gut geradeaus und zur Seite blicken können. Ebenfalls spezialisiert sind die Gänge unseres Gleichgewichtorgans im Innenohr, mit dem wir unsere Lage im Raum bestimmen. Im Vergleich zu denen von Schimpansen sind sie viel größer und empfindlicher für Reize durch Lageänderungen, so dass wir auf zwei Beinen nicht aus der Balance geraten. Der menschliche Kopf, der bei unseren immer klüger werdenden Vorfahren ebenfalls rapide wuchs und schwerer wurde, ist an der Wirbelsäulenspitze federnd gelagert.

Anhand der Skelettmerkmale zahlreicher Fossilfunde konnten Wissenschaftler zeigen, dass sich der aufrechte, zweibeinige Gang in der Familie der Menschenaffen deutlich früher entwickelte als die starke Vergrößerung des Gehirns.[1] Einige Forscher gehen daher davon aus, dass die Zweibeinigkeit das entscheidende Merkmal ist, das uns von den anderen Primaten unterscheidet und den Zuwachs der Intelligenz erst ermöglichte.[2]

Parallel zu unseren Vorfahren entwickelte sich eine andere Erblinie, die zu den heutigen Schimpansen und Gorillas führte. Dort hat sich der Vierfüßergang auf den Handknöcheln durchgesetzt. Mit diesem Knöchelgang gelangten sie in den ausgedünnten Wäldern rasch von einem Baum zum nächsten. Zwar können sich diese Tiere auch auf ihren Hinterbeinen aufrichten, vermögen diese Position jedoch nicht lange zu halten. Grund ist ihre Skelettkonstruktion: Die Arme sind länger als die Beine, das Becken ist schmal, und die Wirbelsäule ist zwar schon einfach gebogen, fungiert aber dennoch hauptsächlich als verbindendes Element zwischen Schultern und Becken. Durch diesen Aufbau liegt der Schwerpunkt des Affenkörpers vor den Füßen, sobald er sich auf zwei Beine stellt. Es ist zu anstrengend, lange aufgerichtet stehen zu bleiben.

Die Zweibeinigkeit ist ein typisches menschliches Merkmal, und die damit einhergegangenen Veränderungen machen uns zum Vielseitigkeitssportler: Wir können wandern, sprinten, joggen, klettern, springen, tauchen und schwimmen. Zwar sind wir in den einzelnen Mehrkampfdisziplinen im direkten Vergleich mit einzelnen Tierarten nicht immer Erster, doch im Gesamtergebnis liegen wir weit vorne. Vom Grundbauplan unterscheidet sich unser Körper dennoch nicht stark von anderen Säugetieren. So haben beispielsweise alle Wirbeltiere höchstens sieben Halswirbel – neben dem Menschen bilden dabei weder Giraffe noch Maus eine Ausnahme.

Der aufrechte Gang

Viele Vierbeiner richten sich von Zeit zu Zeit auf ihren Hinterbeinen auf, etwa Affen und Bären. Ihre Wirbelsäule wird dabei senkrecht aufgestellt. Der Körperschwerpunkt liegt dabei jedoch so ungünstig, dass sie für diese Körperhaltung viel Energie aufwenden müssen. Für den Menschen ist langes Stehen auf zwei Beinen kein Problem. Der Schwerpunkt des Kopfes liegt leicht vor dem Kopfgelenk. Der leichte Zug der Nackenmuskeln verhindert sein Absinken nach vorne. Das gestreckte Kniegelenk liegt hinter der Schwerpunktachse.

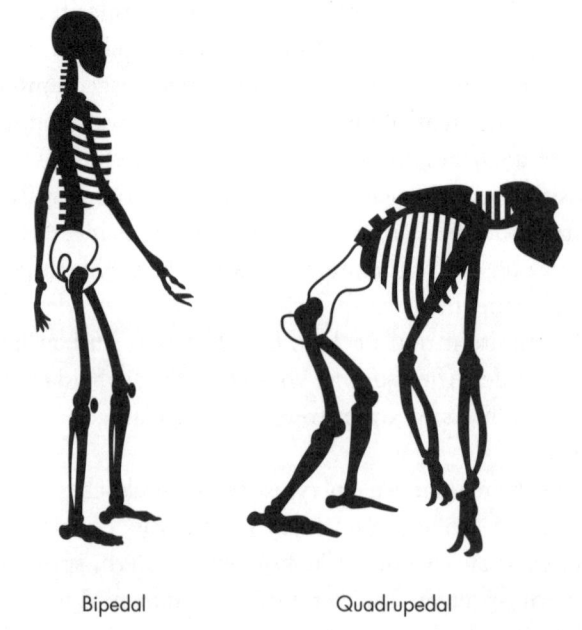

Bipedal   Quadrupedal

Volkskrankheit Rückenschmerz
wegen Fehlkonstruktion?

Die Wirbelsäule ist Dreh- und Angelpunkt des Körpers. Auf sie wirken Kräfte, die 1,5 Tonnen, dem Gewicht eines Kleinwagens, entsprechen. Aber sie kann noch mehr: Bis zum Geburtstermin nimmt eine Schwangere am Rumpf um etwa 30 Prozent an Gewicht zu. Damit Frauen unter dieser Last nicht vornüberkippen, ist die Wirbelsäule bei ihnen biegsamer als bei Männern und die typische S-Form noch stärker ausgeprägt.[3] Dennoch ist der Kreuzschmerz ein uraltes Erbe – auch *Homo erectus* litt wahrscheinlich schon unter Rückenproblemen. Das zeigten die Schweizer Forscher Martin Haeusler, Regina Schiess und Thomas Boeni anhand eines gut erhaltenen, 1,6 Millionen Jahre alten Skeletts des Turkana-Jungen aus Kenia.[4] Das Verrutschen der Gelenke der untersten Lendenwirbel verursachte bei ihm möglicherweise Rücken- und Ischiasschmerzen.

Seither hat die Natur keine wesentlich bessere Lösung dafür gefunden, im Rücken extrem beweglich zu sein, dabei aber stabil und belastbar zu bleiben.

Kreuzschmerzen sind eine Volkskrankheit, unter der mehr als 80 Prozent der Deutschen mindestens einmal im Leben zu leiden haben. Der wirtschaftliche Schaden ist enorm: Die jährlichen Krankheitskosten durch Kreuzleiden in Deutschland belaufen sich auf fast 50 Milliarden Euro. Die Hälfte dieser Ausgaben wird für Arztbesuche, Medikamente und Therapien aufgewendet, der Rest für Arbeitsausfälle. Jeder zehnte Tag aller Krankschreibungen geht auf das Konto von Rückenproblemen.

Beim Turkana-Jungen wurden die Bandscheiben, die Puffer zwischen den Wirbelkörpern, wahrscheinlich zu stark belastet und haben sich mit der Zeit abgenutzt. Er musste wohl sehr schwer arbeiten. Im Gegensatz dazu entstehen die meisten Rückenleiden heute eher durch mangelnde Belastung.

Ständiges Sitzen im Auto, am Schreibtisch oder auf dem Sofa, Fehlhaltungen, etwa langes gebeugtes Sitzen, und Übergewicht tragen dazu bei, dass Teile der Rückenmuskulatur verkümmern.

Dadurch lastet ständiger Druck auf den Bandscheiben, so dass ihr Wassergehalt abnimmt, sie ihre Elastizität verlieren und abflachen. Die Bandstrukturen zwischen den Wirbeln lockern sich, was die Wirbelsäulenanschnitte instabil macht. Die Rückenmuskulatur versucht dies zu kompensieren und spannt sich an. Diese Überanstrengung der Muskeln, die sich bei Stress und psychischer Anspannung noch verstärkt, löst häufig schon Schmerzen aus. Schon- und Fehlhaltungen sind die Folge, die ihrerseits wieder Verspannungen hervorrufen – ein Teufelskreis entsteht.

Rund 70 Prozent der Bundesbürger zwickte es in den vergangenen zwölf Monaten im Kreuz. In den meisten Fällen handelt es sich dabei um so genannte unspezifische Rückenschmerzen. Ihnen liegen keine klar diagnostizierbaren Wirbel-, Bandscheiben- oder Nervenschäden zugrunde. Ein spezifischer Kreuzschmerz dagegen lässt sich auf eine konkrete Ursache zurückzuführen, zum Beispiel einen Knochenbruch, eine Infektion oder einen Tumor.

Die Beschwerden der unspezifischen Rückenschmerzen verschwinden meist nach vier bis sechs Wochen von selbst und werden deshalb als akute Rückenschmerzen bezeichnet. Bei solchen Beschwerden spricht zunächst nichts gegen eine Selbstbehandlung zu Hause. Ärzte empfehlen diesen Rückenpatienten heute, möglichst aktiv zu bleiben und den Körper moderat zu belasten – auch wenn es wehtut. Wichtig ist, den Körper nicht mit Bettruhe zu schonen und den normalen Alltag auch währenddessen beizubehalten. Statistisch gesehen ist der Schmerz in 80 Prozent aller Fälle in einigen Wochen verschwunden. Jeder zehnte Patient entwickelt im Verlauf jedoch ein chronisches Leiden, das heißt, die Beschwerden bleiben länger als zwölf Wochen am Stück bestehen und kehren immer wieder.

»Wer rastet, der rostet«

Australopithecus afarensis bewegte sich, um Nahrung zu suchen oder sich zu verteidigen. Eine gute Fitness war somit Grundvoraussetzung für den Erhalt der eigenen Art. Heute brauchen wir nicht lange auf Nahrungssuche zu gehen – die Jagd endet im Supermarkt um die Ecke. Gegen Feinde verteidigen wir nur noch den Bürostuhl. Und der Weg zur Arbeit geht mit Auto, Bus und Bahn schneller als zu Fuß und ist dabei noch deutlich bequemer.

Die Deutschen sind eher bewegungsarm – und das schon im jungen Alter. So empfehlen Richtlinien für Kinder derzeit ein Mindestmaß an 60 Minuten moderater bis intensiver Aktivität pro Tag. Fast 85 Prozent aller Kinder und Jugendliche erreichen dieses Ziel nicht.[5] Dabei ist die beste Prophylaxe gegen Rückenschmerzen Bewegung – und zwar egal, ob Schwimmen, Fahrrad fahren oder Wandern. Drei- bis viermal wöchentlich eine halbe Stunde Sport reicht schon aus, um den Muskelabbau zu verhindern. Regelmäßige Bewegung hilft zudem dabei, Übergewicht abzubauen. Jedes zusätzliche Kilo belastet die Wirbelsäule, löst Rückenschmerzen aus oder verstärkt sie.

Die meiste Zeit des Tages sitzt der Mensch – die Deutschen durchschnittlich sieben Stunden am Tag. Fast jeder Zweite hockt zwischen fünf und acht Stunden auf dem Stuhl, jeder Vierte sogar mehr als neun Stunden. Zur Prävention von Kreuzschmerzen sollte der Arbeitsplatz deshalb ergonomisch gestaltet sein. Dazu zählen geeignete Sitzmöbel und die richtige Ausrichtung des Computerbildschirms. Arbeitsmediziner empfehlen, die Hälfte der Arbeitszeit im Sitzen und je ein Viertel im Stehen und in Bewegung zu verbringen. Auch das »dynamische Sitzen« verhindert Beschwerden. Statt regungslos auf dem Stuhl zu verharren, sollte die Position oft gewechselt werden – mal aufrecht oder mal zurückgelehnt, dann wieder nach vorne gebeugt. Zappeln ist gesund!

Büroarbeitsplätze schaden langfristig der Rückengesundheit, das haben auch Wirtschaft und Arbeitgeber erkannt. Ein Konzept aus Amerika heißt »Active Office«. Es ermuntert die Angestellten dazu, sich im Büro mehr zu bewegen. Klimmzugstangen in den Türen, höhenverstellbare Tische, Laufbänder und ein virtueller Wassergraben im Flur, über den man springen muss, sollen die Arbeitnehmer in Schwung halten.

Viele Firmen bieten ihren Mitarbeitern darüber hinaus auch

Der ergonomische Arbeitsplatz

Wer täglich mehrere Stunden am Schreibtisch sitzt, sollte sich seinen Arbeitsplatz ergonomisch einrichten. Dabei sollte der Bürostuhl die Wirbelsäule stützen und wechselnde Arbeitshaltungen ermöglichen. Der Lendenbausch (Wölbung) des Stuhls sollte sich in Höhe der Lendenlordose, das heißt etwa auf Gürtelhöhe, befinden. Die Sitzhöhe des Stuhls sollte ungefähr der Kniekehlenhöhe entsprechen, so dass die Oberschenkel waagerecht sind oder leicht nach vorne abfallen. Die Sitztiefe ist optimal, wenn ein fester Kontakt zur beweglichen Rückenlehne besteht und zwei Fingerbreit Platz von der Sitzvorderkante zur Kniekehle bleibt.

Der Tisch ist optimal, wenn sich die Arbeitshöhe in Ellbogenhöhe oder etwas darunter befindet. Zudem sollte beim Sitzen eine Handbreit zwischen Oberschenkel und Tischplattenunterkante sein. Eine zusätzliche Fußstütze oder ein Fußring entlasten bei Hochstellen eines Beines die Lendenwirbelsäule.

Wichtig für gutes Sehen ist zudem ein ausreichender Abstand zwischen Auge und Bildschirm. Dieser sollte bei einem 17-Zoll-Monitor mindestens 60 cm betragen.

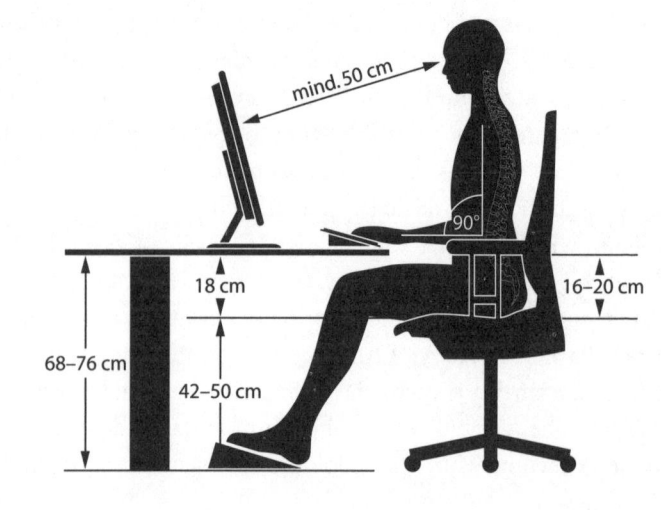

vergünstigte Fitnessstudio-Mitgliedschaften, bilden Lauftreffs nach der Arbeit oder Yoga-Sitzungen in der Mittagspause, denn rückengesunde Arbeitnehmer fehlen weniger durch Krankheitstage und sind auf Dauer zufriedener. Kampagnen der Gesundheitsministerien mehrerer Länder unterstützen Arbeitgeber dabei, entsprechende gesundheitsfördernde Angebote zu machen.

Rückenbeschwerden werden verhindert, wenn es gelingt, das Muskelkorsett des Rumpfes durch ausreichend Bewegung zu stärken. Dabei können schon kleine Veränderungen helfen: die Treppe statt den Fahrstuhl zu nehmen, das Telefonat im Stehen statt im Sitzen zu führen. Auch wenn der Weg zur Arbeit zu weit ist, um mit dem Fahrrad zu fahren: Ein Teil der Strecke kann mit dem Zweirad zurückgelegt werden. Wer mit öffentlichen Verkehrsmitteln pendelt, kann eine Station vor dem Ziel aussteigen und den Rest der Strecke laufen – denn unserer Körper ist zum Laufen gemacht.

Die Gesundheitsformel für den Rücken

Gesundheit	Biologie
Vor 400 Millionen Jahren entwickelte sich bei Fischen eine erste knöcherne Mittelsäule, mit deren Hilfe sie das Land eroberten. Vor mindestens 3,6 Millionen Jahren gingen unserer Vorfahren längere Strecken aufrecht auf zwei Beinen. Die Wirbelsäule und ihre Sehnen, Bänder und Muskeln ermöglichen dem Menschen einen aufrechten Gang und die damit verbundenen Vorteile, wie freie Hände zum Greifen und lange Strecken mit hohem Tempo zu Fuß zurücklegen zu können. Die Konstruktion der Wirbelsäule ist eine »semirigide«, also halbfeste, Achse. Jeder Wirbel kann sich zu seinem durch eine Bandscheibe getrennten Nachbarn nur um wenig Grad beugen, drehen oder kippen. Doch in der Summe macht sie den Mensch zum Akrobaten, der sich zurückzulehnen, nach vorne zu krümmen und nach hinten umzudrehen vermag, ohne die Füße zu bewegen. Ein hochkomplexes System von Sehnen und Muskeln hält die einzelnen Wirbel zusammen und muss durch beständiges Training gestärkt werden.	Wesentlich für einen schmerzfreien Rücken sind die richtige Stellung der 34 Wirbel und Bandscheiben zueinander sowie intakte, feste Bandstrukturen. Je stärker die Muskulatur ist, die alle Wirbel miteinander verbindet, desto geringer ist das Risiko, später unter Rückenproblemen zu leiden. Die Rumpfmuskulatur (auch des Bauches) stabilisiert die Wirbelsäule wie ein Korsett. Bewegungsmangel und resultierende Verkümmerung der Muskeln sind der wichtigste Grund für Rückenschmerzen. Weitere Auslöser sind: • einseitige Belastung und Fehlbelastung, • Übergewicht, • Stress, Unzufriedenheit am Arbeitsplatz, • Schonhaltung bei bereits bestehenden Rückenbeschwerden, • schwere körperliche Arbeit, • genetische Disposition, • Unbeweglichkeit und mangelndes Training im Alter, • Rauchen.

Umwelt	Verhalten
Wir haben es uns zu bequem gemacht. Die »sitzende Lebensweise« ist gemeinsam mit Übergewicht zur Quelle vielfältiger Gesundheitsprobleme geworden. Insbesondere von Rückenschmerzen, unter denen die Hälfte der Bevölkerung zeitweise leidet.	So bleibt Ihr Rücken stark:

Umwelt

Wir haben es uns zu bequem gemacht. Die »sitzende Lebensweise« ist gemeinsam mit Übergewicht zur Quelle vielfältiger Gesundheitsprobleme geworden. Insbesondere von Rückenschmerzen, unter denen die Hälfte der Bevölkerung zeitweise leidet.

- Kommunen können durch entsprechende Angebote in Städtebau und Nahverkehr die Aktivität und Gesundheit ihrer Bürger steigern.
- Büroarbeitsplätze sind von Arbeitsmedizinern auf ihre Ergonomie zu überprüfen und zu optimieren.
- Kindergärten und Schulen müssen die Freude an der Bewegung zum wichtigen Lernziel erheben.
- In der medizinischen Behandlung von Rückenleiden sollten Bewegungs- und Verhaltenstherapien ebenso erforscht, durchgeführt und erstattet werden wie andere Methoden auch.

Verhalten

So bleibt Ihr Rücken stark:
- Regelmäßig vielseitigen Sport treiben. Am besten Joggen, Schwimmen, Klettern oder Radfahren.
- Der Tagesablauf sollte so bewegt wie möglich sein – Treppen steigen, Spaziergänge, Radtouren müssen zur Gewohnheit werden.
- In einer Rückenschule lernt man gezielte (Kraft-)Übungen für einen starken Rücken. Diese sind jeden Tag 10 Minuten auszuführen.
- Wer sich mit Rückenschmerzen schont, bessert das Leiden nicht, sondern verschlimmert es nur.
- Dynamisches Sitzen statt starrem Hocken ist besonders für Arbeitnehmer, die viele Stunden am Tag sitzen, wichtig.
- Entspannungsübungen oder Massagen lösen Verspannungen und helfen, Stress abzubauen. Medikamente können Verspannungen lösen und aktive Übungen wieder ermöglichen.
- Übergewicht vermeiden! Mit jedem Kilo steigt die Gefahr von Rückenleiden.

Starke Knochen und Gelenke

In der »kambrischen Explosion« vor 530 Millionen Jahren kam es zu einer enormen Ausbreitung des Lebens. Innerhalb weniger Millionen Jahre – erdhistorisch gesehen also quasi über Nacht – entstanden die Urfamilien fast aller Tierstämme.[1] Viele der schon zuvor existierenden Lebewesen entwickelten in dieser Zeit Hartteile, um sich zu schützen. Ihr neuer Panzer bildete eine stabile äußere Hülle um den Organismus. Noch heute kommt dieses Prinzip des Exoskeletts bei Insekten oder Krebsen vor. Es schützt wie eine Rüstung, hat aber auch Nachteile: Die Tiere können beispielsweise nur mit Hilfe mehrerer Häutungen wachsen.

Diesen Nachteil haben Lebewesen mit einem Innenskelett, dem mitwachsenden Endoskelett, nicht. Dessen Entstehung begann vor 500 Millionen Jahren mit einem einfachen elastischen Stab: Die *Chorda dorsalis* war eine versteifte Leiste längs des Rückens, die den Körper stabilisieren sollte und eine schnelle, schlängelnde Bewegung ermöglichte. Es war die Vorstufe der Wirbelsäule, einer noch radikaleren Entwicklung in der Evolution.

Für das Leben im Meer benötigten die Fische kein hartes inneres Gerüst, denn weder stürzten sie, noch knickten sie um. Doch für ein Leben an Land brauchten sie ein Gerüst, dessen Streben das gesamte Körpergewicht halten konnten.

Aus den knorpeligen Gräten der Fische wurden Knochen, die nach dem Zahnschmelz härteste Substanz des Körpers. Ihr Stabilisator ist Calcium; 99 Prozent des im Körper vorkommenden Mineralsalzes ist dort gespeichert. Zusammmen mit Phosphat bilden sich so genannte Hydroxylapatit-Kristalle, die das Material besonders bruchfest machen. So wurde die *Chorda dorsalis* im Laufe der Evolution von Knochen umwachsen und schließlich vollständig reduziert.[2]

Beide Skelettarten, also sowohl Exo- als auch Endoskelett, waren bei ihrer jeweiligen Spezies erfolgreich und sind heute noch anzutreffen – bei Spinnen und Krebsen, Hund und Mensch.

Den ältesten Knochen der Welt fanden Forscher der Universität Chicago in einem Stück rotem Sandstein in Pennsylvania.[3] 370 Millionen Jahre ist der acht Zentimeter große Knochen alt und gehörte wohl einem Bindeglied zwischen Fisch und Amphibium. Mit Hilfe des mächtigen Urarmes konnte sein Besitzer in flachen Flüssen seinen Körper und womöglich auch den Kopf aufrichten. Er vollführte quasi prähistorische Liegestütze. Der Fund zeigt, dass etliche jener Gliedmaßen, mit deren Hilfe Wirbeltiere später das Land eroberten, schon zum Leben unter Wasser entwickelt wurden. Demnach hatten Fische, die den ersten Landwirbeltieren am nächsten verwandt sind, bereits ein komplexes Skelett und die für erste Bewegungen an Land erforderlichen Muskeln in den Flossen. Allerdings erlaubten die Gelenke der Fische nur eine begrenzte Bewegungsfähigkeit. So waren Vorwärtsbewegungen, die Vierfüßer später zum Überleben auf den Kontinenten entwickelten, bei diesen Fischen noch stark eingeschränkt.

Starke Knochen in Leichtbauweise

Das menschliche Skelett gleicht einer Großbaustelle. Rund um die Uhr bauen Zellen das Knochengewebe auf und wieder ab. Ungefähr bis zum 35. Lebensjahr überwiegt der Aufbau, im Alter dann der Abbau. Jährlich um etwa 0,5 bis 1,5 Prozent sinkt die Knochenmasse in der zweiten Lebenshälfte. Die Remodellierung hilft dem Skelett dabei, minimale Schäden, die bei täglicher Belastung entstehen, zu reparieren und sich an die wechselnden Anforderungen des Lebens anzupassen.[4] Entstehen kleine Risse, Mikrofrakturen, am Knochen, tragen Osteoklasten genannte Zellen den defekten Knochen ab. Andere Zellen, die Osteoblasten, bauen den neuen, stabilen Knochen wieder auf.

Die Zusammenarbeit der Knochenzellen ist, durch Hormone gesteuert, perfekt aufeinander abgestimmt. Starke Beanspruchung regt die knochenaufbauenden Zellen dazu an, neue Knochenmasse zu bilden – der Knochen wird stabiler und dicker. Andersherum gilt: Ohne Belastungsreize wird die Knochensubstanz weniger.

Christopher Ruff von der School of Medicine in Baltimore hat 100 fossile Beinknochenfunde aus den vergangenen zwei Millionen Jahren der Menschheitsgeschichte geröntgt und dabei herausgefunden, dass ihre Stärke bis zum Ende der Steinzeit, also etwa 5000 Jahre vor unserer Zeitrechnung, um 15 Prozent abgenommen hat.[5] Mit dem Beginn der Zivilisation verstärkte sich dieser Prozess noch. In den letzten 4000 Jahren hat sich die Knochendicke um 15 Prozent reduziert – also um den gleichen Wert, für den vorher fast zwei Millionen Jahre benötigt wurden.

Mit dem Abschied vom Jäger- und Sammlerleben wurden auch die besonders robusten Knochen entbehrlich und von der Evolution gestrichen. Leichte Knochen machten beweglicher und sparten Energie.

Was früher einen evolutionären Vorteil brachte, wird für uns heute zu einem Nachteil. Übergewicht betrifft jeden Zweiten, und die Pfunde lasten schwer auf den Leichtbauknochen. Hier liegt eine wesentliche Ursache für Arthrose und andere orthopädische Probleme unserer Zeit.

Gelenke

Steif und unbeweglich wäre das Skelett ohne die Gelenke. Insgesamt über 100 dieser Bewegungsstellen zählt der menschliche Körper, die sich in echte und unechte Gelenke unterteilen. Unechte Gelenke (Synarthrosen) verbinden die Gelenkkörper mittels Knorpel oder Bindegewebe und lassen nur eingeschränkte Bewegungen zu. Echte Gelenke (Diarthrosen), wie etwa das Hüft- oder Schultergelenk, erlauben hingegen aufgrund eines Hohlraums zwischen den Knochenenden, dem Gelenkspalt, einen größeren

Gicht

Ein gestörter Stoffwechsel kann Auslöser für geschwollene, gerötete und überwärmte Gelenke sein. Bei der Gicht erhöht sich der Harnsäurewert im Blut, und es bilden sich Kristalle, die sich in den Gelenken ablagern und Entzündungen auslösen. Die Harnsäure entsteht als Endprodukt beim Abbau der so genannten Purine. Diese nimmt man mit der Nahrung auf, sie entstehen aber auch beim Zellenabbau im Körper. Ist der Purinstoffwechsel gestört, das heißt, wird zu viel Harnsäure gebildet oder zu wenig Harnsäure ausgeschieden, kommt es zur Hyperurikämie – der Gicht. Die Krankheit verläuft schubweise und macht sich häufig zuerst am Grundgelenk des Großzehs bemerkbar.

In Deutschland leiden 1,6 Millionen Menschen an der Stoffwechselerkrankung, wobei Männer ein zehnfach höheres Risiko haben, zu erkranken, als Frauen. Als Auslöser für Gicht gelten neben Krankheiten und Medikamenten auch eine ungesunde Ernährung, Bewegungsmangel und Übergewicht, weshalb die Erkrankung auch oft als Wohlstanderkrankung bezeichnet wird. Personen, die bereits einen erhöhten Harnsäurespiegel haben, können der Gicht auch vorbeugen, indem sie ihre Ernährungs- und Trinkgewohnheiten umstellen. Der Schlüssel zum Therapieerfolg liegt in der Umstellung auf so genannte purinarme Kost. Generell gilt, dass eiweißreiche Nahrungsmittel wie Hülsenfrüchte, Fisch, Fleisch, Wurst und besonders Innereien viele Purine enthalten und deshalb nur sehr selten verzehrt werden sollten. Milchprodukte, Obst und Gemüse hingegen enthalten nur sehr wenige oder keine Purine. Ein Glas Rotwein am Abend ist zwar nicht schädlich, jedoch sollte übermäßiger und ständiger Alkoholkonsum vermieden werden, dafür aber täglich viel Wasser, mindestens zwei Liter pro Tag, getrunken werden.

Bewegungsradius. Zahlreiche Bänder, Sehen und Muskeln verbinden die einzelnen Knochen miteinander, halten diese zusammen und sorgen dafür, dass das Bein sich hebt und die Hand zugreift. Zusammen bilden all diese Strukturen den Bewegungsapparat.

Damit die Knochen nicht aufeinanderreiben, sind ihre Enden mit Bindegewebssubstanz, dem Knorpel, überzogen. Dieser gleicht Unregelmäßigkeiten der Knochenstruktur aus und wirkt als elastisches, stoßdämpfendes Polster, das Krafteinwirkungen abfedern beziehungsweise gleichmäßig über das Gelenk verteilen kann. Der Knorpel ist ein Verschleißteil, das durch Krankheit oder Unfälle beschädigt wird. Er kann sich kaum regenerieren, so dass bei zunehmenden Lädierungen die Gelenke schmerzen.

Warum schmerzen die Gelenke?

Der Gelenkverschleiß, Arthrose genannt, ist die mit Abstand häufigste Erkrankung des Bewegungsapparats und tritt zumeist im hohen Alter auf.[6] Trotz seines damals noch robusteren Skeletts litt auch der *Homo heidelbergensis* »Elvis«, der vor rund einer halben Million Jahre lebte, an Gelenkverschleiß.[7] Seine Überreste wurden im Norden Spaniens entdeckt. Paläontologen diagnostizierten einen Wirbelsäulenschaden, mit dem Elvis immerhin 45 Jahre lebte. Er war für damalige Verhältnisse also ein Greis.

Heute sind in Deutschland ab dem 60. Lebensjahr gut die Hälfte der Frauen und ein Drittel der Männer davon betroffen.[8] Das Robert-Koch-Institut rechnet deshalb angesichts des wachsenden Anteils von alten und sehr alten Menschen in der Bevölkerung in den nächsten Jahrzehnten mit einer steigenden Anzahl an Arthrose-Patienten. Unfälle, einseitige Belastung oder Stress machen zunächst dem Knorpel zu schaffen, der den Knochen im Gelenk ermöglicht, sich gegeneinander zu verschieben. Es bilden sich kleine Risse, die mit der Zeit größer werden.

Der Krankheitsverlauf ist langsam, aber stetig, der Beginn der Arthrose bleibt meist unbemerkt. Erst in den späteren Stadien, wenn der Knorpel immer weiter abgerieben ist, kommt es zu Bewegungsschmerzen, Entzündungen und geschwollenen Gelenken. Besonders die gewichtsbelasteten Gelenke sind von diesem Prozess befallen. So klagen Patienten vor allem über Probleme in den

Knien, Füßen oder in der Hüfte, seltener haben sie Beschwerden an den Schulter-, Finger- oder Wirbelgelenken.

Übergewicht ist einer der stärksten Risikofaktoren für Arthrosen, wobei der Zusammenhang bei Frauen stärker ausgeprägt ist als bei Männern. Studien zeigen zudem, dass Übergewicht das Fortschreiten der Erkrankung begünstigt – umgekehrt kann eine Gewichtreduktion die Schmerzen reduzieren. Übergewicht und Adipositas sind darüber hinaus am stärksten mit der Knie-

---

Arthrose

Orthopädische Fachgesellschaften weltweit fordern eine intensivere Erforschung der Erkrankung. Eine Arthrose an Hüfte oder Knie war im Jahr 2011 die häufigste Diagnose, die zu einem vollstationären Aufenthalt in einer deutschen Vorsorge- oder Rehabilitationsklinik führte. Dennoch existiert keine wirksame Therapie, einen geschädigten Gelenksknorpel vollständig zu reparieren.

Die Osteoarthritis Research Society International (OARSI) verfolgt bereits seit mehreren Jahren das Ziel, Arthrose weiter zu erforschen – sowohl was die Früherkennungsmaßnahmen als auch die Prävention und die Behandlung angeht. Dazu zählt auch, Leitlinien für die Behandlung von Patienten zu entwickeln und zu aktualisieren. Eine ähnliche Organisation, die Arthritis Research UK, befindet sich in England.

Große Hoffnungen setzen Forscher in die Entwicklung von Therapien mit körpereigenen Stammzellen. In einem kleinen Eingriff werden den Patienten Stammzellen aus dem Fettgewebe entnommen. Es sind Vorläuferzellen des Bindegewebes, die sich teilen und in die verschiedenen Zellen des Stütz- und Bindegewebes differenzieren können, wie beispielsweise Knochen, Knorpel, Bänder, Sehnen und Fettgewebe. Die Zellen werden anschließend in einem Labor vermehrt. Danach bekommt sie der Patient in den Gelenkspalt injiziert, um dort neuen Knorpel zu bilden oder ein für Knorpelbildung geeignetes Milieu zu schaffen. Entsprechende Studien laufen, Marktreife hat das Verfahren aber noch nicht erreicht.

gelenksarthrose assoziiert. Weil Arthrose bislang nicht heilbar ist, ist das Ziel der Ärzte, die Symptome zu lindern und das Fortschreiten der Erkrankung zu verlangsamen.

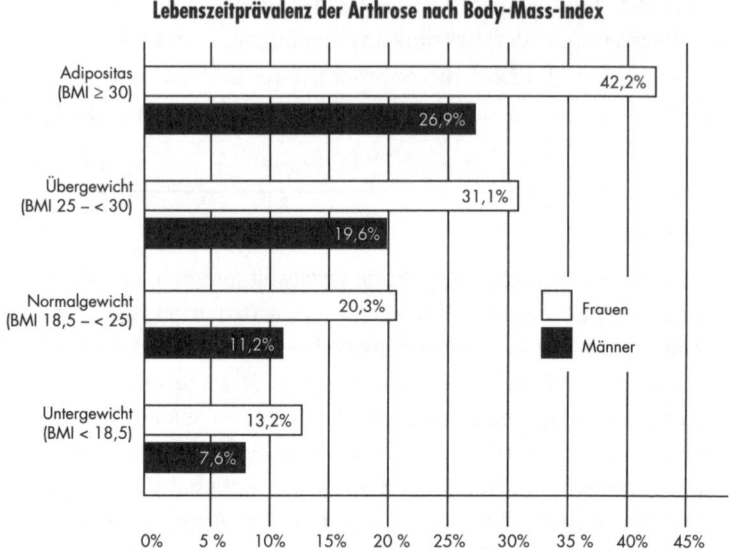

Lebenszeitprävalenz der Arthrose nach Body-Mass-Index

Die Wahrscheinlichkeit von Arthrose, meist Folge von Gelenksabnutzung, nimmt mit steigendem Gewicht, gemessen am Body-Mass-Index, zu. Übergewichtige leiden mehr als doppelt so häufiger darunter als Normalgewichtige.

Bewegung beugt den Gelenkschmerzen vor

Auch wenn es Gelenkverschleiß heißt: Belastung ist nicht per se schlecht für den Körper – solange sie nicht dauernden, zu starken oder zu einseitigen Druck auf Knochen und Gelenke ausübt. Jeder Schritt hält die Gelenke gesund, denn der Wechsel zwischen Be- und Entlastung befördert wichtige Stoffe an den Knorpel. Ein aktiver Lebensstil kann den Gelenkverschleiß verlangsamen oder gar stoppen. Darüber hinaus kräftigt Sport die Muskeln, die den Bewegungsapparat stützen und vor Verletzungen sowie Fehlbelastungen schützen. Auch wer leichte Schmerzen spürt, sollte aktiv werden und die Muskulatur durch gezieltes Training stärken.

Gerade Ältere schrecken oft vor sportlicher Betätigung zurück aus Angst, sich dabei womöglich zu verletzen. Einer kanadischen Studie zufolge sind diese Bedenken jedoch unberechtigt, Senioren sind nicht anfälliger für Sportunfälle. Von den rund 170 Rentnern, die zu Studienzwecken ein Jahr lang trainierten, verletzten sich 14 Prozent. Das entspricht in etwa den Werten jüngerer Sportler. Es kam vor allem zu Zerrungen und Verstauchungen.[9]

Joggen, Wandern und selbst anstrengende Gartenarbeit an der frischen Luft sind also eher wohltuend als schädigend. Wie ein Weichmacher wirkt sich dagegen fehlende Bewegung auf Knochen aus. Bei langer Bettlägerigkeit beispielsweise baut er sich ab und wird anfälliger für Brüche. Gleichzeitig hat die ständige Bewegung einen gesunden Nebeneffekt: Vorbeugung gegen Übergewicht und damit auch dem Gelenkverschleiß. Denn je höher der Body-Mass-Index, desto höher ist das Risiko, später an Arthrose zu erkranken. Mit zusätzlichen fünf Kilogramm auf den Rippen steigt die Wahrscheinlichkeit, an einer Kniearthrose zu erkranken, um 36 Prozent. Auch die Gefahr für Fehlbelastungen des Halte- und Bewegungsapparats und chronische Schmerzen ist höher. Zudem stellt das Fettgewebe biochemische Botenstoffe, die so genannten Adipozytokine, her, die wie ein Gift auf die Gelenke wirken und einen Knorpelabbau bewirken.

Gerade im Kindes- und Jungendalter kann bereits für spätere Jahre präventiv gearbeitet werden. Untersuchungen zeigen, dass viel Bewegung in der Kindheit und Jugend zu einer Erhöhung der maximalen Knochenmasse beiträgt.[10] Zwar ist die maximale Knochenmasse weitgehend genetisch vorbestimmt, sie wird aber auch durch den Lebensstil beeinflusst. Forscher nehmen an, dass aktivere Kinder mit einer höheren maximalen Knochenmasse aus der Jugend hervorgehen und somit als Senioren die kritische Schwelle für Frakturen erst etwa zehn Jahre später erreichen als inaktive Kinder.

Eltern sollten ihren Nachkommen vorleben, wie wichtig Bewegung und Aktivität für das Leben sind. Fahrradtouren, Schwimmbadbesuche und Wanderungen sind nicht nur gesund, sie machen dazu auch noch allen Beteiligten Spaß. Auch die Regierungen sind in der Pflicht: Sportunterricht ist ein geradezu lebenswichtiges Unterrichtsfach und darf nicht vernachlässigt werden. Ebenso sollte es allen Kindern und Jugendlichen – auch jenen von sozial benachteiligten Familien – möglich gemacht werden, Mitglied im Sportverein zu werden. Vorsorgeprogramme, mehr Sportunterricht und Gesundheitserziehung in Kindergärten und Schulen sind notwendig, damit bereits den Kindern ein gesunder Lebensstil vermittelt und angewöhnt wird.

Neben der Arthrose ist die Osteoporose zu einem großen gesundheitlichen Problem geworden. Bei 25 Prozent aller Frauen und 6 Prozent der Männer ab 65 Jahren schwinden die Knochen. Eine Störung des Stoffwechsels beschleunigt den natürlichen Alterungsprozess. Die Knochen erhalten nicht mehr ausreichend Calcium, sie verlieren an Substanz, werden porös und damit anfälliger für Brüche. Schon ein kleiner Stolperer kann dann rüstige Rentner zu bettlägerigen Patienten machen.

Je früher Osteoporose erkannt wird, desto besser kann man ihr Fortschreiten mit Medikamenten aufhalten. Präventiv wirkt, täglich genügend Calcium mit der Nahrung zu sich zu nehmen, um dem Knochenschwund vorzubeugen (siehe Kasten).

Auch ein niedriger Vitamin-D-Spiegel steigert das Risiko für Frakturen. Ohne dieses Vitamin ist der Körper nicht in der Lage, Calcium aus dem Darm aufzunehmen und in die Knochen einzubauen. Genau genommen ist Vitamin D aber gar kein Vitamin, denn der Mensch kann es selbst in der Haut herstellen. Zur Produktion braucht er lediglich genügend Sonnenlicht. Ein täglicher Spaziergang im Freien wirkt einem Mangel entgegen. Fahrradfahren, Joggen und Wandern sind in dieser Hinsicht dreifach gesundheitsfördernd: Sie beugen dem Knochenverschleiß vor sowie dem Knochenschwund und helfen dabei, ein gesundes Körpergewicht zu halten.

Die Gesundheitsformel für Knochen und Gelenke

Gesundheit	Biologie
Knochen sollen auch bei Stürzen und Stößen nicht brechen. Sie sind nach dem Zahnschmelz die härteste Substanz im Körper. Es gilt, das Skelett in Kindheit und Jugend besonders zu stärken, damit sie bei den im Alter überwiegenden Abbauvorgängen länger robust bleiben. Zu den Aufgaben der Knochen gehören: • Stützfunktion, • Schutzfunktion (wichtige Organe wie Gehirn, Herz und Lunge), • Stoffwechselfunktion, • Speicher von Mineralien (Calcium, Phosphat), • Blutbildung (im roten Knochenmark werden die Blutkörperchen gebildet), • Ansatz und Ursprung für Muskulatur (Sehnen und Bänder). Damit die Knochen nicht aneinanderreiben, sind ihre Enden am Gelenk mit Bindegewebssubstanz, dem Knorpel, überzogen. Dieser gleicht Unregelmäßigkeiten der Knochenstruktur aus und wirkt als elastisches, stoßdämpfendes Polster, das Krafteinwirkungen abfedert und gleichmäßig über das Gelenk verteilt. Gesunder Knorpel erhält die Beweglichkeit.	Im menschlichen Skelett wird rund um die Uhr Knochengewebe auf- und abgebaut. In jungen Jahren, ungefähr bis zum 35. Lebensjahr, überwiegt der Aufbau, im Alter der Abbau. Der Gelenkverschleiß, Arthrose genannt, tritt mit zunehmendem Alter häufiger auf. Unfälle, einseitige Belastung oder Stress beschädigen den Knorpel, er bekommt Risse. In späteren Stadien leiden die Betroffenen unter Bewegungseinschränkungen, Schmerzen und geschwollenen Gelenken. Gelenksprothesen sind derzeit für viele die einzige noch mögliche Therapie. Osteoporose beschleunigt den natürlichen Alterungsprozess, die Knochen erhalten nicht mehr ausreichend Calcium. Sie verlieren an Substanz, werden porös und damit anfälliger für Brüche. Vor allem Frauen nach der Menopause sind betroffen. Bei der Gicht erhöht sich der Harnsäurewert im Blut, und es bilden sich Kristalle, die sich in den Gelenken ablagern und Entzündungen auslösen. Die Krankheit verläuft schubweise und macht sich häufig zuerst am Grundgelenk des Großzehs bemerkbar.

Umwelt	Verhalten
Wesentliche Risikofaktoren für Arthrose, Osteoporose und Gicht sind • Übergewicht, • mangelnde Bewegung, • einseitige und übermäßige Ernährung. Osteoporose und Arthrose sind bis heute nicht heilbar – die Erkrankten leiden täglich unter zum Teil starken Schmerzen. Experten auf der ganzen Welt fordern daher eine stärkere Forschung, um den Millionen Betroffenen mit einfachen Mitteln zu helfen. Insbesondere in ärmeren Ländern, die ihre Bevölkerung nicht massenweise mit künstlichen Gelenken versorgen können, macht die Arthrose auch heute noch viele ältere Menschen zu Krüppeln. Städtebau, Politik und Bildungswesen sind in der Pflicht, Bewegung zu fördern und zu ermöglichen. Kindern muss vorgelebt und beigebracht werden, wie wichtig Bewegung und eine gesunde Ernährung für den Körper sind. Auch Erwachsenen muss es einfach gemacht werden, ihren Lebensstil zu ändern, beispielsweise mit Präventions- und Aufklärungskampagnen.	Folgende Maßnahmen beugen den Gelenk- und Knochenerkrankungen vor: • Regelmäßige Bewegung und Sport: Jeder Schritt hält die Gelenke und Knochen gesund. Das gilt auch für Ältere. Geeignet sind vor allem Sportarten wie Schwimmen, Wandern, Aerobic, Laufen, Radfahren und leichtes Krafttraining. • Wer täglich Calcium mit der Nahrung zu sich nimmt, beugt dem Knochenschwund vor. Die empfohlene Menge liegt bei 1000 Milligramm pro Tag. Bereits ein viertel Liter Milch und zwei Scheiben Emmentaler Käse (50 bis 60 g) decken den Tagesbedarf. Geeignet sind auch Gemüsesorten wie Brokkoli, Grünkohl und Rucola sowie calciumreiches Wasser. • Vitamin D stärkt die Knochen. Dafür benötigt der Körper Licht – schon täglich 30 Minuten in der Sonne genügen. • Purinarme Ernährung schützt vor Gicht. Zellreiche Nahrungsmittel wie Hülsenfrüchte, Fisch, Fleisch, Wurst und Innereien enthalten viele Purine und sollten nur sehr selten verzehrt werden. • Vermeiden Sie übermäßigen Alkoholkonsum.

EVOLUTION

Die Entstehung allen Lebens,
Teil 2: Komplexe Lebensformen

Eine Zelle genügt sich durchaus selbst. Sie nimmt die für ihr Wachstum notwendigen Stoffe aus der Umgebung auf, und ihr genetisches Programm befiehlt ihr, sich in bestimmten Abständen zu teilen. So ist ihr Überleben über lange Zeiträume gesichert. Das galt bereits für die ersten Einzeller, die unseren Planeten besiedelten – die so genannten Archaeen (von griechisch *archaïos*, uralt oder ursprünglich).

Die Ureinzeller müssen bereits früh in der Erdgeschichte existiert haben. Darauf deuten Kohlenstoffisotope in 3,9 Milliarden Jahre alten Sedimenten aus Grönland hin. Die ältesten fossilen Reste von Organismen entdeckten Geologen indes in West-Australien in 3,5 Milliarden Jahre alten Gesteinen. Zu jener Zeit existierte offenbar bereits eine gewisse biologische Vielfalt. Zumindest identifizierten Paläontologen in den Gesteinsproben Spuren von elf verschiedenen Arten von Mikroben, vor allem Bakterien, Viren und Pilze. Sie lagerten sich in ausgedehnten Matten zusam-

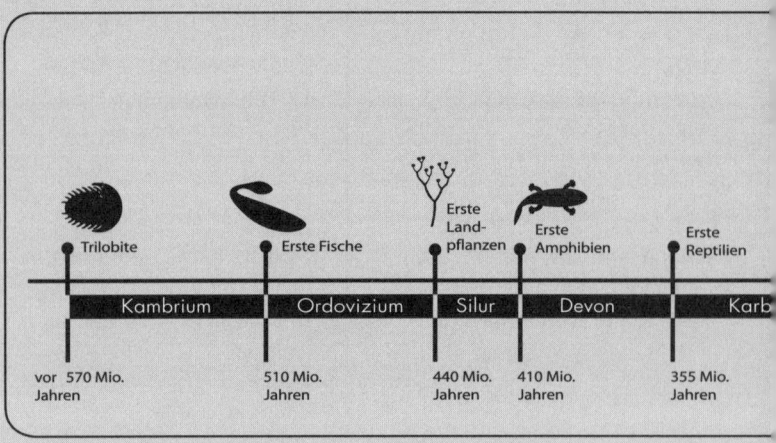

Trilobite · Erste Fische · Erste Landpflanzen · Erste Amphibien · Erste Reptilien

Kambrium · Ordovizium · Silur · Devon · Karb

vor 570 Mio. Jahren · 510 Mio. Jahren · 440 Mio. Jahren · 410 Mio. Jahren · 355 Mio. Jahren

men. Bei deren Versteinerung bildeten sich so genannte Stromatolithen, die als die ersten erkennbar durch Organismen aufgebauten Gebilde gelten.

In dieser frühen Epoche breiteten sich auch Cyanobakterien aus, früher Blaualgen genannt. Sie bestimmten den weiteren Verlauf der Erdgeschichte, denn sie beherrschten die Photosynthese. Mit Hilfe von Molekülen wie Chlorophyll konnten sie Sonnenlicht in chemische Energie umwandeln. Ihre Biomasse erzeugten sie aus Kohlendioxid und Wasser. Zugleich gaben sie ein Abfallprodukt an die Umgebung ab, auf dem bis heute alles höhere Leben beruht: Sie produzierten Sauerstoff. Gesteinsanalysen deuten darauf hin, dass die Uratmosphäre dieses Gas bereits vor etwa drei Milliarden Jahren enthielt.

Archaeen und Bakterien besitzen eine bemerkenswerte Überlebensstrategie: Sie können Genmaterial austauschen, etwa in Form so genannter Plasmide. Das sind ringförmige DNS-Moleküle, die vielerlei Gene enthalten können. Dieser Mechanismus ermöglichte den Organismen, sich an veränderte Umweltbedingungen anzupassen und neue Lebensräume zu besiedeln, aber auch ihre Zellmaschinerie zu perfektionieren. In dieser Phase entstanden im nächsten Schritt der Evolution die Eukaryonten. Sie besitzen einen Zellkern, der das Erbgut enthält, Sauerstoff veratmende Mitochondrien sowie kleine Vesikel als Transportvehikel für Pro-

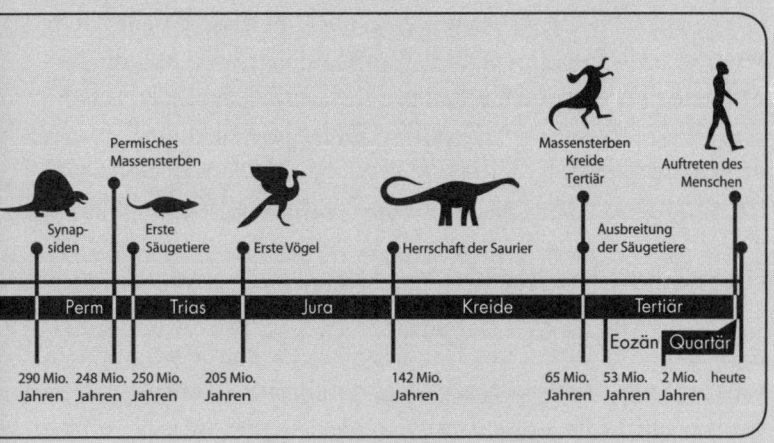

Synapsiden

Permisches Massensterben

Erste Säugetiere

Erste Vögel

Herrschaft der Saurier

Massensterben Kreide Tertiär

Ausbreitung der Säugetiere

Auftreten des Menschen

Perm	Trias	Jura	Kreide	Tertiär

Eozän Quartär

290 Mio. Jahren · 248 Mio. Jahren · 250 Mio. Jahren · 205 Mio. Jahren · 142 Mio. Jahren · 65 Mio. Jahren · 53 Mio. Jahren · 2 Mio. Jahren · heute

teine. Damit sind sie viel komplexer strukturiert als die primitiveren Prokaryonten, also Organismen ohne Zellkern wie Bakterien.

Zwei bis drei Milliarden Jahre lang waren die Einzeller allein auf der Erde und veränderten nach und nach ihre Umwelt. Damit bereiteten sie den Boden für die nächste evolutionäre Stufe, die Mehrzelligkeit. Vor ungefähr 600 Millionen gaben einige Zellen ihr Einzelgängerdasein auf und schlossen sich mit anderen zusammen. Sie bildeten nicht mehr nur Kolonien, sondern es entstanden Organismen mit spezialisierten, arbeitsteiligen Zellen. Dazu mussten sie neue Fähigkeiten entwickeln, zum Beispiel jene, sich dauerhaft miteinander zu verbinden. Dies gelingt mit so genannten Adhäsionsmolekülen, die in der Zellmembran sitzen. Darüber hinaus ist die Kommunikation zwischen Zellen eine Voraussetzung für mehrzelliges Leben.

Funde in 2,1 Milliarden Jahre alten Tonsedimenten aus dem afrikanischen Gabun deuten allerdings auf eine viel frühere Entstehung mehrzelliger Lebensformen hin. Die zehn bis zwölf Zentimeter großen Relikte sind zu groß und komplex, um von Einzellern zu stammen. Möglicherweise existierten bereits in dieser Frühzeit der Erde verschiedene Organismen parallel.

Das Leben wird vergänglich

Die neue Lebensform brachte etwas noch nie Dagewesenes in die Welt: das Altern und den Tod. Während Einzeller durch die fortwährende Teilung potenziell unsterblich sind, beschränkt sich dies beim Vielzeller auf die generativen Zellen, die zur Fortpflanzung dienen. Die übrigen Zellen sind vergänglich. Die ersten Mehrzeller waren vermutlich nadelförmige Schwämme, die am Meeresgrund festsaßen. Neuerdings gibt es aber Hinweise, dass die Pioniere quallenartige Wesen waren, die durch die Ozeane drifteten.

Das Prinzip der Mehrzelligkeit erwies sich als überaus erfolgreich. Im Organismus des Homo sapiens etwa arbeiten über 200 verschiedene Zellarten zusammen, darunter Spezialisten wie die Nervenzellen, die Gedanken, Gefühle und Bewusstsein bilden.

Zellteilung (Mitose)

Damit aus einer (Körper-)Zelle zwei entstehen, muss sie sich teilen und dabei möglichst fehlerfrei ihre Erbanlagen an beide Tochterzellen weitergeben. Voll funktionsfähig sind die neuen Zellen nur, wenn sie alle Erbinformationen der Mutterzelle vollständig erhalten. Bei höher entwickelten Lebewesen sind die Erbinformationen, die Gene, auf DNA-Strängen gespeichert, die verteilt auf Chromosomen im Zellkern liegen.

Ein Chromosom besteht aus zwei Chromatiden, die an einer Stelle verbunden sind.

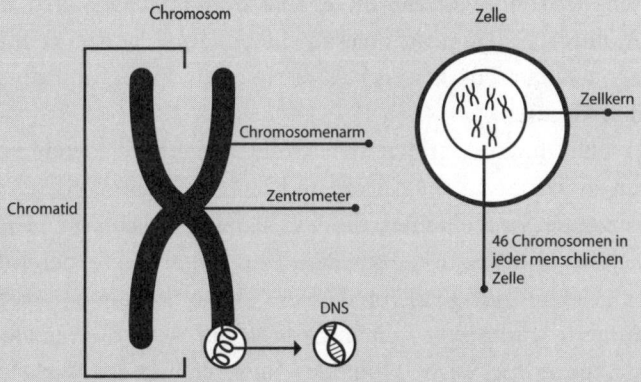

Damit beide Tochterzellen einen vollständigen Chromosomensatz erhalten, müssen sich die Erbanlagen in der Mutterzelle zuerst verdoppeln und dann geordnet aufteilen. Dabei lösen sich die beiden Hälften (Chromatiden) eines Chromosoms voneinander und wandern jeweils in eine der Tochterzellen, wo sich die Stränge wieder verdoppeln, indem die auf ihnen gespeicherten Gene kopiert werden. Dieser Zellteilungsvorgang heißt Mitose.

Oder die roten Blutkörperchen, die ohne eigenes Erbgut nur dem Transport des Sauerstoffs dienen. Insgesamt besteht der Körper eines erwachsenen Menschen aus ungefähr 100 Billionen einzelnen Zellen.

Nach der Erfindung der Mehrzelligkeit ließ sich die Natur mit der Fortführung der Evolution Zeit. Zunächst fassten nur wenige Arten der neuartigen Organismen Fuß. So drifteten über mehrere Hundert Millionen Jahre hinweg einfache Rippenquallen durch die Ozeane, und am Meeresgrund siedelten Schwämme und Nesseltiere wie die Seeanemone oder Korallenpolypen. Vor rund 540 Millionen Jahren änderte sich das Bild dann beinahe schlagartig. In den Meeren tummelten sich plötzlich zahlreiche Tiere und Pflanzen – darunter auch die Vorläufer all jener Gruppen, die noch heute die Erde bevölkern. Am Grund krabbelten Gliederfüßer, aus denen sich später Spinnen, Krebse und Insekten entwickelten. Bekannte Vertreter dieser Klasse sind die Trilobiten, die in einem durch Calciumcarbonat zu einem Panzer verstärkten Exoskelett steckten. Funde zeigen, dass sie bis zu 70 Zentimeter groß werden konnten.

Darüber hinaus fanden sich frühe Weichtiere, deren Nachfahren zu Muscheln, Schnecken und Tintenfischen wurden, sowie fest sitzende Stachelhäuter, die wir heute in Form von Seeigeln, Seesternen und Seegurken kennen. Und es gab Tiere, deren Körperbau sich grundlegend von dem der anderen Arten unterschied: Ein inneres Stützgerüst – die Chorda – trug ihren Körper. Daraus wurde später die Wirbelsäule, das Kennzeichen der Wirbeltiere. In dieser Gruppe entwickelten sich im Lauf der Jahrmillionen die Fische, dann die Lurche, die Kriechtiere und Echsen, die Vögel, die Säugetiere und schließlich der Mensch.

Mit dem Umschwung endete das Präkambrium (die Erdfrühzeit), und das Paläozoikum (Erdaltertum) begann. Seine erste Periode war das Kambrium, das vor 485 Millionen Jahren aufhörte. Weil die neuen Arten so abrupt auftauchten, sprechen die Paläontologen von der »Kambrischen Explosion«. Insbesondere Funde in den nördlich der australischen Stadt Adelaide gelegenen Ediacara-Hügeln sowie in den kanadischen Burgess-Schiefern geben Einblick in die Lebenswelt dieser Epoche.

Wie sich zeigte, hatten einige Tiere äußerst bizarre Körperformen entwickelt. Zu ihnen zählt Wiwaxia, deren Körper von kleinen, geriffelten Panzerplatten bedeckt war. Aus ihnen ragte ein Kranz langer Stacheln hervor. Die wurmähnliche Hallucigenia wiederum besaß an der Unterseite zwei Reihen tentakelartiger Extremitäten, während von ihrem Rücken eine Doppelreihe stachelartiger Fortsätze aufragte. Nicht minder befremdlich erscheint Anomalocaris (ungewöhnliche Garnele). Das Tier schwamm im Wasser, wobei es sich mit lappenähnlichen Fortsätzen am Körper fortbewegte. Zudem besaß es zwei Stielaugen, die vermutlich aus mehreren Hundert Linsen bestanden. Damit glichen sie den Facettenaugen der heutigen Insekten und Krebse. Mit einer Körperlänge von mehr als 50 Zentimetern war die räuberische Anomalocaris ein wahrer Riese unter den damaligen Kreaturen.

Zum Ende des Präkambriums hatten sich die Kontinente, angetrieben von der Plattentektonik, zu einer einzigen Landmasse zusammengeschoben und bildeten den Superkontinent Rodinia. Er ragte als tote Gesteinswüste aus dem Ozean, in dem es jetzt vor Organismen nur so wimmelte. Irgendwann in dieser Periode begann das Leben, auch das Land zu erobern. Den Anfang machten Flechten und einfache Moose, die sich zu Farnen und schließlich zu Gefäß- und Blütenpflanzen weiterentwickelten.

Die Eroberung von Land und Luft

Den Pflanzen folgten bald Tiere. Den Anfang dürften Gliedertiere gemacht haben wie Spinnen, Tausendfüßer und frühe Insekten. Den nächsten großen Sprung vollzog die Natur dann vor rund 360 Millionen Jahren im Karbon. Bei einem fischartigen Wirbeltier waren aus zwei Paar Flossen vier beinartige Extremitäten geworden, auf denen es sich unbeholfen an Land stemmte. Von einem solchen amphibischen Wesen, das die Paläontologen Ichthyostega (»Fischschädel«) tauften, fanden sich Fossilien. Laufen konnte dieser Urahn aller Landwirbeltiere nicht, er hievte sich vielmehr wie heute die Schlammspringer in den Mangrovensümpfen Südostasiens vorwärts. Eine weitere Übergangsform ist Eusthenopteron, der zur Ordnung der Quastenflosser gehört. Dieser Süßwasserbewohner lebte im oberen Devon und besaß bereits eine Lungenblase. Seine kräftig ausgebildeten Flossen ermöglichten ihm wohl, die Gewässer kurzzeitig zu verlassen. Bei dem damals vorherrschenden Klima trockneten Seen und Tümpel immer wieder aus. Deshalb entwickelten Tiere wie Eusthenopteron vier Beine und Füße, mit denen sie während der Trockenperioden neue Wasserstellen suchen oder sich im feuchten Schlamm eingraben konnten.

Von nun an entfaltete sich das Leben auf allen Landmassen. Grüne, blühende Landschaften mit Millionen von Arten entstanden – die Evolution hin zu immer höher entwickelten Geschöpfen nahm ihren Lauf. Im Karbon bedeckten Wälder aus Farnen, Schachtelhalm- und Bärlappgewächsen, die den heutigen tropischen Regenwäldern glichen, große Flächen. Darin schwirrten libellenartige Insekten umher. Sie eroberten als erste Arten die Lüfte, die größten von ihnen erreichten Flügelspannweiten von bis zu 70 Zentimetern. Über den Boden krochen auch schon Reptilien, die von den Amphibien abstammten.

Im nun folgenden Perm, das vor 298 Millionen Jahren begann und vor 252 Millionen Jahren endete, entfalteten sich die Reptilien zu voller Blüte. Zuerst dominierten die so genannten Synapsiden. Die meisten Arten dieser Gruppe trugen mehr oder weniger große Segel auf dem Rücken, die vermutlich als Wärmetauscher dienten. Im späten Perm folgten die Therapsiden, von denen viele pflanzenfressende Arten entstanden. Etwa die Dicynodonten, die mit zwei großen Stoßzähnen im Oberkiefer heutigen Nilpferden glichen. Im Laufe der Zeit entwickelten einige Vertreter der Therapsiden bereits säugetierartige Züge: Ihre Kiefer und Zähne glichen denen heutiger Säuger. Zudem konnten sie vermutlich ihre Körpertemperatur regulieren, was sie zu den ersten Warmblütern machte. Dadurch waren sie den bei Kälte langsamen und schwerfälligen Reptilien und Amphibien überlegen.

Die Machtübernahme der Dinosaurier

Zur gleichen Zeit stellte die Evolution die Weichen hin zu einer anderen Gruppe von Landwirbeltiere, die bald die Herrschaft über unseren Planeten antreten sollte: die Dinosaurier (schreckliche Echsen). Sie gingen aus den Thecodontiern hervor, einer Gruppe eidechsen- und krokodilähnlicher Reptilien. Ihren Aufstieg verdankten die Dinos einer globalen Katastrophe: Vor 248 Millionen Jahren raffte eine dramatische Klimaänderung bis zu 95 Prozent aller Tier- und Pflanzenarten im Ozean und mehr als drei Viertel der Landfauna dahin. Es war das schlimmste Massenaussterben der gesamten Erdgeschichte und erstreckte sich vermutlich über einige Millionen Jahre. Wahrscheinlich wurde es von einer Serie gewaltiger Vulkaneruptionen im heutigen Sibirien verursacht, die 600 000 Jahre anhielt. Sie brachten das so genannte Trapp-Plateau hervor, dessen Lavaströme mehr als zwei Millionen Quadratkilometer bedecken.

Mit dem Desaster begann ein neuer Zeitabschnitt in der Geschichte des Lebens: das Mesozoikum (Erdmittelalter). Seine erste Periode war die Trias, die von 252 Millionen bis 201 Millionen Jahre vor unserer Zeit währte. Schon zuvor hatten sich die Kontinente zu einem noch größeren Superkontinent zusammengeschlossen – Pangäa, der vom Nord- bis zum Südpol reichte. Die riesige Landmasse beeinflusste das Klima, es wurde warm und trocken. In riesigen Wäldern wucherten Ginkgo-Gewächse, Palmfarne und Nadelhölzer wie die Araukarien. Unter den Tieren profitierten vor allem die Reptilien von den neuen Bedingungen: Ihre Schuppenhaut schützte sie vor Austrocknung, was ihnen half, neues Terrain zu erobern.

In Zuge des Massenaussterbens waren auch die Therapsiden fast restlos verschwunden. Damit hatten ihre Konkurrenten freie Bahn, allen voran die Thecodontier. Diese Ahnen der Dinosaurier waren anfangs kaum größer als Hunde, aber sehr beweglich. Rasch wuchsen sie zur vielfältigsten Gruppe der Landwirbeltiere heran. Zunächst entstanden die Archosaurier (Herrscherechsen). Ihre Regentschaft über unseren Planeten währte bis zum Ende der Trias. In dieser Zeit brachten sie die Dino- und die Flugsaurier hervor, aus einem Seitenzweig entwickelten sich die Krokodile. Die ersten Dinos wurden bis zu drei Meter lang und fraßen Fleisch.

Gegen Ende der Trias dezimierte ein neuerliches Massenaussterben die Organismen. Wiederum waren anhaltende Vulkanausbrüche die Ursache. Sie setzten die Treibhausgase Kohlendioxid und Methan frei, was zu einer raschen globalen Erwärmung führte. Die Ozeane nahmen weniger Sauerstoff auf. Dadurch vermehrten sich explosionsartig anaerobe Tiefseebakterien, die Schwefelwasserstoff erzeugen. Das giftige Gas tötete viele Meeresbewohner und gelangte schließlich in die Atmosphäre, so dass auch hier Pflanzen und Tiere starben. Betroffen waren die meisten Reptilienarten, auch die Saurier dürften nur knapp überlebt haben.

Vermutlich waren sie aber langfristig die Nutznießer der Schwefelwasserstoff-Katastrophe, denn vor 190 Millionen Jahren – in der Periode des Jura – dominierten sie den Globus: Sie beherrschten das Land, als Flugsaurier hatten sie den Luftraum erobert, und Ichthyosaurier (Fischechsen) durchstreiften die Meere. Nun begann der eigentliche Siegeszug der Dinos. Sie besetzten jede erdenkliche ökologische Nische und entwickelten sich dabei in

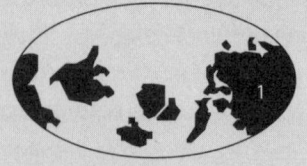 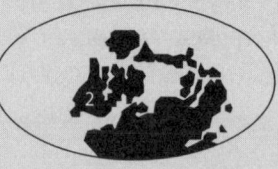

ab 570 Mio.
Jahre vor heute

Afrika, Südamerika, Indien, Antarktis, Australien und Teile Europas bilden den Großkontinent **Gondwana (1)**.

ab 410 Mio.
Jahre vor heute

Baltica und Laurentia bilden den Großkontinent **Larussia (2)**. Es entstehen das norwegische Fjell und das Gebirge Ostgrönlands.

zahlreiche Untergruppen und Arten. Die ikonischen Dinosaurier kennt heute jedes Kind: Langhalsige Brachiosaurier etwa, die tonnenweise Grünzeug verschlangen, wehrhafte gehörnte Tiere (Triceratops) oder Raubsaurier wie der Tyrannosaurus Rex. Zur Gruppe der Titanosaurier gehört das erst 2014 entdeckte größte Landtier der Welt. Es war 40 Meter lang, 20 Meter hoch und wog rund 80 Tonnen.

Dazwischen wuselten kleine und flinke Räuber, die Velociraptoren. Manche Arten hatten entenähnliche, andere vogelähnliche Schnäbel, und einige waren gefiedert. Später entstanden aus den Dinosauriern die Vögel. Im Pflanzenreich entwickelten sich die ersten Gewächse mit Blüten. In den nun folgenden Perioden des Jura und der Kreidezeit blühte das Leben allerorten, und die Artenvielfalt erreichte einen Höchststand.

Tod aus dem All

Dann – vor 65 Millionen Jahren – raste aus den Tiefen des Alls ein zehn Kilometer großer Asteroid auf die Erde zu. An der Spitze der Yucatan-Halbinsel im heutigen Mexiko schlug er ein. Eine glühend heiße Schockwelle raste um den Globus und entzündete

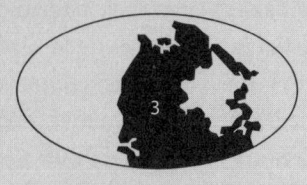

ab 290 Mio.
Jahre vor heute

Larussia und Gondwana
bilden zusammen den
einzigen Kontinent
Pangäa (3).

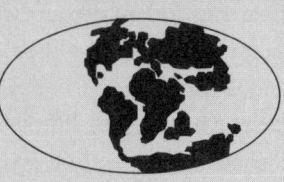

ab 142 Mio.
Jahre vor heute

Pangäa zerbricht zu den
heutigen Kontinenten.
Der Atlantische Rücken
öffnet sich, Alpen, Himalaja
u.a. entstehen.

ausgedehnte Waldbrände. Im Einschlaggebiet kollabierten die Kontinentalschelfe, Tsunamis wälzten sich durch die Ozeane, und Beben mit Stärken über 11 auf der Richterskala ließen den Boden erzittern. Zugleich wurden riesige Mengen an Staub, Ruß, Gesteinstrümmern und Gasen in die Atmosphäre geschleudert. Als Folge verdunkelte sich jahrelang der Himmel, zudem ergoss sich aus den Wolken saurer Regen. Das Klima kühlte mehr und mehr ab, die Kälte und das fehlende Licht dezimierten die übrig gebliebenen Pflanzen, so dass die Nahrungskette abbrach. Nach Einschätzung mancher Forscher überlebte kein Tier, das größer war als einen Meter.

Die neuerliche Katastrophe an der Grenze zwischen der Kreidezeit und dem folgenden Tertiär beendete die Herrschaft der Saurier, die unseren Planeten ungefähr 160 Millionen Jahre lang dominiert hatten. Insgesamt starben rund 50 Prozent der Tierarten aus. Nun schlug die Stunde jener mausgroßen Wesen, die bereits in der Trias aufgetaucht waren, sich wegen der damals dominierenden Reptilien aber nie hatten entfalten können. Es waren die Säugetiere. Sie lebten vegetarisch von den Blütenpflanzen, wurden dann aber zur Beute für die ersten Raubtiere unter den Säugern. Die Erde war damit in ein neues Zeitalter eingetreten: das Känozoikum, die Erdneuzeit. Sie dauert bis heute an.

Die Ursäuger waren noch nicht lebendgebärend, sondern legten Eier. Ein Relikt dieser Gruppe ist das in Australien beheimatete Schnabeltier. Allmählich bildeten sich aber die heutigen Ordnungen heraus, wobei sie im Lauf der Entwicklungsgeschichte recht verschlungenen Pfaden folgten. Manche Gruppen starben bald wieder aus, andere wurden in isolierte Lebensräume verdrängt, nur bei wenigen verlief die Evolution geradlinig, unter den Säugern beispielsweise bei Rüsseltieren und Pferden. Auch die veränderte Geografie spielte eine Rolle. Pangäa war bereits während des Jura in die Vorläufer der heutigen Kontinente zerfallen, die Bruchstücke drifteten auf ihre gegenwärtigen Positionen zu. Nun falteten sich Hochgebirge wie die Alpen und der Himalaja auf. Die »alpine Faltung« erreichte ihre stärkste Phase vor etwa 30 Millionen Jahren, seit fünf Millionen Jahren klingt sie ab.

Die Neuordnung der Welt

Die geografischen Veränderungen hatten auch für die Artenentwicklung Folgen. Im lange isolierten Südamerika etwa entwickelte sich eine einzigartige Fauna, unter anderem Beutelhyänen und eine Gruppe später aussterbender großer Huftiere. Die Beuteltiere besiedelten auch Australien. Fossilien deuten darauf hin, dass im Eozän, das vor etwa 56 Millionen Jahren begann und vor 33,9 Millionen Jahren endete, die meisten Ordnungen der Säugetiere bereits existierten. So schwangen sich Fledertiere durch die Luft, und in den Meeren schwammen die ersten Wale. Sie entwickelten sich offenbar aus einer ausgestorbenen Gruppe von Paarhufern. Zur gleichen Zeit wuchsen an Land urtümliche Riesentiere heran, wie das mit den Nashörnern verwandte Paraceratherium. Mit 5,5 Metern Schulterhöhe und 10 bis 15 Tonnen Gewicht war es das größte bekannte Landsäugetier.

Vor ungefähr 23 Millionen Jahren hatten die Säuger ihre größte Artenvielfalt erreicht. Von nun an verschlechterten sich die Klimabedingungen, bis schließlich eine Serie von Eiszeiten einsetzte. Sie währte bis etwa 10 000 vor Christus, als die letzte dieser Kältephasen endete. Zu dieser Zeit setzte ein Massenaussterben der großen Säuger ein. Außer in Afrika und Teilen Südasiens verschwanden alle Tiere mit über einer Tonne Gewicht, darunter das Mammut, der Riesenhirsch und das bis zu drei Meter große Riesenkänguru in Australien. Auch Säbelzahnkatzen, Riesenfaul- und Riesengürteltier verabschiedeten sich von der Erde.

Ursache war vermutlich die nun einsetzende rasante Klimaerwärmung. Sie führte schnell zu einer anderen Vegetation. Die ausgedehnten Steppen und Tundren verschwanden, an ihrer Stelle breiteten sich Wälder aus. Eiszeitgiganten wie das Mammut waren ihrer Nahrungsgrundlage beraubt und fehlten bald Raubtieren wie der Säbelzahnkatze als Beute. Möglicherweise trug aber auch eine besondere Spezies aufrecht gehender Zweibeiner zum Niedergang der Großsäuger bei, die sich auf der Erde breitgemacht und das Jagen mit Waffen erlernt hatte: Homo sapiens, der moderne Mensch.

Schutzsystem Haut

Die Außenhaut der ersten Lebewesen bestand nur aus einer einfachen, durchlässigen Membran. Über sie standen die Einzeller im unmittelbaren Austausch mit ihrer Umwelt, dem Meer, der Pfütze oder dem Tümpel, in dem sie schwammen. Nähr- und Abfallstoffe gelangten auf zwei Arten in den Zellkörper hinein oder heraus: durch zufällige Verteilung, also Diffusion, oder durch Osmose, bei der Teilchen in Richtung eines Konzentrationsgefälles wandern. Höher organisierte Einzeller konnten ihre Form anpassen und Nährstoffteilchen umschließen, um sie in ihr Inneres aufzunehmen. Für Mehrzeller reicht eine solche Ver- und Entsorgungstaktik nicht. Sie mussten andere Möglichkeiten entwickeln und übertrugen diese Funktionen jeweils speziell angepassten Zellen, aus denen sich später die verschiedenen Organe entwickelten.

Die Haut ist das größte Organ des Menschen. Ihre Fläche beträgt knapp zwei Quadratmeter, und sie wiegt etwa zwölf Kilogramm. Sie ist Kontaktfläche, Sinnesorgan und Grenze zur Umwelt. Über sie nehmen wir Berührungen, Kälte, Wärme, Druck und Schmerzen wahr. Ohne diese Sinneseindrücke würden wir uns schnell verletzen, verbrennen oder Erfrierungen zuziehen, und das Leben wäre ohne äußere Reize und Wahrnehmungen weniger abwechslungsreich. Die Haut verhindert das Eindringen von Fremdkörpern, wie Krankheitserregern und Allergenen, und schützt uns vor mechanischen und chemischen Schäden sowie vor Strahlung und Austrocknung.

Hautaufbau

Die Haut ist als Schutz- und Kommunikationsorgan sehr komplex aufgebaut. Von innen nach außen besteht sie aus drei Schichten: der Unterhaut (Subcutis), der Lederhaut (Dermis) und der Oberhaut (Epidermis). Die Unterhaut enthält viel isolierendes Fettgewebe, unterteilt durch Bindegewebsstränge. Sie dient der Temperaturregulierung sowie als eine Art Stoßdämpfer für unsere inneren Organe. Die darüberliegende Lederhaut hat einen hohen Anteil an Bindegewebsfasern und ist sehr elastisch. Sie durchziehen zahlreiche Blutgefäße, Nerven- und Muskelzellen. Der Übergang zwischen Leder- und Unterhaut ist fließend. Die Oberhaut

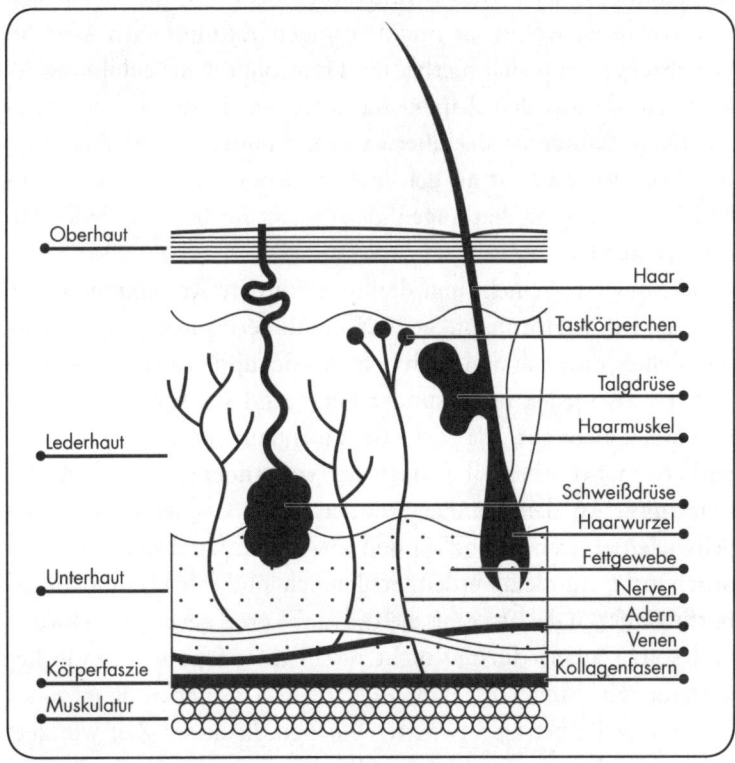

Schematischer Aufbau der Haut: Die Oberhaut besteht aus einer schützenden Hornschicht, die ständig nachgebildet und ersetzt wird. In der darunterliegenden Lederhaut befinden sich die Sinnesorgane und Drüsen.

89

hingegen ist deutlich abgegrenzt. Sie enthält keine eigenen Blutgefäße und muss ihre Nährstoffe aus der unter ihr liegenden Lederhaut beziehen.

Entsprechend liegt die Regenerationszone der Oberhaut direkt an ihrer Basis, der inneren Grenze. Hier bilden sich ständig neue Zellen, die nach außen wandern und die alten, absterbenden Hautzellen an der Oberfläche ersetzen. Zwischen den Regenerationszellen liegen auch die pigmentbildenden Melanozyten, die für unsere Hautfarbe verantwortlich sind.

Die Oberhaut ist in Form von kleinen Zapfen mit der darunterliegenden Lederhaut verbunden. Die Blutgefäße aus der Lederhaut versorgen dagegen die Oberhaut in den dazwischenliegenden Papillenstützen. Dies wird deutlich bei einer oberflächlichen Schürfwunde, wo es zu punktförmigen Einblutungen kommt. Gleichzeitig kann sich hierbei die Haut ohne Narbenbildung regenieren, da aus den Zapfen die Regenerationszellen die oberflächliche Wunde wieder überwachsen können. Faszinierend dabei: Die Oberhaut ist an den meisten Köperstellen unter einem Millimeter dick, an den Augenlidern sogar nur 0,1 mm. Trotzdem schützt sie uns!

Die äußerste Schicht und damit die direkte Kontaktfläche zur Umwelt ist die Hornhaut. Sie besteht aus verhornten, abgestorbenen Zellen, die nach und nach in feinen Schuppen abfallen. Schuppen hat also jeder, bei gesunder Haut sind sie nur winzig klein und fallen nicht auf. Die Dicke der Hornhaut variiert je nach Körperbereich, vor allem aber nach der vorhandenen mechanischen Belastung. An den Händen können zum Beispiel sehr schnell Schwielen entstehen, und an den Fußsohlen kann die Hornhaut durchaus 1 cm dick werden. Schließlich sind wir evolutionär als Barfußläufer in der afrikanischen Savanne groß geworden. Dornen und spitze Steine durften nicht bis in die darunterliegende Lederhaut mit ihren Blutgefäßen gelangen. Die Lebensdauer einer Oberhautzelle beträgt etwa vier Wochen. In dieser Zeit wandert sie aus der Keimschicht an die Oberfläche, wo sie verhornt und schließlich abfällt. Jede Minute verliert der Mensch etwa 40 000 alte Hautzellen.

Haut-Mikrobiom

Die Mikroorganismen auf unserer Haut werden in ihrer Gesamtheit als das Haut-Mikrobiom bezeichnet. Sie bilden eine stabile Lebensgemeinschaft. Mindestens sieben Milliarden Bakterien besiedeln die knapp zwei Quadratmeter große Außenfläche eines erwachsenen Menschen. Sie haben sich auf den Menschen als Lebensraum spezialisiert und unterscheiden sich genetisch entsprechend von verwandten Bakterien, die sich andere Lebensräume erschlossen haben.[1] Hautbakterien sind für uns ungefährlich, viele sogar sehr nützlich.[2] Sie sind auch kein Zeichen für mangelnde Hygiene. Sie leben dort – schon immer. Ist die Mikroflora im Gleichgewicht, bietet die Haut kaum Angriffsfläche für Schadorganismen. Unsere Bewohner verteidigen ihren Lebensraum aktiv gegen Eindringlinge, indem sie mit ihnen um Ressourcen kämpfen oder Sekrete gegen sie einsetzen. Störungen der Balance dieser Lebensgemeinschaft durch übertriebene Hygienemaßnahmen oder Antibiotikabehandlungen ermöglichen die Ausbreitung von Schadorganismen, etwa einer Pilzinfektion. Duschen mit reichlich Wasser ist empfehlenswert, täglich mehrfache Ganzkörperwaschungen mit aggressiven und desinfizierenden Seifen zerstören hingegen das Haut-Mikrobiom. Auch einige Pilze bewohnen uns als Nützlinge. Die Strategie der Hautpilze gegen Angreifer kann man sich genau so vorstellen wie beim Pilz Aspergillus penicillium, der den Nobelpreisträger Alexander Fleming auf die Idee der antibiotischen Wirkung des Penicillins brachte. Er beobachtete, dass im Umkreis dieses Pilzes keine Bakterien mehr wuchsen, weil der Pilz ein Bakterien tötendes Sekret absonderte. Es war das Penicillin, das immer noch von diesen Pilzen gewonnen wird. Ähnliche bakterizide Stoffe werden auch von unseren Hautpilzen abgesondert – so halten sie die Hautbakterien in Schach.

Die Mikroorganismen kommunizieren über Botenstoffe nicht nur untereinander, sondern auch mit ihrem Lebensraum, der Haut. Sie übermitteln Informationen an die Immunzellen, etwa ob es Eindringlinge in ihre Lebensgemeinschaft gibt, bei deren Abwehr auch das Immunsystem helfen könnte. Wird diese Zusammenarbeit gestört, etwa durch Umwelteinflüsse oder Krankheiten, kann es zu Lücken im Abwehrsystem oder Überreaktionen kommen. Auch eine Reihe von Hauterkrankungen kann durch Veränderung dieser Mikroorganismen deutlich verstärkt werden, beispielsweise Neurodermitis, Akne und die Schwellungen und Rötungen hervorrufende Rosazea.

Im Mutterleib ist der Fötus noch keimfrei. Doch schon während der Geburt siedeln sich erste Milchsäurebakterien aus dem Geburtskanal der Mutter auf der Haut des Kindes an. Diese bilden die Grundlage unseres individuellen Haut-Mikrobioms. Die Erstbesiedler und die Umwelt des Kindes entscheiden mit darüber, welche weiteren Mikroorganismen in der Folgezeit auf der Säuglingshaut Fuß fassen können. Die Mikroben erobern den neuen Lebensraum innerhalb kürzester Zeit. Schon nach einem Tag siedeln mehr als 1000 Mikroorganismen pro Quadratzentimeter auf der Haut des Babys. An jeder Stelle des Körpers entsteht eine für genau diesen Lebensraum angepasste Bakteriengemeinschaft. Im Feuchtgebiet der Achselhöhlen unterscheidet sich diese erheblich von den Siedlern im Gesicht oder an den Händen. Je nach Temperatur, Feuchtigkeit, Sonneneinstrahlung, Hautdichte, Schuppung oder der Anzahl von Schweiß- und Talgdrüsen finden andere Spezies ein geeignetes Habitat.

Als Zukunftsvision könnte die Hautgesundheit gefördert werden, indem wir gezielt für uns nützliche Bewohner im Labor züchten und aufbringen oder bestimmte Spezies auf der Haut mit geeigneten Nährstoffen füttern. Krankheiten, die durch Störungen des Mikrobioms mit verursacht werden, könnten gebessert werden, indem eine aus dem Gleichgewicht geratene Mikroflora wieder normalisiert, ihre Abwehreigenschaften und Kommunikationsfähigkeit mit unserem Immunsystem gestärkt würden. Auch eine gentechnologische Verstärkung günstiger Eigenschaften einzelner Mikroben wäre denkbar, um spezielle Hautprobleme zu behandeln.

Die gesunde Oberhaut wird von einem dünnen, aus Feuchtigkeit und Fetten bestehenden Film überzogen, der in den Schweißdrüsen und den neben den Haarwurzeln liegenden Talgdrüsen gebildet wird. Er hält die Haut geschmeidig und versorgt sie mit Nährstoffen. Gleichzeitig versiegelt er sie gegen unliebsame Eindringlinge, aber auch gegen Wasser oder Chemikalien, die von außen eindringen könnten, während die Oberhaut gleichzeitig verhindert, dass Wasserdampf aus dem Köperinneren austritt. Ohne die Oberhaut würden wir schlichtweg austrocknen.[3]

Mit einem pH-Wert von 5,5 bildet der Hautfilm ein leicht saures Milieu und damit ideale Lebensbedingungen für die Bakterien unserer Hautflora (Mikroflora). Ist diese Lebensgemeinschaft intakt, schützt sie uns vor der Besiedlung durch fremde, schädliche Bakterien, Viren und Pilze. Durch massive Umweltveränderungen kann die Hautflora jedoch gestört werden (siehe dazu Kasten: Haut-Mikrobiom). Der Schweiß ist jedoch nicht nur für den Säureschutzmantel und die Körperkühlung bei Anstrengung wichtig. Mit ihm werden auch Hautnährstoffe an die Oberfläche transportiert und dringen von außen wieder in das Gewebe ein. So hilft Schweiß, unsere Hülle zu pflegen.

Die Spuren des Lebens auf der Haut

Junge Haut wirkt ebenmäßig und prall und rosig. Im Laufe des Lebens verändert sich die Körperhülle jedoch, ihre Spannkraft reduziert sich, und die einzelnen Schichten verlieren den Zusammenhalt. Wir bekommen Fältchen, Flecken und Narben. Je nachdem, welchen Umwelteinwirkungen wir ausgesetzt sind und welchen Lebensstil wir pflegen, verläuft der Alterungsprozess unterschiedlich schnell.

Der gesunde Zellstoffwechsel wird durch eine Vielzahl antioxidativ wirkender Enzyme aufrechterhalten. Verschiebt sich das Gleichgewicht in Richtung der oxidativen Prozesse, entstehen vermehrt sogenannte freie Radikale. Das sind chemisch sehr reaktive Moleküle, die Gewebestrukturen angreifen und Entzündungen fördern. In begrenztem Umfang kann der Körper solche Radikale abfangen und die Schäden regenerieren. Bilden sich jedoch zu viele der aggressiven Verbindungen, geraten die Zellen unter oxidativen Stress, der die Zellalterung beschleunigt. Eine ausreichende Zufuhr von Antioxidantien, vor allem Vitaminen, durch eine obst- und gemüsereiche Ernährung kann auf Hautzellen lebensverlängernd wirken. Antioxidantien als Creme können durchaus positiv wirken – allerdings nur kurzfristig während der Anwendung. Ob Nahrungsergänzungsmittel nachhaltig positiv auf das Hautbild wirken, ist noch unklar.[4]

Mit zunehmendem Alter verlangsamt sich der natürliche Erneuerungsprozess der Haut, und die Verbindungen zwischen den einzelnen Schichten verlieren an Festigkeit. In jeder Zelle, auch wenn sie erst vor Kurzem gebildet wurde, finden sich Spuren des Lebensalters eines Menschen.[5] Die Haut wird trockener, der Kollagenanteil im Gewebe sinkt, und Nährstoffe können nicht mehr so gut zirkulieren. Als Folge wird das Gewebe schlaffer, und es entstehen Falten und Farbunebenheiten.

Der Hautalterungsprozess setzt etwa ab Mitte 20 ein. Zehn Jahre später sind die ersten Anzeichen dann sichtbar: Fältchen und Pigmentflecken. Wie schnell die persönliche Hautuhr tickt, ist zum Teil von den Erbanlagen abhängig. Den wesentlich größeren Anteil macht aber der Lebensstil aus. Ob Ernährung[6], Sonne (UVA-, UVB- und Infrarot-Strahlung)[7], Luftschadstoffe oder Umweltgifte[8], Stress, Glück, Alkohol- oder Zigarettenkonsum – alles hinterlässt seine Spuren.

Bis zu 80 Prozent der Falten und Flecken sind Sonnenschäden. Die Strahlen bewirken die Bildung von zusätzlichen freien Radikalen und beschleunigen so den Alterungsprozess. Die Haut »merkt« sich jeden Sonnenbrand. Ungeschützt sollte man daher nicht in der Mittagssonne spazieren, unbedeckte Hautpartien rechtzeitig und in ausreichender Menge mit einer Creme mit hohem Lichtschutzfaktor schützen. Den Kopf bedecken Hut oder Mütze, die Augen eine Sonnenbrille.

Die Haut auf verstärkte Sonneneinstrahlung durch den Besuch eines Solariums vorzubereiten, funktioniert nicht. Das künstliche Licht enthält nur UVA-Strahlen, bewirkt zwar eine Hautfärbung, allerdings nur sehr oberflächlich. Diese Bräunung bietet kaum

Schutz vor natürlichem Sonnenlicht für die tieferen Hautschichten. Im Gegenteil: Die Solarienstrahlung selbst schädigt die Zellen zusätzlich, so dass diese schon vorbelastet sind und nun empfindlicher auf weitere Lichtreize reagieren.

Braun gebrannt am Strand? Lieber nicht

Ohne Sonne gäbe es kein Leben auf der Erde. Alle Lebewesen haben gelernt, die Energie des Lichts auf irgendeine Art für sich zu nutzen. Die gesamte Evolution – mit Ausnahme der Tiefsee – hat unter Sonneneinwirkung stattgefunden.

Sonnenstrahlen sind lebensnotwendig. Für bestimmte Abläufe im Körper ist UV-Strahlung unbedingt nötig, etwa für die Synthese von Vitamin D, das in der Haut produziert wird. Ohne dieses Vitamin kann der Körper kein Calcium in die Knochen einlagern, und das Skelett wird anfällig für Brüche und Deformationen. Zudem lösen Licht und Wärme Wohlgefühle aus und stellen unsere innere Uhr. Es kommt, wie so oft, auf die richtige Dosis an.

Unsere frühen Vorfahren schützten ihr Fell oder ihre Federn vor zu hoher UV-Belastung. Beim haarlosen Hominiden färbt sich die Haut unter UV-Strahlung dunkler, pigmentiert also je nach Bedarf. Der Hautfarbstoff Melanin wird nach UV-Bestrahlung kurzfristig aus Reservoirs freigesetzt. Ist die Strahlung stärker, wird er auch etwa 72 Stunden nach der Sonnenexposition noch vermehrt gebildet. Er wird in die Haut eingelagert und hindert anschließend die UV-Strahlen größtenteils an einem Eindringen in tiefere Hautschichten.

Die Hautfarbe des Menschen hängt hauptsächlich von den Genen ab. Treffen Sonnenstrahlen auf die Haut, beginnen die Pigmentzellen im unteren Bereich der Oberhaut, den Hautfarbstoff Melanin zu bilden, um die unteren Hautschichten vor der Strahlung zu schützen. Je intensiver die Sonne einwirkt, desto mehr Pigmente bildet die Haut. Gleichzeitig vermehren sich auch die Hornzellen, die Haut wird mit der Zeit dicker.

Helle Haut breitet sich im Norden aus

Der Urmensch in Afrika hatte in Anpassung an die starke Sonnen-einstrahlung dunkle Haut. Alle anderen Hauttypen sind nach-trägliche Anpassungen an die später eroberten Lebensräume. Der Schutz durch eine starke Pigmentierung ist in Breiten mit schwä-cherer Strahlung nicht so wichtig. Außerdem ist es im gemäßigten Klima deutlich kühler, weshalb die Menschen sich zumindest zeit-weise (im Winter) in Felle und Stoffe hüllten und nur noch wenig Hautfläche der Sonne ausgesetzt war. Für diese Menschen war es wichtig, die wenigen Sonnenstrahlen, die sie noch abbekommen konnten, möglichst effektiv nutzen zu können.

Der Motor der Verbreitung scheint die Fähigkeit zur Vita-min-D-Bildung gewesen zu sein. Vorstufen dieses Vitamins wer-den in der Haut mit Hilfe des Sonnenlichts (UVB-Strahlung) aus Cholesterin gebildet. Über die Nahrung können wir nur geringe Mengen aufnehmen. Vitamin D ist ein wichtiger Regulator des Calcium- und Knochenaufbaus und an vielen weiteren Stoffwech-selprozessen beteiligt. Ein Mangel führt bei Kindern zu Rachitis, bei Erwachsenen zu der Knochenerweichung Osteomalazie.

Der vorherrschende Hauttyp in einer Region ist demnach im-mer ein von der Evolution ausgehandelter Kompromiss zwischen UV-Schutz und Vitamin-D-Versorgung, der jeweils von der In-tensität der Sonneneinstrahlung abhängt. Die heutige sehr helle Haut der Nordeuropäer und Ostasiaten entwickelte sich jedoch offenbar erst vor relativ kurzer Zeit. Nämlich vor 12 000 bis 6000 Jahren, als die Menschen sesshaft wurden und sich die Zusam-mensetzung ihrer Nahrung mit der Aufgabe des Jäger-Sammler-Daseins stark veränderte. Bis dahin konnten die Menschen nur das essen, was sie auf ihren Wanderungen fanden: Beeren, Samen, Wurzeln, Nüsse und das Fleisch erlegter Tiere. Vorräte anzulegen war kaum möglich. Erst die feste Ansiedlung an einem Ort er-möglichte den Anbau von Nahrungspflanzen und das Lagern von Nahrungsmitteln. So verfügten die sesshaften Menschen regel-mäßiger über Nahrung, und diese war hochwertiger.

Dass die Ernährungsform sich langfristig auf die Pigmentierung auswirkt, zeigt die einzige Ausnahme in der Verbreitung der Hautfarben: die Inuit. Obwohl sie ganz im Norden leben, wo es in den Wintermonaten kaum zu einer nennenswerten Sonneneinstrahlung kommt, sind sie relativ dunkel geblieben. Forschungen zufolge liegt dies an ihrem fast täglichen Verzehr von fettem Seefisch, der reich an Vitamin D ist und so einem eventuellen Mangel vorbeugt. Damit entfällt die Notwenigkeit, sich durch eine hellere Pigmentierung anzupassen.[9]

Vitamin D scheint auch gegen Tumorzellen zu wirken und die Bildung körpereigner Antibiotika anzuregen. So hilft es auch gegen Infektionen.[10] Ein gewisses Maß an Sonne könnte sogar Hautkrebs vorbeugen.[11] Denn unter UV-Bestrahlung setzen die Hautzellen zur Abwehr Reparaturmechanismen in Gang, an denen auch Vitamin D beteiligt ist.

Dass sich die Hellhäutigkeit in kälteren Gefilden vor etwa 13000 Jahren so schnell verbreitete, scheint auch an der Bevorzugung bei der Partnerwahl gelegen zu haben. Neben der helleren Haut haben dabei wohl auch die Augen- und Haarfarbe eine wichtige Rolle gespielt, die offenbar als Zeichen der Gruppenzugehörigkeit galten.[12]

Beschleunigte Hautalterung und die Zunahme von Hautkrebs haben ihre Ursache auch in der höheren Mobilität der Menschen. Viele leben nicht mehr in den Regionen, an die sie aufgrund ihrer Hautfarbe angepasst wären. Hellhäutige bekommen oft zu viel Sonne für ihren Hauttyp, besonders im Urlaub. Vor ein bis zwei Generationen war es für die Mehrheit der Menschen undenkbar, sich ins Flugzeug zu setzen und mehrere Wochen im Jahr in sonnenreichen Mittelmeerregionen oder gar in tropischen Breiten zu verbringen. Die Mobilität hat natürlich auch dazu geführt, dass mehr dunkelhäutige Menschen in nördlichen Regionen wohnen. Ihnen fehlt hingegen Sonnenlicht, und sie können aufgrund des Vitamin-D-Mangels etwas häufiger Tumore bilden und andere Erkrankungen entwickeln.[13] Sie müssen daher unbedingt darauf achten, Vitamin D mit der Nahrung zu sich zu nehmen.

Nachdunkelnde Haut ist keine Spezialbegabung des Menschen,

sondern ein mehrere Hundert Millionen Jahre altes Prinzip, das sich ebenso bei vielen Tierarten findet. Selbst die dicke Schwarte der Wale zum Beispiel »bräunt« sich auf der Reise der Tiere in Richtung Äquator. Wenn sie sich zu lange an der Meeresoberfläche treiben lassen, bekommen sie Sonnenbrand. Meeresbiologen fanden aber auch hier individuelle Unterschiede: Dunkle Typen unter den Meeressäugern mit mehr Hautfarbstoff konnten länger an der Sonne bleiben, ohne Blasen oder Narben davonzutragen, als helle Typen.

Pigmentflecken

Harmlose, aber von manchen nicht gern gesehene Folgen von Sonnenbädern sind Sommersprossen und Pigmentflecken. Sommersprossen treten vor allem bei hellhäutigen jungen Menschen auf. Die Punkte entstehen, weil die Haut stellenweise zu große Mengen des Farbstoffs Melanin einlagert.

Bei älteren Menschen sind Pigmentflecken ein deutliches Zeichen von Lichtschäden. Hier wird der Hautfarbstoff aufgrund wiederholter UV-Exposition ungleichmäßig verteilt. Sie sind selbst ungefährlich, sollten aber regelmäßig überprüft werden, weil sich Vorstufen des Hautkrebses dazwischen verstecken könnten.

Leberflecken entstehen durch gutartige Verwachsungen von pigmentbildenden Zellen (Melanozyten) und bilden sich bereits in der Kindheit – sie können sogar schon bei der Geburt vorhanden sein –, können allerdings auch bis ins Erwachsenenalter noch neu entstehen. Ob es sich bei diesen Flecken wirklich um harmlose Leberflecken oder doch eventuell um Krebsvorstadien handelt, sollte ein Hautarzt unbedingt regelmäßig überprüfen, dies wird von den Krankenkassen auch bezahlt.

Kriterien für möglicherweise bösartige Veränderungen finden sich in der ABCD-Regel: A steht für Asymmetrie, B für unregelmäßig bogige Begrenzung, C für Colorit, d. h. verschiedene Farbtöne in einer Läsion, und D für einen Durchmesser über einem halben Zentimeter. Pigmentflecken, die sich schnell ändern, soll-

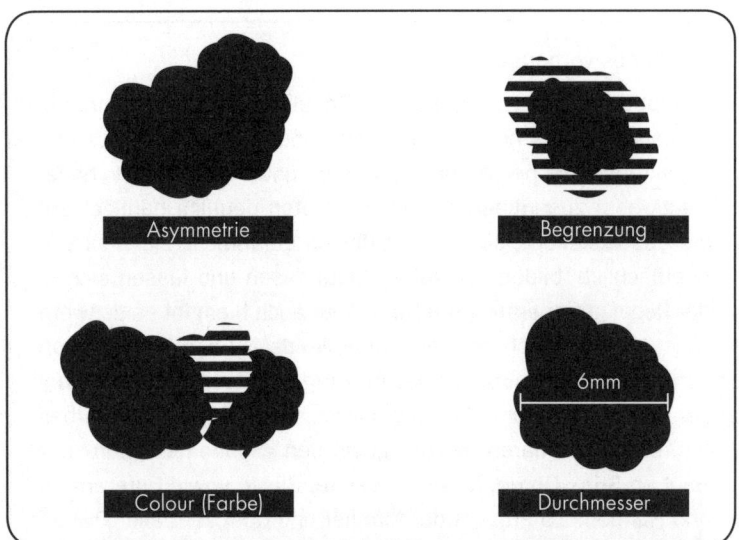

Die ABCD-Regel hilft, schwarzen Hautkrebs zu erkennen. Melanome sind gekennzeichnet durch A (= Asymmetrie), B (= unregelmäßige Begrenzung), C (= unregelmäßige Färbung »colour«) und D (Durchmesser größer als 6 Millimeter).

ten ebenso unbedingt dem Hautarzt gezeigt werden. Auch bei den eigentlich ungefährlichen Pigmentflecken gilt: Bevor man sie sich gegebenenfalls durch Laserlicht entfernen lässt, sollte ein Hautarzt unbedingt die Gutartigkeit feststellen. Im anderen Fall kann es dazu kommen, dass ein bösartiger Tumor unbemerkt streut. Unbesorgt können dagegen Pflegecremes verwendet werden, die ausgleichend auf die Melaninansammlungen wirken. All dies nützt jedoch langfristig nichts ohne einen konsequenten Sonnenschutz.

Die Hautunterschiede zwischen Mann und Frau

Die Haut von Männern und Frauen ist in bestimmten Bereichen (Brust, Bauch, Hüfte und Oberschenkel) unterschiedlich aufgebaut, entsprechend besonderer geschlechtsspezifischer Aufgaben. Bei Frauen verlaufen die Fasern des Bindegewebes parallel und

Hautkrebs vorbeugen

Es gibt drei Arten von Hautkrebs: Basaliom (Basalzellkarzinom), Spinaliom (Plattenepithelkarzinom) und Melanom (schwarzer Hautkrebs). Die beiden ersten werden unter dem Begriff »heller Hautkrebs« zusammengefasst und treten deutlich häufiger auf als das Melanom, sind aber nicht so gefährlich. Sie wachsen oberflächlich, bilden nur selten Metastasen und lassen sich in der Regel gut operativ entfernen. Aber auch hier gibt es schwere Fälle, die tief wachsen und entstellende Narben hinterlassen können. Heller Hautkrebs ist das Ergebnis von jahrzehntelanger Sonnenbelastung. Vor allem Menschen, die im Freien arbeiten, erkranken daran, bevorzugt an den »Sonnenterassen« der Haut an Stirn, Ohren, Nase, Dekolleté, Glatze sowie Unterarmen und Händen. 15 Prozent der Männer und 6 Prozent aller Frauen tragen aktinische Keratosen, eine Frühform des Basalioms. Bei 10 Prozent von ihnen entsteht bösartiger Krebs.

Das Melanom, der schwarze Hautkrebs, entsteht aus den pigmentbildenden Zellen (Melanozyten) in der tiefer liegenden Keimschicht der Oberhaut. Es macht etwa 3 Prozent der Krebsneuerkrankungen aus. Wird ein solcher Tumor rechtzeitig erkannt, sind auch hier die Heilungschancen sehr hoch. Trotzdem sterben allein in Deutschland jedes Jahr etwa 2000 Menschen an Melanomen und deren Metastasen. Denn Melanome bilden sich auch an Körperstellen, die nicht regelmäßig der Sonne ausgesetzt sind, und werden daher oft lange übersehen. Regelmäßige Kontrollbesuche beim Hautarzt helfen, rechtzeitig einzuschreiten. Häufige Sonnenbrände vor allem in der Kindheit gelten als wichtiger Risikofaktor.

sind dadurch wesentlich elastischer, um den besonderen Belastungen während einer Schwangerschaft standzuhalten und die für die spätere Versorgung des Babys nötigen Fettdepots aufzunehmen. Diese bilden sich insbesondere an den Oberschenkeln und der Hüfte. Drücken sich die Fettzellen zwischen die Kollagenfasern, entstehen die typischen Orangenhaut-Dellen der Cellulite.

Ob und wie stark dieser Effekt auftritt, hängt vor allem von der Veranlagung, aber natürlich auch von der Größe der Fettdepots und dem Trainingszustand des Gewebes ab.

Bei Männern hingegen sind die Kollagenfasern der Bindehaut auch quer vernetzt. Diese Struktur macht es für Fettzellen quasi unmöglich, in das Gewebe einzudringen. Zudem ist Männerhaut etwa 20 Prozent dicker als die von Frauen und kann entsprechend mehr Feuchtigkeit speichern. Auch das männliche Hormon Testosteron wirkt sich auf die Hautstruktur aus: Sie altert deutlich später als bei Frauen. Dafür ist sie großporiger und fettiger, neigt schneller zu Pickeln. Des Weiteren stört das Hormon die Barrierefunktion der Oberhaut und bewirkt eine dünnere Hornschicht. So ist Männerhaut entgegen der gängigen Annahme sehr sensibel und reagiert leicht auf Reizungen.

Dehnungs-, auch Schwangerschaftsstreifen genannt, können hingegen bei beiden Geschlechtern entstehen. Hier sind die Kollagenfasern durch Wachstum, Muskelaufbau oder Gewichtszunahme gerissen.

Warum haben Menschen keinen Pelz?

Die Haare der Säugetiere entstanden aus den Schuppen der Reptilien. Die dann vorherrschende Komplettbehaarung bildete sich im Verlauf der jüngeren Evolution bis auf Kopf, Scham und Achseln deutlich zurück. Gab es dafür einen Grund? Die allermeisten Säugetiere haben ihr Fell behalten. Um den Energieaufwand für den konstant warmen Körper im Rahmen zu halten, ist eine äußere zusätzliche Isolationsschicht sehr nützlich. Sie schützt vor allzu großem Wärmeverlust, Sonneneinstrahlung, Nässe und Verletzungen.

Da sich in der Evolution keine Merkmale durchsetzen, die den Fortpflanzungserfolg beeinträchtigen, muss die Nacktheit für den Menschen Vorteile gebracht haben, welche den Schutz der Behaarung übertreffen. Einer könnte gewesen sein, weniger Angriffsfläche für Parasiten zu bieten. Dagegen spricht allerdings, dass auch

Schuppen

Eine gestörte Hautflora wird meist durch verstärkte Schuppenbildung sichtbar. In der Regel ist dies das Ergebnis übermäßiger Aktivität eines Hefepilzes, der zwar zur normalen, gesunden Hautflora gehört, sich aber unter Umständen extrem vermehrt: Malassezia furfur, besser bekannt unter dem Namen Pityrosporum ovale.

Helfepilze ernähren sich bevorzugt vom Hauttalg. Wird dieser verstärkt produziert, gedeihen auch die Hefen prächtig. Ein häufiger Grund sind hormonbedingte Umstellungen im Körper wie die Pubertät. Vor allem das männliche Sexualhormon Testosteron kurbelt die Talgproduktion an, weshalb insbesondere junge Männer mit Schuppen kämpfen.

Unangenehme Begleiterscheinung von Schuppen ist oft ein starkes Jucken. Mit jedem Kratzen wird die Haut jedoch mehr gereizt und empfindlicher für Entzündungen. Sie bildet deshalb verstärkt neue Zellen, wodurch außen auch vermehrt alte abgestoßen werden. So bilden sich immer mehr Schuppen. Shampoos, die Zink-Pyrithion enthalten, helfen hier sehr gut, indem sie das Gleichgewicht der Hefen auf der Kopfhaut wiederherstellen.

Pickel

Pickel sind Entzündungen in der Haut und entstehen wie Schuppen vor allem durch eine übermäßige Talgproduktion, zumeist durch Hormonschwankungen verursacht. So leiden unter Pickeln auch vor allem Pubertierende. Der Begriff »Pickel« ist natürlich umgangssprachlich, der Hautarzt spricht von Papulopusteln. Im ersten Schritt kommt es zu einem Stau der Talgdrüse durch eine Verengung des Ausführungsganges durch Zellen aus der Oberhaut. Im zweiten Schritt zu einer Entzündung. Die Entzündungen werden oft von Propioni-Bakterien hervorgerufen, die sich wie die Hefepilze vom Hauttalg ernähren. Sie siedeln in den Haarfollikeln und damit direkt an der Nahrungsquelle.[14]

Schuppen und Pickel können auch durch unsere relativ neue Ernährung mit viel Milch sowie schnell verfügbaren Kohlenhydraten, zum Beispiel aus Süßigkeiten, entstehen.

Fellträger gute Abwehrmechanismen gegen zu starken Befall entwickelt haben. Zudem war die nackte Haut leichter für Mücken, Bremsen und andere Blutsauger zu erreichen.[15]

Eine andere Theorie favorisiert die effizientere Kühlung durch Schwitzen, insbesondere beim Dauerlauf, als Triebfeder der Haarlosigkeit. Gestützt wird diese These vom Aufbau unserer Körperhülle: Bis zu 400 Schweißdrüsen pro Quadratzentimeter, insgesamt drei Millionen gibt es am ganzen Körper. Sie arbeiten am effektivsten ohne »Haar-Puffer«. Hinzu kommt ein die ganze Haut durchziehendes feines Adergeflecht, das wie ein Wärmetauscher funktioniert und uns zusätzlich vor Überhitzen schützt. Zudem signalisiert eine glatte, reine Haut möglichen Sexualpartnern Gesundheit.

Den Wärmeverlust ohne Fell kompensierten die frühen Menschen durch eine zusätzliche Fettschicht im Unterhautgewebe. Später ergänzten sie diese Eigenisolation durch erbeutete Felle, Kleidung und ein wärmendes Feuer. Die Körperbehaarung zeigt auch beim modernen Menschen noch ihre ursprüngliche Funktion: Bei Kälte richten sich die Haare auf und halten so eine isolierende Luftschicht am Körper.

Wildwuchs oder Glatze?

Haare leisten gute Dienste als Sonnen- und Kälteschutz für unseren exponierten Kopf. Trotz dieser wichtigen Funktion verlieren viele Männer relativ früh ihr Haupthaar. Ein Grund könnte sein, dass eine Glatze ihrem Träger früher Vorteile brachte. Möglicherweise wirkte ein Mann, der zwar alt und erfahren, ansonsten aber sehr fit aussah, auf die weiblichen Mitglieder seiner Gruppe besonders anziehend. Wer es schaffte, gesund alt zu werden, hatte offenbar gute Gene zu vererben. Zudem genossen in früheren Gesellschaften Ältere oft hohes Ansehen und besondere Privilegien. Ein solcher Mann dürfte für die Frauen eine gute Wahl als Vater und Versorger ihrer Kinder gewesen sein. Für Frauen mit Glatze gibt es hingegen keine biologische Erklärung. In allen bisher er-

Gänsehaut

Wer friert, bekommt eine Gänsehaut und fängt wenig später an, zu zittern. Das sind die Reaktionen des Körpers, um sich warm zu halten. Gänsehaut entsteht, wenn kleine Muskeln an den Haarfollikeln die Körperhaare aus ihrer normalen, anliegenden Position in eine senkrechte ziehen. Bei den recht dicken und langen Kopfhaaren kommen die winzigen Muskeln zumeist nicht gegen das Gewicht der Haare an. Bei den feinen Härchen im Nacken, am Bauch oder an Armen und Beinen ist der Effekt der sogenannten Piloerektion gut zu sehen. Gesteuert werden die kleinen Muskeln vom autonomen Nervensystem des Körpers, ohne Beteiligung des Bewusstseins.

Klassisch entsteht die Gänsehaut durch Kälte. Diese Reaktion lässt sich auch bei vielen Tieren beobachten, die ihr Fell oder ihr Federkleid aufplustern, um das isolierende Luftpolster zwischen den Haaren oder Federn zu vergrößern. Obwohl der Mensch nur noch spärlich behaart ist, ändert sich doch das Mikroklima auf der Haut deutlich und messbar durch die zusätzliche Isolation.

Gefühle können ebenso eine starke Gänsehaut auslösen. Angst lässt uns manchmal sprichwörtlich die Haare zu Berge stehen. Furcht, Schrecken, selbst einfach ein leichtes Unbehagen lösen Piloerektionen aus. Möglicherweise handelt es sich dabei um eine urtümliche Kommunikationsstrategie: Da das Aufstellen von Haaren oder Federn den Träger derselben größer erscheinen lässt, sollten so mögliche Angreifer oder Rivalen eingeschüchtert werden.

Eine Erklärung, warum wir jedoch auch bei bestimmten Musikstücken eine Gänsehaut bekommen, steht noch aus. Es gibt dazu zwei Hauptthesen. Die sogenannte Peak-Arousal-These betrachtet eine solche Gänsehaut als Begleiterscheinung eines Zustands höchster Erregung. Andere Forscher nehmen an, dass bestimmte Anteile der Musik uns an Rufe erinnern, die verlorene oder verlassene Tierkinder von sich geben. Diese Laute lösen bei uns Gefühle von Verlust und sozialer Kälte aus, weswegen wir auch durch sie eine Gänsehaut bekommen.

forschten Kulturen gelten bei den Damen volles, kräftiges Haar und ein jugendliches Aussehen als schön, gesund und fruchtbar.

Ein anderer Erklärungsversuch für vorzeitigen männlichen Haarausfall bezieht sich auf die bereits erwähnte Vitamin-D-Synthese in der Haut. Denn eine Glatze ist eine ideale zusätzliche Produktionsfläche für dieses so wichtige Vitamin. Kann der Körper mehr davon erzeugen, könnte ihn das vor Alterskrankheiten schützen. Studien deuten besonders auf eine vorbeugende Wirkung von Vitamin D gegen Prostatakrebs hin.

Die Achsel- und Genitalbereichsbehaarung nützt als Schweißtropfenfänger an den Stellen des Körpers, wo Haut direkt auf Haut trifft. Die gekräuselte Haarstruktur deutet auf einen weiteren Grund des verbliebenen Haarwuchses an diesen Stellen hin: Das krause Haar nimmt nicht nur gut den Schweiß auf, es bildet auch ein Luftpolster, in dem der körpereigene Geruch verstärkt gehalten wird. Dieser enthält für potenzielle Geschlechtspartner wichtige Informationen über den aktuellen Gesundheitszustand und die genetische Ausstattung eines Menschen. Die Haarpolster konnten also mit dem passenden Geruch einen Vorteil bei der Partnerwahl bringen.

Eine unbewusste Kommunikation über Sexuallockstoffe (Pheromone) ist für den Menschen zwar noch nicht nachgewiesen, aber wahrscheinlich. Unsere Vorfahren kommunizierten ziemlich sicher auf diese Weise. Zudem werden die sogenannten apokrinen Drüsen, besonders Schweißdrüsen, die den körpereigenen Geruch produzieren, erst in der Pubertät aktiv, wenn auch das Schamhaar zu sprießen beginnt.

Dass der Mensch Duftsignale wahrnimmt und darauf reagiert, belegen verschiedene Untersuchungen. So synchronisiert sich zum Beispiel bei Frauen, die eng zusammenleben, nach einiger Zeit der Menstruationszyklus.[16] Männlicher Achselschweiß wirkt auf Frauen entspannend und kann eine Veränderung in ihrem Monatszyklus hervorrufen.[17] An fruchtbaren Tagen bevorzugen Frauen andere Männergerüche als in der übrigen Zeit ihres Zyklus.

Die Gesundheitsformel für die Haut

Gesundheit	Biologie
Die Haut ist das größte Organ des Körpers und die Kontaktfläche zur Umwelt. Sie schützt uns vor einem zu hohen Wasserverlust und vor äußeren Einflüssen, wie dem Eindringen von Schadstoffen oder Krankheitserregern, und verhindert so Infektionen. Sie nimmt Signale (Berührungen, Hitze, Kälte etc.) auf und gibt eigene ab. Sie ist die gut sichtbare Projektionsfläche unseres Organismus. In seinem Hautbild wird sichtbar, wie der Mensch sich fühlt, ob frisch und ausgeruht oder müde und krank. Zugleich ist die Haut wichtige Produktionsstätte für den Stoffwechsel, so etwa für das elementare Vitamin D.	Die Haut besteht aus drei Schichten mit unterschiedlichen Aufgaben. Die untere, das Fettgewebe, isoliert. Die mittlere sorgt durch einen hohen Anteil an Bindegewebe, Blutgefäßen und Nerven für die Elastizität und versorgt die Oberhaut mit Nährstoffen. Denn die äußere Schicht besteht aus Hornhaut, die den Körper zur Umwelt hin abschließt und schützt. Sie erneuert sich etwa alle vier Wochen, abgestorbene Zellen fallen außen ab. Schweiß- und Talgdrüsen bilden einen pflegenden Film und kühlen den Körper bei Hitze und Anstrengung.
Gesunde Haut wirkt glatt, ebenmäßig und gut durchblutet. Der Teint erscheint prall und rosig. Mit fortschreitendem Alter verändert sich die Hautstruktur, und die Stoffwechselgeschwindigkeit sinkt. Ab etwa Mitte 30 wird dies mehr oder weniger nach außen sichtbar. Dieser Prozess ist nicht gänzlich aufzuhalten, kann aber durch eine passende Pflege und guten Lebensstil verlangsamt werden. Ihre Funktionen verliert die Haut durch die Alterung nicht.	Die Hautoberfläche ist auch Lebensraum für viele Mikroorganismen (Hautflora), die die Hautfunktionen unterstützen und vor der Besiedlung durch schädliche Mikroben schützen. Vor Schäden durch Sonnenlicht schützt sich die Haut, indem sie verstärkt Pigmente (Melanin) bildet, sich verdunkelt und so das tiefer liegende Gewebe gegen die Strahlung abschirmt. Welche Hautfarbe ein Mensch hat und wie schnell seine Haut bei Sonneneinstrahlung nachbräunt, liegt in den Genen.

Umwelt	Verhalten
Bis zu 80 Prozent der Schäden in unserer Haut sind lichtbedingt. Trotz dieser Erkenntnis gilt Urlaubsbräune immer noch als schön und gesund. Dieses Ideal müsste sich ändern. Denn so steigt die Gefahr von Hautkrebs, und die Hautalterung beschleunigt sich. Eine Kultur des Sonnenschutzes sollte sich stattdessen verbreiten.	Wer eine gesunde, strahlende Haut haben möchte, sollte:
	• sich stets ausreichend vor zu starker und zu langer Sonnenstrahlung schützen. Sonnencreme, eine Kopfbedeckung und limitierte Sonnenzeiten sind wichtig. Solarien lieber meiden.
Einige Substanzen aus der Umwelt wirken reizend oder bringen die Hautflora aus dem Gleichgewicht. Gerade in Ballungszentren schwirren vermehrt Reizstoffe (wie Rußpartikel) durch die Luft, die nicht nur unsere Atemwege, sondern auch die Haut schädigen. Hier hilft nur verstärkter Emissionsschutz, am besten das Vermeiden derartiger Belastungen.	• Reizstoffe, wie aggressive Reinigungsmittel, meiden.
	• die Haut zwar gründlich, aber mild reinigen (auf pH-Wert der Produkte achten) und die Hygiene nicht übertreiben. Zweimal am Tag ist im Allgemeinen absolut ausreichend!
	• eine zum Hauttyp und Alter passende Pflege verwenden.
	• auf Genussgifte wie Nikotin und Alkohol verzichten.
Auch eine übermäßige Körperpflege, wie mehrmaliges Duschen am Tag mit Seife oder häufiges Händedesinfizieren, greift die Hautoberfläche an und schädigt die Hautflora. Die Barrierefunktion wird geschwächt, die Haut trocknet schneller aus und wird anfälliger für Umwelteinflüsse und Keime.	• auf ausreichend Schlaf und eine gesunde Ernährung mit viel Obst und Gemüse achten, Stress möglichst vermeiden.
	• eine unnötige Einnahme von Antibiotika und die Verwendung von Desinfektionsmitteln unterlassen, da diese die Schutzschicht der Hautbakterien schädigen.

Der Kampf gegen die Keime

Was Infektionskrankheiten angeht, sollte niemand »die gute alte Zeit« zurückwünschen. Unsere Ahnen waren Infektionskrankheiten noch hilflos ausgeliefert. Insbesondere nach Verletzungen war die Gefahr hoch. Viele Menschen starben bis weit ins 20. Jahrhundert hinein »vor ihrer Zeit«. Die wahrscheinlich wichtigste Todesursache zu allen Zeiten waren Viren und Bakterien, auch wenn sie damals noch niemand unter diesen Namen kannte.[1]

Es ist beruhigend, Antibiotika, Wirkstoffe gegen Viren, Retroviren und Pilze zur Verfügung zu haben. Einer der Hauptgründe, warum die Lebenserwartung in den vergangenen 200 Jahren stetig gestiegen ist, sind die zunehmenden Möglichkeiten, krank machende Keime zu bekämpfen. Ihre Entdeckung und die nachfolgende Etablierung von grundsätzlichen Regeln der Hygiene in der Gesellschaft und in der Medizin waren einer der größten Fortschritte der Menschheit. Doch die Strategie, alle Keime zu vermeiden und zu bekämpfen, führt in eine gefährliche Sackgasse.

Mit keiner anderen Spezies haben sich Menschen heftigere evolutionäre Wettrennen geliefert als mit den verschiedensten Mikrolebewesen.[2] Der Mensch und fast alle unsere Vorfahren leben seit etwa zwei Milliarden Jahren in »Ko-Evolution« und stimmen Eigenschaften des Immunsystems, der Verdauung und weiterer Körperfunktionen mit der Welt der Mikroben ab. Das Resultat ist eine – meist – austarierte Koexistenz.

Keime komplett zu vermeiden, ist nicht nur unmöglich, sondern auch gefährlich. Wer es allzu konsequent versucht, bringt sein Immunsystem, das evolutionär sehr auf Kontakt mit vielen Keimen eingestellt ist, möglicherweise mit sehr ungesunden Folgen durcheinander. 70 Prozent aller Immunzellen finden sich im Verdauungstrakt. Dort, direkt an der Darmwand, kommunizieren sie mit Darmbakterien und Zellen der Darmschleimhaut. Fehlt der gewohnte Trainingspartner für das Immunsystem, ist es bei einer dann auftretenden Infektion nicht vorbereitet und richtet sich möglicherweise gegen vollkommen harmlose Stoffe, etwa Nahrungsbestandteile oder Pollen, oder gegen körpereigene Strukturen. Allergien, Überempfindlichkeiten und Autoimmunerkrankungen können die Folge sein. Wenn das Immunsystem die Erreger nicht kennenlernt, kann es auch keine Immunität gegen sie bilden, keine Reservoire für spezialisierte Abwehrzellen, keine Maschinerie zur Produktion spezifischer Antikörper (siehe Kasten S. 110).

Menschen haben im Laufe ihrer Geschichte und der ihrer Vorfahren häufig enge Beziehungen mit anderen Spezies aufgebaut: mit Hühnern, Schweinen, Bohnen- und Weizenpflanzen, aber auch mit Läusen, Zecken und Bandwürmern. Als bester Freund gilt uns der Hund.

Die älteste Beziehung allerdings pflegt die Menschheit mit Bakterien, Viren und anderen Mikroorganismen. Diese Beziehung ist mit den meisten davon ziemlich stabil, beinahe schon ein Teil von uns.[3] Jeder Mensch ist von ca. 100 Billionen Mikroorganismen besiedelt. Im Bakterienkosmos, der in seiner Gesamtheit als »Mikrobiom« bezeichnet wird (siehe Kasten S. 91), gibt es Abertausende Arten und Stämme. Die allermeisten davon schaden einem Menschen nicht. Sie nutzen ihm meist sogar, schließen etwa im Darm Nahrungsmittel auf, bilden wichtige Botenstoffe oder bauen auf der Haut einen wichtigen Teil des Schutzschilds gegen wirklich gefährliche Keime auf.

Tatsächlich haben menschliche Vorfahren, die im Vergleich zur Zeitspanne seit der Industrialisierung sehr lange Zeit ursprünglich und in kleinen Gruppen lebten, wenig Probleme mit Infektionskrankheiten gehabt. Denn Erreger wurden längst nicht so effektiv verbreitet wie heute. An die Erreger aus ihrer Umgebung waren diese Menschengruppen vermutlich recht gut angepasst. Die historisch verbrieften Epidemien mit Massensterben fanden erst statt, als die Menschen jenen Naturzustand längst verlassen hatten und bereits in großen Gruppen eng beieinander lebten, als

Viren, Bakterien, Parasiten

Viren sind keine echten eigenständigen Lebewesen, sondern nur Stücke von Erbsubstanz, die sich in Zellen vermehren und anhand dieser Erbsubstanz krank machende Substanzen produzieren. Oft werden Zellen, in denen sich das Virus vermehrt, zerstört oder vom Immunsystem angegriffen, was zu typischen Symptomen wie Entzündungen und Fieber führt.

Bakterien sind Einzeller ohne Zellkern. Sie befallen meist einzelne Regionen im Körper, so genannte Infektionsherde. Krank machend sind meist die von ihnen erzeugten Stoffwechselprodukte. Das Choleratoxin etwa verändert die Aktivität von Zellmembrankanälen im Darm, so dass vermehrt Salze und Flüssigkeit ausgeschieden werden. Säuren der Kariesbakterien zerstören den Zahnschmelz.

Pilze und Hefen lösen so genannte Mykosen aus. Betroffen sind meist Haut und Schleimhäute oder auch die Lunge. Bei immungeschwächten Patienten sind systemische Mykosen möglich, die fast den ganzen Organismus betreffen können.

Einzellige Parasiten haben einen Zellkern, werden aber auch zu den Mikroorganismen gezählt. Meist durchlaufen sie in einem Lebenszyklus mehrere Wirte. Ein bekannter Vertreter ist der Malariaerreger Plasmodium. Solche Parasiten können durch Gifte (auch Nervengifte) Schaden anrichten, aber auch ganze Gewebe und Organe schwer schädigen.

Mehrzellige Parasiten, etwa Bandwürmer, werden zum Teil auch als Infektionserreger geführt. Das Immunsystem reagiert auf sie, wenn es nicht durch den Erreger ausgeschaltet wird, ähnlich wie auf eine Infektion mit einem Mikroorganismus.

Handel, Krieg und Abwasserkanäle zu hoch effektiven Keimtransportern geworden waren. Die Pest suchte Europa und Vorderasien erstmals zwischen 541 und 770 heim. Als »Schwarzer Tod« kehrte sie 1347 zurück und forderte in den kommenden Jahrhunderten Millionen Menschenleben. Am schlimmsten wurde es im frühen Industriezeitalter, als Menschen maximal eng und unvermeidbar unhygienisch zusammen hausten, arbeiteten, aßen, tranken und liebten. Grippe, Pocken, Cholera, Syphilis und Typhus grassierten vor allem in den Städten immer wieder.

Krank machende oder gar tödliche Bakterien sind selten. Bakterien, die den Menschen, ihren Wirt, schädigen, sind unter den Abertausenden Spezies sogar die absolute Ausnahme. Sie sind schlecht angepasst, in gewisser Weise selbst »krank«, wenn sie durch ihr Wirken ihre eigene Umwelt, das ist in diesem Falle der Mensch, zerstören.

Viele auf und in uns lebende Bakterienstämme dienen als Türsteher, die krank machende Keime abweisen. Oder sie fungieren als Ausbilder unserer Körperabwehr. Seit sich im Kambrium die ersten Wirbeltiere und mit ihnen das Prinzip der adaptiven, also spezifisch auf Keime reagierenden Abwehr entwickelte, haben sie das Immunsystem in mehr als 500 Millionen Jahren zu einer hoch effektiven Abwehrarmee gemacht. Heutige Menschen sind die Nachfahren von Ahnen, die mit Hilfe dieser Abwehr Infektionen überlebt haben. Menschen mit fehlerhaftem Immunsystem, das mit Keimen nicht zusammenarbeitete, starben schon im Kindesalter. Wir können also davon ausgehen, dass wir im Hinblick auf die Möglichkeiten der Keimbekämpfung genetisch hervorragend ausgestattet sind.

Aber Teil dieses biologischen Grundzustandes ist auch, dass er auf engen Kontakt mit sehr vielen, immer wieder anderen Menschen nicht ausgelegt ist. Sei es im europäischen Spätmittelalter, als der Schwarze Tod umging, oder heute in der U-Bahn, wo im Winter die Grippeviren auf kurzen Flugwegen von Schleimhaut zu Schleimhaut gelangen: Dies sind Verhältnisse, auf die die Evolution die Menschheit weniger gut vorbereitet hat.

Die Isolierung von infizierten Personen ist ein grundlegendes Schutzprinzip, das zunächst instinktiv durch die Betroffenen selbst ausgeführt wurde, indem sie sich zurückzogen. Ob gesunde Gruppenmitglieder auch in der Steinzeit schon versuchten, sich von Erkrankten fernzuhalten, ist nicht sicher bekannt. Wie in biblischen Zeiten mit Lepraranken (»Aussätzigen«) umgegangen wurde, kann man allerdings nachlesen: Sie wurden ausgegrenzt, um Ansteckungen zu vermeiden. Ebenso verfuhr man bei der Pest. Kaum ein Gesunder wagte sich an die Pestkranken heran. Ihre Wunden versorgte man, wenn überhaupt, aus vermeintlich sicherer Entfernung mit Stöcken und langen Messern.

Antibiotika sinnvoll einsetzen

Die Entdeckung der Antibiotika war ein Meilenstein der Medizingeschichte. Als ihr Wegbereiter gilt der schottische Bakteriologe Alexander Fleming. Er beobachtete am 28. September 1928 in seinem Labor, dass ein zufällig in seine Bakterienkultur geratener Schimmelpilz der Gattung Penicillium das Wachstum der Keime hemmte und diese abtötete. Weitere Untersuchungen des Phänomens ermöglichten schließlich die Isolierung des verantwortlichen Pilzgiftes und den Nachweis, dass es für den Menschen unschädlich ist. Unter dem Namen »Penicillin« folgte dann die Produktion dieses Mittels und sein Einsatz als Medikament in größerem Stil. Bei seiner Rede im Jahr 1945 vor der Académie de Médicine in Paris kommentierte Fleming die Verleihung des Nobelpreises an ihn so: »Ich werde bezichtigt, das Penicillin erfunden zu haben. Erfinden ließ sich das Penicillin aber von keinem Menschen, denn es wurde vor undenklichen Zeiten von einem gewissen Schimmelpilz hervorgebracht.« Tatsächlich sind die meisten der gebräuchlichen Antibiotika Naturstoffe, die sich in Hunderten Millionen Jahren im Wettstreit zwischen Pilzen und Bakterien entwickelten, um die Ausbreitung des jeweils anderen zu verhindern. Ihre biotechnologische Produktion erfolgt noch heute meist durch Bakterien. Erst seit Kurzem werden auch halbsynthetische oder vollsynthetisch hergestellte Wirkstoffe eingesetzt.

In der Forschung sind inzwischen um die 8000 Substanzen mit antibiotischer Wirkung bekannt. Etwa 80 verschiedene Präparate werden gewöhnlich als Medikament eingesetzt. Bei Infektionen mit Krankheitserregern können sie zweifellos Leben retten. Leider kommen diese Biowaffen aber allzu oft und zu leichtfertig zum Einsatz. Die breit wirkenden Medikamente vernichten im Sinne eines »friendly fire« neben den krank machenden auch die gut angepassten, hilfreichen Bakterien. Antibiotika zu verschreiben, ohne überhaupt zu wissen, ob Bakterien die Symptome auslösen, ist ein verhängnisvoller Fehler. Ein Umdenken hat zweifellos begonnen, unnötige Antibiotikaverschreibungen kommen dennoch häufig vor – vermeintlich »sicherheitshalber«.

Im Jahre 1967 ließ sich William H. Stewart, »Surgeon General« der USA und damit des Landes oberster Mediziner, zu einem Ausspruch hinreißen: Man sei nun so weit, dass man die Probleme mit Infektionskrankheiten endgültig im Griff habe.[4] Die HIV-Epidemie, SARS, Borreliose, EHEC, die Schweinegrippe und unzählige andere Beispiele, kombiniert mit dem Problem der Antibiotikaresistenz, haben ihn deutlich widerlegt. Fakt ist aber: Nie gab es so viele Möglichkeiten, Infektionskrankheiten zu verhindern, zu überstehen, zu bekämpfen, gute Keime zu nutzen und schlechten aus dem Wege zu gehen wie heute. Diese Möglichkeiten stecken in der menschlichen Biologie und in modernen Medikamenten – und im intelligenten Umgang mit beidem.

Antibiotikaresistenz:
Wettlauf zwischen Pharmakologie und Biologie

Antibiotika, die länger erfolgreich als Medikament im Einsatz sind, verlieren mit der Zeit an Wirksamkeit. Der Grund sind Resistenzen, die einzelne Bakterienstämme dagegen entwickelt haben. Vor allem dort, wo Antibiotika am häufigsten anwendet werden und Infektionen am gefährlichsten sind, werden Resistenzen zum Problem: in Krankenhäusern. Bereits bei etwa 70 Prozent der Infektionen, die sich Patienten in US-amerikanischen Krankenhäusern einfangen, sind resistente Keime involviert. Oft sind es Stämme, gegen die sogar mehrere gängige Antibiotika nicht mehr wirken. Ein Phänomen, das »Multiresistenz« genannt wird.

Resistenzen nehmen seit vielen Jahren stetig zu. Gegen das klassische erste Antibiotikum Penicillin sind bereits sehr viele Keime resistent – und zugleich sind sie häufig resistent gegen weitere Antibiotika mit ähnlichem Wirkmechanismus. Traurige Berühmtheit haben multiresistente MRSA (Methicillin-resistente *Staphylococcus aureus*) erlangt. Die normalerweise harmlose Bakteriengruppe kann sich in Wunden vermehren und eitrige, im schlimmsten Fall tödlich endende Infektionen (Sepsis) verursachen. Nur wenige »Reserve-Antibiotika« sind gegen den Problemkeim noch wirksam. Menschen mit intaktem Immunsystem sind nicht in Gefahr. Bei angeborenen oder erworbenen Immunschwächen (z.B. AIDS oder Chemotherapie) treten jedoch langwierige, schwer therapierbare Infektionen auf. In der EU sterben pro Jahr 28 000 Patienten an einer Infektion mit multiresistenten Erregern.

Die meisten Antibiotika sind natürliche Stoffe. Schimmelpilze produzieren sie seit vielen Hundert Millionen Jahren, um sich gegen Bakterien zu schützen. Bakterien wehren sich gegen den chemischen Angriff, indem sie durch Mutation unempfindlich werden oder Enzyme produzieren, die das Pilzgift inaktivieren. Antibiotikaresistenzen sind also kein modernes Phänomen, sondern ein grundlegendes Prinzip der Gemeinschaft von Mikroorganismen. In der unter Biologen berühmten Lechuguilla-Höhle in Mexiko etwa wurden multiresistente Bakterien gefunden, die dort seit mindestens vier Millionen Jahren isoliert leben.

Resistenzentwicklung ist ein anschauliches Beispiel für natürliche Evolution: Ein aufgrund einer minimalen Veränderung des Erbguts unempfindlich gewordenes Bakterium überlebt den Giftangriff der Pilze, während Artgenossen ringsherum sterben. Es hat nun ausreichend Nährstoffe zur Verfügung, um sich in rascher Generationenfolge zu vermehren. Hält der Selektionsdruck durch die Antibiotika an, sind bald alle Bakterien des Stammes dagegen resistent. Den Pilzen, die auf die gleichen Ressourcen angewiesen sind, bleibt nur übrig, durch Mutation eine andere antibakterielle, wachstumshemmende Substanz hervorzubringen.

Im gleichen Wettstreit stehen Mensch und Keim. Die pharmazeutische Forschung entwickelt fortwährend Antibiotika, die bei ihrem massenweisen Einsatz in der Tierhaltung und beim Menschen Resistenzen produziert. Allerdings vergehen von der Synthese bis zur Zulassung eines neuen Wirkstoffs durchschnittlich 14,2 Jahre. Bakterien sind um einiges schneller.

Die Gründe für zunehmende Resistenzen heute:

• Antibiotika werden tonnenweise in der Tiermast eingesetzt. In den USA wurden 2011 geschätzte 80 Prozent aller verkauften Antibiotika verfüttert, weil aus bislang nicht endgültig geklärten Gründen Schweine, Rinder und Hühner so schneller an Gewicht zulegen.

• Antibiotika aus der Intensivtierhaltung, reichern sich über die Gülle in der Umwelt an, was resistenten Bakterienstämmen Vorteile verschafft. In den Ställen verbreiten sich resistente Bakterien unter den Tieren.

• Im medizinischen Bereich werden Antibiotika einerseits zu häufig, andererseits bei einzelnen Patienten nicht lange genug eingesetzt. Das Mittel tötet bei zu kurzer, halbherziger Therapie nur die besonders empfindlichen Bakterien, während die robusteren gerade noch überleben und sich vermehren. Bei nochmaliger Behandlung mit dem gleichen Wirkstoff schlägt die Therapie nun schon nicht mehr so gut an.

• Resistente Keime breiten sich in Krankenhäusern besonders gut aus, wo viele Antibiotika eingesetzt werden. Nützliche, empfindliche Bakterien sterben bei der Behandlung zuerst ab, so dass resistente Stämme einen Vorteil haben und sich rasch vermehren. Mit dem Personal und via Türklinke wandern die Erreger nun von Patient zu Patient.

Muss jede Infektion bekämpft werden?

Eine Infektion ist das Eindringen eines krankheitserregenden Organismus in einen andern Organismus und seine dortige Vermehrung.

Erhöhte Temperatur hilft dem Stoffwechsel dabei, schneller Proteine zu produzieren. Gleichzeitig hemmt Fieber die Vermehrung bestimmter Bakterienarten. Fiebermittel haben ihre Berechtigung, wenn das Fieber sehr hoch ansteigt und beispielsweise Kinder unter den Beschwerden leiden. Ähnlich wie Antibiotika werden Fiebermittel aber ebenfalls oft sehr leichtfertig geschluckt oder dem Kind per Zäpfchen verabreicht. Oft ist das Ziel einer maximalen Medikation bei einer Erkältung, mit Antibiotika, Schmerz- und Fiebertabletten, Schleimlösern und abschwellenden Mitteln auf den Beinen zu bleiben und weiterzuarbeiten. Ein entsprechendes Verhalten ist als »Präsentismus« bekannt und sollte unterbleiben. Durch das Erscheinen bei der Arbeit mit einem Infekt steigt die Wahrscheinlichkeit, den Keim an andere weiterzugeben. Die Produktivität an einem solchen Tag steht ohnehin sehr infrage, womöglich passieren Fehler. Anstrengung erhöht zudem das Risiko, dass der Keim ins Blut verschleppt wird und sich etwa auf dem Herzmuskel niederlässt, wo er eine Entzündung der Herz-Innenhäute (Endocarditis) auslöst. So kann ein ursprünglich kleiner bakterieller Infekt im Wortsinne fatal enden.

Wenn bestimmte gefährliche Keime im Umlauf sind, muss das soziale Wesen Mensch auch bereit sein, sich sozial zu verhalten. Etwa indem Eltern, deren Kinder wahrscheinlich einen solchen Keim haben, diese nicht in die Kita bringen. Arbeitgeber sollten ihre Angestellten dazu ermuntern, im Krankheitsfall lieber zu Hause zu bleiben. Eltern kranker Kinder sollte dies ebenfalls möglich sein.

Die vor allem in den großen Städten Asiens verbreitete, gemeinnützige Mundschutzmethode ist ein positives Beispiel sozialer Infektionsprophylaxe aus einem anderen Kulturkreis. Ein negatives ist immer wieder der Umgang der Behörden mit Epidemien. So hätte die SARS-Epidemie 2002 nach Ansicht von Fachleuten weitestgehend verhindert und die meisten Todesfälle (offiziell waren es letztlich 775) vermieden werden können, hätten die chinesischen Behörden nicht wochenlang versucht, das Problem zu vertuschen, und Informationen zurückgehalten. Diese Erfahrung war Grundlage eines 2005 von 196 Nationen unterzeichneten Abkommens, in dem sich alle verpflichteten, Ausbrüche unverzüglich an die WHO zu melden und umgehend koordinierte Maßnahmen einzuleiten.

Mutationen machen uns immun

Mutationen gelten gemeinhin als gefährlich. Schließlich sind auch Krebszellen in den meisten Fällen mutiert. Das Immunsystem nutzt Mutationen jedoch gezielt und verstärkt sie sogar noch, um wirksamere Antikörper gegen Keime zu entwickeln. Krankheitserreger tragen meist ähnliche Strukturen an ihrer Zelloberfläche, an denen unser angeborenes Immunsystem sie leicht erkennen kann. So genannte B-Zellen haben die Aufgabe, Eindringlinge zu markieren, damit diese anschließend chemisch oder durch den Angriff von T-Zellen zerstört werden können. Dazu präsentieren sie an ihrer Oberfläche Antikörper, die sich an das Bakterium heften. Kommt es zum Kontakt, wird die B-Zelle aktiviert, wandert zu einem Lymphknoten oder in die Milz, teilt sich dort mehrfach und beginnt, weitere Antikörper dieser Art zu produzieren.

Es gibt aber auch immer wieder Erreger mit neuen Merkmalen, für die es noch keine genau passenden Antikörper gibt. Die Anpassung an den noch unbekannten Feind übernimmt dann das »adaptive Immunsystem« per »somatischer Hypermutation«. Mit einer Mutationsrate, die eine Million Mal höher liegt als die anderer Körperzellen, verändert sich dabei in der B-Zelle die Region

---

Antikörper

Antikörper, auch Immunglobuline genannt, zirkulieren im Blut, markieren Fremdstoffe, auf die sie spezialisiert sind, indem sie sie an sich binden und Immunzellen auf diese Weise ein Angriffsziel anzeigen. Antikörper sind Y-förmig gebaut, wobei einer der kurzen Arme der Anbindung an den Eindringling dient. Der Bindungsarm ist in seiner Struktur hoch variabel, da die Gensegmente, die ihn codieren, leicht die Position wechseln und sich verdoppeln können. Während der B-Zell-Entwicklung im Knochenmark entwickelten sich auf diese Weise bereits sehr viele unterschiedliche Bindungsspezifitäten, um möglichst viele Bakterienspezies von Anfang an zu erkennen und zu binden.

---

des Immunglobulins, die Bakterien bindet. Dabei entstehen Mutanten der B-Zellen. Durch positive Selektion entwickeln sich vor allem die Zellen, die besser binden können, zu langlebigen, Antikörper produzierenden Plasmazellen, der Grundlage jeder starken Immunantwort. Ein Teil von ihnen wird zu B-Gedächtniszellen, die im Falle eines erneuten Eindringens desselben Bakteriums eine raschere, nun spezifisch gegen diesen Feind gerichtete Immunantwort auslösen. Jene B-Zell-Mutanten, die durch Hypermutation keine erhöhte Bindungsfähigkeit erworben haben, sterben ab. So helfen Mutationen uns, immun gegen eine Infektion mit neuartigen Erregern zu werden. Der Preis, den wir für diese hohe Anpassungsfähigkeit bezahlen, sind Lymphome (Lymphdrüsenkrebs). Sie sind wahrscheinlich die Folge einer – leider schiefgelaufenen – Hypermutation.

Immun werden durch Impfung ist ein natürlicher Schutz

Die sicherste und wirkungsvollste Vorbeugung gegen problematische Keime ist eine der größten Errungenschaften der Medizin: die Impfung. Bestandteile eines abgetöteten Erregers oder harmlose Varianten werden dabei unter die Haut gespritzt und mit dem Immunsystem vertraut gemacht. Bei erneutem Kontakt können spezialisierte Plasmazellen schnell ausreichende Mengen an Antikörpern herstellen und den Erreger abfangen, bevor er sich im Körper vermehrt.

Zu den Meilensteinen der Impfmedizin zählt die (Nahezu-)Ausrottung der Kinderlähmung durch Impfprogramme und das weitgehende Zurückdrängen der Masern. Moderne Impfstoffe sind gut verträglich, und unerwünschte Arzneimittelnebenwirkungen werden nur in seltenen Fällen beobachtet. Impfseren gehören zu den am besten untersuchten und am breitesten eingesetzten Medikamenten überhaupt. Problematische Erregerbestandteile und Zusatzstoffe sind aus modernen Impfseren verbannt. Heute immer wieder vorgebrachte Zweifel an der Sinnhaftigkeit von Imp-

Masernpartys

Immer wieder kommt es zu Masernausbrüchen, wenn größere Impflücken bei Kindern und Jugendlichen bestehen. Im Jahr 2013 meldete das Robert-Koch-Institut über 1000 Fälle in Deutschland. Masern sind hochgradig ansteckend und keineswegs eine triviale Kinderkrankheit. Über ein Drittel der Infizierten müssen im Krankenhaus behandelt werden. Gerade wenn Kleinkinder oder Erwachsene erkranken, ist die Gefahr hoch. Eine gegen Maserninfektion wirksame Therapie gibt es nicht. Nur die Impfung bietet Schutz.

Es ist zwar richtig, dass Masern oft folgenlos ausheilen, bei bis zu 20 Prozent der Infizierten treten jedoch Komplikationen auf. Das Immunsystem der Kranken ist geschwächt, so dass sie für andere Infektionen empfänglich werden. Am häufigsten kommt es zu nachfolgenden Mittelohrentzündungen mit möglicher Taubheit, Bronchitis, Lungenentzündungen und Durchfall. Manche Masernkranke entwickeln eine starke Entzündung der Kehlkopfschleimhaut, den so genannten Masern-Krupp. Auch starke Blasenbildung der Haut sowie Hornhautentzündungen am Auge sind möglich.

Eine von 1000 Maserninfektionen breitet sich auf das Gehirn aus. Die gefürchtete Masernenzephalitis beginnt drei bis neun Tage nach dem Ausbruch des Hautausschlags mit Kopfschmerzen, hohem Fieber, Krampfanfällen und Bewusstseinsstörungen bis hin zum Koma. Jeder fünfte stirbt daran, weltweit 100 000 Kinder pro Jahr. Ein Drittel der Überlebenden hat bleibende Hirnschäden.

Bis zu zehn Jahre nach der Infektion, die zunächst harmlos verlief, kann es noch zu einer zwar insgesamt seltenen (7 von 100 000), aber folgenschweren Hirnhautentzündung, der subakuten sklerosierenden Panenzephalitis, kommen. Diese Erkrankung beginnt mit sich verschlimmernden Muskelzuckungen und Krampfanfällen. Sie schreitet fort, bis im Endstadium alle Hirnfunktionen ausfallen, und endet immer tödlich. Eins von 3300 Kindern, die vor dem fünften Lebensjahr Masern bekommen, stirbt Jahre später, nach schleichendem Verlust aller geistigen Fähigkeiten im Monate bis Jahre währenden Wachkoma.[5] Für Säuglinge ist die Gefahr am größten. Sie können erst im 11. Lebensmonat gegen Masern geimpft werden und sind bis dahin auf Herdenimmunität angewiesen, also den lückenlosen Impfschutz ihrer Eltern und Geschwister. Eins von 5000 Babys, die sich im ersten Lebensjahr mit Masern anstecken, erkrankt und stirbt im Laufe seines weiteren Lebens an der Hirnerkrankung. Mit diesem Wissen ist es unverständlich, ignorant und gewissenlos, Kinder nicht zu impfen oder gar auf »Masernpartys« absichtlich mit dem Virus zu infizieren. Über eine gesetzliche Pflicht, Kinder gegen Masern impfen zu lassen, wird derzeit noch diskutiert.

fungen stammen aus der Vergangenheit. Impfungen werden stetig verbessert und ihr Einsatz gewissenhaft kontrolliert.[6]

Die Hypothese, das Immunsystem zu schulen und andere Erkrankungen dadurch zu vermeiden, dass Kinderkrankheiten »durchgemacht« werden, hat sich nicht bestätigt. Vielmehr haben die Impfungen eine vergleichbare Wirkung auf das Immunsystem wie eine durchgemachte Krankheit – mit dem Unterschied, dass diese Wirkung nicht davon abhängig ist, ob ein Kind sich einen Erreger zufällig einfängt oder nicht. Impfungen schulen das Immunsystem durchaus gegen spezifische Viren- und Bakterienattacken, darüber sind sie schließlich definiert. Aber sie tun es, ohne dass man gleich zwei Wochen im Bett bleiben muss, schwere, manchmal sogar tödliche Verläufe riskiert oder Narben zurückbehalten muss. Impfungen immunisieren auch, ohne andere anzustecken.

Es gibt genügend gutartige Keime, unsere gutartigen Mitbewohner auf der Haut, im Darm und im Mund, die das Immunsystem auf Trab halten. Es gibt keinen Grund, uns mit potenziell todbringenden Masern-, Pocken- oder Tetanuserregern messen zu wollen und deswegen auf Impfungen zu verzichten. Komplikationen nach Impfungen sind heute extrem selten. Das Risiko einer auch leichten Impfnebenwirkung ist um ein Vielfaches niedriger, als sich die entsprechende Krankheit einzufangen und an einem schweren Verlauf zu sterben. Als ebenso wenig haltbar hat sich die These erwiesen, dass bestimmte, heute verfügbare Impfungen etwa Autismus begünstigen.

Zudem schützen Impfungen auch die Nichtgeimpften vor den Erregern, denn durch sie wird die Möglichkeit eines Keims, sich per Ansteckung zu verbreiten, deutlich gesenkt. Das bedeutet aber auch, dass Impfverweigerer im Grunde auch Nutznießer gerade des Systems sind, gegen das sie sich mit veralteten und irrationalen Argumenten stellen. In Pakistan, Afghanistan und Zentralafrika verhindern religiöse Extremisten mit ihren Morden an WHO-Impfpersonal in krimineller Weise, dass Polio – eine schreckliche Krankheit, die, soweit bekannt, keinerlei positive Aspekte hat – ausgerottet wird.

Probiotika statt Antibiotika?

Eine mögliche Strategie, gegen gefährliche Keime vorzugehen, ist, diese durch ungefährliche Keime zu verdrängen, oder noch besser, ihnen durch diese ungefährlichen Keime von Anfang an den Zugang zu Körpergeweben zu verstellen. So ist es in Studien etwa gelungen, mit Milchsäurebakterien enthaltenden Emulsionen die Häufigkeit von Infektionen der Scheide und der Harnwege bei Frauen deutlich zu senken.

Solche lebenden Mikroorganismen, die in ausreichender Menge positive gesundheitliche Wirkungen erzielen, heißen Probiotika. Sie sind vor allem bei Infektionen oder Reizzuständen des Magen-Darm-Traktes untersucht worden, und es gibt viele Befunde, die für eine gewisse Wirksamkeit sprechen. Darauf sind sie allerdings nicht beschränkt, das ist jedenfalls das Ergebnis einer Metaanalyse von zehn Studien mit insgesamt fast 3500 Teilnehmern. Probiotika-Esser hatten auch ein geringeres Risiko für Infektionen der oberen Atemwege, grippale Infekte scheinen im Durchschnitt glimpflicher zu verlaufen und nicht so lange zu dauern. Auch probiotische Nasensprays haben in Versuchen Wirkung gezeigt. Es gilt inzwischen als sicher, dass eine möglichst diverse Besiedlung des Darmes, der Körperoberflächen und Schleimhäute mit Bakterien gegen Krankheitserreger schützt und dass Probiotika hier die Verhältnisse positiv beeinflussen können.

Infektionsschutz damals – und heute

Antiinfektionsstrategie der Vorfahren	Moderne Varianten
Wunden lecken: Speichel enthält zahlreiche antimikrobielle Stoffe, zum Teil ganz spezielle Mini-Eiweiße (Peptide). Das Lecken von Wunden, wie man es bei Tieren beobachten kann, reinigt also nicht nur, sondern wirkt auch »antibiotisch«.	Auch heute spricht nichts dagegen, eine frische Wunde mit dem Mund auszusaugen, oder einen Kratzer nicht nur mit sauberem Wasser zu waschen, sondern auch mit Spucke zu versorgen. Am ehesten wird man aber auf Desinfektion mit Alkohol zurückgreifen und dann die Wunde möglichst keimfrei abdecken, etwa mit einem Pflaster.
Leben in kleinen Gruppen, wenig enger Kontakt mit Menschen aus anderen Gruppen, kaum größere Reisen.	Bei bekannter erhöhter Infektionsgefahr, etwa einer grassierenden Grippeepidemie, Kontakt mit möglicherweise Infizierten vermeiden. Bei Fernreisen in Gebiete, an deren Keime der Körper nicht gewöhnt ist, besonders auf Hygiene achten und gegebenenfalls ungekochte Nahrungsmittel (Salate etc.) und ungereinigtes Wasser meiden.

Isolation von Menschen, die Symptome einer schweren, ansteckenden Krankheit zeigten.

Bei akuter Infektion zu Hause bleiben, Tragen von Mundschutz, vermehrtes Händewaschen nach Kontakt mit Infizierten, in ernsten Fällen Isolation auf einer Spezialstation im Krankenhaus.

Regelmäßige sexuelle, ähnlich wie sonstige enge körperliche Kontakte gab es vor allem innerhalb kleinerer Gruppen, wo man über den Gesundheitszustand gegenseitig einigermaßen Bescheid wusste. Partner zur Familiengründung kamen oft auch aus benachbarten Gruppen, von woher diese Art Information fast ebenso verlässlich vorlag. Zudem entwickelte sich in vielen Kulturen ein Zwang zur Jungfräulichkeit bei Eheeintritt. Das limitierte zumindest bei Frauen, die aufgrund ihrer Physiologie auch anfälliger sind, die Wahrscheinlichkeit einer Infektion und deren Übertragung auf den Mann.

Trotz globalisierter sexuell übertragbarer Krankheiten sind die Möglichkeiten, sich zu schützen, heute so gut und unkompliziert wie nie zuvor. Die sicherste Möglichkeit bieten Kondome. Dazu kommt die traditionelle Strategie der festen Partnerschaft ohne Seitensprünge und die Möglichkeit, sich vor Eingehen einer Partnerschaft oder einer sexuellen Beziehung auf Krankheiten testen zu lassen.

Die Gesundheitsformel zum Schutz vor Infektionen

Gesundheit	Biologie
Infektionen lassen sich nicht komplett vermeiden. Immer wird es Keimen gelingen, durch die Luft, in Form von Tröpfchen, über Türgriffe oder einen Händedruck zu uns zu gelangen und sich in uns zu vermehren. Mit den meisten dieser Infektionen, ob durch Viren, Bakterien oder Pilze, kommt unser im Lauf der Evolution an solche Angriffe gewöhntes Immunsystem gut zurecht. Mikroorganismen, und unser Wettstreit mit ihnen, gehören zum Leben. Dadurch werden unsere Abwehrkräfte langfristig gestärkt. Wie alle Körperfunktionen muss das Immunsystem immer wieder herausgefordert und trainiert werden, um nicht zu erlahmen und im Notfall einsatzfähig zu sein. Mit Impfungen können wir uns gegen einzelne hochgefährliche Krankheitserreger schützen. Antibiotika helfen, wenn ein krank machender Bakterienstamm sich bei uns ausbreitet und das Immunsystem überwindet. Um unsere wirksame Waffe gegenüber den Bakterien zu behalten und Resistenzen zu verhindern, ist ein sorgsamer Umgang damit unerlässlich.	Der Organismus ist in vielerlei Hinsicht darauf angewiesen, mit den Keimen eine friedliche, gegenseitig nützliche Koexistenz zu führen. Wir bieten den Mikroben einen Lebensraum; sie »bezahlen« dafür, indem ihre Gemeinschaft auf der Haut einen Schutzmantel gegen Krankheitserreger bildet und unsere Abwehrkräfte fördert. Nützliche Bakterien im Darm helfen bei der Verdauung und schulen das Immunsystem in der Erkennung und Abwehr krankmachender Keime. Seit etwa 400 Millionen Jahren haben sich Mikroben, Menschen und ihre Vorfahren gemeinsam entwickelt. Keiner ist ohne den anderen mehr lebensfähig. Dennoch sind gegen Antibiotika unempfindlich gewordene Keine eine Gefahr für sehr junge, alte, kranke und schwache Menschen. Neue, durch Mutationen gefährlich gewordene Mikroorganismen werden eine unvermeidliche Bedrohung bleiben.

Umwelt	Lebensstil
Keimverbreitung geschieht durch zunehmende Urbanisierung, die verstärkte Mobilität in Reise und Handel rasant, auch über Ländergrenzen und Kontinente hinweg. Regierungen und Gesundheitsbehörden müssen sich gegen die Ausbreitung pathogener Keime wappnen, gefährliche Infektionskrankheiten überwachen und Notfallpläne für Ausbrüche bereithalten.	• Keimfreiheit ist nicht das Ziel. Übertriebene Hygiene und häusliche, routinemäßige Desinfektionsmaßnahmen sind unnötig.
• Klimawandel begünstigt die Aufbereitung von Erregern auch im Norden, die heute nur in warmen Klimazonen zu finden sind, etwa Malaria oder Gelbfieber.	• Wer selbst an einer Infektion leidet, sollte die Ausbreitung verhindern, z. B. nicht zur Arbeit oder in die Schule gehen, andere möglichst nicht berühren.
• Resistenzbildung muss durch Regulierung des Antibiotikagebrauchs (auch in der Tiermast) und besondere Hygienemaßnahmen in Krankenhäusern verhindert werden.	• Impfungen sind sicher und der beste Schutz gegen eine Reihe potenziell tödlicher Krankheiten. Zum eigenen Schutz, aber auch zum Schutz anderer sollten alle empfohlenen Impfungen und Auffrischungen in Anspruch genommen werden.
• Regierungen armer Länder müssen beim Ausbruch von Epidemien (z. B. Ebola) sofort und wirkungsvoll medizinisch unterstützt werden.	• Antibiotika sind wirksam, sicher und bei nachgewiesener Infektion mit Bakterien eine sinnvolle Therapie. Ihr gedankenloser oder nicht den ärztlichen Vorgaben entsprechender Einsatz befördert Resistenzen, stört die Mikroflora in uns und sollte unterbleiben.
• Gesundheitsbehörden müssen die Impfraten in der Bevölkerung hoch halten. Durch Aufklärung, Angebote, Kontrolle und möglicherweise neue Gesetze.	

Allergien vorbeugen, Überreaktionen vermeiden

Der deutsche Arzt Paul Ehrlich (1854–1915) erkannte bei seinen Forschungen als Erster die Bedeutung der »Antikörper« für die Infektabwehr, jener Eiweiße, die Fremdstoffe und Keime für den Angriff der Immunzellen markieren. Mit Salvarsan fand er ein gezielt krankheitsspezifisch wirkendes Mittel gegen die Syphillis und erhielt dafür 1908 den Nobelpreis. Seine Forschungserfolge auf dem Gebiet der Hämatologie machten Ehrlich so einflussreich, dass eine Fehleinschätzung seinerseits ein ganzes Forschungsgebiet über Jahrzehnte ausbremsen konnte: Ehrlich war fest der Meinung, dass es krankhafte Immunreaktionen des Körpers gegen eigene Gewebe nicht geben könne. »Horror autotoxicus«, eine biologisch eingebrannte »Furcht vor Selbstzerstörung«, nannte er das Prinzip, nach dem es eine gegen sich selbst gerichtete Attacke des Körpers nicht geben könne. Ehrlich hatte unrecht. Doch es dauerte etwa 50 Jahre, bis er, unter anderem durch die Arbeit des aus Deutschland in die USA emigrierten Ernst Witebsky[1], endgültig widerlegt war und die Erforschung auch von so genannten Autoimmunkrankheiten begann.

Nach jüngeren Schätzungen leiden gegenwärtig zwischen sieben und zehn Prozent der Menschen in Industrienationen an einer Krankheit, bei der das Immunsystem körpereigene Strukturen angreift. Für sie ist der Horror autotoxicus ein sehr realer Horror. Denn viele dieser Erkrankungen verursachen gravierende Beschwerden, und die verfügbaren Therapien sind nur unbefriedigend wirksam. Hauptsächlich werden Mittel zur generellen Unterdrückung der Immunabwehr eingesetzt, darunter Cortison und Chemotherapeutika. Dauerhafte Beschwerdefreiheit wird nur selten erreicht.

Ein gesundes Immunsystem muss Körpereigenes von Körper-

fremdem unterscheiden können und das Gefährliche von Unge-
fährlichem. Bei Menschen mit einer Autoimmunerkrankung ist
diese Erkennung gestört bzw. aus dem Gleichgewicht geraten.
Ganz so sinnlos, wie Paul Ehrlich dachte, ist die gezielte Zerstörung von körpereigenem Gewebe grundsätzlich nicht. Sie ist
Teil des normalen physiologischen Gleichgewichts, und Teil der
Individualentwicklung. Zellen, die nicht gebraucht werden, werden abgeschafft. In der Hirnentwicklung etwa sterben bei Kindern viele der ursprünglich angelegten Nervenzellen wieder ab,
und entartete Körperzellen, die sich sonst zu Tumoren entwickeln
könnten, werden vom Immunsystem normalerweise erkannt und
abgeräumt.

Auch bei Gesunden finden sich im Blut gegen eigenes Gewebe
gerichtete Antikörper (Autoantikörper), allerdings in weitaus ge-
ringeren Mengen als bei einer ausgebrochenen Autoimmunerkrankung. Jeder Mensch verfügt also über ein Selbstzerstörungs-
arsenal. Es liegt aus evolutionsbiologischer Sicht nahe, dass der
Besitz dieses Arsenals auch eine Funktion bei gesunden Menschen
hat, die nützlich ist.

Vermutlich ist ein unreifes Immunsystem noch gegen sämtliche Strukturen abwehrbereit. Abwehr wäre somit der Grundzu-
stand. Erst danach wird gezähmt, die Teile des Abwehrarsenals
werden lahmgelegt oder zumindest niedergehalten, die zur Selbstzerstörung im Organismus führen würden. Autoaggressive Zellen werden bei der Reifung der Lymphozyten in der Thymusdrüse
(Thymus-Zellen, kurz T-Zellen) eliminiert, und es entsteht das,
was Immunologen Toleranz nennen. Autoimmunkrankheiten sind
demnach als Reifestörung, als Fehler der Toleranzentwicklung gegen den eigenen Körper zu verstehen.

Neben dieser prinzipiellen Unvermeidlichkeit hat das Selbstzer-
störungsarsenal aber auch einen physiologischen Sinn. Immunzellen, die molekular auf eine Attacke gegen körpereigenes Gewebe
eingestellt sind, unterstützen eine effektive Reaktion gegen Krankheitskeime[2], indem sie bestimmte T-Abwehrzellen in Reaktionsbe-
reitschaft halten. Autoimmunität sorgt für einen latenten Alarm-
zustand im Immunsystem. Dieser Standby-Modus verursacht

gewisse Kosten, ist aber sinnvoll, weil das System nicht jedes Mal zeit- und materialaufwändig komplett neu hochgefahren werden muss, wenn es schnell und dringend gebraucht wird.

T-Zellen des Immunsystems müssen darüber hinaus, um zu funktionieren, auch an körpereigene Oberflächenmoleküle binden. Wenn eine Gruppe von T-Zellen dies aber zu fest tut, kann daraus eine Toleranzstörung entstehen.

Autoimmunkrankheiten richten sich nicht gegen den gesamten Körper, sondern nur gegen spezielle Moleküle auf Zelloberflächen, Gewebetypen oder auch gegen Botenstoffe. Wie sich das auswirkt, hängt von der Stärke der Attacke ab, aber auch davon, welche Funktion die geschädigten Zellen haben. Mit einer nur wenig angegriffenen Schilddrüse etwa leben viele Menschen lange Jahre ganz ohne Diagnose. Wenn aber die Beta-Zellen der Bauchspeicheldrüse attackiert werden, entsteht Diabetes Typ 1, der ohne Behandlung und Ersatz des in der Drüse produzierten Insulins tödlich verläuft.

Fast alle Gewebe, Organe und Strukturen sind mögliche Ziele fehlgeleiteter Antikörper oder Immunzellen. Entsprechend vielfältig sind die Form und Schwere der daraus entstehenden entzündlichen Beschwerden. Zu den häufigsten Autoimmunerkrankungen gehören die des »Rheumatischen Formenkreises«, der allein etwa 400 unterscheidbare Rheumaformen umfasst. Am Darm kommt es zu Colitis ulcerosa und Morbus Crohn, an der Schilddrüse zur Hashimoto-Thyreoiditis und Morbus Basedow, im Gehirn zu Multipler Sklerose, an der Haut zu Vitiligo und Schuppenflechte, um nur einige zu nennen. Insgesamt sind über 80 verschiedene Autoimmunkrankheiten beschrieben.

Die Häufigkeit vieler Autoimmunkrankheiten hat in den vergangenen Jahrzehnten deutlich zugenommen. Verantwortlich dafür könnte unsere zunehmende Exposition zu Giften und Chemikalien sein, die das Risiko erhöhen. Ursächliche Zusammenhänge sind hier aber noch nicht bewiesen worden. Umweltchemikalien könnten ebenso wie Stress, eine Schwangerschaft oder Infektion zum Auslöser (Trigger) einer Autoimmunkrankheit werden, allerdings nur dann, wenn bereits eine genetische Disposition für den Ausbruch besteht. Eines der wenigen gesicherten Beispiele für eine durch Medikamente verursachte Autoimmunkrankheit ist der so genannte Medikamenteninduzierte Lupus erythematodes. Gewisse Arzneimittel lösen in diesem Fall die Immunreaktion gegen Zellkernbestandteile aus. Davon betroffene Patienten haben einen typischen schmetterlingsförmigen Ausschlag im Gesicht und Entzündungen an Blutgefäßen und Organen. Normalerweise bildet sich die Symptomatik nach Absetzen der Mittel vollständig zurück.

Ob Umweltgifte auch andere Autoimmunkrankheiten auf diese Weise auslösen können, ist Gegenstand gegenwärtiger Forschung. Für den häufig angeführten Zusammenhang mit Quecksilber aus Amalgamfüllungen gibt es keine ausreichenden Belege.

Genetische Prädisposition

Vor allem Gene, die für die Antikörperproduktion, für Rezeptormoleküle an Immunzellen und MHC-Zelloberflächenmoleküle (MHC steht für Major Histocompatibility Complexes, einen anderen wichtigen Teil des Immunsystems zuständig sind, sind bei Menschen, bei denen Autoimmunkrankheiten ausbrechen, häufig verändert. Solch eine Genvariante zu haben, bedeutet aber nicht unbedingt, dass die Krankheit auch entsteht. Ein anderer wichtiger genetischer Faktor, der vor allem bei autoentzündlichen Erkrankungen, die ohne Beteiligung fehlgeleitete Autoantikörper auskommen, eine Rolle spielt, ist das Gen für Interleukin 10 (IL-10). Dieser Signalstoff sorgt normalerweise dafür, dass eine sinnvolle Immunreaktion, etwa als Antwort auf einen pathogenen Keim, nach vollbrachter Arbeit wieder beendet wird. Manche IL-10-Mutationen führen dazu, dass diese Bremswirkung ausbleibt und sich eine dauerhafte Entzündung entwickelt. Andersherum kann eine Überproduktion von IL-10 aber auch jene sinnvolle Immunreaktion ganz verhindern, was im schlimmsten Fall zum Beispiel eine infektiöse Blutvergiftung (Sepsis) oder auch Tumorwachstum zur Folge haben kann.

Die Rückkehr der Würmer

Eine Reihe von Studien untersucht derzeit die Rolle von Wurminfektionen bei der Toleranzentwicklung. Auch als Therapeutikum gegen Autoimmunkrankheiten haben sich die Darmparasiten bereits bewährt. Möglicherweise ist das Fehlen der Würmer als Teil der natürlichen Lebensgemeinschaft von Mikroben im Darm generell ein wichtiger Grund für die Zunahme autoimmuner Phänomene in urbanen Gesellschaften.

Seit es Menschen gibt, lebten parasitäre Helminthen, einige Rundwürmer und Plattwürmer, in den Därmen unserer Ahnen. Viele besiedeln den Darm, nachdem der Wirt ihre Eier mit kontaminiertem Wasser oder Nahrungsmitteln aufgenommen hat. Aber auch beim einfachen Graben in der Erde kann man sich infizieren. Als »gute Parasiten« nutzten sie den Mensch als wohltemperierten Lebensraum und Nahrungsgeber, ohne ihn lebensgefährlich zu schädigen. Und wie in jeder guten Symbiose bringen sie ihrem Wirt wahrscheinlich auch einen Vorteil. In Jahrtausenden der Koevolution hat das menschliche Immunsystem Wege gefunden, den Wurm im Darm zu bändigen – andersherum hat der Wurm sich angepasst, um jahrelang dort heimisch zu sein.

In Europa und den USA waren in den 1930er und 40er Jahren noch bis zu 70 Prozent der Kinder Träger von Würmern. Verbesserte Hygienebedingungen und die Verfügbarkeit von Antihelminthika, speziell gegen Würmer gerichteten und sehr effektiven Medikamenten, haben die Parasiten heute selten gemacht. Ein Problem sind Wurmerkrankungen nur noch in warmen Entwicklungsländern mit schlechter Abwasserentsorgung und kontaminiertem Frischwasser. Verschiedene Spezies lösen dort unterschiedlich schwere Erkrankungen aus. Schistosoma etwa schädigt Blase und Leber und kann sogar Krebs begünstigen. Akute Infektionen mit manchen Helminthen verursachen Durchfälle und Übelkeit. Hakenwürmer können bei starker Vermehrung zur Ursache einer Eisenmangelanämie werden. Die WHO schätzt, dass jährlich etwa 50 Millionen Kinder unter fünf Jahren wegen einer Wurmerkrankung behandelt werden müssen.[3]

Bereits in der Mitte der 90er Jahre hatte der US-amerikanische Gastroenterologe und Parasitologe Joel Weinstock den Verdacht, dass die Zunahme von chronisch entzündlichen Darmerkrankungen mit dem Verschwinden der Würmer zu tun haben könnte. Morbus Crohn trat in den USA und Europa zuerst vermehrt in Städten mit guter Abwasserversorgung und in nördlichen Breitengraden auf, wo die kälteren Temperaturen das Überleben der Wurmeier in der Erde erschweren.[4] In den USA wie in Europa leiden wirtschaftlich schwächere Bevölkerungsteile seltener an Autoimmunerkrankungen; im reichen Westeuropa sind sie häufiger als im Osten, unter der weißen Bevölkerung Amerikas verbreiteter als bei Schwarzen und Latinos, die in Südamerika geboren wurden und aufwuchsen. In den USA geborene Kinder südamerikanischer Eltern tragen dagegen ein viel höheres Erkrankungsrisiko.

In mehren Studien testete Professor Weinstock seine These zunächst an Mäusen, die nach experimenteller Infektion mit Helminthen vor Autoimmunreaktionen geschützt waren. Beim Menschen wählte er als Therapeutikum den Peitschenwurm Trichuris suis, der eigentlich Schweine befällt und beim Menschen nur eine begrenzte Zeit im Darm überlebt, nicht ins Blut übergeht und normalerweise keine Beschwerden verursacht. Die damit behandelten Patienten zeigten deutliche Besserungen ihres Morbus Crohn – ohne Nebenwirkungen.[5] Diese Erfolge haben eine Reihe weiterer, größerer und noch andauernder Studien angestoßen, die Sicherheit und Wirksamkeit der Helminthen-Therapie bei chronischen Darmentzündungen klären sollen. Auch die Reaktion anderer Autoimmunkrankheiten auf Wurmbefall, darunter Multiple Sklerose, Colitis ulcerosa, Autismus, Psoriasis und Diabetes Typ 1, wird gegenwärtig untersucht.

Würmer beeinflussen das Immunsystem im Darm auf mehrfache Weise. Unter ihrem Einfluss produzieren regulatorische T-Zellen größere Mengen an Interleukin 10, was die Immunreaktion generell bremst. Dendritische Zellen und Makrophagen, die am Darm eine Wächterfunktion ausüben, werden in ihrer Aktivität gehemmt.

Am Darmepithel, der äußeren Zellschicht des Darms, erhöhen sich in Anwesenheit von Würmern die Rate der Zellerneuerung und die Produktion von schützendem Schleim. Dies wiederum verändert die Lebensbedingungen der an der Darmwand siedelnden Bakterienspezies. Ihre Zusammensetzung und Menge verschieben sich in Richtung der probiotischen, nützlichen Mikroben. Eine entsprechende Dysbalance mit Überwiegen von schädlichen Arten in der Bakteriengemeinschaft wurde bei Kindern mit Morbus Crohn gerade in einer großen Untersuchung der Harvard-Universität nachgewiesen.[6]

Therapiestudien mit Würmern helfen den Wissenschaftlern dabei, die Entwicklung der Immuntoleranz beim Menschen zu verstehen und alle ihre Einflussfaktoren zu erfassen. Ihr Ziel ist nicht die »Rückkehr der Würmer« generell, die unter dem Strich und alle Arten zusammen sicher mehr schaden als nutzen. Aber möglicherweise findet sich ein spezieller, freundlicher Wurm oder eine Bakterienspezies, die während einer bestimmten Phase der Entwicklung den nötigen Impuls gibt. Ihre kontrollierte Gabe könnte Autoimmunkrankheiten wieder so selten werden lassen, wie sie einmal waren.[7]

Allergien

Allergien waren bis Anfang des 20. Jahrhunderts unbekannt, zumindest gab es kein Wort dafür. Wahrscheinlich litten Menschen aber auch schon vor Tausenden von Jahren darunter, wenn auch seltener als heute. Die Symptome wurden anderen Krankheitsgruppen zugeordnet, etwa Atemnot, Schnupfen und Asthma. Bis in die Sechzigerjahre war die Allergie dann höchstens eine Randnotiz der Medizin. Heute schätzt die WHO, dass knapp 40 Prozent aller Menschen gegen mindestens einen körperfremden, normalerweise harmlosen Umweltstoff allergisch sind.

Bei einer Allergie lösen nichtinfektiöse Stoffe eine Abwehrre-

Lebensmittelallergien

Lebensmittelallergien unterscheiden sich nicht nur von Lebensmittelunverträglichkeiten (siehe S. 268 ff.), sondern auch oft deutlich von Überreaktionen auf in der Luft schwebende Partikel wie Pollen oder Milbenkot. Vor allem sind sie oft weitaus gefährlicher. In den USA sterben jährlich etwa 200 Menschen, oft Kinder, an Lebensmittelallergien. Die wichtigsten Lebensmittel mit allergieauslösenden Komponenten sind (Kuh-)Milch, Ei, Erdnuss, Nüsse, Soja und Weizen. Es gibt auch regionale Unterschiede. In Mitteleuropa ist Sellerie-Allergie häufiger als anderswo, in Ostasien Buchweizen-Allergie. Wer eine bekannte schwere Lebensmittelallergie hat, der oder dessen Begleitperson sollte eine Notfallspritze mit Epinephrin dabei haben. Dieses Mittel kann den schweren, oft tödlichen allergischen (anaphylaktischen) Schock vermeiden, wenn es, sobald sich die typischen Anfangssymptome zeigen, injiziert wird. Speziell für Lebensmittelallergien gelten die Immunreaktion modulierende Therapieansätze als am ehesten erfolgversprechend. Hier werden – bisher aber nur im Rahmen streng kontrollierter und von Notfallmedizinern überwachter Studien – sich steigernde Dosen des Allergens seriell entweder geschluckt oder unter die Zunge verabreicht. Lebensmittelallergien sind sehr selten. Viel häufiger sind Nahrungsmittelunverträglichkeiten für Verdauungsprobleme verantwortlich. Vor der Entscheidung für eine lebenslange, möglicherweise einseitige Diät zur Vermeidung bestimmter Stoffe sollte die Allergie unbedingt von einem Allergologen durch entsprechende Tests bestätigt werden.

aktion des Organismus aus, wie sie beim Eindringen von Krankheitserregern auch abläuft. Gegen das auslösende Allergen sensibilisierte Immunzellen oder Antikörper stoßen eine Kaskade an Zellaktivierungen und Ausschüttung von Botenstoffen an, die zu den typischen Symptomen führt: Jucken, Rötung und Schwellung an den Schleimhäuten und verschieden schwere Allgemeinsymptome mit Schwäche, Fieber und Müdigkeit. Im schlimmsten

Fall führt die überschießende Abwehrreaktion und Überflutung des Körpers mit Entzündungsbotenstoffen zum anaphylaktischen Schock mit starkem Blutdruckabfall bis zum Organversagen.

Dass Allergie heute eine Volkskrankheit ist, hängt möglicherweise mit der gestiegenen Zahl der Stoffe zusammen, denen einzelne Menschen und ihr Immunsystem heute ausgesetzt sind. Zugenommen haben Proteine aus neu gezüchteten Pflanzensorten oder aus Übersee importierten Produkten. Das wärmere Klima lässt Pflanzen mit hoher allergener Potenz auch in Breiten gedeihen, wo sie zuvor nicht anzutreffen waren. Auch viele synthetische Stoffe sind neu in unserer Umwelt. Deren Moleküle könnten in Wechselwirkung mit natürlichen Eiweißen treten und diese für Immunzellen wie ein unbekanntes Protein aussehen lassen. Vielleicht irritieren sie auch auf andere Weise das Immunsystem und provozieren so Abwehrreaktionen. Auch Zubereitungsformen von Nahrung beeinflussen deren Potenz als Allergen: Erdnussallergien etwa gibt es bei gerösteten Erdnussprodukten weit häufiger als bei gekochten.

Insgesamt ist die These der Überforderung unseres Immunsystems durch Konfrontation mit zu vielen neuen Umweltstoffen aber lückenhaft. Allergien gegen exotische, importierte Nahrungsmittel sind nicht häufiger als gegen heimische. Und die Zahl menschengemachter, zusätzlicher Stoffe in unserer Umwelt ist im Verhältnis zur Vielfalt der Stoffe in der Natur verschwindend gering.

Neurodermitis (Atopisches Ekzem)

Auch die (aufgrund der fälschlichen Annahme im 19. Jahrhundert, es handele sich um Symptome einer Nervenentzündung) Neurodermitis genannte Hautentzündung entsteht aus einem Zusammenspiel von genetischen, Umwelt- und Immunfaktoren. Die Barrierefunktion der Haut ist oft aufgrund von Gendefekten, derentwegen bestimmte Schutzproteine nicht oder schlecht gebildet werden, gestört. So können Stoffe aus der Umwelt eindringen, mit Akteuren des Immunsystems in Kontakt kommen und Abwehrreaktionen auslösen. Aufgrund so genannter Kreuzreaktionen werden häufig auch Autoantigene gebildet, die sich gegen körpereigene Strukturen wenden. Die Krankheit hat dann also auch eine autoimmune Komponente. Letzteres gilt als Grund dafür, dass die Symptome oft auch nach Eliminierung der Irritation von außen fortbestehen. Die vorgeschädigte Haut kann zusätzlich von Bakterien oder Pilzen angegriffen sein.

Als beste Vorbeugung bei Kleinkindern gilt heute, es mit Hygiene, speziell Hauthygiene, nicht zu übertreiben und die Hautbarriere bei Bedarf durch rückfettende Cremes zu unterstützen.

UV-Licht hilft, akute Ausbrüche abheilen zu lassen, wahrscheinlich über Vitamin-D-Produktion und Abtötung von Bakterien. Insgesamt sind die Therapiemöglichkeiten vielfältig, von den gegen Allergien typischerweise eingesetzten Antihistaminika über harnstoffhaltige und Cortisonpräparate bis hin zu Entspannungstechniken. Neue, sehr wirksame Präparate mit Antikörpern fangen Botenstoffe der Entzündung ab und durchbrechen so die fehlgeleitete Abwehrreaktion.

Neurodermitis-Patienten sollten sich möglichst genau an die Therapieschemata ihres Hautarztes halten. In jeder Phase der Entzündung hilft ein anderes Präparat am besten.

Oft bringen Kombinationen verschiedener Therapien und Vorbeugemaßnahmen die besten Ergebnisse. Auch über Erfolge mit Alternativmethoden – von Akupunktur über die Einnahme spezieller Fettsäuren bis hin zu einer stark kohlenhydratreduzierten Diät – wird berichtet. Aussagekräftige Studien fehlen allerdings weitgehend oder verliefen enttäuschend. Man sollte sich, wenn man es damit versuchen möchte, eingehend über mögliche Nebenwirkungen informieren und sich vor allem nicht die nachgewiesenermaßen wirksamen Methoden vorenthalten.

Generell sollten Salben und Cremes der Basispflege abgesehen vom rückfettenden Inhaltsstoff, Fett und Wasser, möglichst keine weiteren Substanzen enthalten. Immer wieder werden verzweifelten Neurodermitikern Präparate mit »rein pflanzlichen, natürlichen« Wirkstoffen angeboten, die angeblich verträglicher seien als die »Cortison-Hämmer«. Das ist gefährlich: Pflanzenpräparate, die aus vielen Tausend unbekannten und dermatologisch nicht untersuchten Substanzen zusammengesetzt sind (so wie jede Pflanze, die man zerquetscht), haben auf der barriergestörten Haut von Neurodermitikern nichts zu suchen. Am Anfang wirken sie scheinbar durch ihre hautpflegenden Anteile (Fett), doch schon nach kurzer Zeit haben sich Immunzellen gegen ihre Inhaltsstoffe sensibilisiert und werden selbst zum Auslöser des nächsten Neurodermitisschubs.

Die Hygiene-Hypothese

Aktuelle wissenschaftliche Hypothesen gehen davon aus, dass nicht der häufigere Kontakt mit neuen Umweltstoffen, sondern im Gegenteil der seltenere Kontakt mit altbekannten Mikroorganismen zur Zunahme der Allergien geführt hat. Übermäßige Hygiene könnte die Ursache dafür sein, dass das Immunsystem, das evolutionär darauf eingestellt ist, es mit vielem »Fremden« zu tun zu bekommen, quasi aus Unterforderung heraus und wegen eines mangelhaften Trainingszustands gegen harmlose Stoffe überreagiert.

Die Urform der »Hygiene-Hypothese« stammt von dem britischen Epidemiologen David Strachan. Dieser veröffentlichte im November 1989 einen kurzen Fachartikel im *British Medical Journal*, in dem er anhand von Daten von knapp 18 000 Landsleuten zeigte, dass Kinder aus größeren Familien – und unter ihnen vor allem die später geborenen – messbar und statistisch signifikant seltener an Allergien litten als etwa Einzelkinder und Erstgeborene. Er schloss, dass Kinder in größeren Familien mehr Keimen ausgesetzt sind, die etwa ihre älteren Geschwister aus Schule oder Kindergarten mit nach Hause bringen. Damit, so vermutete Strachan, werde deren Immunsystem besser geschult und lerne zudem, wirklich problematisches Fremdes von harmlosem zu unterscheiden.

Die Münchner Medizinerin Erika von Mutius fand eine ähnliche Erklärung für die niedrigere Allergierate in den neuen Bundesländern kurz nach der Wende: In der ehemaligen DDR war die

Allergisches Asthma

Allergien können über die Jahre sehr unterschiedliche Verläufe nehmen. Sie können unverändert vergleichbare Symptome in gleicher Intensität zeigen, zurückgehen oder ganz verschwinden, etwa in der Pubertät oder der Menopause. Die Beschwerden können sich aber auch deutlich verschlimmern. Bei einigen Patienten entwickelt sich aus anfänglichem Heuschnupfen allmählich ein allergisches Asthma. Die Ursachen dieser Allergieausbreitung sind trotz intensiver Erforschung noch immer nicht befriedigend aufgeklärt. Es gibt Hinweise darauf, dass hyperaktive Immunzellen während eines Allergieschubs die Oberflächenstrukturen und Muskeln der Bronchien schädigen und die Reaktion des Gewebes dazu führt, dass jene Bronchialepithelien und Muskeln sich zwar regenerieren, aber in einer Weise, die sie noch anfälliger macht. Deshalb sollte man es erst gar nicht zu einer solchen Kaskade kommen lassen. In Langzeitstudien hat sich gezeigt, dass das Risiko von an Heuschnupfen leidenden Kindern, Asthma zu entwickeln, deutlich geringer ist, wenn bei ihnen eine Hyposensibilisierungskur angewandt wird.[8] Über eine längere Zeit wird dabei das auslösende Antigen in steigender Dosis unter die Haut gespritzt oder als Tropfen in den Mund gegeben. In vielen Fällen gelingt es so, nachträglich eine Immuntoleranz dagegen aufzubauen.

Geburtenrate höher, und die Familien waren durchschnittlich etwas größer. Kleinkinder gingen dort auch meist in die Krippe (70 Prozent gegenüber 7,5 Prozent im Westen). Der Nachwuchs war so deutlich mehr Erregern ausgesetzt und litt entsprechend häufiger akut an Husten und Schnupfen. Die Allergienrate lag jedoch nur halb so hoch wie in Westdeutschland. Inzwischen, nachdem sich die Lebensverhältnisse, Kinderzahl pro Familie und der Anteil der Kinder in Krippen stark angenähert haben, sind auch Allergien gleich häufig im Westen wie im Osten.

Die Beobachtung, dass Kinder, die auf Bauernhöfen mit Kuhstall und mit Haustieren aufwachsen, vergleichsweise selten Allergien bekommen, führte zu der Suche nach einem speziellen Keim, der möglicherweise für die Schutzwirkung verantwortlich ist. Bakterien wie zum Beispiel die stäbchenförmige Art Listeria monocytogenes und Schimmelpilze der Gattung Eurotium. Enthält die Atemluft besonders viele dieser Organismen, ist das Asthmarisiko der dort lebenden Kinder gering. Als Nasenspray verabreicht, könnten solche Bakterien möglicherweise die nachfolgenden Generationen vor der Erkrankung schützen.

Auch durchgemachte Infektionen mit Würmern scheinen eine Schutzwirkung zu haben. Vor allem Wurmerkrankungen in der Kindheit beeinflussen die Aktivität allergieauslösender T-Zelltypen. Die Würmer halten das Immunsystem ihres Wirts in Schach, damit sie nicht von dessen körpereigener Abwehr angegriffen werden, und schaffen sich so eine Umgebung, die ihnen das Überleben ermöglicht. Fadenwürmer zum Beispiel können bis zu 14 Jahre im Gewebe von Menschen existieren und dort ständig Nachkommen produzieren. Viele der Infizierten entwickeln eine immunologische Toleranz, und genau das ist auch das Ziel des Parasiten. Beide profitieren: Der Parasit wird nicht angegriffen, und der Wirt leidet nicht unter einer chronischen Entzündung. Forscher arbeiten daran, die Mechanismen dieser Interaktion von Parasit und Mensch aufzuklären. Ihr Ziel ist es, ein Medikament zu entwickeln, das die Infektion »imitiert«, ohne die Patienten den Risiken und Unannehmlichkeiten einer tatsächlichen Wurminfektion auszusetzen.

Die am besten belegte These, warum es heute so viele Allergien gibt, lautet also: zu viel Hygiene, zu wenige Keime in der Umwelt, und das vor allem in frühester Kindheit (es gibt sogar Studien, die schon während der Schwangerschaft einen solchen Effekt zu zeigen scheinen). Die logische Konsequenz daraus kann nur lauten: Wer bei seinen Kindern Allergien vermeiden will, muss sie deutlich mehr als heute üblich so aufwachsen lassen wie die Kinder der Vorfahren: mehr Kontakt mit anderen Kindern, mehr Kontakt mit Tieren, und tatsächlich: mehr Kontakt mit Schmutz. Allerdings erkauft man sich den Schutzeffekt womöglich mit mehr Infekten. Und auch, dass ein Kind sich dann einen wirklich gefährlichen Keim einfängt, der bei mehr Hygiene vermieden worden wäre, ist nicht auszuschließen. Angesichts dieses Dilemmas ist zu hoffen, dass die molekularen Mechanismen der Gemeinschaft von Mensch und Mikrobe bald so weit aufgeklärt sind, dass eine vorsorgliche, therapeutische Besiedlung der Schleimhäute zum Schutz möglich wird.

Strategien bei Pollenallergie

Allergene vermeiden oder reduzieren durch:

- geschlossene Fenster,
- Nutzung einer Klimaanlage, welche die Luft filtert oder benutzte Luft recycelt,
- Duschen und Haarewaschen abends statt morgens,
- häufiges Wäschewaschen,
- oft neue Bettwäsche aufziehen,
- Gras und andere allergene Pollen produzierende Pflanzen im Garten rechtzeitig schneiden/mähen,
- Sport- und Outdooraktivitäten reduzieren oder auf pollenärmere Tageszeiten (meist nachmittags/abends oder bei und direkt nach Regenfällen) verlegen,
- Brillen oder Sonnenbrillen mit möglichst großen Gläsern tragen, denn auch diese reduzieren die Pollenzahl, die in die Augen gerät,
- trinken sowie Mund und Nase mit Kochsalzlösung spülen, um Allergene abzuwaschen und die Schleimhäute zu entlasten und zu hydrieren,
- Nutzung von einfachen Atemmasken,
- bestimmte, selbst nicht allergene Stoffe können allergische Reaktionen verstärken, Dieselpartikel etwa[9], insofern kann es auch helfen, diesen so weit möglich aus dem Wege zu gehen,
- Urlaube in pollenarmer Umgebung planen, etwa im Hochgebirge oder am Meer.

Die Gesundheitsformel für ein funktionierendes Immunsystem

Gesundheit	Biologie
Das Immunsystem des Menschen erfordert ein harmonisches Zusammenwirken vieler spezialisierter Gewebe- und Immunzellen, Entzündungsbotenstoffe und -eiweiße. Ein eindringender Keim oder kranke Zellen müssen als schädlich erkannt, markiert und eliminiert werden. Die dabei stattfindende Entzündungsreaktion bezieht das umliegende Gewebe und sogar den gesamten Körper mit ein: Die Durchblutung und Temperatur steigen an; die betroffene Region schmerzt und wird geschont. Nach abgelaufener Immunreaktion normalisiert sich der Stoffwechsel wieder, die Entzündung wird gestoppt, geschädigtes Gewebe erneuert.	Ein Freund-Feind-Erkennungssystem besitzen Lebewesen schon seit Millionen Jahren. Seither steht es in ständigem Austausch sowohl mit unserem eigenen Gewebe als auch mit den uns bewohnenden Mikroben.
	Es hat sich ein Miteinander entwickelt, zu dessen Balance auch das Vorhandensein von Bakterien und Parasiten gehört. Bei einer Allergie reagiert das Immunsystem überschießend auf Umweltstoffe, die sonst nicht zu einer Abwehrreaktion führen würden. Je nach deren Eintrittspforte kommt es zu unterschiedlichen Beschwerden an der Haut (Neurodermitis), den Atemwegen (Asthma, Heuschnupfen) oder am Darm (Nahrungsmittelallergien).
Zurück bleiben auf den Keim spezialisierte Gedächtniszellen, die das System beim nächsten Kontakt mit dem auslösenden Krankheitserreger schneller und effektiver reagieren lassen. Der Organismus ist dagegen immun geworden.	Bei Autoimmunkrankheiten richtet sich das Abwehrsystem fälschlicherweise gegen Strukturen des eigenen Körpers. Eine chronische Entzündung ist die Folge, die den gesamten Organismus belastet und das betroffene Organ zerstören kann.

Umwelt	Verhalten
Verbesserte Hygienebedingungen, Antibiotika und Methoden der Desinfektion haben Seuchen und schwere Infektionskrankheiten selten werden lassen. Der Anstieg von Allergien und Autoimmunkrankheiten ist möglicherweise die Folge eines dadurch ausgelösten Artensterbens vieler für den Menschen ungefährlicher Keime und Parasiten im Darm und auf der Haut. Unserem Immunsystem fehlt der »Trainingspartner«, um zwischen Freund und Feind unterscheiden zu lernen und angemessen auf Bedrohungen zu reagieren. Schadstoffe in der Atmosphäre, etwa Feinstaub aus Dieselmotoren und Schornsteinen, erhöhen das Allergierisiko. Begünstigt durch den Klimawandel werden Pflanzen mit hoher allergener Potenz auch in nördlichen Breiten heimisch. Industriell hergestellte Nahrungsmittel und Cremes können neue, allergene Substanzen enthalten.	• Um Allergien bei Kindern zu vermeiden, sollte auf übertriebene Hygiene verzichtet werden. • Säuglinge sollten gestillt, der Kontakt mit anderen Kindern und mit Tieren gefördert werden. • Kaiserschnittgeburten erhöhen das Risiko und sollen nur mit klarer Indikation erfolgen. • Wer bereits an einer Allergie leidet, sollte versuchen, die Allergenexposition zu minimieren. • Verschiedene Formen der Hyposensibilisierung verhindern, dass sich eine Allergie innerhalb des Körpers weiter ausbreitet. • Antibiotika sind mit Bedacht einzusetzen. • Aktives wie passives Rauchen erhöhen die Gefahr, eine Allergie zu entwickeln • Regelmäßiges Lüften vermindert Luftschadstoffe, verhindert Schimmelpilzwachstum und entsprechende Allergien. • Impfungen erhöhen weder das Risiko für Allergien noch für Autoimmunkrankheiten! Auch Kinder mit hohem Allegierisiko sollten geimpft werden.

EVOLUTION

Die Entstehung allen Lebens,
Teil 3: Die Evolution des Menschen

Unter den Säugern, die in der Kreidezeit die Weltbühne betraten, befand sich eine besondere Gruppe von Tieren. Es waren die Primaten (Herrentiere). Der Begriff ist vom lateinischen *primus* (der Erste) abgeleitet und weist auf die Spezies hin, die heute als »Krönung der Schöpfung« gilt, nämlich den Homo sapiens (den Menschen).

Der älteste Fund, der das Auftauchen der Primaten belegt, wurde nahe der Stadt Purgatory Hill im Osten Montanas in den USA in 65 Millionen Jahre alten Ablagerungen entdeckt. Purgatorius, wie die Paläontologen die Gattung tauften, war somit ein Zeitgenosse der letzten Dinosaurier. Heute sind vier Purgatorius-Arten bekannt. Die Tiere wogen je nach Art zwischen 60 und 150 Gramm. Äußerlich glichen sie Spitzhörnchen, mit denen sie auch verwandt waren. Ihre Zähne deuten darauf hin, dass sie

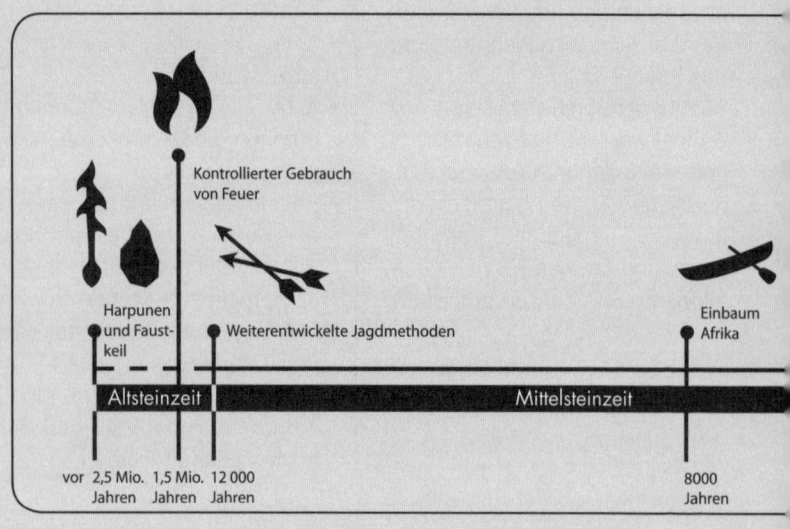

142

Früchte und Insekten fraßen, ähnlich wie die heutigen Mausmakis und Zwerggalagos. Genanalysen legen indes nahe, dass die frühesten Primaten schon vor 80 bis 90 Millionen Jahren gelebt haben.

Feucht- und Trockennasen

Im Eozän, als die Dinosaurier ausgestorben waren, verbreiteten sich die Tiere rasch. Sie hatten sich zu dieser Zeit bereits in die Unterordnungen der Feuchtnasen- und Trockennasenaffen aufgespalten, die noch heute bestehen. Letztere schließen auch die Menschenaffen und den Menschen ein. Zu den Feuchtnasenaffen zählte die Gruppe der Adapiformes, die im mittleren Eozän (vor 49 bis 47 Millionen Jahren) ihre größte Vielfalt erreichte.

Die Uräffchen lebten überwiegend auf der Nordhalbkugel in Nordamerika und Eurasien, nur drei Arten sind aus dem südlichen Afrika bekannt. Die Tiere der größten Art (Notharctus robustior) wurden rund sieben Kilogramm schwer, vermutlich ernährten sie sich von Früchten und Blättern. Ihre langen Hinterbeine und ein kräftiger Schwanz geben Hinweise auf ihre Lebens-

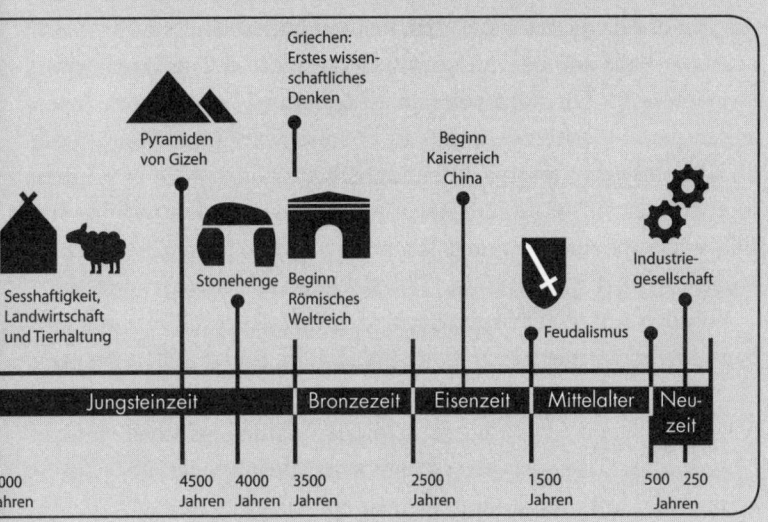

weise: Sie dürften sich in den Bäumen kletternd und springend fortbewegt haben. Schon in dieser anatomisch primitiven Gruppe zeichneten sich die hervorstechendsten Merkmale der Primaten ab: ein größeres Gehirn und zum Greifen fähige Gliedmaßen.

Das Eozän war die wärmste Epoche im Erdzeitalter des Tertiär. Sowohl Grönland als auch die Antarktis waren eisfrei, und in den nördlichen Kontinenten erstreckten sich ausgedehnte tropische Regenwälder. Zudem verband eine Landbrücke Eurasien, Grönland und den nordamerikanischen Kontinent. Im folgenden Oligozän, das vor rund 34 Millionen Jahren begann und vor 23 Millionen Jahren endete, setzten heftige Klimaschwankungen ein, und der Globus kühlte ab.

Bereits zu Beginn dieser Epoche verschwanden die Adapiformes aus Europa und Afrika, später starben sie auch in Nordamerika aus. Nur in Südasien überlebten sie noch eine Weile. Heute existieren als Feuchtnasenaffen noch Loris und Lemuren (von lateinisch *lemures*, Schattengeister der Toten). Letztere kommen ausschließlich auf Madagaskar und umliegenden kleineren Inseln vor. Ob sie direkte Nachfahren der Adapiformes sind, ist unklar, weil die fossile Überlieferung zu viele Lücken aufweist.

Die zweite große Gruppe, die in der Anfangszeit der Primaten dominierte, waren die so genannten Omomyidae. Sie gelten als die frühesten Vertreter der Trockennasenaffen und sind mit den heutigen Koboldmakis verwandt. Exemplare der größten Arten erreichten ein Gewicht von 2,5 Kilogramm. Die meisten Arten lebten in Nordamerika, einige in Europa, wenige in Asien. Auch die Omomyidae verschwanden im frühen Oligozän. In Nordamerika existierten nun keine Affen mehr. Dafür traten in Südamerika vor etwa 40 Millionen Jahren die Neuweltaffen in Erscheinung.

Von den Altweltaffen unterscheiden sie sich durch ihre breitere Nase, deren Löcher zur Seite gerichtet sind. Einige Arten besitzen auch Greifschwänze. Wie sie auf den Kontinent kamen, ist unklar. Allerdings lagen Afrika und Südamerika damals nah beieinander, so dass die Tiere ihre neue Heimat möglicherweise über Inselketten oder auf »schwimmenden Inseln« aus Pflanzen erreichten.

Primaten (höhere Säugetiere)

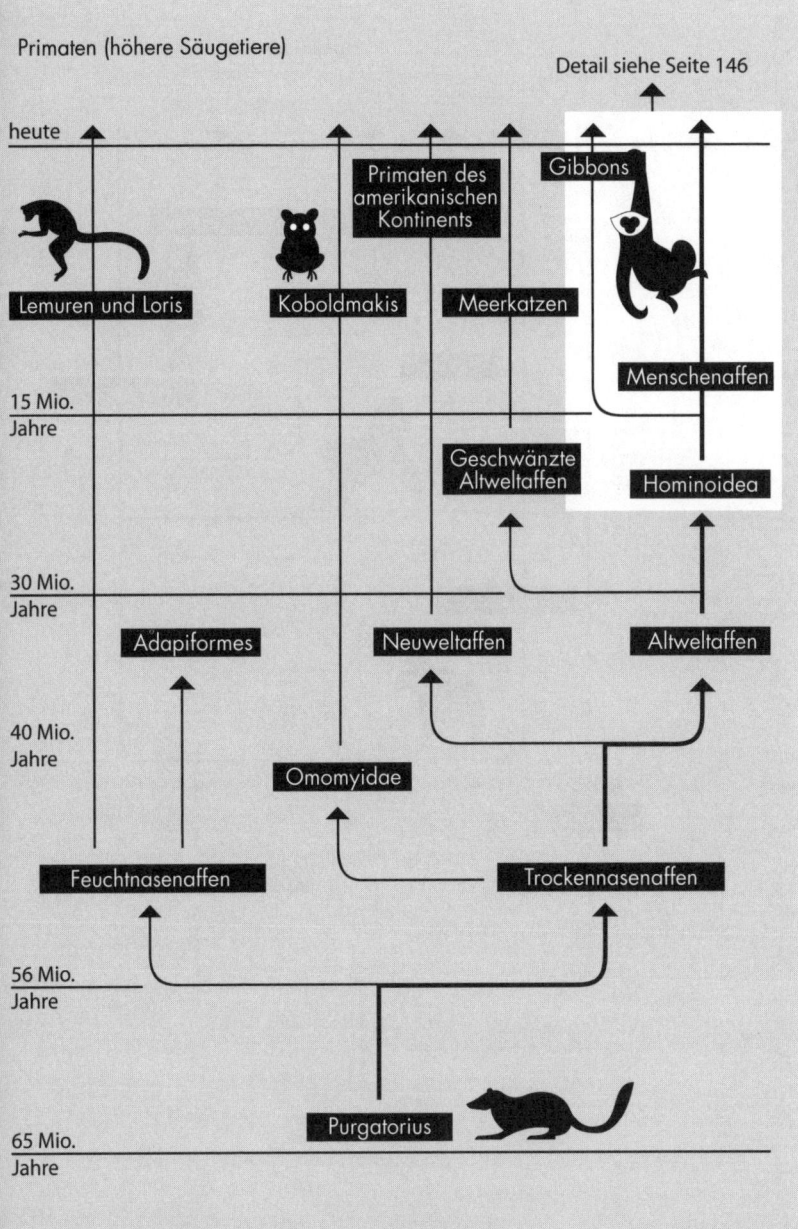

Detail siehe Seite 146

heute

Lemuren und Loris

Koboldmakis

Primaten des amerikanischen Kontinents

Meerkatzen

Gibbons

Menschenaffen

15 Mio. Jahre

Geschwänzte Altweltaffen

Hominoidea

30 Mio. Jahre

Adapiformes

Neuweltaffen

Altweltaffen

40 Mio. Jahre

Omomyidae

Feuchtnasenaffen

Trockennasenaffen

56 Mio. Jahre

Purgatorius

65 Mio. Jahre

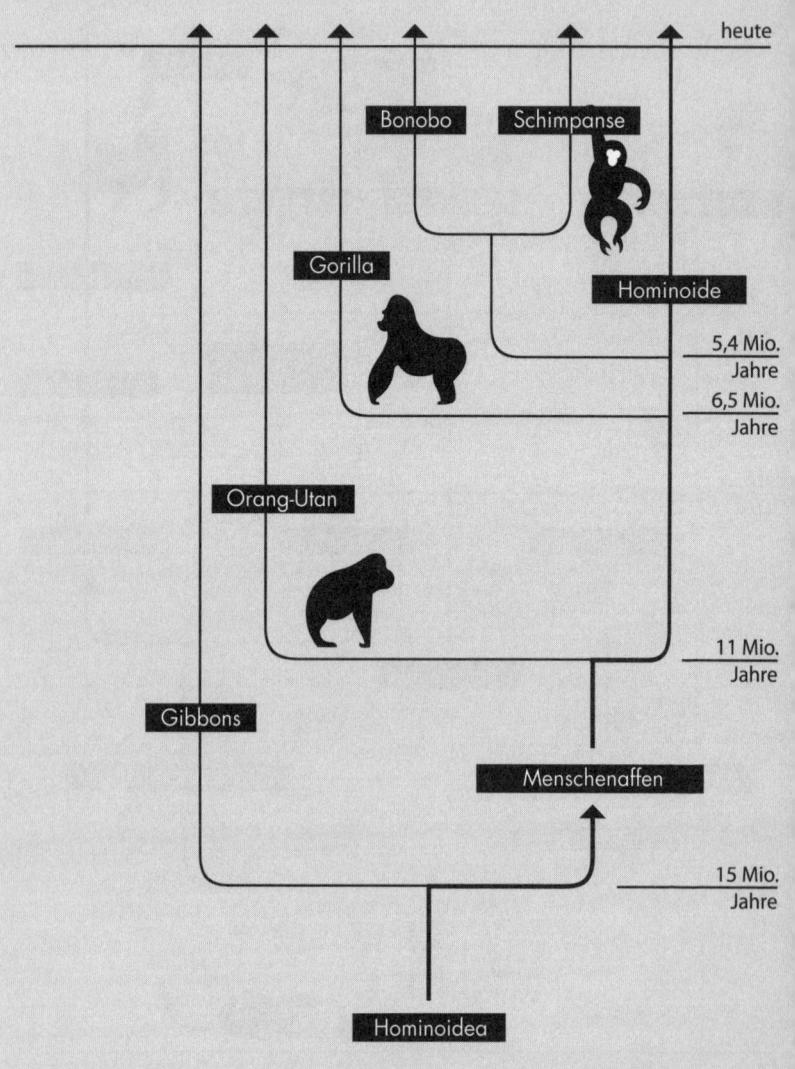

Hominiden (Menschenartige Primaten)

heute

Bonobo   Schimpanse

Gorilla

Hominoide

5,4 Mio.
Jahre

6,5 Mio.
Jahre

Orang-Utan

11 Mio.
Jahre

Gibbons

Menschenaffen

15 Mio.
Jahre

Hominoidea

Die Evolution der Trockennasenaffen setzte sich auch ohne die Omomyidae fort.

In Eurasien und Afrika waren nun die Altweltaffen die dominierenden Primaten. Doch ihre Linie spaltete sich auf. Ein Zweig führte zu den geschwänzten Altweltaffen, von denen heute noch die Meerkatzen-Verwandten leben. Die zweite Linie führte zu den Menschenartigen (Hominoidea).

Die Entwicklung menschlicher Züge

Wann sich die Gruppen getrennt haben, war mangels aussagekräftiger Fossilien lange unbekannt. Es muss aber im Zeitraum von 30 bis 23 Millionen Jahren vor der Jetztzeit geschehen sein. Ein Fund des Paläontologen Iyad Zalmout von der University of Michigan im Jahr 2010 brachte schließlich den Durchbruch. Auf einem Hochplateau in Saudi-Arabien entdeckte er den Schädel eines frühen Primaten, der vermutlich der letzte gemeinsame Vorfahr von Meerkatzen-Verwandten und Menschenartigen war. Damit kann dieses Tier als Bindeglied zwischen Affen und Menschenaffen (Hominiden) gelten. Tatsächlich besitzt das rund 29 Millionen Jahre alte Fossil Merkmale beider Linien.

Auch die Linie der Menschenartigen spaltete sich noch einmal auf. Aus einem Zweig ging vor 18 bis 15 Millionen Jahren die Familie der Gibbons hervor, zu der heute 16 Arten gehören. Der andere Zweig führte zu den Menschenaffen, die ungefähr zur gleichen Zeit als eigene, anatomisch von den Affen abgegrenzte Gruppe in Erscheinung traten. Nun hatte die Evolution endgültig den Pfad zur Menschwerdung betreten.

Die Menschenaffen wiederum trennten sich in einen asiatischen und einen afrikanischen Zweig. In Asien entstanden mehrere Arten, darunter der riesenhafte *Gigantopithecus blacki*. Von ihm fanden sich aber nur ein paar Kieferelemente und Zähne, deshalb können die Forscher seine Körpermaße allenfalls schätzen. Vermutlich war der Gigant über drei Meter groß und wog zwischen 300 und 550 Kilogramm.

Die meisten Fossilien dieser Art sind sieben bis acht Millionen Jahre alt, einige jedoch mit zwei Millionen Jahren deutlich jünger. Funde aus China wurden sogar auf nur 100 000 Jahre datiert. Dann hätten die Menschen, die zu dieser Zeit in der Region lebten, dem *Gigantopithecus* begegnen können. Womöglich resultierten daraus die Mythen um den Schneemenschen Yeti. Von der asiatischen Linie überlebte indes nur der mittlerweile stark bedrohte Orang-Utan (»Waldmensch«).

In Afrika spalteten sich nacheinander die Unterfamilien der Gorillas sowie die der Schimpansen und Bonobos von der Hauptlinie ab. Als ältester bekannter Vorfahr der Gorillas gilt der fossile Menschenaffe *Chororapithecus abyssinicus*, der vor etwa zehn Millionen Jahren lebte. Vier Millionen Jahre später entstanden dann die Schimpansen. Heute teilt sich ihre Gattung in zwei Arten, den gemeinen Schimpansen (*Pan troglodytes*) und den Zwergschimpansen (*Pan paniscus*), der auch Bonobo genannt wird.

Möglicherweise trennten sich die Schimpansen aber schon viel früher von der Hauptlinie ab, die zum Menschen führte – nämlich bereits vor sieben bis acht Millionen Jahren. Darauf deuten genetische Daten hin, die Wissenschaftler bei der Sequenzierung des Schimpansen-Genoms im Jahr 2005 gewannen. Genetiker entwickelten aus den Abweichungen in den Gensequenzen eine »molekulare Uhr«, die jedoch oft andere zeitliche Zuordnungen ergibt als die fossilen Aufzeichnungen.

Die Sequenzierung ermöglichte auch einen Vergleich des Genoms von Menschenaffen und Menschen. Wie sich zeigte, unterscheiden sich im Erbgut von Schimpanse und Mensch ungefähr 1,23 Prozent der Basenpaare, bei Gorilla und Mensch sind es 1,75 Prozent. Die Schimpansen sind also tatsächlich unsere nächsten Verwandten im Tierreich. Dass sie uns äußerlich nur wenig gleichen, liegt auch an der unterschiedlichen Regulation der Gene.

Erste Schritte auf zwei Beinen

Zu der Zeit, als sich die Linien trennten, lebte der Vormensch, der älteste bekannte Vertreter der sogenannten Hominini mit dem wissenschaftlichen Namen *Sahelanthropus tchadensis*. Als Vormenschen bezeichnen die Paläoanthropologen die Arten der Gattung Homo einschließlich des heutigen Menschen sowie seiner ausgestorbenen Vorfahren.

Vermutlich lebte *Sahelanthropus tchadensis* noch in den Bäumen, ob er aufrecht gehen konnte, ist offen. Sein Nachfahre *Orrorin tugenensis* dagegen, der vor etwa sechs Millionen Jahren im heutigen Kenia lebte, konnte sich dauerhaft auf zwei Beinen halten. Dies schließen die Paläontologen aus dem Bau seiner Oberschenkelknochen. Er gilt deshalb als erster »aufrecht gehender Affe«.

Die Funde zeigen, dass die Wiege des Menschengeschlechts in Ostafrika lag. Zu Lebzeiten der frühen Hominini wich der Regenwald dort aufgrund eines Klimawandels ausgedehnten Steppen- und Buschlandschaften. Deshalb vermuteten Anthropologen lange, der aufrechte Gang sei entstanden, weil die Frühmenschen durch diese Körperhaltung die Savanne besser überblicken konnten.

Eine neuere Theorie besagt demgegenüber, dass bereits die Hominiden ihre Hände zunehmend als Greifwerkzeug nutzten. Als die Wälder verschwanden, seien sie aus den Bäumen auf den Boden umgezogen und hätten dort das Gehen auf zwei Beinen perfektioniert. Die Hände hatten sie dann frei, beispielsweise für den Werkzeuggebrauch. Vielleicht wirkten auch beide Faktoren zusammen.

Es könnte aber auch ganz anders gewesen sein. Dies besagt eine dritte Hypothese, die der Biologieprofessor Carsten Niemitz von der Freien Universität Berlin aufgestellt hat. Demnach entwickelte sich der aufrechte Gang im Wasser von Flüssen und Seen, in denen die Vormenschen viel und proteinreiche Nahrung fanden. Beim Jagen erwies sich das Waten auf zwei Beinen als vorteilhaft.

Aufrecht kam jedenfalls *Ardipithecus ramidus* daher, mit beiden Händen konnte er also Früchte sammeln. Den Namen ent-

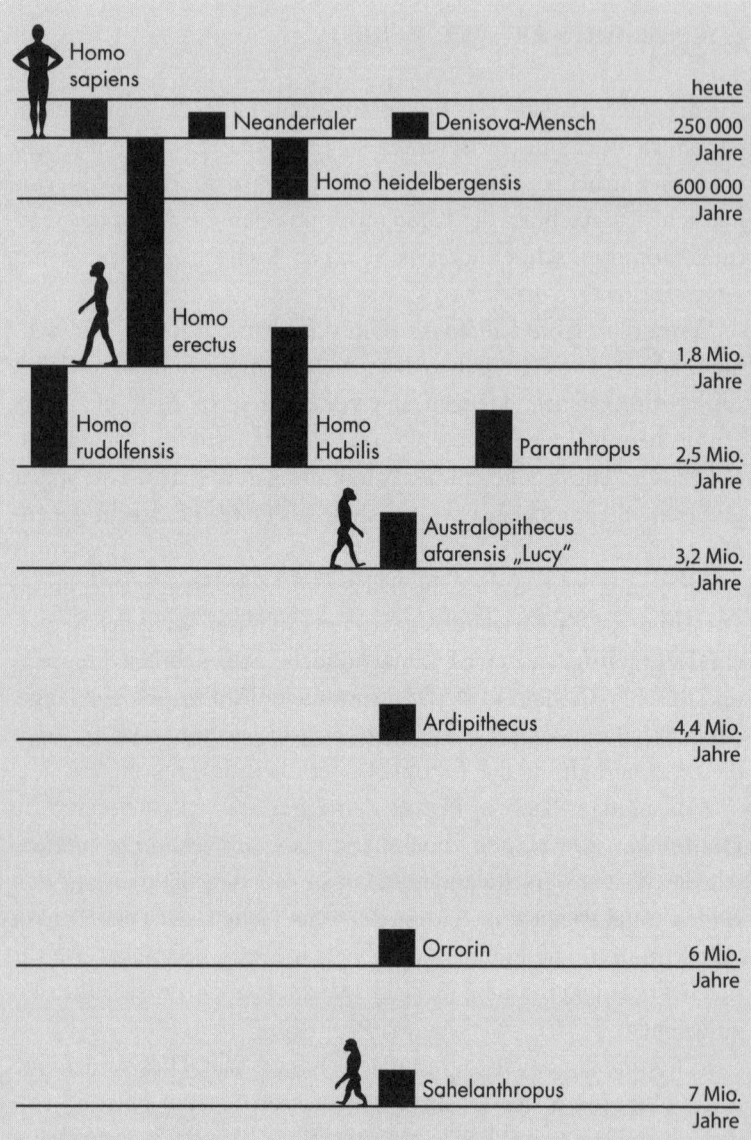

Homo sapiens	
	heute
Neandertaler — Denisova-Mensch	250 000 Jahre
Homo heidelbergensis	600 000 Jahre
Homo erectus	
	1,8 Mio. Jahre
Homo rudolfensis — Homo Habilis — Paranthropus	2,5 Mio. Jahre
Australopithecus afarensis „Lucy"	3,2 Mio. Jahre
Ardipithecus	4,4 Mio. Jahre
Orrorin	6 Mio. Jahre
Sahelanthropus	7 Mio. Jahre

lehnten seine Entdecker der lokalen Sprache im Fundgebiet, der äthiopischen Region Afar. *Ardi* bedeutet Boden und *ramid* Wurzel. Sein Körperbau erwies sich als deutlich an den aufrechten Gang angepasst. Bis 2008 fanden die Forscher bei ihren Grabungen Skelettreste und Zähne von insgesamt 35 Individuen, die alle in 4,4 Millionen Jahre alten Schichten lagen.

Im Stammbaum der Hominiden folgten nun die Arten der Gattung Australopithecus (südlicher Affe). Ihr Gehirnvolumen hatte 400 bis 550 Kubikzentimeter erreicht, damit war es größer als das der Schimpansen. Den ersten Vertreter der Australopithecinen entdeckte ein Steinbrucharbeiter 1924 in Südafrika. Es war das »Kind von Taung«. Von ihm blieb ein Teil des Schädels erhalten, Forscher datierten das Fossil auf ein Alter von über zwei Millionen Jahren. Das Kind gehörte der Art Australopithecus africanus an, mit drei bis vier Jahren kam es zu Tode.

Das wohl berühmteste Relikt eines Australopithecus ist »Lucy«, ein ebenfalls in Afar gefundenes Skelett einer Frau, das der US-amerikanische Paläontologe Donald Johanson 1974 entdeckte und nach dem damals populären Beatles-Song benannte. Lucy zählt zur Art *Australopithecus afarensis*, lebte vor 3,2 Millionen Jahren und wurde dem Abnutzungsgrad der Zähne zufolge rund 25 Jahre alt. Lucy und ihre Artgenossen waren größer als Schimpansen, ihre fossilen Skelette weisen teils affen-, teils menschenähnliche Merkmale auf. Zudem war ihr Becken für den aufrechten Gang umgestaltet.

Dass *Australopithecus afarensis* ein Zweibeiner war, bestätigen Fußspuren von drei aufrechtgehenden Individuen, die Forscher 1978 in der paläontologischen Fundstelle von Laetoli in Tansania fanden. In einer 2005 veröffentlichten Studie errechneten die Autoren, dass das Trio mit einer Geschwindigkeit von 0,6 bis 1,3 Metern pro Sekunde lief.

Die Lebensbedingungen ändern sich

Vor etwa 2,5 Millionen Jahren ereignete sich eine Klimaveränderung, die die Australopithecine zu einer speziellen Anpassung zwang. Ursache war die plattentektonische Hebung großer Teile Ostafrikas sowie eine neue Kaltphase, die vor 2,7 Millionen Jahren einsetzte und zur Vergletscherung der Arktis führte.

Der Lebensraum wurde trockener und versteppte. Savannen-artige Landschaften entstanden, die reichlich Nahrung für Gras fressende Tiere lieferten. Die Bestände dieser Arten nahmen zu, davon profitierten wiederum Raubtiere und Aasfresser.

Diese Veränderungen beeinflussten die Entwicklung der in der Region lebenden Hominini. Sie fanden jetzt eher hartfaserige Nahrung vor. Um diese aufnehmen zu können, entwickelten drei Paranthropus-Arten (*P. boisei*, *P. robustus* und *P. aethiopicus*) mächtige Backenzähne und eine gewaltige Kaumuskulatur.

Weitere Arten besetzten eine andere ökologische Nische: Sie bezogen mehr Fleisch in ihre Ernährung ein. Dabei dürften sie sich auf Aas beschränkt haben, oder sie vertrieben Raubtiere von ihrer Beute. Doch um an das Mark erbeuteter Röhrenknochen zu gelangen, ließen sie sich etwas Besonderes einfallen: Sie erfanden Steinwerkzeuge, um die Knochen aufzubrechen.

Es war ein epochaler Wandel. Belegt wurde er durch die weltweit ältesten Steinwerkzeuge, die das berühmte Archäologenpaar Mary und Louis Leakey 1931 in der Olduvai-Schlucht in Tansania fanden, einem Teil des ostafrikanischen Grabenbruchs. Mary Leakey erkannte in dem Gebrauch der Faustkeile und Steinklingen vor 2,2 bis 2 Millionen Jahren die erste Kulturleistung des Menschen. Sie rechnete die Erfinder der Werkzeuge der Oldowan-Kultur zu (der Name ist vom Fundort abgeleitet). Es war der Beginn der Steinzeit.

Allerdings ist diese Zuordnung – wie so oft in der Paläoanthropologie – umstritten. Andere Forscher sahen bei der Steinbearbeitung Arten der Gattung Homo am Werk und meinten, Paranthropus hätte grobes Gerät herstellen können, die systematische Produktion mit Hilfe anderer Werkzeuge wäre erst seinen Nachfahren gelungen.

Eine Gruppe um den Paläoanthropologen Lee Berger von der südafrikanischen University of the Witwatersrand vertritt eine dritte Meinung. Im Jahr 2008 entdeckte Bergers Sohn Matthew, der damals gerade neun Jahre alt war, in der nahe Johannesburg gelegenen Malapa-Höhle ein versteinertes menschenartiges Schlüsselbein. Später fanden sich in unmittelbarer Nähe Überreste eines zweiten Skeletts. Die Fossilien passten zu keiner bekannten Art. Deshalb stuften die Forscher sie als eigene Art ein und tauften sie *Australopithecus sediba*, was im dort gesprochenen Sesotho »Quelle« oder »Ursprung« bedeutet. Es war also der »ursprüngliche südliche Affe«.

Anders als die robusten Paranthropus-Arten war der neue Typus, der einen schlankeren Körperbau aufwies, wohl nicht auf das Zermahlen hartschaliger Pflanzenkost spezialisiert, dazu fehlte ihm die überdimensionierte Kaumuskulatur. Offenbar war sein Speiseplan breiter gefächert, was ihn möglicherweise dazu veranlasste, zur Nahrungsbeschaffung improvisierte Werkzeuge zu verwenden. Dann wäre er der Erfinder der neuen Kulturtechnik.

Darauf deutet auch die modern entwickelte Hand der Fossilien hin, die – wie auch der Mensch – einen langen Daumen aufweist. Nach Meinung seiner Entdecker sollte Australopithecus sediba deshalb sehr wohl zur Werkzeugherstellung fähig gewesen sein. Vermutlich schufen jedoch verschiedene Hominiden in der gleichen Zeitperiode bereits Werkzeuge.

Frühmenschliche Fortschritte

Der nächste Entwicklungssprung, über den gesicherte Erkenntnisse vorliegen, vollzog sich mit *Homo habilis* und *Homo rudolfensis*, die vor 2,5 bis 1,5 Millionen Jahren lebten. Sie gelten als die ersten Urmenschen der Gattung Homo, die den Vormenschen folgten. Homo habilis (der geschickte Mensch) wies mit 650 Kubikzentimetern ein um 30 Prozent größeres Gehirnvolumen auf als die früheren Australopithecinen. Seine Hand besaß bereits einen relativ großen Daumen und breite Fingerspitzen, auch waren die Arme länger als die Beine. Allerdings waren die Finger noch schimpansenähnlich gekrümmt. Daraus, und aus der Struktur der Oberarmknochen, schließen die Forscher, dass sich dieser Menschenvorfahr noch häufig in den Bäumen aufhielt.

Die in der Vorzeit wohl wichtigste Wendung nahm die Menschheitsgeschichte mit dem Auftritt des »aufrechten Menschen«, *Homo erectus*. Er war die erste Art der Gattung Homo, die Afrika verließ und sich über den Vorderen Orient nach Asien und Europa ausbreitete. Wie seine Wanderung erfolgte, ist unklar, vermutlich begann sie vor ungefähr zwei Millionen Jahren.

In China und Java lässt sich eine Besiedlung vor etwa 1,8 Millionen Jahren nachweisen. Die berühmtesten Funde sind der Java- und der Peking-Mensch. Europas wohl bekanntester Fundort aus dieser Epoche ist Mauer bei Heidelberg, wo der Arbeiter Daniel Hartmann im Jahr 1907 in einer Sandgrube einen beinahe vollständigen menschlichen Unterkiefer fand. Das 500 000 Jahre alte Fundstück ging als *Homo heidelbergensis* in die Geschichte ein. Die frühesten Fossilien der Gattung Homo außerhalb Afrikas gruben Archäologen allerdings auf dem Dmanisi-Plateau in Südgeorgien aus. Sie wurden auf ein Alter von 1,85 Millionen Jahren datiert.

Mit seinem voluminösen tonnenförmigen Rumpf und dem kräftigen Skelett hatte der *Homo erectus* nur wenig Ähnlichkeit mit dem modernen Menschen. Doch ihm gelangen wichtige Erfindungen. So lernte er, Feuer zu machen, und er konnte Speere schleudern, was den Jagderfolg erhöhte. Beim Homo heidelbergensis war diese Technik schon sehr ausgefeilt. Manche Forscher glauben, gerade dies habe beide Arten zur Ausweitung ihres Lebensraums befähigt. Genau genommen begann mit *Homo erectus* das modern-menschliche, von Kulturtechniken bestimmte Verhalten.

Noch einmal spaltete sich ein Ast vom Stammbaum der Hominen ab. In Europa ging aus dem *Homo heidelbergensis* eine weitere Urmenschenart hervor: der Neandertaler. Benannt wurde er nach seinem Fundort, einer Grotte im Neandertal bei Düsseldorf. Steinbrucharbeiter legten darin im August 1856 ein Schädeldach und Teile eines Skeletts frei. Der Lehrer Johann Carl Fuhlrott aus Elberfeld, ein begeisterter Naturkundler, hörte von dem Fund und erkannte seine Bedeutung. Er veranlasste eine wissenschaftliche Untersuchung der Knochen. Es war der Anfang der Paläoanthropologie als Forschungsdisziplin.

Die Art trat vor rund 200 000 Jahren in Erscheinung und besiedelte weite Gebiete in Europa sowie in West- und Zentralasien. Neandertaler wurden bis zu 1,60 Meter groß, wogen bis zu 80 Kilogramm und hatten ein Hirnvolumen von 1200 bis 1750 Kubikzentimetern. Das ist teilweise mehr als beim modernen Menschen.

Zudem war der Neandertaler muskulöser als *Homo sapiens*. Forscher deuten seinen Körperbau als Anpassung an ein Leben in eiszeitlichen Kältesteppen. In diesem Habitat war er ein erfolgreicher Jäger, der selbst große Tiere wie Mammuts oder Wisente erlegte.

Der Neandertaler und wir

Das Erscheinungsbild der Neandertaler löste nach der Entdeckung der ersten Fossilien heftige Debatten aus. Der deutsche Arzt Rudolf Virchow etwa behauptete, das Skelett stamme von einem kranken Kosakenkavalleristen, dessen große Wülste über den Augen von einem ständig vor Schmerz verzerrten Gesicht herrühren. Andere Wissenschaftler machten dem Neandertaler den Platz in der Ahnenreihe des modernen Menschen streitig. Er sei mehr Affe als Mensch gewesen, argumentierten sie, von niedriger Intelligenz und mit schlurfendem Schritt.

Dieses Bild vom grobschlächtigen Vetter des Menschen hielt sich lange Zeit. Erst 2002 zeigten Forschungen über die Gene der Ur-Menschen, die eine Gruppe um den Paläogenetiker Svante Pääbo vom Max-Planck-Institut für Evolutionäre Anthropologie in Leipzig durchführten, dass es keine wesentlichen Unterschiede zwischen Mensch und Neandertaler gibt. Sie hatte das »Sprachgen« FoxP2 untersucht und in seiner Bausteinabfolge keine Differenzen feststellen können.

Dies deutet darauf hin, dass unsere Vettern doch nicht so tumb und sprachlos waren, wie lange vermutet. Der Fund eines Zungenbeins in einer Höhle in Israel erhärtet diese Vermutung. Der kleine Knochen tauchte 1983 in einem Grab eines erwachsenen Neandertalers auf, der vor etwa 60 000 Jahren lebte. Am Zungenbein setzen Bänder und Muskeln an, die der Zunge ihre Beweglichkeit verleihen. Beim Reden ist dies unverzichtbar.

Möglicherweise konnte bereits der letzte gemeinsame Vorfahr von Neandertaler und dem modernen Menschen sprechen. Dann müsste das Sprachvermögen vor 1,8 Millionen bis einer Million Jahren entstanden sein, zwischen der Entstehung der Gattung Homo und dem Auftauchen von *Homo heidelbergensis*. Bislang wurde der Ursprung der Sprache vor 100 000 bis 50 000 Jahren verortet. Alle beteiligten Arten, folgern die Niederländer, müssten ähnliche intellektuelle und kulturelle Fähigkeiten besessen haben.

Damit könnten sie recht haben, denn Übereinstimmungen gab es auch auf anderen Gebieten. So bestatteten die Neandertaler ihre Toten, was darauf hindeutet, dass sie Rituale kannten und eventuell auch religiöse oder andere Vorstellungen von einem Jenseits hatten.

Und die Neandertaler waren kinderfreundlich. Dies fanden Archäologen der Universität York heraus, die sich mit dem Sozialverhalten der Eiszeitjäger und -sammler beschäftigten. Diese lebten in kleinen Gruppen oder Familien, die aber relativ isoliert voneinander waren. Deshalb sollten sich zwischen den Gruppen-

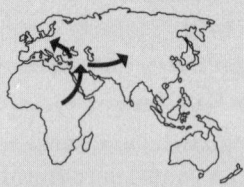

500 000 – 250 000
Jahre vor heute

Gruppen des **Homo heidel-bergensis** verlassen Afrika. Es entwickelt sich in Europa der Neandertaler und in Asien der Denisova-Mensch.

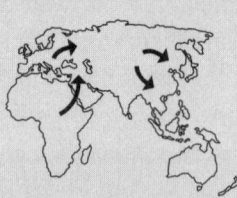

100 000 – 60 000
Jahre vor heute

Einige **Neandertaler** wandern nach Osten und treffen auf **Denisova-Menschen.**

mitgliedern enge emotionale Beziehungen entwickelt haben, die ähnlich ausgeprägt waren wie in heutigen Familien. Kinder seien Teil des Alltagslebens gewesen, auch wenn sie noch nicht jagten oder sammelten, sondern erst spielten und übten. Allerdings währte die Kindheit nur kurz, denn Neandertaler waren vermutlich bereits mit 15 Jahren erwachsen. Darauf weist eine Analyse des Zahnwachstums hin, die ein spanisch-französisches Forscherteam vornahm.

Weiter schufen die Urmenschen komplexe Werkzeuge aus Knochen, stellten Schmuck her, verwendeten Heilpflanzen und füllten löchrige Zähne mit Bienenwachs. Zudem fertigten sie vermutlich als erste Menschenart Kleidung an.

Die Ähnlichkeiten führten schon früh zu der These, dass sich die Neandertaler und die modernen Menschen vermischten, schließlich existierten beide Arten zumindest in der Levante ungefähr 60 000 Jahre nebeneinander. Dass ein Genaustausch stattfand, ergaben auch Analysen der Leipziger Paläogenetiker, die große Teile des Neandertaler-Genoms rekonstruierten und mit Proben moderner Menschen aus Afrika, Europa und Asien verglichen.

Wie sich zeigte, liegen die Erbanlagen der Neandertaler sogar innerhalb der Variationsbreite der modernen Menschen, obwohl

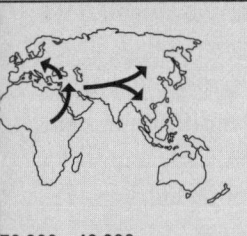 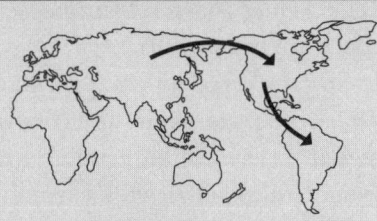

70 000 – 40 000
Jahre vor heute

35 000 – 15 000
Jahre vor heute

Gruppen des **modernen Menschen** wandern aus Afrika aus. Sie treffen auf Neandertaler und Denisova-Menschen.

Der moderne Mensch kreuzt sich mit Neandertalern und Denisova-Menschen. Er wandert weiter **nach Amerika.**

es mehrere Dutzend Genvarianten gibt, die bei Neandertaler und Homo sapiens verschieden sind. Einige Mutationen betreffen Gene, die die Fortpflanzung betreffen, andere die kognitiven Fähigkeiten; Abweichungen bei Letzteren erhöhen die Wahrscheinlichkeit bestimmter psychischer Störungen.

Drei weitere Gene beeinflussen Struktur und Pigmentierung der Haut. Möglicherweise hatten ein Prozent der Neandertaler in Europa rote Haare. Insgesamt enthält das Erbgut heutiger Menschen, die außerhalb Afrikas leben, etwa 1,5 bis 2,1 Prozent Genmaterial, das vom Neandertaler stammt. Einige der in das menschliche Genom eingekreuzten Genvarianten könnten das Risiko für bestimmte Krankheiten erhöhen, darunter Diabetes Typ 2 sowie die Darmerkrankungen Morbus Crohn und Lupus.

Darüber hinaus stellte sich heraus, dass DNS-Sequenzen, die sowohl bei Homo sapiens als auch beim Neandertaler auftreten, am Fettstoffwechsel beteiligt sind. Besonders häufig treten sie im Erbgut heutiger Menschen europäischer Abstammung auf, denen sie möglicherweise einen Selektionsvorteil verschafften.

Die Neandertaler starben vor 30 000 Jahren aus, die Ursachen sind unklar. Möglicherweise pflanzten sie sich gegenüber dem modernen Menschen langsamer fort und erlagen so der Konkurrenz. Ihre Gene leben aber in uns fort – und sie sind nicht die einzigen Relikte einer anderen Menschenart in unserem Erbgut. Das wissen die Forscher seit 2010.

In jenem Jahr veröffentlichte wiederum die Gruppe des Leipziger Paläogenetikers Pääbo die Analyse von mitochondrialem Genmaterial, das aus 30 Milligramm Knochenpulver stammte. Es wurde von dem fossilisierten kleinen Finger eines Mädchens gewonnen, das vor etwa 40 000 Jahren gestorben war.

Das Relikt hatten Archäologen der Russischen Akademie der Wissenschaften in der Denisova-Höhle entdeckt, die im Altai-Gebirge im südlichen Sibirien liegt. Darin gruben sie noch einen Backenzahn und einen Zehenknochen aus.

Die Bekanntgabe der Ergebnisse der DNS-Analyse erregte weltweit Aufsehen: Das Fossil entstammte einer bis dahin unbekannten Menschenart, die fortan »Denisova-Mensch« genannt wurde.

Offenbar ist er mit *Homo sapiens* nur wenig und mit dem Neandertaler etwas näher verwandt. Die kurz darauf publizierte Analyse von Genen aus den Zellkernen des Fingerknochens bestätigte die relative Eigenständigkeit der Denisova-Population.

Nun war klar, dass neben dem Neandertaler noch ein dritter Verwandter des *Homo sapiens* existierte. Auch den kleinwüchsigen *Homo floresiensis* – er wurde 2003 auf der indonesischen Insel Flores entdeckt – reihten die Forscher zunächst als eigene Art in die Sippschaft ein. Dann aber zeigte sich, dass die in einer Höhle entdeckten Fossilien höchstwahrscheinlich von einem *Homo sapiens* stammen, der am Down-Syndrom litt.

In einer weiteren Studie, veröffentlicht 2013, konnten die Leipziger Forscher die Verwandtschaftsverhältnisse präzisieren. Darin verglichen Pääbo und seine Kollegen das Denisova-Genom mit dem Erbgut von Neandertalern und von einem knappen Dutzend heute lebender Menschen aus der ganzen Welt. Wie schon in einer früheren Untersuchung ergab sich eine signifikante Übereinstimmung mit den Genen von Volksgruppen auf den Philippinen, Pa-

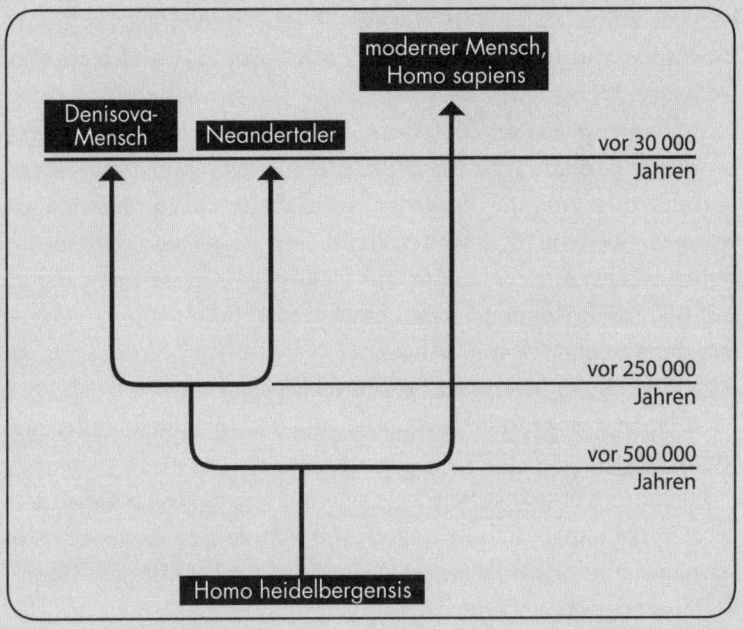

pua-Neuguinea und der Insel Bougainville. Ebenso sind die australischen Aborigines mit den rätselhaften Urmenschen aus dem Altai-Gebirge verwandt.

Auch im tibetischen Hochland hinterließen »Seitensprünge« zwischen *Homo sapiens* und dem Denisova-Menschen Spuren. Dies fanden Genetiker von der University of California in Berkeley anhand der Analyse eines Gens namens EPAS1 heraus. Es reguliert den Hämoglobinanteil im Blut. Wie sich zeigte, tragen 87 Prozent der Tibeter eine Variante des Gens, die bewirkt, dass die Konzentration des Sauerstoff bindenden Hämoglobins in großer Höhe nur leicht ansteigt. So wird verhindert, dass sich das Blut verdickt, was Herzinfarkte und Bluthochdruck auslösen kann.

Unter den Han-Chinesen, die mit den Tibetern verwandt sind, tragen dagegen nur neun Prozent die Hochgebirgsvariante. Die kalifornischen Forscher stellten fest, dass Teile des EPAS1-Gens der Tibeter fast vollständig mit denen eines Gens der Denisova-Menschen übereinstimmen. Dies werten sie als Beleg dafür, dass Kreuzungen mit den ausgestorbenen Menschenarten unseren Vorfahren bei der Besiedelung neuer Lebensräume halfen. Offenbar begegneten die ersten Vertreter des *Homo sapiens*, die vor Zehntausenden von Jahren aus Afrika nach Asien einwanderten, den Denisova-Menschen.

Auch zwischen Neandertalern und Denisova-Menschen muss es intime Begegnungen gegeben haben. Dabei gaben die Neandertaler ungefähr 0,5 Prozent ihres Erbguts an die Höhlenbewohner aus dem Altai weiter. Bei diesen Analysen erlebten die Forscher eine Überraschung: Im Denisova-Genom fanden sich 2,7 bis 5,8 Prozent der DNS eines noch unbekannten Vertreters der Gattung Homo. Möglicherweise steuerte *Homo erectus* diesen Anteil zu einer Zeit bei, als sich Neandertaler, Denisova-Mensch und der moderne Mensch noch nicht voneinander getrennt hatten.

Funde in der spanischen Sierra de Atapuerca deckten eine engere Verbindung zwischen vor 400 000 Jahren verstorbenen Urspaniern mit dem Denisova-Menschen auf als mit dem Neandertaler oder *Homo sapiens*.

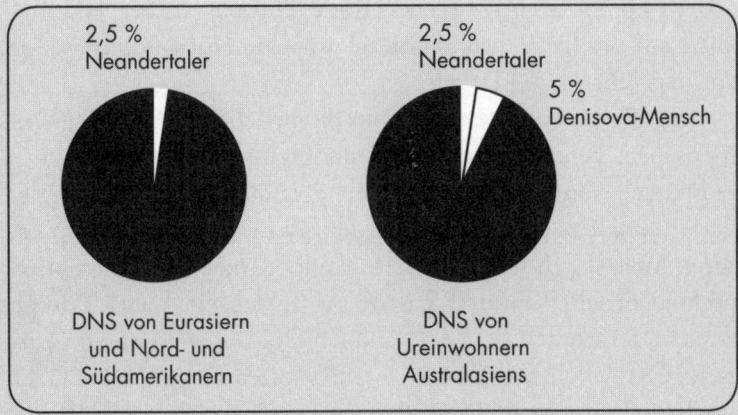

2,5 %
Neandertaler

DNS von Eurasiern
und Nord- und
Südamerikanern

2,5 %
Neandertaler

5 %
Denisova-Mensch

DNS von
Ureinwohnern
Australasiens

Wie die Verbindung zustande kam, weiß niemand. Manche Forscher halten es aber für möglich, dass eine Gruppe von Urmenschen schon vor 500 000 Jahren aus Afrika nach Europa einwanderte – und damit deutlich früher kam als *Homo sapiens*. Womöglich war es der *Homo heidelbergensis*, der sich in seiner neuen Heimat sowohl zum Neandertaler als auch zum Denisova-Menschen weiterentwickelte.

Afrika – die Wiege des modernen Menschen

Währenddessen setzte sich in Afrika die Evolution des *Homo erectus* zum modernen Menschen fort. Sie erfolgte über eine Zwischenform, den »archaischen *Homo sapiens*«, dessen Existenz durch zwei 195 000 Jahre alte Funde aus Äthiopien belegt ist. Eindeutig dem modernen Menschen zuordenbare Fossilien sind mit 160 000 Jahren deutlich jünger. In mehreren Wanderungswellen breitete sich dieser nach Asien und Europa aus.

Neuen Arbeiten einer Gruppe deutscher, italienischer und französischer Archäologen zufolge zogen die ersten Vorfahren heutiger Menschen bereits vor rund 130 000 Jahren entlang einer südlichen Route über die Arabische Halbinsel in Richtung Asien. Eine zweite Ausbreitungswelle ins nördliche Eurasien folgte vor rund

50 000 Jahren. Den westlichen Rand Europas an der Atlantik-küste auf der Iberischen Halbinsel erreichte *Homo sapiens* dann vor ungefähr 41 000 Jahren.

Ungefähr zu dieser Zeit begann die Epoche der Cro-Magnon-Menschen, benannt nach dem Fundort der ersten Fossilien in Frankreich. Ihre Ära endete vor etwa 12 000 Jahren, als mit der Erwärmung des Klimas nach der letzten Eiszeit das Holozän begann. Anatomisch waren sie mit dem modernen Menschen praktisch identisch. Kulturell hatten sie bereits ein hohes Niveau erreicht. So schufen sie die berühmten Höhlenmalereien von Lascaux, Chauvet und Altamira. Überdies waren sie geschickte Jäger, Werkzeughersteller und Künstler, wie Funde von steinernen Werkzeugen, geschnitzten Rentiergeweihen, Anhängern aus Elfenbein sowie Muscheln neben den Skeletten zeigten. Mit dem Erscheinen dieses Typs hatte die Menschheit die Jungsteinzeit erreicht.

Der Aufstieg des Menschen und seine Zukunft

Die Evolution des *Homo sapiens* war damit vollendet, er hatte als Einziger seiner Gattung überlebt. Nun folgten nacheinander die kulturellen Errungenschaften, die ihn zur prägenden Lebensform der Erde machten. Durch Entdeckungen in der Metallurgie lernten die Menschen, bessere Werkzeuge zu schaffen als die ursprünglichen Faustkeile und Speerspitzen aus Stein. Die nächste Revolution betraf den Wechsel vom Jäger und Sammler zum Bauern: Der Mensch wurde sesshaft und erzeugte seine Nahrung selbst. Nun konnten die städtischen Hochkulturen entstehen, denen ausgedehnte Reiche folgten. Dies beförderte gewaltige Fortschritte in Wissenschaft und Technik, die bis heute anhalten. Inzwischen schickt sich *Homo sapiens* sogar an, das Weltall zu erobern.

Womöglich kann sich aber selbst der moderne Mensch noch weiterentwickeln. Beobachtungen von Genetikern deuten darauf hin, dass es nach wie vor Veränderungen im Erbgut gibt, die eine Fortsetzung seiner Evolution bewirken könnten. Allerdings lernt der Mensch zunehmend, diesen Prozess zu steuern.

Durch die Möglichkeiten der Geburtenkontrolle entscheidet er über die Zahl seiner Nachkommen. Gleichzeitig weitet sich durch die wachsende Menschheit der Genpool aus, was sich im Darwin'schen Sinn günstig auf die Selektion vorteilhafter Eigenschaften auswirken sollte.

Andererseits überleben dank der modernen Medizin auch Menschen mit genetischen Schäden, die sich früher nicht fortpflanzen konnten. So verbleiben »schlechte Gene« im Pool, was sich langfristig negativ auswirken könnte – sofern die Gentechnik nicht Abhilfe schafft.

Auch die Globalisierung wirkt sich auf den Fortgang der Menschheitsgeschichte aus. Das Angebot potenzieller Partner wächst, und die Zahl internationaler Partnerschaften oder Ehen steigt. Aus diesem Grund prognostiziert der britische Humangenetiker Bryan Sykes, in nicht allzu ferner Zukunft werde es einen einheitlichen Menschentypus mit hellbrauner Haut geben.

Womöglich kommt noch eine andere Entwicklung zum Tragen. Wir haben unser Genom analysiert und lernen zunehmend, es gentechnisch zu beeinflussen. Das macht vielen Sorgen. Denn im Grundsatz sind Eingriffe in die Keimbahn technisch möglich. So lassen sich Gene einpflanzen oder auslöschen, oder ihre Aktivität wird neu reguliert mit dem Ziel, die bei einer Person vorgenommenen Veränderungen auch an deren Nachkommen zu vererben.

Längst machen die Begriffe vom »Designer-Baby« und der »Zuchtwahl« die Runde: Menschen können sich beispielsweise mittels Samenbanken Kinder mit den genetischen Anlagen für blonde oder schwarze Haare, blaue oder braune Augen oder einer ausgeprägten besonderen körperlichen Konstellation und Muskulatur bestellen, die dann mittels künstlicher Befruchtung »geliefert« werden.

In der Gesellschaft und in der Politik werden diese Entwicklungen und die damit verbundenen Fragen zu Recht kritisch und intensiv diskutiert. Gesetze und Regelungen sollen einen Missbrauch der Gentechnik und der reproduktiven Medizin verhindern. Andererseits kann diese Technologie zur Behandlung von

Erbkrankheiten dienen, was zu einem Dilemma für die Betroffenen und die Gesellschaft führt. Klar ist, dass der Fortgang dieser Technologien die Menschheit vor immer neue Herausforderungen stellt.

Es geht nicht nur um den Einsatz des neuen Wissens und der Technologien für Diagnose, Prävention und Therapie von Krankheiten. Tatsächlich könnte sich eines Tages die Frage stellen, ob wir in unsere eigene Evolution eingreifen können und sollen, um diese in eine bestimmte Richtung zu lenken. Dem steht entgegen, dass derart viele Faktoren die Entwicklung eines Individuums bestimmen, dass einer genetischen Planung grundsätzliche Grenzen gesetzt sind. Die Kenntnis des Genoms und dessen Manipulation reichen jedenfalls nicht aus, um vorhersagbare biologische oder gar menschliche Eigenschaften zu erzielen. Darüber hinaus wissen wir: Der Mensch ist mehr als seine Gene. Die Gene selbst sind bekanntlich nicht biologisch aktiv, sondern Träger von Informationen, die abgelesen und in aktive Substanzen wie zum Beispiel Proteine, Hormone, Metaboliten aktiviert oder übersetzt werden müssen. Veränderungen der Gene erlauben keine vorhersagbaren Eigenschaften in einem so komplexen Individuum wie dem Menschen.

Wir können und müssen frei und verantwortungsvoll auch für nachfolgende Generationen entscheiden, in welche Richtung wir mit dem wissenschaftlichen Fortschritt gehen wollen. Offenheit, Transparenz und eine breite gesellschaftliche Debatte sind die entscheidenden Elemente einer demokratischen und aufgeklärten Zukunftsgestaltung. Es gibt keine Garantie, dass wir die richtigen Entscheidungen treffen. Daher müssen Eingriffe dieser Art und Entscheidungen mit weitreichenden Folgen umkehrbar und zunächst auf Einzelfälle beschränkt sein. Die strenge Anwendung ethischer Grundsätze ist dabei unverzichtbar.

Verdauungshelfer: Zähne, Magen, Darm und Mikrobiom

Das älteste Organ des Menschen ist wahrscheinlich der Darm. Die ersten mehrzelligen Urtierchen waren kaum mehr als im Ozean herumtreibende Verdauungshöhlen. Ihre Nahrung bestand vermutlich aus einzelligen Algen oder Bakterien, die durch eine Öffnung in diese Urdärme gerieten. Durch dieselbe Öffnung entließen sie nach getaner Verdauungsarbeit die Reste, so wie heute zum Beispiel Quallen. Von Generation zu Generation wurden diese Darmtiere größer, und damit streckte sich auch die Verdauungshöhle, bis es irgendwann zu unpraktisch war, verdaute und unverdaute Nahrung durch dieselbe Öffnung zu befördern. Ein zweiter Ausgang musste her.

Wie im Zeitraffer wiederholen sich diese vielen Millionen Jahre der Evolution in der Entwicklung des Menschen im Mutterleib. In den frühen Tagen seines Lebens ist ein menschlicher Embryo lediglich eine hohle Kugel aus Zellen. Während der folgenden, Gastrulation genannten Phase stülpt sich die Kugel an einer Stelle so weit ein, dass ein offener Hohlraum entsteht. Diese Öffnung wird einmal der After. Nach ein paar Tagen öffnen sich die Zellen auch auf der gegenüberliegenden Seite, wo einmal der Mund sein wird. So in etwa könnte die Entwicklung der Darmtiere vor mehr als einer Milliarde Jahre abgelaufen sein. Dieser Wechsel von einer Verdauungshöhle hin zu einer Art Schlauch war der entscheidende Schritt in der Evolution des Darms. Herz-Kreislauf-System, Nerven und all die anderen Organe kamen erst später hinzu, so, wie sie sich auch beim Embryo erst bilden, wenn der Verdauungsschlauch angelegt ist.

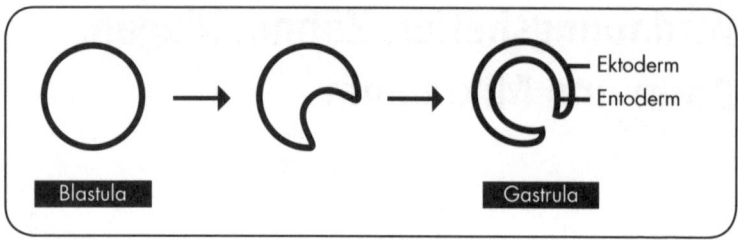

Blastula

Ektoderm
Entoderm

Gastrula

Einstülpung des Embryos, *Gastrulation*

Das Darmrohr entwickelte sich immer weiter bis hin zu dem komplexen Verdauungsapparat, der heute in jedem Menschen Schwerstarbeit verrichtet. Entsprechend hoch ist der Verschleiß: Im Durchschnitt lebt eine Zelle auf der Darminnenseite nur drei Tage, bevor sie erneuert wird. Im Laufe eines Menschenlebens verarbeiten die Verdauungsorgane durchschnittlich 30 Tonnen feste Nahrung und 50 000 Liter Flüssigkeit. Damit das reibungslos funktioniert, hat der Darm eine riesige Oberfläche von etwa 200 Quadratmetern. Diese ist so kunstvoll in Dünndarmzotten und ihre fingerförmigen, bürstenartigen Ausstülpungen, die Mikrovilli, gefaltet, dass sie in den Bauchraum des Menschen passen.

Der menschliche Verdauungsapparat schafft diese Arbeit aber nicht allein. Wir sind auf die Mithilfe von Bakterien angewiesen, um genügend Nährstoffe aus unserer Nahrung ziehen zu können. Billionen dieser bakteriellen Helfer leben im Darm. In uns sprießt ein Ökosystem, das bis vor wenigen Jahren noch vollkommen unerforscht war. Erst durch die modernen Hochdurchsatz-Sequenziermaschinen der Molekulargenetiker ist es überhaupt möglich geworden, die Artenvielfalt im Darm zu erfassen. Sie gehören über 1000 verschiedenen Arten an, die alle sehr unterschiedliche Aufgaben im Ökosystem Mensch übernehmen. Sehr wahrscheinlich waren auch die ersten Urdarm-Tierchen dicht besiedelte Biotope. Über Jahrmillionen gemeinsamer Evolution hinweg haben sich Mensch, Mikroben und andere Mitbewohner aneinander gewöhnt. Wir haben ihnen Kost und Logis geboten. Sie haben sich dafür nützlich gemacht.

Bis vor wenigen Jahren galten Bakterien lediglich als freundliche Verdauungshelfer. Inzwischen zeigt sich jedoch immer deutlicher, dass sie weit mehr können, als Nahrungsmittel zerlegen. Sie beeinflussen den gesamten Stoffwechsel ihrer Wirte und darüber hinaus sogar deren Psyche. Sie können zu Herz-Kreislauf-Leiden oder Krebs beitragen, aber auch davor schützen. Sie wehren Krankheitserreger ab. Und sie sind wichtige Trainingspartner für unser Immunsystem. Es vergeht kaum ein Monat, ohne dass eine neue erstaunliche Wohltat bekannt wird, die Bakterien dem Menschen erweisen. Seit Neuestem arbeiten Forscher überall auf der Welt daran, die besondere Beziehung zwischen uns und unseren Mitbewohnern besser zu verstehen. Denn dann können wir Mikroben eines Tages so steuern, dass sie uns ein längeres, gesünderes Leben ermöglichen. Doch bevor das gelingen kann, müssen wir vermutlich erst einmal lernen, in friedlichem Miteinander zu leben.

Ökologische Katastrophe

Seit der industriellen Revolution strapazieren wir die über Jahrmillionen aufgebaute Beziehung zwischen uns und unseren mikrobiellen Mitbewohnern. Unsere Ahnen lebten noch »in der Natur« und nahmen alle möglichen kleinen Lebewesen, Viren, Bakterien sowie Würmer mit der Nahrung oder aus der Umwelt auf. Dadurch setzten sie sich auf vielfältige Weise damit auseinander. Heute leben wir nicht mehr so eng mit der Natur und den Tieren zusammen. Immer mehr Menschen lebten in stetig wachsenden Städten, die rasch auch immer sauberer wurden. Die Trinkwasseraufbereitung wurde erfunden, die Nahrung immer keimfreier durch neue Konservierungsverfahren. Reinigungsmittel gehörten schnell zum Standard in jedem Haushalt. Seit etwas mehr als 50 Jahren belasten auch noch Antibiotika das Verhältnis zwischen uns und unseren Mitbewohnern. Weil sie nicht nur die üblen Krankheitserreger töten, sondern auch die friedlichen und guten Helfer vernichten, können Antibiotika bei zu häufiger Anwendung ein Massensterben im Verdauungstrakt auslösen.

Das alles hat weitreichende Folgen. Forscher beobachten ein massives Artensterben im menschlichen Verdauungstrakt. Maria Gloria Dominguez-Bello, Professorin an der New York University, war eine der Ersten, die auf das Verschwinden der Mikroben aufmerksam machte. Sie vergleicht die Mikrobenmischungen von Menschen, die in reichen Ländern leben, mit denen von Menschen in den entlegendsten Regionen der Welt, die kaum Zugang zu modernen Medikamenten, Reinigungsmitteln und Fertignahrung haben. Inzwischen haben Forscher wie sie die Mikrobenvielfalt von Menschen in Afrika, im Amazonasdschungel und in Bangladesch vermessen, und überall finden sie eine höhere Vielfalt als bei US-Amerikanern.[1] Bei westlichem Lebensstil schrumpft die Zahl der Mikrobenarten um fast ein Viertel, in einigen Fällen sogar um 50 Prozent. Fast Food und Medikamente sorgen nicht nur für Artenschwund, auch die Fähigkeiten der Bakterien verändern sich. Mikroben aus US-amerikanischen Bäuchen können besonders gut Zucker und Fleisch verwerten. Mikroben aus Malawi, Bangladesch und Venezuela können hingegen besser mit pflanzlicher Nahrung umgehen. Eine wachsende Zahl von Wissenschaftlern glaubt, dass diese ökologische Katastrophe, die sich in unserer Körpermitte abspielt, für eine Reihe von Zivilisationskrankheiten verantwortlich ist, die von Allergien und Autoimmunerkrankungen über Stoffwechselstörungen und Übergewicht bis hin zu Herz-Kreislauf-Leiden und Krebs reichen.

Reise durch den Menschen

Der Verdauungstrakt beginnt gleich hinter den Lippen. Bereits in der Mundhöhle fangen Enzyme damit an, Stärke aus Brot, Nudeln, Reis oder Kartoffeln zu zerkleinern. Dabei entsteht unter anderem Zucker, weshalb diese Lebensmittel einen süßlichen Geschmack bekommen, wenn sie länger mit den Zähnen zermahlen werden. Anschließend rutschen die Speisen durch den Rachen in die Speiseröhre – und hoffentlich gelangen sie nur dorthin. Gleich neben dem Schlauch, der die zerkaute Nahrung in den Magen befördern soll, liegt ein zweiter, die Luftröhre. Beide teilen sich den gleichen oberen Eingang. Nur ein Mechanismus im Kehlkopf verhindert, dass Nahrung in die Lungen gerät. Das ist nicht nur unangenehm, sondern endet im Durchschnitt für einen von 100 000

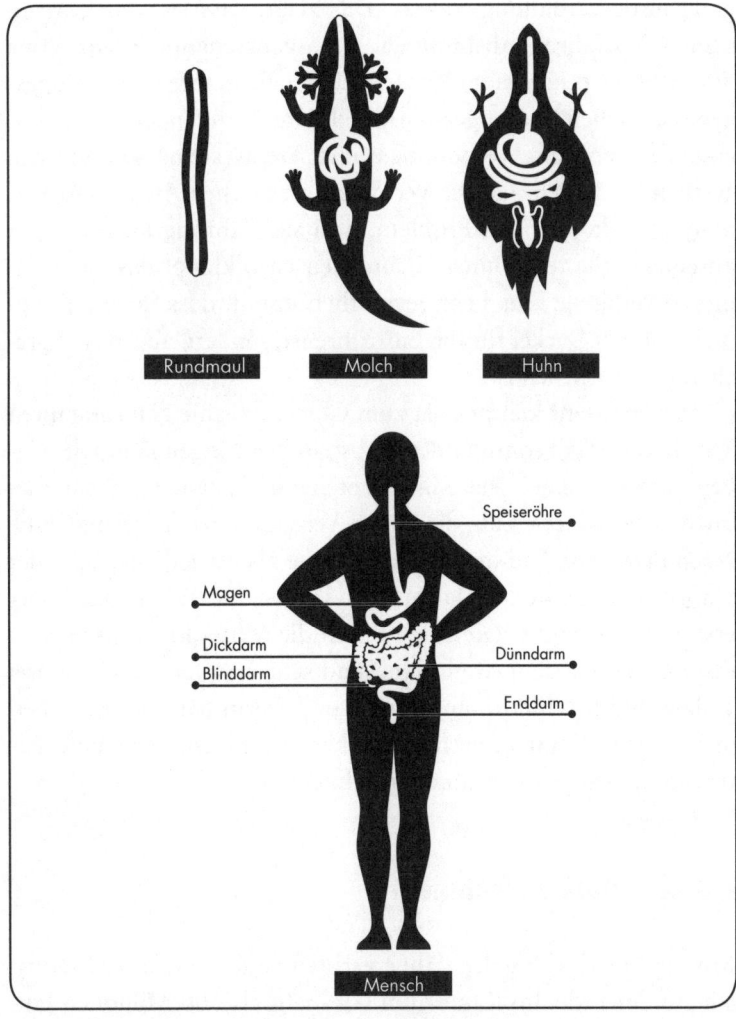

Entwicklung des Magen-Darm-Traktes

Menschen pro Jahr tödlich, weil er am Verschluckten erstickt. Die Evolution hat auch für dieses Problem eine Lösung hervorgebracht: Beim Schlucken wandert der Kehlkopf ein Stückchen nach oben, wodurch der sogenannte Kehldeckel die Luftröhre für einen Moment verschließt. Dennoch kommt es manchmal vor, dass wir uns »verschlucken«.

Alle Wirbeltiere leben mit diesem »Design-Problem« am Eingang ihres Verdauungstraktes. Das zeigt, dass sie von gemeinsamen Vorfahren abstammen, die wahrscheinlich vor etwa 500 Millionen Jahren im Wasser gelebt haben. Ihre entwicklungsgeschichtlichen Vorgänger, die Weichtiere, hatten noch strikt voneinander getrennte Verdauungs- und Atemsysteme. Die meisten Wirbeltiere haben mit der Verbindung zwischen Atem- und Verdauungstrakt gar kein Problem, weil sie Nahrung und Luft gut auseinanderhalten können. Beim Menschen klappt das nicht immer zuverlässig. Das liegt vermutlich daran, dass der Kehlkopf nicht nur ein Deckel für die Luftröhre ist, sondern auch fürs Sprechen unentbehrlich ist.

Aber meistens klappt es ja zum Glück, dass die Nahrung ihren Weg in die Speiseröhre findet und so in den Magen fällt. Die Magensäure zerkleinert Fette und Proteine in der Nahrung, tötet jedoch viele Bakterien ab, die in den Verdauungstrakt gelangt sind. Nach dem Säurebad im Magen geht die abenteuerliche Reise der Nahrung weiter in den Darm, einen langen, luftleeren Tunnel, der erst am Anus endet. Die Reise durch die Mitte des Menschen ist insgesamt etwa acht Meter lang und sehr verschlungen. Die drei Teilabschnitte Mundraum, Magen und Darm hängen und arbeiten zwar zusammen, verdienen aber jeweils eine genauere Betrachtung. Fangen wir am oberen Ende an.

Zähne – hart im Nehmen

Mit der Entwicklung der Zähne verbreitete sich ein neuer Lebensstil auf der Erde. Im Kambrium vor mehr als 500 Millionen Jahren waren sie kaum mehr als ein paar spitze Stacheln im Kiefer einiger früher Wirbeltiere. Erst 300 Millionen Jahre später, in der Trias, fand bei den frühen Säugetieren ein grundlegender Umbau statt. Bis dahin dienten Zähne vor allem als Waffe und wurden außerdem dazu benutzt, Brocken aus der Beute herauszureißen. Damit war es für Raubtiere erstmals möglich, Tiere zu verzehren, die größer waren als sie selbst und die nicht als Ganzes durch den Schlund passten. Bei den Säugern bildeten sich aus den scharfen Dornen zum ersten Mal breitere Zähne, die zusammen so etwas wie eine Kaufläche bildeten. Dieser neue Zahntyp tauchte etwa zur gleichen Zeit auf, als die ersten Pflanzen begannen, Blüten zu entwickeln. In dieser Epoche wuchs auch die Zahl der Insekten rasant. Mit den neuen Kauwerkzeugen konnten sich die frühen Säugetiere diese vollkommen neuen Nahrungsquellen erschließen.

Die Zerkleinerung der Nahrung im Mundraum brachte aber noch weitere Vorteile. Viele kleine Brocken lassen sich leichter verdauen als ein großer. Das spart eine Menge Energie, und der bezahnte Organismus kommt mit einem kürzeren Darm aus, weil dieser durch die Vorarbeit der Zähne weniger leisten muss. Das wiederum schafft mehr Spielraum für die Evolution, wenn es um den Körperbau geht. Der gesamte Organismus wird leichter, und es steht mehr Energie zum Beispiel für die Entwicklung des Gehirns zur Verfügung.

Rohe pflanzliche Nahrung könnte der Mensch ohne die mechanische Zerkleinerung im Mund fast gar nicht aufschließen. Die Backenzähne sind auf diesen Vorgang spezialisiert. Ihre oberen und unteren Reihen greifen so perfekt ineinander, dass zwischen ihnen sogar harte Pflanzen in einzelne Zellen zerrieben werden. Da sich die Höcker und Fissuren genannten Täler der oberen Zähne passgenau in die der unteren Reihe fügen, schmiegen sich die Backenzähne durch Abnutzung sogar immer enger aneinander. Der Abschliff macht sie nicht nur effizienter, sondern sie halten so der dauerhaften Druckbelastung besser stand und werden langlebiger.[2]

Der Nachteil der Spezialisierung des menschlichen Gebisses auf verschiedene Funktionen ist, dass sich die Zähne nicht dauerhaft erneuern können wie beispielsweise bei Haien. Beim Menschen sind nur zwei Zahngenerationen vorgesehen, und das nur aus dem Grund, dass bei Kleinkindern der Kiefer noch zu klein ist, um allen bleibenden Zähnen Platz zu geben, die dann bis zum Lebensende halten müssen. Allerdings sind bereits beim Säugling alle Zähne angelegt. Erst wenn sich beim heranwachsenden Menschen der Kiefer verlängert, wachsen endlich auch die Backenzähne heraus, für die es gar keine Milchzahnvorgänger gibt. Nur die vorderen Zähne leben in zwei Generationen.

Die Evolution des menschlichen Gebisses ist bis heute nicht abgeschlossen. Seit unsere Vorfahren in der Steinzeit begannen, Feuer zu machen und darüber ihre Nahrung zu garen, haben sich Zähne, Kiefer und Muskulatur stark verändert. Durch die nun weichere Nahrung musste der Kauapparat weniger kräftig ausgelegt werden. Das sparte Energie und schaffte auch Raum im Schädel für ein größeres Gehirn.[3] Da wir heute überwiegend gekochte Nahrung zu uns nehmen, sind inzwischen die Weisheitszähne überflüssig geworden und werden vom Körper oft gar nicht mehr angelegt.

Schädlinge und Helfer

Entwicklungsbiologisch betrachtet sind Zähne so etwas wie sehr hart gewordene Hautschuppen, die in die Mundhöhle gewandert sind. Vor den Zähnen begannen wahrscheinlich Bakterien, diesen Lebensraum für sich zu entdecken. Vor den Gefahren der Außenwelt durch das Maul ihres Wirts geschützt, leben die Einzeller im Mundraum wie im Schlaraffenland – sie brauchen bloß auf Nahrung zu warten. Im Gegenzug sorgen die mikroskopisch kleinen Mitbewohner dafür, dass sich schädliche Mikroben nicht ungehemmt ausbreiten können.

Die Mundhöhle bietet sehr verschiedene Lebensräume. Den Speichel zum Beispiel, aber auch all die verschiedenen Oberflächen wie Zähne, Zunge, Gaumen und Zahnfleisch. Analysen haben ergeben, dass die mikrobielle Bevölkerung im Mund von Mensch zu Mensch sehr verschieden ist, es aber einige Arten wie etwa die Streptokokken gibt, die bei fast jedem vorkommen. In sogenannten Biofilmen leben viele Bakterien in symbiotischer Gemeinschaft und schaffen es so besonders effektiv, Eindringlinge abzuwehren, aber auch medizinischen Wirkstoffen wie Antibiotika zu entgehen.

Beim Menschen beginnt die Besiedelung des Mundraums im Augenblick der Geburt. Bereits auf dem Weg durch den Geburtskanal gelangen vor allem Milchsäurebakterien in den Mund des Kindes. Nach der Erstbesiedelung kommen in den ersten Lebensmonaten, zum Beispiel durch das Stillen, von der Haut der Mutter immer neue Mikrobenarten hinzu, bis sich irgendwann eine Art stabiles Gleichgewicht einstellt. Schadbakterien haben es schwer, dort eine Nische zu finden, in der sie sich vermehren können. Die allermeisten Bakterien in der Mundhöhle sowie an allen anderen Stellen auf und im menschlichen Körper sind unschädlich, einige sind sogar hilfreich bei der Krankheitsabwehr. Selbst die Mikroben, die Karies verursachen, sind an sich für die Zähne harmlos. Sie produzieren jedoch Säure, die den Zahnschmelz zerfrisst, obwohl er das härteste Material ist, das im menschlichen Körper zu finden ist – von nachträglich eingebauten Keramik- oder Titan-Implantaten einmal abgesehen. Der bekannteste und am weitesten verbreitete Karieskeim heißt *Streptococcus mutans*. Fast alle Menschen tragen diese Mikroben im Mund mit sich herum. Bevölkern besonders viele von dieser Bakterienart die Zahnzwischenräume und -oberflächen, ist auch das Kariesrisiko erhöht.[4]

Wie alle anderen Bakterien sammelt ein Neugeborenes auch die Streptokokken aus seiner Umwelt ein. *S. mutans* taucht im Kleinkindermund allerdings erst zeitgleich mit dem ersten Zahn auf. Am wahrscheinlichsten gelangen die Karieserreger mit einem von der Mutter oder vom Vater abgeleckten Breilöffel oder Schnuller in den neuen Lebensraum. Gute Mundhygiene der Eltern kann also auch die Zähne der eigenen Kinder schützen. Eine Infektion mit dem Karieskeim allein genügt allerdings nicht, um den Lochfraß zu starten. Deshalb gilt Karies als »multifaktorielle Erkrankung«. Die Bakterien brauchen zum Beispiel zuckerhaltige Lebensmittel, um sich zu vermehren und um den Zucker in schädliche Säure umwandeln zu können. Je höher der Zuckerverbrauch, desto höher der Prozentsatz an säurebildenden Bakterien im Mund. Speichel neutralisiert die Säuren und gibt den Zähnen die durch die Säureattacke verlorenen Mineralien wieder zurück. Ein verminderter Speichelfluss begünstigt das zersetzende Werk der Mikroben. Nach einer Strahlentherapie ist bei manchen Krebspatienten die Speichelproduktion stark beeinträchtigt. In der Folge steigt für sie das Kariesrisiko beträchtlich, auch Entzündungen im Mundraum nehmen zu.

Weil Zahnstein ein erstaunlich guter Langzeitspeicher für bakterielle Untermieter, Nahrungsreste und Partikel aus der Umwelt ist, eröffnen diese Ablagerungen Forschern tiefe Einblicke in die Vergangenheit des Menschen. Noch in der Steinzeit dürfte es kaum Karies gegeben haben, da die Nahrung damals vergleichsweise kohlenhydratarm war, was Kariesbakterien die Vermehrung erschwert haben dürfte. Mit dem Übergang von der Kultur der Jäger und Sammler hin zu sesshaften Völkern mit Landwirtschaft veränderte sich auch die Ernährungsweise der Menschen, so dass es nun auch reichlich Futter für die Mikroben im Mund gab. Die neue stärkehaltige Kost verschob das mikrobielle Gleichgewicht zugunsten der Karieserreger. Heutige Mund-Ökosysteme sind auch deutlich ärmer an unterschiedlichen Bakterienarten als die unserer frühen Vorfahren.[5] Schädelfunde bezeugen, dass Karies im Altertum vor allem ein Altersleiden war. Das änderte sich spätestens mit der industriellen Revolution und der darauf folgenden Verbreitung von Zucker und Feinmehl. Fortan waren schon Kinder vom Lochfraß betroffen, weil die neuen Nahrungsmittel das Wachstum der Kariesbakterien weiter beschleunigten.

In den letzten Jahren ist die Zahl der kariösen Zähne in Deutschland glücklicherweise deutlich zurückgegangen. Die jüngste Studie zur Mundgesundheit aus dem Jahr 2006 fand bei Zwölfjährigen im Durchschnitt nur bei 0,7 Zähnen Karies, auch im internationalen Vergleich ein sehr guter Wert.[6] Bei der vorangegangenen Erhebung im Jahr 1997 waren noch 1,7 Zähne pro Gebiss betroffen. Anfang der 1980er Jahre hatten nur etwa zwei Prozent der deutschen Kindergartenkinder ein kariesfreies Gebiss, 2013 hatten die Bakterien schon bei 70 Prozent der Kinder dieser Altersgruppe keine Löcher mehr verursacht. Die Ergebnisse der fünften Mundgesundheitsstudie werden im Jahr 2015 erwartet.

Die an der Untersuchung beteiligten Zahnärzte führen den Erfolg vor allem auf flächendeckende Vorsorge und bessere Zahnhygiene zurück. Fluoridierte Zahncremes scheinen außerdem einen positiven Einfluss zu haben. Eine aktuelle Leitlinie der Deutschen Gesellschaft für Zahn-, Mund- und Kieferheilkunde (DZMK) empfiehlt fluoridierte Zahnpasta deshalb bereits bei Kleinkindern.[7] Eine Analyse, die Untersuchungsdaten aus 40 000 Kindermündern zusammenfasst, kam 2010 zu dem Ergebnis, dass Kinder zwischen 5 und 16 Jahren, die einmal am Tag eine fluoridhaltige Zahnpasta verwendet hatten, im Schnitt 25 Prozent weniger Kariesläsionen hatten.[8] Durch zweimalige Anwendung wurde der Schutzeffekt sogar noch gesteigert. Kinder im Vorschulalter sollten allerdings nur Zahnpasta mit niedriger Fluoridkonzentration verwenden, um einer Überversorgung vorzubeugen, die sich durch weiße Flecken auf den Zähnen ankündigt.

Es gibt inzwischen auch eine Reihe von Versuchen, die Kariesverursacher gezielt durch andere Bakterien unter Kontrolle zu bringen. Milchsäurebakterien der Art *Lactobacillus paracasei* heften sich zum Beispiel an *S.-mutans*-Zellen und können sie so unschädlich machen.[9] Chemiekonzerne arbeiten bereits an einem Laktobazillus-haltigen Zusatzstoff für Zahnpasten.

> **Fluorid**
>
> Säuren – egal, ob aus Obst, Wein, Salatdressing oder von Karies-
> bakterien hergestellt – lösen Ionen aus dem Zahnschmelz he-
> raus, er beginnt, sich aufzulösen. Fluorid aus Zahnpasta kann
> die entstandenen Lücken im Zahnschmelzkristall wieder schlie-
> ßen und so vor Karies schützen.

Kranke Zähne, krankes Herz

Die Erfolge im Kampf gegen Karies werden von einer wachsenden Zahl von Parodontalerkrankungen überschattet. Wieder sind
Bakterien die Ursache. Sie sammeln sich in der Falte zwischen
Zahn und Zahnfleisch und bilden dort zusammen mit Proteinen
und Kohlenhydraten aus der Nahrung einen Belag. Wird diese
Plaque nicht regelmäßig entfernt, entsteht daraus Zahnstein, der
wiederum eine Entzündung des Zahnfleisches auslösen kann. Mit
der Zeit kann sich der Belag wie ein Keil immer weiter zwischen
Zahn und das Zahnfleisch schieben, bis das Kau- oder Beißwerk-
zeug schließlich seinen Halt verliert und ausfällt. Parallel bildet sich das Zahnfleisch zurück, und auch der darunterliegende
Kieferknochen schrumpft. Das ist die extremste Form der Parodontitis. 40 Prozent der Deutschen leiden an wenigstens einer
mittelschweren Parodontitis an mindestens einem Zahn in ihrem
Gebiss.

Ein entzündetes Zahnbett gefährdet nicht nur den festen Halt
der Zähne, sondern kann noch viel größere Probleme nach sich
ziehen. Patienten mit chronischen Entzündungen im Mund haben ein höheres Risiko für Herz- und Gefäßkrankheiten, und sogar die Wahrscheinlichkeit, an Krebs zu erkranken, scheint erhöht
zu sein. In den Ablagerungen verkalkter Blutgefäße haben Ärzte
bereits Bakterien gefunden, die normalerweise im Mund des Patienten leben. Wird die Entzündung im Mund behandelt, werden
umgekehrt auch die Blutgefäße wieder elastischer.[10] Rheuma und
Nierenprobleme scheinen teilweise ebenfalls durch mangelnde

Mundhygiene befördert zu werden. Die genauen Zusammenhänge sind noch unklar. Es ist jedoch schon länger bekannt, dass chronische Entzündungen den Körper insgesamt schwer belasten und nicht nur am akuten Entzündungsherd für Probleme sorgen. So verschlimmert zum Beispiel Stress durch Zahnfleischentzündungen auch die übrigen Gesundheitsprobleme von Diabetikern. Schlechte Zähne können also nicht nur krank sein, sondern auch krank machen.

Der beste Schutz vor solchen Problemen ist noch immer sorgsame Zahnhygiene, ohne diese jedoch zu übertreiben. Während noch vor wenigen Jahren gemahnt wurde, nach jeder Mahlzeit die Zähne zu bürsten, warnen Zahnmediziner inzwischen vor übermäßigem Putzen und empfehlen stattdessen, die Selbstreinigungskräfte der Mundhöhle zu nutzen. Kaugummikauen zum Beispiel regt die Speichelproduktion an. Der darin manchmal enthaltene Zuckeraustauschstoff Xylit scheint das Wachstum der Kariesbakterien zusätzlich zu bremsen. Zu viel Schrubberei nutzt auch den Zahnschmelz rasant ab. Besonders schädlich ist die Kombination von sauren Nahrungsmitteln und kurz darauf folgendem Bürsten. Die Säure weicht den Schmelz auf, der dann dem Scheuern der Borsten ohne größeren Widerstand nachgibt.

Wer abends, mit zwei Stunden Abstand zum letzten Stück Obst, zur letzten Gabel Salat mit saurem Dressing und zum letzten Glas Wein, neben der normalen Bürste auch noch Zahnseide und Zwischenraumbürsten für die engen Lücken zwischen den Zähnen benutzt, bekämpft auch die schwer zugänglichen potenziellen Entzündungsherde und schützt so nicht nur den gesamten Zahnhalteapparat, sondern tut auch dem restlichen Körper etwas Gutes.

Die Kariesprophylaxe ist ein Musterbeispiel dafür, was Vorbeugung leisten kann. Eine die Gesundheit fördernde Kulturtechnik, die von allen verstanden, akzeptiert und umgesetzt wird, hat eine chronische Krankheit fast besiegt. Kaum jemand muss abends lange mit sich ringen, ob er vor dem Zubettgehen die Zähne putzt oder nicht – der Kampf gegen Karies ist für die meisten Menschen inzwischen ganz normaler Alltag. Kinder lernen die Mikrobenabwehr heute bereits kennen, sobald der erste Milchzahn aus dem Kiefer wächst. Anders als bei anderen Infektionskrankheiten herrscht offensichtlich ein gesellschaftlicher Konsens darüber, dass Karieskeime weggeputzt werden können und müssen. Während manche Eltern in der Hoffnung, das Immunsystem dadurch zu stärken, ihre Kinder zu »Masern-Partys« bringen, wo sich die Kleinen mit den auslösenden Viren infizieren sollen, gibt es bislang zum Glück keine »Karies-Partys«.

Zahnärzte haben sich im Laufe der Evolution ihres Faches von einfachen Zahnziehern zu Reparateuren und heute zu Prophylaxespezialisten entwickelt. Der beste Zahn, das wissen sie, ist der eigene, und ein guter Vertreter seines Faches kämpft um jeden einzelnen. Mit den Prophylaxehelfern hat sich ein eigener Berufszweig entwickelt, der sich ausschließlich um den Erhalt der Zahnsubstanz kümmert. Dennoch ist die Tatsache, dass heute fast alle über 30-Jährigen noch alle Zähne im Mund haben, nicht das Verdienst von 80 000 Zahnärzten in Deutschland, sondern das von 80 Millionen Zahnbürsten. Gesund bleiben ist einfacher, als gesund werden. Bei den Zähnen leuchtet das den meisten Menschen bereits ein, vielleicht auch, weil die Eigenbeteiligung für Zahnersatz bei den gesetzlichen Krankenversicherungen so hoch ist. Höchste Zeit, dass wir auch die Gesundheit des restlichen Körpers vorsorglich selbst in die Hand nehmen und die Vorbeugung gegen Krankheiten und die Selbstverantwortung dafür ernst nehmen.

Im Säurebad des Magens

Wie die ersten Zähne entstand auch der Magen zuerst bei den ersten Wirbeltieren, die auf der Erde lebten. Viele Abkömmlinge dieser großen Organismengruppe, darunter etwa ein Viertel aller Fischarten, haben diesen Teil des Verdauungssystems jedoch mitsamt der dazugehörigen Gene in ihrem Erbgut später wieder verloren.[11] Es gibt sogar eine paar magenlose Säugetiere wie das

Schnabeltier. Statt eines Magens voller Verdauungsenzyme hat es nur einen kropfartigen Beutel, in dem es wie Vögel Nahrung zwischenlagern kann. Die chemische Verdauung findet bei den Magenlosen vollständig im Darm statt.

Die Magensäure desinfiziert die Nahrung nicht nur, sie zersetzt auch Proteine, so dass der Darm deren Bruchstücke später leichter aufnehmen kann. Wie lange eine Mahlzeit im Magen bleibt, hängt davon ab, woraus sie besteht. Bei eiweiß- und fettreicher Kost braucht es länger als bei Kohlenhydraten. Der Pylorus genannte Pförtnermuskel, der genau an der Verbindung zwischen Magen und Darm sitzt, kontrolliert, mit welcher Geschwindigkeit der Speisebrei den Magen verlässt. Je mehr Kalorien enthalten sind, desto langsamer geht es voran. Dabei handelt dieser Muskel vollkommen eigenständig, wie auch der gesamte Darm mit Ausnahme seines Ausgangs. Das ist auch ziemlich gut so, denn sonst müsste der Mensch die ganze Zeit darüber nachdenken, ob es jetzt an der Zeit wäre, den vorverdauten Brei aus dem Magen in den Dünndarm zu befördern und von dort in den Dickdarm und so weiter. Heute wird dieser Automatismus nur zum Problem, wenn wir Speisen aufnehmen, die es nie zuvor auf der Erde gegeben hat: Stark gezuckerte Getränke zum Beispiel gelangen viel zu schnell vom Magen in den Darm und von dort direkt weiter ins Blut. Der folgende rapide Blutzuckeranstieg ist eine Ursache für Übergewicht und Diabetes (siehe S. 232 ff.).

Weil die Magenwand durch viele kleine eingebaute Fältchen so dehnfähig ist und der Pförtnermuskel so gut aufpasst, kommen wir Menschen mit wenigen größeren Mahlzeiten gut durch den Tag. Ohne Probleme kann der Magen auch ein größeres Festmahl zwischenlagern: Er faltet sich einfach auf wie ein Blasebalg, in den Luft gezogen wird. Dehnt sich der Magen aus, wird das Hormon Gastrin ausgeschüttet, das die Magensäureproduktion steuert. Der Pylorus sorgt dafür, dass die Nahrung ausreichend lange in den Verdauungssäften des Magens badet, bevor er sie zur weiteren Verarbeitung in gleichmäßiger Geschwindigkeit in den Darm entlässt.

Man kann sich den gesamten Verdauungstrakt wie eine Rohrleitung vorstellen, die durch den Körper verläuft. Alles, was dort hindurchgeht, passiert zwar den menschlichen Körper, und doch spielt es sich außerhalb ab. Die Haut der Mundhöhle, die Auskleidung der Speiseröhre, die Wände von Magen und Darm bilden genauso eine Barriere zur Außenwelt wie die Haut am Unterarm oder am großen Zeh. Und wie die äußere Hülle ist die innere ebenfalls mit Mikroben dicht besiedelt. Natürlich bietet nach der Mundhöhle, den Zahnfleischtaschen und dem Rachen auch die Speiseröhre Bakterien verschiedene gemütliche Lebensräume. Dieser Befund war allerdings weit weniger überraschend als die Beobachtung, dass auch im Magen Mikroben leben. Der galt lange Zeit wegen der alles zersetzenden Magensäure als ziemlich lebensfeindlich. Und tatsächlich überleben viele Mikroben, die mit der Nahrung dorthin gelangen, das Säurebad nicht. Ein paar Bakterien aber trotzen den extremen Bedingungen. Einige von ihnen leben auch im Mund, andere findet man auch im Dünndarm.

Ein Keim mit zwei Gesichtern

Der bekannteste unter den Magenkeimen ist *Helicobacter pylori*. Seinen Namen hat dieses Bakterium, dessen Rolle im Körper noch lange nicht verstanden wird, zum einen wegen seines spiralförmigen Körpers bekommen; daher der Vorname Helicobacter. Mit Nachnamen heißt es pylori, weil es zuerst in dem Bereich des Pylorus entdeckt wurde, dem Magenpförtnermuskel, der zwischen Magen und Dünndarm sitzt.

Weltweit trägt etwa jeder zweite Mensch dieses Bakterium in sich. In wohlhabenden Ländern finden es Ärzte allerdings nur noch bei etwa jedem vierten Erwachsenen und unter 5 Prozent der Schulkinder. Bereits seit den 1950er Jahren nimmt die Zahl der Pylori-Infizierten kontinuierlich ab. Das Verschwinden der Mikroben hängt wahrscheinlich mit dem steigenden Verbrauch von keimtötenden Antibiotika zusammen.

H. pylori begleitet den Menschen bereits seit mindestens 60 000 Jahren. Das Bakterium nistet sich in die Schleimhaut der Magenwand ein und produziert dort als Schutz vor den Angriffen der Säure Stoffe, die wie ein Zellgift wirken und Entzündungen auslösen. So verursacht die Mikrobe schwere Magenerkrankungen. Für die Entdeckung des auslösenden Bakteriums *H. Pylori* und seiner Wirkweise erhielten die Australier Barry Marshall und Robin Warren 2005 den Nobelpreis für Physiologie und Medizin. Bereits zu Beginn der 1980er Jahre fielen dem Pathologen Warren bei der Untersuchung von Magenschleimhautproben vieler vom Entzündungsschmerz geplagter Patienten kleine, gekrümmte Bakterien auf. Zusammen mit dem Mikrobiologen Marshall gelang es Warren 1982, die Bakterien im Labor zu kultivieren. Allerdings konnten die beiden Wissenschaftler erst durch schmerzhafte Selbstversuche auch ihre Kollegen und Ärzte davon überzeugen, dass *H. pylori* Verursacher der Magenentzündungen ist. Die Fachwelt ging nämlich davon aus, dass im unwirtlich-sauren Magenmilieu kein Bakterium dauerhaft überleben und sich sogar noch vermehren könnte. So trank Marshall zum Beweis eine Bakterienlösung und entwickelte tatsächlich in den folgenden Tagen eine akute Gastritis.

Drei von vier Magengeschwüren werden durch *H. pylori* ausgelöst und fast zwei Drittel aller Magentumoren. Die WHO hat das Bakterium deshalb bereits 1994 als karzinogen einstuft, so wie auch Asbest, das radioaktive Element Strontium und Formaldehyd.[12] Seither gilt: Nur ein toter Pylori ist ein guter Pylori. Eine wirksame Kombinationstherapie aus zwei Antibiotika und einem Protonenpumpenhemmer, der die Produktion der Magensäure unterdrückt, bekämpft das Bakterium in der Regel, sobald es entdeckt wird. Gastritis und Magengeschwüre sind deswegen heute keine chronischen Krankheiten mehr und bedeuten auch kein erhöhtes Krebsrisiko. Und wer würde so eine aggressive Mikrobe schon vermissen?

Der Sieg über den Keim brachte nicht nur Vorteile, und es mehren sich die Hinweise darauf, dass der menschliche Körper diese Bakterien braucht. Einige Forscher glauben, dass *H. pylori* wichtige Stoffwechsel- und Immunfunktionen des Körpers reguliert und sein Verschwinden ein über viele Jahrtausende hinweg eingestelltes Zusammenspiel von Mensch und Mikrobe empfindlich stört.[13]

Bereits 1998 berichteten Ärzte in einem Fachartikel, dass Patienten mit Magengeschwüren seltener an Sodbrennen leiden. Bei diesem Reflux genannten Problem steigt Magensäure in der Speiseröhre auf und verursacht Schmerzen im Oberbauch und hinter dem Brustbein, manchmal sogar im Rachen. In besonders schweren Fällen kann der Reflux sogar zu Speiseröhrenkrebs führen. Ärzte lösen das Problem meist durch Medikamente, die die Magensäureproduktion bremsen. Der Fachartikel berichtete auch darüber, dass umgekehrt Menschen, die an Sodbrennen leiden, seltener Magengeschwüre bekommen. Diese Entwicklung zeichnet sich in den wohlhabenderen Ländern mit üppiger Antibiotikaversorgung bereits seit fast einem halben Jahrhundert ab. Es gab weniger Magengeschwüre und -tumoren, stattdessen mehr Sodbrennen und Speiseröhrenkrebs. In ärmeren Ländern zeigte sich hingegen das alte Bild: viele Magengeschwüre, weniger Sodbrennen.

H. pylori scheint Substanzen abzusondern, die die Magensäure etwas weniger aggressiv machen. Sie bleibt noch scharf genug, um die meisten anderen Mikroben abzutöten, richtet aber in der Speiseröhre weniger Schaden an. Ohne einen Nutzen durch den Untermieter wäre es auch nur schwer zu erklären, dass das Bakterium ein so treuer Begleiter des Menschen werden konnte. Im Magen unserer Vorfahren verließ der Keim vor 58 000 Jahren den afrikanischen Kontinent.[14] Das zeigen genetische Verwandtschaftsanalysen von Hunderten verschiedenen *H.-pylori*-Stämmen. Man kann sie in sieben Gruppen einteilen, die jeweils in einer anderen geografischen Region auftauchen. Jeder Bakterienstamm verhält sich ein bisschen anders im Magen seines Wirts. Auch sind sie unterschiedlich aggressiv.

Inzwischen hat sich gezeigt, dass das Verschwinden von *H. pylori* mit der Zunahme einer Reihe von weiteren Krankheiten einhergeht. Pylori-freie Kinder leiden zum Beispiel häufiger an Hautallergien, Heuschnupfen und Asthma.[15] Zumindest bei Mäusen

Magengeschwür

Diese auch Ulcus genannte Verletzung der Magenwand entsteht, wenn die schützende Schleimschicht durchlässig wird und die aggressive Säure des Magensafts die Zellen angreift. Häufigste Ursache ist eine Infektion mit dem Bakterium *Helicobacter pylori*. Arzneimittel können den Magen schädigen. Vor allem einige Schmerzmittel (Nichtsteroidale Antirheumatika) sind dafür bekannt, dass sie das Magengeschwürrisiko zum Teil um das Vierfache erhöhen. Die Wirkstoffe Acetylsalicylsäure, Diclofenac, Ibuprofen oder Naproxen gehören dazu. Um die Schäden der Tabletten zu begrenzen, sollten solche Schmerzmittel nur kurzfristig in hohen Dosen verordnet werden. An niedrige Dosierungen, die auch bei Gefäßleiden eingenommen werden, scheint sich die Magenschleimhaut hingegen meist anpassen zu können.

Rauchen fördert Geschwüre in der Magenwand, indem der inhalierte Qualm die Produktion von Magensäure anregt.

Stress gilt als weiterer Risikofaktor für Magengeschwüre, weil er zu vermehrter Säureproduktion führt und gleichzeitig die Produktion des schützenden Schleims bremst.

scheint der Keim zudem das Sättigungshormon Ghrelin zu steuern. Das Verschwinden des Bakteriums könnte so auch für die zunehmende Zahl Übergewichtiger mitverantwortlich sein. Nach einer neueren Untersuchung scheint die Anwesenheit *H. pyloris* im Magen gar vor der Weizeneiweiß-Unverträglichkeit Zöliakie zu schützen.[16]

Wissenschaftler stellen bereits Überlegungen an, wie man die Vorzüge des Keims nutzen und gleichzeitig Schaden vom Menschen fernhalten könnte. So könnten Ärzte in Zukunft Kindern einen genau auf ihre Genetik abgestimmten und für sie möglichst wenig aggressiven Helicobacter-Stamm verabreichen, um diese in jungen Jahren vor Allergien und anderen Krankheiten zu schützen. Magengeschwüre und Magenkrebs entwickeln sich erst im Laufe einiger Jahrzehnte. So können 30 Jahre zwischen einer Infektion, zum Beispiel über Nahrung oder Trinkwasser, und dem Ausbruch der Krankheit vergehen. Damit bliebe genug Zeit, um die hilfreiche Wirkung der Mikroben zu nutzen, bis sie um den dreißigsten Geburtstag herum durch eine möglichst gezielte und andere Bakterien verschonende Antibiotikakur ausgeschaltet werden.

Noch ist jedoch unklar, ob *H. pylori* wirklich eine so bedeutsame Rolle im menschlichen Körper spielt. Es könnte genauso gut sein, dass andere, noch unbekannte Bakterien all das verrichten, was *H. pylori* zugeschrieben wird, und diese gleichzeitig mit dem prominenten Keim durch Antibiotika vernichtet werden. Helicobacter ist eben nicht nur ein alter Begleiter der Menschheit, sondern auch ein guter Bekannter der Forschung. Deshalb steht er weltweit unter verschärfter Beobachtung, und nur deswegen wissen wir überhaupt, dass er allmählich aus den Mägen der Menschen verbannt wird. Weil wir die meisten Bakterien, die auf und im Menschen leben, noch gar nicht kennen, erfahren wir von ihrem Verschwinden vielleicht nur dadurch, dass wir ohne sie krank werden.

100 Millionen Mitbewohner

Der Magen ist noch verhältnismäßig dünn mit Mikroben besiedelt. Im Dünndarm allerdings steigt die Bevölkerungszahl rasch an. Gleich an den Magen schließt der Zwölffingerdarm an, der seinen Namen daher hat, dass er so lang ist, wie zwölf Chirurgenfinger breit sind. Hier leben bereits etwa 1000 Mikroorganismen pro Milliliter Darminhalt. Unter dem Einfluss der noch kaum von weiteren Verdauungssäften verdünnten Magensäure und einigen *H. pyloris*, die durch die Magenpforte geschwemmt werden, entstehen hier sogar noch mehr Geschwüre als im Magen. Pro Jahr bekommen von 100 000 Menschen etwa 50 ein Magen- und 150 ein Zwölffingerdarmgeschwür. Männer sind davon dreimal häufiger betroffen als Frauen, während das Magengeschwür auf beide Geschlechter fast gleichmäßig verteilt ist.

Rutschpartie durch den Muskelschlauch

Muskeln durchziehen die Darmwand und sorgen durch rhythmische Kontraktionen dafür, dass der Inhalt mit den Verdauungssekreten und -helfern gut durchgemischt wird. Ringförmige Muskeln schieben zudem den Speisebrei immer weiter in Richtung Dickdarm. Je weiter die Reise durch den Dünndarm geht, desto höher ist die Bakterienbevölkerungszahl. Bis zu 100 Millionen leben dort pro Milliliter und helfen nicht nur beim Zerlegen der Nahrung, sondern produzieren auch für den Menschen Nützliches, zum Beispiel das Vitamin B_{12}, das wie auch alle anderen Nähr- und Mineralstoffe von den Darmzellen aufgenommen und an den Blutkreislauf weitergereicht wird.

Wo der etwa vier Meter lange Dünndarm in den Dickdarm mündet, liegt der Blinddarm mit seinem berüchtigten Wurmfortsatz, in dem bei vielen Menschen Entzündungen ausbrechen. Noch bis vor wenigen Jahren galt er als genauso überflüssiges Überbleibsel der Evolution wie die Weisheitszähne, das problemlos rausgeschnitten werden kann, sobald es Ärger macht. Inzwischen gibt es die Theorie, wonach er ein Reservoir für Bakterien bildet. Dort scheinen sie vor dem menschlichen Immunsystem, vor anderen Bakterien, aber auch vor Arzneimittelwirkstoffen besonders geschützt zu sein. Aus diesem sicheren Unterschlupf heraus könnten die Mikroben den Darm zum Beispiel nach einer Durchfallerkrankung wieder neu besiedeln. Durchfall ist meistens eine vom Körper initiierte Abführkur, die dazu gedacht ist, Krankheitskeime wie zum Beispiel Salmonellen oder Rotaviren oder Giftstoffe möglichst schnell wieder loszuwerden. Vor dem Hintergrund dieser natürlichen Ausputzmaßnahme wäre ein eingebauter Bakterienspeicher für die anschließende Wiederbesiedelung sehr sinnvoll. Normalerweise verschwindet der Durchfall nach weniger als drei Tagen wieder, und meistens geht der Darm auch ohne Weiteres wieder in Normalbetrieb über und beginnt, dem Nährstoffbrei wieder wie gewohnt Wasser zu entziehen.

Im Dickdarm steigt die Bakterienzahl noch einmal deutlich an. Nach heutigem Wissen ist kein Ort auf der Welt dichter besie-

Das Darmmikrobiom – so einzigartig wie ein Fingerabdruck

Die Zusammensetzung der mikrobiellen Lebensgemeinschaft in unserem Verdauungstrakt, allgemein als Darmflora bekannt, variiert von Mensch zu Mensch. Die prägenden Organismengruppen der Gemeinschaft sind für jeden Menschen individuell und haben nicht nur Einfluss auf unsere Verdauung und unser Wohlbefinden, sondern wirken sich auch auf das Immunsystem und sogar unser Verhalten aus. Was dahintersteckt, untersucht ein internationales Konsortium unter Beteiligung von Wissenschaftlern des Europäischen Molekularbiologischen Laboratoriums in Heidelberg (EMBL).

Die Gesamtmasse der Darmbewohner, das Darm-Mikrobiom, eines Erwachsenen beträgt etwa zwei Kilogramm. Die Gesamtheit der genetischen Informationen aus all diesen Zellen wird als Metagenom bezeichnet und umfasst schätzungsweise zwischen zwei und drei Millionen unterschiedliche Gene. Das entspricht etwa dem Hundertfachen der Anzahl im menschlichen Genom.

Die Analysen des Metagenoms der Probanden von MetaHIT ergaben, dass sich Menschen anhand ihrer unterschiedlichen Darmbakterienzusammensetzung in verschiedene Typen einteilen lassen. Diese unterscheiden sich in ihrer Anfälligkeit für Krankheiten und eben auch im Verhalten.

Unterschiedliche Ökosysteme

Den Untersuchungen nach lassen sich drei verschiedene große Darmfloratypen anhand der vorherrschenden Bakterienarten unterscheiden, ähnlich verschiedener Ökosysteme. Die Wissenschaftler bezeichnen ihre Einteilung als »Enterotypen«, ansatzweise vergleichbar mit denen der Blutgruppen des Menschen. Sie soll unabhängig von Alter, Geschlecht, ethnischer Herkunft oder Body-Mass-Index (BMI, als Maß für Übergewicht oder Fettleibigkeit) sein, ebenso wie von Lebensgewohnheiten und der Zusammensetzung der bevorzugten Nahrung.

So scheinen beispielsweise im Darm älterer Menschen mehr Bakteriengene an der Verdauung von Kohlenhydraten beteiligt zu sein als bei jungen. Vielleicht übernehmen die Bakterien hier eine Aufgabe, die der Mensch im höheren Alter nicht mehr ausreichend selbst erfüllen kann. Aus den Erkenntnissen könnten sich neue Möglichkeiten für die Diagnose und Therapie von Zivilisationskrankheiten ergeben. Denn wenn es bakterielle Gene gibt, die mit dem Alter in Verbindung stehen, könnte es auch Marker für andere Merkmale wie Fettleibigkeit oder Darmkrebs geben.

Das Immunsystem lernt früh

Zudem vermuten die Forscher einen Zusammenhang mit dem Immunsystem, das möglicherweise früh auf schädliche und unschädliche Bakterien geprägt wird und später entsprechend reagiert. Forschungsergebnisse an Mäusen deuten zumindest darauf hin, dass es nur ein recht kurzes Zeitfenster in der frühen Entwicklungsphase der Tiere gibt, in der das Immunsystem der Darmschleimhaut und die Mikroben der Darmflora ein ausbalanciertes Verhältnis der Toleranz miteinander bilden können. Im Erwachsenenalter dagegen bekämpft das Immunsystem der Mäuse alle Keime, die es nicht kennt, die also zum ersten Mal den Darm besiedeln wollen. Viele Hinweise sprechen dafür, dass die Effekte beim Menschen ähnlich sind. Um die Zusammenhänge zwischen Darmflora, Menschentyp, Ernährung und Krankheiten besser erkennen zu können, ist jedoch noch weitere Forschung nötig.

delt als dieser Teil des Darms. Im Dickdarm kommt alles an, was der Körper nicht verwerten konnte – ein Festmahl für die Mikroben, die dort leben. Fasern und andere Ballaststoffe, denen die menschlichen Verdauungssäfte und -enzyme nichts abgewinnen können, sind die Lebensgrundlage dieser Mikroben. Quasi als Gastgeschenk für ihren Wirt produzieren sie Nährstoffe wie kurzkettige Fettsäuren, die wichtige Energielieferanten für den Körper sind und gleichzeitig auch Entzündungen hemmen.[17]

Die anrüchige Arbeit der Darmbewohner

Untersuchungen haben gezeigt, dass die Artenvielfalt der Mikroben umso größer ist, je abwechslungsreicher die Nahrung ist, die sie bekommen. Und Menschen mit einer variantenreichen Bakterienausstattung sind tendenziell gesünder. Ähnliches lässt sich in Ökosystemen an Land oder im Meer beobachten: Je mehr Arten sie beherbergen, desto besser können sie mit kleineren Störungen oder auch ausgewachsenen Umweltkatastrophen umgehen.

Bei ihrer Arbeit produzieren die Mikroorganismen eine Menge Gas, das, wenn es nicht als Ton entweichen kann, manchmal unangenehme Spannung im Bauch erzeugt. So gesehen sind Blähungen ein Zeichen dafür, dass es den Bakterien gut geht. Wenn die Gasproduktion allerdings zur Qual wird, empfehlen manche Ärzte vorübergehend ballaststoffarme Schonkost. Auch Fenchel- oder Kümmeltee kann die Beschwerden lindern.

Damit der Abtransport des Nahrungsbreis klappt, braucht der Darm Bewegung. Die bekommt er zum einen durch ballaststoffreiche Kost, weil er dann ordentlich arbeiten muss. Zum anderen bekommt der Darm auch Bewegung, wenn sich der ganze Mensch bewegt. Falsche Ernährung und Bewegungsmangel sind die häufigsten Ursachen für Verstopfungen. Manche Medikamente oder Hormonschwankungen, zum Beispiel während der Schwangerschaft, lassen den Darm ebenfalls träge werden.

Was selbst die Bakterien nicht klein bekommen, gelangt zusammen mit abgestorbenen Darmzellen, toten Mikroben und jenen, die einfach vom Strom des Darminhalts mitgerissen wurden, in den Mastdarm, die letzte Station vor dem Anus, das Ende der Reise durch den Körper. Der Schließmuskel ist der einzige Teil des Darms, den wir mit unserem Willen kontrollieren können. Offenbar hat es sich bereits früh in der Entwicklung der Lebewesen gezeigt, dass es vorteilhaft ist, die Verdauungsreste nicht kontinuierlich zu verlieren und damit die eigene Wohnstatt zu verschmutzen oder Jäger auf die eigene Fährte zu lenken.

Zum Glück muss der Schließmuskel nicht die ganze Arbeit alleine leisten. Er bekommt Hilfe von einer Muskelschlinge, die um den Darm herum liegt. Wenn ein Mensch steht, zieht diese Schlinge den Dickdarm etwas nach oben, so dass ein Knick entsteht, der die Verdauungsreste auf ihrem Weg nach draußen bremst. Nur wenn wir hocken, verschwindet dieser Knick, und der Darminhalt hat freie Bahn.[18] Wegen dieser biologischen Hilfsmaßnahme für den Schließmuskel ist es eigentlich gegen unsere Natur, auf der Toilette zu sitzen. Hocktoiletten, die in südeuropäischen Ländern und in weiten Teilen der restlichen Welt verbreitet sind, sind die bessere Lösung für das Entsorgungsproblem. Wer stattdessen sitzt, wie wir Mitteleuropäer, muss viel stärker pressen, was unter anderem zu Hämorrhoidenleiden führen kann.

Der größte Teil des Darms arbeitet allerdings autonom vor sich hin, ohne dass wir durch unseren Willen darauf Einfluss nehmen müssen – oder könnten. Nicht nur Muskeln durchziehen die Darmwand und sorgen für die notwendige Bewegung. Im Verdauungstrakt verlaufen auch so viele Nerven, dass manche Wissenschaftler bereits vom »Darmhirn« sprechen, das Entscheidungen unabhängig von unserem Zentralorgan im Schädel treffen kann.[19] Über Nervenverbindungen und biochemische Botenstoffe stehen beide jedoch permanent in Kontakt. Und es mehren sich die Anzeichen dafür, dass der Darm mit seinen Bewohnern auch eine wesentliche Rolle für unser psychisches Wohlergehen spielt. Der Neurotransmitter Serotonin, der auch als »Botenstoff des Glücks« bezeichnet wird, entsteht zum größten Teil unter aktiver Mithilfe der Bakterien, gelangt durch die Darmwand in die Blutbahn und schließlich ins Gehirn. Auch andere wichtige Neuro-Botenstoffe wie Gamma-Aminobuttersäure werden von Darmbewohnern hergestellt. Bei Mäusen wirkt auch normale Buttersäure, die manche Darmbakterien aus Ballaststoffen herstellen, wie ein Mittel gegen Depressionen.[20]

Konfliktgebiet Bauch

Zwischen Körper und Darminhalt liegt die nur etwa einen Millimeter dicke Darmwand. Als Barriere zwischen Innen- und Außenwelt ist sie extrem wichtig für das Überleben des Menschen. Sie muss Nährstoffe und Wasser hindurchlassen, aber Keimen den Zutritt verwehren. An dieser Grenze wachen außerdem Abwehrzellen des Immunsystems. Sie attackieren alles, was ihnen unbekannt ist. Mitunter kommt es vor, dass diese Wächter überreagieren. Dann gehen sie auch harmlose Stoffe in der Nahrung an, als wären es gefährliche Eindringlinge. Das kann der Beginn einer allergischen Reaktion sein, aber auch Autoimmunleiden können so entfacht werden, genauso wie Entzündungen (siehe S. 126 ff.).

Grenzgebiet, Hochleistungsmaschine, Hort für Billionen Kleinstlebewesen – bei solch vielfältigen Aufgaben wundert es kaum, dass so viele Menschen über Beschwerden diesseits der Gürtellinie klagen. Zwei von zehn Deutschen haben regelmäßig Bauchschmerzen, leiden an Krämpfen oder chronischen Entzündungen, bluten, haben Verstopfung oder Durchfall. Fast jeder Dritte gibt an, dass ihm Stress auf den Magen schlägt. Riesenprobleme bescheren den Herstellern mehr oder minder hilfreicher Arzneimittel riesige Umsätze. 638 Millionen Euro gaben die Deutschen im Jahr 2011 für Magen- und Verdauungsmittel aus.

Vom sogenannten Reizdarmsyndrom sind etwa 12 Prozent der Deutschen betroffen. Unter diesem Namen werden Symptome wie Verstopfung, aber auch Durchfall und überfallartiger Stuhldrang, Krämpfe und Blähungen zu einem Krankheitsbild zusammengefasst – wenn sie denn kein Anzeichen für ein anderes Leiden sind. Lange galt der Reizdarm als psychosomatisches Problem von gestressten Menschen. Inzwischen gibt es Hinweise auf eine Reihe von organischen Ursachen. Zum Beispiel kann das Bauchhirn nach einer Infektion noch längere Zeit irritiert sein und so für Beschwerden sorgen. Bei anderen Patienten könnte eine ernährungs- oder medikamentenbedingte Überbesiedelung des Dünndarms mit Bakterien für die Probleme sorgen. Bis heute gib es allerdings keinen zuverlässigen Test, um einen Reizdarm zu diagnostizieren. Deshalb müssen Ärzte zunächst alle anderen Krankheitsursachen ausschließen, bevor sie von einem Reizdarm sprechen und anfangen können, nach einer Lösung zu suchen. Ein oft sehr langwieriger und deshalb für den Patienten qualvoller Prozess, dem viele durch Selbstversuche und fragwürdige Darmsanierungsexperimente zu entgehen versuchen.

Seltener, aber für die Betroffenen noch heftiger, treten chronisch entzündliche Darmerkrankungen wie Morbus Crohn und Colitis ulcerosa auf. Die Auslöser dieser Leiden kann derzeit noch niemand genau erklären. Es deutet aber viel darauf hin, dass ein unglückliches Zusammenspiel von genetischer Veranlagung und Umweltfaktoren wie Ernährung, Darmbakterien, Stress und Arzneimitteln die Immunabwehr der Patienten in Aufruhr versetzt, was zu einer dauerhaften Entzündungsreaktion führt. Untersuchungen haben gezeigt, dass das Erkrankungsrisiko für Geschwister eines Patienten mit einer entzündlichen Darmerkrankung bis zu 35-mal größer ist als für die Normalbevölkerung. An mehr als 170 Stellen unterscheidet sich das Erbgut von Erkrankten von dem der Gesunden. Zwillingsstudien wiederum offenbarten, dass es nicht nur an den Genen liegen kann, weil nicht immer beide Zwillinge erkranken. Der Lebensstil scheint ein weiterer großer Einflussfaktor zu sein. Patienten haben vor ihrer Erkrankung zum Beispiel häufiger Antibiotika genommen oder haben mehr Fleisch gegessen als ihre gesunden Geschwister.[21] Manchen entzündlichen Darmleiden geht eine Blinddarmentzündung voraus. Die Beobachtung, dass steril, also frei von jeglichen Bakterien aufgezogene Mäuse zwar einige Beschwerden, aber nie Darmentzündungen haben, weist außerdem darauf hin, dass auch Bakterien an dem chronischen Entzündungsgeschehen beteiligt sein dürften. Die natürliche Barrierefunktion der Darmwand scheint bei den Patienten eingeschränkt zu sein. Das könnte die Folge ballaststoffarmer, aber fett- und zuckerreicher Nahrung sein. Wie bei Allergien und einigen Autoimmunerkrankungen sind vor allem Menschen mit vergleichsweise hohem Einkommen von den entzündlichen Leiden betroffen.[22] Auch geht die Zahl der verschiedenen Bakterienarten bei den Betroffenen deutlich zurück. Da viele

Mikroben dafür sorgen, dass sich die schützende Schleimschicht auf den Darmzellen permanent erneuert, kann dieses Artensterben zu einem Problem werden.

Noch ist unklar, welche Faktoren die Entzündung auslösen und welche nur Begleiter der Krankheit sind. Viele Therapeuten glauben jedoch, dass es dem Patienten bereits hilft, nur an einer Stelle des Krankheitsgeschehens anzusetzen. Dafür spricht auch das breite Spektrum an mal mehr, mal minder erfolgreichen Behandlungsmöglichkeiten, die von Ernährungsumstellung und probiotischen Lebensmitteln bis hin zu entzündungshemmenden Wirkstoffen und Antibiotika reichen.

Der neueste Pfeil im Köcher der Ärzte sind Würmer. Darmparasiten, um genauer zu sein, die bis zur Erfindung der Wasseraufbereitung eigentlich ein ständiger Begleiter des Menschen waren. Wie bei den Bakterien gibt es auch unter den Würmern gefährliche Akteure. Doch die meisten leben als Untermieter im Menschen, ohne dass er überhaupt etwas von ihnen mitbekommt – bis sie fehlen. Denn die Parasiten sondern zum eigenen Schutz Substanzen ab, die das Immunsystem etwas dämpfen. Fehlen die Würmer, könnte das der Auslöser von vielen Zivilisationsleiden sein, bei denen ein wild gewordenes Immunsystem eine Rolle spielt, bei Allergien zum Beispiel oder Autoimmunkrankheiten. Mehrere klinische Studien zur Therapie mit Würmern bei einer ganzen Reihe von Erkrankungen laufen bereits. Sie sollen unter anderem klären, warum manche Patienten sehr gut auf die besondere Art der Wurmkur ansprechen und andere keine Linderung verspüren.

Auch wenn diese Form der Therapie noch in den ersten frühen Testphasen steckt und noch weit von einer Zulassung durch Arzneimittelbehörden entfernt ist, so zeigt sie doch, wie eng unser Schicksal mit dem unserer Mitbewohner seit Millionen Jahren miteinander verschlungen ist. Offensichtlich hat sich das bewährt, und es lohnt, sich diese Symbiose zu bewahren – unter anderem durch richtige Ernährung, die auch unseren Darmbewohnern guttut. Es gibt fast keinen Mechanismus im menschlichen Körper, an dem sie nicht wenigstens indirekt beteiligt sind.

Darm und Psyche

Eine Mixtur aus chemischen Botenstoffen und elektrischen Nervensignalen bestimmt unsere Gefühlswelt. Das ist aus evolutionärer Sicht auch verständlich, schließlich war der Darm das erste Organsystem, das sich entwickelt hat – ohne den Magen-Darm-Kanal hätte es auch das Nervensystem nicht gegeben. Viele der Signalstoffe werden von Bakterien im Darm produziert. Die Mikroben stehen zwar in keinem direkten Kontakt zu den Nerven, aber die Stoffe, die sie absondern, dringen durch die Darmwand in die Blutbahn oder in das den Darm umgebende Nervennetz und können dort Signalkaskaden auslösen, die sich ins Hirn fortpflanzen. Schon wird darüber spekuliert, ob eine Veränderung in der Darmmikrobenpopulation nicht Gemütskrankheiten wie Depressionen auslösen oder ebenso bekämpfen könnte. Versuche an Mäusen haben bereits gezeigt, dass sich das Verhalten der Tiere je nach ihrer bakteriellen Besiedelung verändert.[23] Keimfrei gehaltene Mäuse verhielten sich weit weniger vorsichtig als normal besiedelte Tiere. Auch ihre neurologische Entwicklung verläuft anders als bei Mäusen mit normaler Bakterienausstattung.

Erste Untersuchungen an Menschen wiesen ebenfalls einen Effekt von Bakterien auf das menschliche Empfinden nach. Versuchspersonen, die über 30 Tage hinweg probiotische Bakterienstämme in Joghurts zu essen bekamen, schnitten in psychologischen Tests auf Ängste und Depressionen besser ab als Probanden, die diese Bakterien nicht aufnahmen.[24] Auch gegen Angstzustände bei Patienten mit chronischem Übermüdungssyndrom scheinen Bakterien helfen zu können. Weil die entsprechenden Untersuchungen allerdings vom Probiotika-Hersteller gesponsort waren, ist ihre Aussagekraft umstritten. Eine amerikanische Studie beobachtete sogar, wie sich die Hirnaktivität bei Frauen veränderte, die probiotische Joghurts aßen. Ihre emotionalen Reaktionen waren etwas gedämpft.

Um Joghurts oder andere Präparate, die lebende Mikroorganismen enthalten, gezielt als Therapeutikum gegen Depressionen einzusetzen, ist es allerdings noch viel zu früh. Vollkommen unerforscht ist bislang auch, welche Nebenwirkungen eine solche Behandlung haben könnte.

Mikroben, das Herz und der Krebs

Im Darm steigt die Krebsgefahr mit der Dichte der Bakterien an. Es wäre allerdings noch zu früh, den Mikroben daran die Schuld zu geben, eine Reihe von anderen Erklärungen ist möglich. Vollkommen unbeteiligt an der Entstehung zumindest mancher Tumoren sind sie allerdings auch nicht. Mäuse, die durch einen genetischen Defekt ein erhöhtes Risiko haben, an B-Zell-Lymphomen zu erkranken, werden allerdings durch Bakterien des Typs *Lactobacillus johnsonii* vor dieser Erkrankung geschützt.[25] Unsere Mitbewohner machen sich an allem zu schaffen, was wir mit der Nahrung aufnehmen. Sie wandeln die darin enthaltenen Stoffe um, sie bauen einige ab und erzeugen andere. Bislang wurde nur bei Ratten untersucht, wie viele unterschiedliche Stoffe entstehen. Bei der Entstehung von 193 der insgesamt 284 Stoffwechselprodukte, die die Forscher im Darm der Nager gefunden haben, wirken eindeutig Mikroben mit.

Einige dieser Substanzen schützen vor Krebs, andere fördern die Entstehung von Tumoren, zum Beispiel indem sie überall im Körper kleine Entzündungsherde schüren. Die an sich harmlosen sogenannten heterozyklischen Amine aus verbranntem Grillfleisch werden durch Darmbakterien beispielsweise zu sehr reaktionsfreudigen Molekülen umgesetzt, die Schäden am Erbmaterial hervorrufen können. Ellagsäure auf der anderen Seite, ein Polyphenol aus Beeren und Nüssen, wird von Bakterien in Substanzen umgebaut, die vor Entzündungen und Krebs schützen. Genauso müssen Krebsschutzstoffe aus Soja erst durch Bakterien hergestellt werden. Bakterien sind auch dafür verantwortlich, Stoffe wie Cholin aus Getreide und Nüssen oder Carnitin aus Fleisch in Zusammenarbeit mit menschlichen Enzymen in eine Substanz namens TMAO zu verwandeln, die den Blutgefäßen ihre natürliche Elastizität nimmt und zu Herzproblemen führen kann.

Wer die entsprechenden Bakterien nicht in sich trägt, kann diese Stoffe nicht umwandeln, mit mal positiven und mal nicht so positiven Folgen. Wie sich die schützende Wirkung der Mikroben fördern und die schädigende vermeiden lässt? Es ist noch zu früh, um diese Frage zu beantworten. Da die Ernährung den größten Einfluss auf die Zusammensetzung der Darmbakterien hat, liegt jedoch die Vermutung nahe, dass wir irgendwann auch wissen, wie wir durch unsere Ernährung das Geschehen im Darm steuern können. Oder durch Wirkstoffe, die die Bakterien dazu bringen, das zu tun, was gut für ihre Wirte – also für uns – ist.

Trainingspartner des Immunsystems

Bereits als unsere Vorfahren noch nicht mehr waren als im Meer treibende Urdärme, gingen sie bereits Partnerschaften mit mikrobiellen Mitbewohnern ein. Die Mikroben haben mitgegessen von dem, was in den Darmschlund gespült wurde. Im Gegenzug haben sie vielleicht Schadbakterien verdrängt, die sich sonst auch gern in der schützenden Höhle eingenistet hätten. Sie haben auch bestimmt ein paar Stoffe produziert, die irgendwie hilfreich waren für ihre Quartiergeber. Das war der Anfang der langen Beziehung zwischen komplexen Lebewesen und einfachen Bakterien, die bis heute anhält.

Als der Urdarm sich zu strecken begann, bildete er verschiedene Lebensräume für die unterschiedlichsten Bakterienarten. Und vielleicht zu dieser Zeit begannen die Darmtiere, auch so etwas wie ein primitives Immunsystem zu entwickeln, zum Beispiel um aufmüpfige Mitbewohner ausbremsen zu können. Von diesem Zeitpunkt an ist unser Immunsystem an der Beziehung zwischen Mensch und Mikrobe stetig gewachsen.

Im Darm, wo besonders viele Bakterien leben, ist auch das Immunsystem besonders aktiv. Die Zellen der Immunabwehr sitzen vor allem in der Darmwand und kontrollieren alles, was da im anverdauten Speisebrei vorbeiströmt. Ihre Aufgabe ist ziemlich schwierig: Krankheitskeime sollen sie möglichst gnadenlos bekämpfen, freundlich gesinnte Bakterien ignorieren oder gerade nur so weit einschüchtern, dass sie sich nicht hemmungslos vermehren. Über die Jahrmillionen hinweg hat das menschliche Immunsystem ziemlich gut gelernt, zwischen den Üblen und den Guten zu unterscheiden. Es hat sich aber auch so an die Anwesenheit der friedlichen Mitbewohner gewöhnt, dass es unruhig wird, wenn diese alten Freunde fehlen. Dann kann es mitunter sogar anfangen, an sich harmlose Dinge wie Haselpollen zu attackieren, das Weizenklebereiweiß Gluten oder sogar den eigenen Körper. So können Allergien, Autoimmunkrankheiten und eine Reihe anderer Krankheiten entstehen.

1989 veröffentlichte der britische Epidemiologe David Strachan einen kurzen Fachartikel, dessen Ergebnisse zum ersten Mal darauf hindeuteten, dass Mikroben eine wichtige Rolle als Trainingspartner des Immunsystems spielen. Er hatte die Gesundheitsdaten von gut 17 000 Briten ausgewertet, die alle innerhalb einer Woche im Jahr 1958 auf die Welt gekommen waren. Unter dem Titel »Heuschnupfen, Hygiene und Haushaltsgröße« beschrieb er, dass Kinder mit mehreren älteren Geschwistern seltener Heuschnupfen entwickeln als Einzelkinder oder Kinder mit wenigen Geschwistern. Damit legte er den Grundstein zu der so genannten Hygiene-Hypothese, die besagt, dass das Immunsystem offensichtlich dann anfängt, verrückt zu spielen, wenn es nicht ausreichend Kontakt mit Keimen hat.

Zunächst glaubten die Forscher, dass Krankheitserreger den schützenden Effekt bringen würden. Es war die Münchner Kinderärztin und Allergieforscherin Erika von Mutius, die zeigte, dass es weniger um den Kontakt mit Krankheitserregern geht, sondern vielmehr um Begegnungen mit eben jenen alten Freunden, die in der Regel keinen Schaden anrichten. Sie fand Mikroben, die vor Allergien schützen können, zum Beispiel in Kuhställen und auf den Kopfkissenbezügen von Kindern, die auf Bauernhöfen leben.

Beobachtungen des Forschers Heikki Hyöty von der Universität von Tampere in Südfinnland aus den letzten Jahren bestätigen die Entdeckung auf den deutschen Bauernhöfen. Er hatte Kinder auf beiden Seiten der finnisch-russischen Grenze untersucht. Sie sind genetisch recht eng miteinander verwandt, weil diese Grenze in der Provinz Karelien erst 1947 gezogen wurde. Bei den Finnen fand Hyöty deutlich mehr Allergien und Autoimmunkrankheiten als bei den Russen. Umgekehrt entdeckte der Forscher eine bakterielle Artenarmut sowohl in den Zimmern der finnischen Kinder als auch in ihren Bäuchen. Die russischen Kinder tragen mehr unterschiedliche Bakterienarten in sich und sind auch von mehr Bakterien umgeben. Dafür leiden sie weniger an Allergien.[26]

Von Geburt an entwickeln sich bei jedem Menschen die Bakterienbesiedelung und das Immunsystem im Gleichtakt. Die Weichen zu einem problemlos funktionierenden Immunsystem werden wahrscheinlich in den ersten zwei Lebensjahren gestellt. Deshalb ist es für Kinder offensichtlich besonders wichtig, dem richtigen Mikrobenmix ausgesetzt zu sein.

Das Verschwinden der »alten Freunde« kann viele Ursachen haben. Neben Antibiotika und Desinfektionsmitteln könnte auch die nahezu keimfreie Fertigkost, mit der sich viele Menschen in der westlichen Welt zufriedengeben, zum Artenschwund beitragen. Kleinere Familien und fehlende Krippenplätze mindern ebenfalls die Austauschmöglichkeiten für Mikroben. Und schließlich war es bis zur industriellen Revolution vollkommen normal, auf engem Raum mit Tieren zusammenzuleben. Auch an deren Mikroben hatte sich unser Immunsystem gewöhnt.

Wenn besagte Leiden durch ein unterbeschäftigtes Immunsystem verursacht werden, müsste man den Abwehrzellen dann nicht nur wieder etwas vorsetzen, an dem es sich abarbeiten kann? Also mehr Krippenplätze, mehr Haustiere und weniger keimtötende Medikamente? Dieser Idee gehen inzwischen viele Forscher nach. Allerdings weiß noch niemand sicher, welche die richtigen Trainingspartner für unser Immunsystem sind und wie man sich ihnen am besten aussetzen sollte. Die Entdeckung der Münchner Allergologin von Mutius hat zumindest zu zwei Kandidaten geführt: dem Bodenbakterium *Acinetobacter lwoffii* und dem Milchsäurekeim *Lactococcus lactis*. Beide könnten geeignete Sparringspartner für das Immunsystem sein und werden derzeit in Studien erprobt. Eine Markteinführung ist allerdings noch nicht in Sicht.

Übergewicht und Diabetes

Etwa 25 000 Gene umfasst das menschliche Erbgut. Sie bestimmen nicht nur unsere Haar- oder die Augenfarbe. Sie enthalten die Bauanleitungen für den gesamten Organismus. Die Bakterien, die in und auf uns leben, bringen zusammen etwa 3,3 Millionen neue Erbanlagen mit in die Wohngemeinschaft ein. Sie ergänzen die Gene des Menschen um vollkommen neue Eigenschaften. Ohne die Mikroben könnten wir viele Inhaltsstoffe unserer Nahrung gar nicht verwerten, und wir müssten viel mehr essen, um unser Gewicht zu halten.

Jeder Mensch trägt eine andere Mischung mit sich herum, die er in Kindesjahren von seinen Eltern und aus seiner Umwelt aufgesammelt hat. Und diese Mixtur hilft jedem Menschen auf andere Weise, Nahrung zu verwerten. Bakterien tragen so dazu bei, dass es bei Menschen wie bei Tieren bessere und schlechtere Futterverwerter gibt. Denn die Kalorienzahl, die auf Lebensmittelverpackungen gedruckt steht, ist nur ein im Labor ermittelter Wert. Jeder Mensch kann unterschiedlich viel Energie aus der Nahrung ziehen. Manche bekommen vielleicht wirklich die volle Menge, andere aber vielleicht 25 Prozent weniger. Auch die eigenen Gene steuern natürlich, wie gut wir Nahrung verwerten können. Aber da sich selbst eineiige Zwillinge bei der Nahrungsverwertung unterscheiden, dürfte der Einfluss der Bakterien nicht ganz unerheblich sein. Und selbst wenn es pro Tag nur 100 Kalorien mehr sind, die durch die Mikroben aus der Nahrung herausgezogen und dem Körper zur Verfügung gestellt werden – im Laufe von ein paar Jahrzehnten kann sich der Überschuss zu einer dicken Fettschicht aufaddieren.

2004 demonstrierte ein amerikanisches Forscherteam zum ersten Mal den eindrucksvollen Effekt der Mikroben. Sie verglichen Mäuse mit normalem Mikrobiom mit Tieren, die vollkommen keimfrei aufgezogen worden waren. Diese sterilen, also keimfreien Tiere haben ein schlecht ausgebildetes Immunsystem, schwächere Herzen und dünnere Darmwände als ihre besiedelten Artverwandten. Die Forscher maßen 40 Prozent weniger Fett unter der Haut der keimfreien Tiere, obwohl diese fast ein Drittel mehr Futter zu sich nahmen als die besiedelten Tiere. Wurden die keimfreien Tiere mit Bakterien besiedelt, legten sie innerhalb von zwei Wochen so viel Gewicht zu, dass sie von der normal besiedelten Vergleichsgruppe kaum mehr zu unterscheiden waren. Selbst wenn die Tiere nur mit einer einzigen Mikrobenart besiedelt wurden und nicht gleich einem ganzen Mikrobiom, verwerteten sie ihr Futter effizienter.

Die Millionen Jahre lange Partnerschaft in der Nährstoffverwertung zwischen Mensch und Mikrobe wird heute, wo energiereiche Nahrung in weiten Teilen der Welt im Übermaß vorhanden ist, zu einem wachsenden Problem. Anders, als man nach der Beobachtung an den keimfreien Mäusen vermuten würde, beherbergen Übergewichtige allerdings weniger Bakterienarten in ihrem Bauch als normalgewichtige Personen. Ein ähnliches Bild zeigt sich bei Kindern mit Diabetes, wie unlängst eine Studie offenbarte.[27] Gesunde Kinder verfügten den Forschern zufolge über eine größere Bakteriendiversität. In Stuhlproben von jungen Typ-1-Diabetespatienten fanden sich unter anderem solche Bakterien seltener, die Buttersäure herstellen können, ein wichtiger Energielieferant für die Zellen des Darms.

Beim Vergleich der Stuhlproben von 169 übergewichtigen und 123 normalgewichtigen Dänen fanden Forscher um Dusko Ehrlich vom französischen Inra-Forschungszentrum im Sommer 2013 bei den dicken Probanden eine nur dünn besiedelte Darmflora.[28] Allerdings dominierten *Bacteroides*-Bakterien, die für ihr Talent bekannt sind, Ballaststoffe besonders gut in Nährstoffe verwandeln zu können, die der menschliche Organismus nutzen kann.

Untersuchungen an Übergewichtigen haben gezeigt, dass sie von einer Ernährungsumstellung auf zweierlei Weise profitieren. Zum einen verlieren sie natürlich Gewicht, wenn sie durch die neue

Ernährungsweise weniger Kalorien zu sich nehmen. Durch eine pflanzenreiche Kost nimmt aber auch die Zahl der Bakterienarten im Darm zu.[29] Inwieweit das zur Gewichtsreduktion beiträgt, ist noch unklar, doch inzwischen haben viele Studien nachgewiesen, dass Menschen mit einer größeren Bakterienvielfalt tendenziell insgesamt gesünder und schlanker sind.

Ob die Artenarmut der Übergewichtigen eine Folge oder tatsächlich die Ursache der überschüssigen Pfunde ist, haben Forscher seit diesen Entdeckungen intensiv diskutiert. Seit dem Sommer 2013 bestehen allerdings kaum noch Zweifel an einem ursächlichen Zusammenhang. Damals veröffentlichten Jeffrey Gordon von der Washington University School of Medicine in St. Louis, Missouri, und seine Mitarbeiter einen Fachartikel, in dem sie beschrieben, dass Übergewicht ansteckend sein kann. Die Forscher hatten sterile Mäuse mit Stuhlproben weiblicher Zwillingspaare beimpft. Eine der Schwestern war jeweils über- und die andere normalgewichtig. Wie bereits in früheren Versuchen übertrug sich mit den Bakterien auch die Neigung zu vermehrten Fetteinlagerungen auf die Mäuse, die die Bakterien von den übergewichtigen Spenderinnen bekommen hatten. Dabei fraßen die dicken Mäuse gar nicht mehr als sie schlanken, es musste also an den Bakterien liegen.[30]

Erstaunliches passierte, als die Forscher Mäuse aus beiden Gruppen zusammen in einen Käfig sperrten. Nach nur zehn Tagen hatten die dicken Versuchstiere Gewicht verloren. Viele Nager fressen den eigenen Kot oder den ihrer Artgenossen, wahrscheinlich um bei der zweiten Verdauungsrunde weitere Nährstoffe aus den noch unverdauten Pflanzenresten zu ziehen. Ein weiterer Grund könnte aber auch die Übertragung von Bakterien auf diesem Weg sein. Tatsächlich fand sich die bunte Bakterienvielfalt aus dem Darm der schlanken Zwillinge nun auch in den Bäuchen der Versuchstiere, die ursprünglich mit dem Stuhl der übergewichtigen Spender beimpft worden waren. Die artenarmen Bakterienbiotope wechselten hingegen nicht den Wirt, was die Studienautoren damit erklären, dass in den artenreichen kein Platz mehr war für die dick machende Spezies.

Es sind allerdings nicht die Bakterien allein, die schlank machen. Auch die Mäuse verlieren nur Gewicht, wenn sie ballaststoffreiches und fettarmes Futter bekommen. Fressen sie weiterhin sehr fettreiches Futter, stellt sich der schlank machende Effekt nicht ein. Das wäre auch eine ziemlich gute Erklärung dafür, dass sich das Normalgewicht nicht wie eine Epidemie unter Menschen rund um den Erdball ausbreitet, sondern eher das Gegenteil zu beobachten ist.

Um eine möglichst vielfältige Bakterienbesiedelung zu pflegen, empfehlen Forscher daher eine möglichst vielseitige Ernährung und möglichst wenig Zucker und andere stark verarbeitete Lebensmittel. Viel Gemüse, von allem anderen in Maßen, das dürfte nach momentanem Kenntnisstand die bakterienfreundlichste Ernährungsweise sein. Wem das bekannt vorkommt, der täuscht sich nicht. Was als gut für die Bakterien gilt, entspricht so ziemlich genau dem, was derzeit als »gesunde Ernährung« empfohlen wird (siehe hierzu auch S. 268 ff.).

Gestörter Hausfrieden

Aus der Viehzucht ist bekannt, dass geringe Antibiotikamengen im Futter das Wachstum der Tiere zum Teil deutlich beschleunigen können. Die Ursache für die schnellere Gewichtszunahme ist noch nicht endgültig geklärt. Weil aber die größten Effekte in Ställen mit schlechter Hygiene beobachtet wurden, glauben Wissenschaftler inzwischen, dass durch die gleichmäßige Antibiotikaversorgung kräftezehrende Infektionen im Stall unterdrückt werden.

In seinem Labor in der medizinischen Abteilung der New York University in Manhattan fand der Mikrobiom-Spezialist Martin Blaser mittlerweile heraus, dass auch Mäuse unter sehr reinlichen Bedingungen schneller Gewicht zulegen, wenn sie geringe Mengen Antibiotika im Futter haben, als Versuchstiere ohne Wirkstoffe im Fressen. Weil sich der Effekt der Bakterienhemmer gerade bei Jungtieren deutlich zeigt, hält Blaser Kinder für besonders gefährdet. Für seine Theorie sprechen drei Beobachtungen:

- Parallel zum weltweiten Antibiotikaverbrauch steigt auch die Zahl der Übergewichtigen seit Jahren.
- Babys, die in ihren ersten sechs Lebensmonaten Antibiotika bekommen, haben ein erhöhtes Risiko, im Alter von drei Jahren übergewichtig zu sein.
- Die Bakterienzusammensetzung im Darm von übergewichtigen Menschen unterscheidet sich vom Mikrobiom Normalgewichtiger. Und wenn Menschen mit Normalgewicht Antibiotika schlucken müssen, dann gleicht sich die Mischung der Mikrobenpopulation in ihrem Verdauungstrakt zumindest vorübergehend der von Übergewichtigen an.

Bewiesen ist der Zusammenhang von Antibiose und Übergewicht damit noch nicht. Übergewicht wäre ohnehin nur eines von vielen möglichen Anzeichen für ein durch Antibiotika aus dem Gleichgewicht gebrachtes Ökosystem im Verdauungstrakt. Darmerkrankungen, Allergien und Autoimmunleiden könnten weitere Symptome sein. Infektionen mit dem Keim *Clostridium difficile* beginnen besonders oft nach schweren Antibiotikakuren. Sogar die Hirnleistung könnte durch Antibiotika beeinträchtigt werden, darauf deuten zumindest Versuche an Mäusen hin, über die österreichische Forscher im Jahr 2012 zum ersten Mal berichteten. Und gleichzeitig sind Antibiotika nicht die einzigen Stoffe, die unseren mikrobiellen Mitbewohnern zu schaffen machen. Da sind erst einmal all die anderen Medikamente und Desinfektionsmittel, außerdem Umweltgifte und natürlich die Konservierungsstoffe der Nahrungsmittelindustrie. Es ist naheliegend, dass sich all diese Substanzen irgendwie auf die Lebensgemeinschaft Mensch-Mikroorganismus auswirken. Ob sie es tatsächlich tun, und wie schädlich das ist, das beginnen Forscher gerade erst zu untersuchen.

Reparatur der Darmgesellschaft

Es werden verschiedene Wege diskutiert, um verarmte Darm-lebensräume wieder mit verloren gegangenen Bakterien anzurei-chern, und manches wird bereits erprobt. Wie so oft gilt allerdings auch für das Mikrobiom des Menschen: Gesund bleiben ist ein-facher, als gesund zu werden. Wichtige Weichen dafür werden be-reits im Augenblick der Geburt gestellt. Auf dem Weg durch den Geburtskanal sammeln die Babys bereits die ersten Siedler ein. In den Tagen vor der Geburt hat sich sogar das Milieu in der Va-gina der Mutter so verändert, dass sich dort vornehmlich solche Mikroben ansiedeln, die für die Erstbesiedelung des Kindes not-wendig sind. Kindern, die per Kaiserschnitt auf die Welt kom-men, fehlen viele dieser Bakterien, und vielleicht hängt es damit zusammen, dass sie ein leicht erhöhtes Risiko haben, an Aller-gien und Asthma zu erkranken. Auch Diabetes und Übergewicht entwickeln diese Kinder häufiger als normal entbundene. Früher oder später entwickelt sich zwar auch bei Kaiserschnittkindern eine normale Darmbevölkerung, doch scheint das Timing ent-scheidend zu sein.

Auch Stillen erhöht die Bakterienvielfalt im Darm. Doch soll-ten die Kinder nicht zu lange ausschließlich Muttermilch bekom-men, denn was für Erwachsene gilt, gilt auch für Kleinkinder: Eine vielseitige Ernährung ermöglicht eine vielfältige Besiedelung.

Probiotika werden damit beworben, ein aus der Balance gera-tenes Darm-Ökosystem wieder ins Gleichgewicht bringen zu kön-nen. Hinter diesem Begriff verbergen sich Nahrungsergänzungs-mittel, aber auch Lebensmittel, die lebende Mikroorganismen enthalten. Sie kommen als Joghurt daher, als Pulver oder Kap-seln. Man könnte auch alle anderen fermentierten Lebensmittel wie Sauerkraut oder Kefir hinzuzählen, denn auch sie enthal-ten Mikroben und von ihnen produzierte Substanzen. So verhei-ßungsvoll die Werbeaussagen auch sind, und so überzeugend das Konzept im Grunde auch ist, es gibt derzeit nicht ein probioti-sches Präparat auf dem Markt, das für alle Menschen gleicherma-ßen positive Effekte zeigt. So individuell die Bakterienmischungen eines jeden Menschen sind, so vielfältig reagieren sie offensichtlich auf solche Interventionen, das macht die Erforschung sehr schwierig.

Für nahezu jedes Leiden, das mit Probiotika behandelt werden soll, gibt es Studien, die eine Wirksamkeit bestätigen, und Studien, die keine Wirkung finden. Immerhin konnte eine Analyse, die die Resultate aus zehn Studien mit insgesamt fast 3500 Teilnehmern zusammenfasste, einen schützenden Effekt vor Infektionen der oberen Atemwege aufspüren, auch wenn der Wirkmechanismus bisher unbekannt ist.[31]

Bis heute gibt es keine zuverlässigen Daten zu der Frage, ob gängige Probiotika auch vor Allergien schützen können. Es gibt Dutzende widersprüchlicher Studien dazu, und wahrscheinlich kennt jeder jemanden, der bereits gute Erfahrungen gemacht hat. Ein Beweis für die Wirksamkeit ist das indes nicht. Momentan kann man selbst nicht viel mehr tun, als es auf einen Versuch ankommen zu lassen. Für das Eigenexperiment spricht, dass bislang nur selten negative Effekte durch Probiotika auftraten – zum Beispiel bei Patienten mit akuter Bauchspeicheldrüsenentzündung. Auch sollten Menschen mit geschwächtem Immunsystem vorsichtig sein.

Fermentierte Lebensmittel scheinen jedoch einen insgesamt recht positiven Einfluss auf die menschliche Gesundheit zu haben. Zumindest sind Menschen in Ländern, in denen fermentierte Lebensmittel zur täglichen Kost zählen, im Durchschnitt etwas gesünder als andere. Was natürlich außer den lebenden Bakterien im Essen auch viele andere Gründe haben könnte.

Als Präbiotika werden alle Substanzen bezeichnet, die sich positiv auf das Wachstum der Darmmikroben auswirken. Dazu zählen vor allem Ballaststoffe aus Pflanzenfasern und Kohlenhydratketten, die die menschlichen Verdauungsenzyme nicht aufschließen können. Was sie genau im Darm bewirken, ist noch unklar, doch zeigten viele Studien, dass zum Beispiel der Pflanzenstoff Inulin, der in größeren Mengen in der Wurzel der Zichorie vorkommt, oder auch aus Milchzucker hergestellte Galactooligosaccharide sich positiv auf die Gesundheit auswirken. Die Darmbarriere ist widerstandsfähiger, es gibt weniger Entzündungen, und auch das Darmkrebsrisiko scheint vermindert.

Eine weitaus radikalere Maßnahme zur Reparatur einer defekten Darmflora stellt die sogenannte Fäkaltransplantation dar. Während mit Probiotika versucht wird, einzelne oder eine Handvoll Bakterienarten im Darm anzusiedeln oder wenigstens dafür zu sorgen, dass sie auf ihrer Durchreise die vorhandenen Darmbewohner positiv beeinflussen, wird bei diesem Ansatz gleich das gesamte Ökosystem ausgetauscht. Dazu wird schlicht Kot von einem gesunden Spender in den Darm eines kranken Empfängers übertragen. Vor allem bei Infektionen mit dem verheerenden Darmkeim *Clostridium difficile* hat sich diese Vorgehensweise in nur wenigen Jahren bereits nahezu als Therapiestandard in den schwierigsten Fällen etabliert.

Auf diese Weise wird auch bereits versucht, andere Leiden, die mit einer Fehlbesiedelung des Darms in Zusammenhang gebracht werden, zu kurieren. Besonders viele Behandlungsversuche gab es bei verschiedenen schweren Darmleiden. Dazu kommen eine Menge Einzelfallbeschreibungen, nach denen Fäkaltransplantationen auch gegen Multiple Sklerose, Depression, Akne, Schlaflosigkeit, Mundgeruch und sogar gegen Autismus geholfen haben sollen. Mit der gleichen Methode wird bereits versucht, Übergewichtigen zu helfen. Die erste klinische Studie an 18 Niederländern zeigte allerdings nur kleine Effekte, wie im Jahr 2012 bekannt wurde.[32] Die Probanden verloren kein Gewicht, aber immerhin nahm die Bakterienvielfalt in ihren Därmen zu, und ihre Zellen reagierten wieder etwas sensibler auf Insulin. Zum Teil reagierte der Stoffwechsel der Patienten sehr deutlich, bei anderen war fast kein Effekt zu beobachten. Das könnte daran liegen, dass die bestehenden Darm-Ökosysteme die neuen Gäste unterschiedlich freundlich aufnehmen. Es könnte aber auch mehr oder weniger gut geeignete Spender geben. Trotz des bescheidenen Erfolgs zeigen die Messungen der niederländischen Forscher doch, dass der Austausch der Darm-Mikrobiota einen Effekt auf die Patienten hat. Im Jahr 2014 laufen weitere Studien dieser Art oder werden geplant, aber neuere Ergebnisse lagen bei Drucklegung dieses Buches noch nicht vor.

Wenn die Stuhltransplantationen allerdings wirklich so wirkungsvoll sind, wie ihnen nachgesagt wird, dann wirft das auch die Frage nach Nebenwirkungen auf. Wenn ein Patient an einer lebensbedrohlichen *Clostridium*-Infektion leidet, treten solche Bedenken wahrscheinlich in den Hintergrund. Wenn es aber um weniger gefährliche Dinge geht, wie zum Beispiel Übergewicht, muss man einen solchen Eingriff gründlich mit den Risiken abwägen. Denn auch wenn der Spenderstuhl auf Krankheitskeime untersucht wird, bleibt ein Restrisiko. Und wenn die Darmmikroben wirklich auch Einfluss auf Krebsrisiko, Herz-, Immun- und sogar psychische Leiden nehmen, kann es sein, dass man beim Versuch, das alte gesundheitliche Problem mit Hilfe von gespendeten Bakterien zu besiegen, ein neues schafft. Zudem weiß noch kein Mensch, wie sich die Fremdbakterien langfristig in das neue Ökosystem einfügen und ob sie dort nach einigen oder sogar nach vielen Jahren nicht neue Probleme verursachen können.

Künstlicher Stuhl könnte das Verfahren einmal zu einer etwas kontrollierbareren Angelegenheit machen. Eine Forschergruppe um Emma Allen-Vercoe von der kanadischen University of Guelph hat 2012 einen ersten Prototypen entwickelt. Sie mixten 33 Bakterienarten, die sie aus der Stuhlprobe einer gesunden Spenderin isoliert hatten. Jedes Bakterium in der Mixtur war dafür bekannt, dass es keine Krankheiten auslösen kann. Mit Kot hat diese Mischung weder im Aussehen noch von der Konsistenz oder dem Geruch her etwa gemeinsam. Sie erinnert mehr an ein probiotisches Erzeugnis, nur dass sie per Endoskop an den Wirkungsort im Darm gebracht und nicht geschluckt wird. Viele Forscher glauben, dass ähnliche Mixturen in Zukunft eine kontrollierte Bakterio-Therapie ermöglichen werden.

Der kanadische Kunststuhl half bereits zwei Patientinnen mit *Clostridium*-Infektionen. Danach unterband allerdings die kanadische Gesundheitsbehörde weitere Heilversuche, weil sie das Mikrobengemisch als Produkt einstufte, das eine Zulassung als

Arzneimittel braucht, bevor es weiter verwendet werden darf. In den USA laufen bereits klinische Versuchsreihen mit einem ähnlichen Produkt der Firma Rebiotix. Im Jahr 2015 werden die ersten Resultate dieser Untersuchung erwartet.

Es gibt viele Visionen für die Bakterio-Therapie der Zukunft. Manche Forscher stellen sich probiotische Getränke vor. Andere sehen eher Kapseln, die therapeutische Mikroben schadlos durch das Säurebad des Magens transportieren, um dann am Zielort Darm ihre Fracht zu entlassen. Damit eine solche Therapie erfolgreich sein kann, sollten die Hilfsmikroben individuell auf das Darm-Ökosystem des Patienten abgestimmt werden. Längst wird auch über genetisch veränderte Bakterien diskutiert, die im Darm heilsame Wirkstoffe entlassen. Und neben diesen zielgerichteten Justierarbeiten am Mikrobiom könnte es auch weiterhin Transplantationen ganzer Ökosysteme geben. Doch sehr wahrscheinlich werden dafür in Zukunft vermehrt künstliche Bakterienmixturen eingesetzt werden, in der Hoffnung, dass sich so die Nebenwirkungen besser kontrollieren lassen als mit natürlichem Stuhl.

Damit diese oder wenigstens einige dieser bakterio-therapeutischen Visionen Realität werden, muss allerdings noch viel geforscht werden. Darmspezialisten müssen mit Immunologen, Mikrobiologen, Genetikern und Biotechnologen zusammenarbeiten, um das Ökosystem Darm zu verstehen und es im Bedarfsfall wieder renaturieren zu können.

Die Gesundheitsformel für eine gute Verdauung

Biologie	Gesundheit
Beim reibungslosen Verdauungsvorgang vom Essen bis zur Ausscheidung der unverdaulichen Reste wirken mehrere Organsysteme zusammen. Gesunde Verdauung beginnt im Mund, wo kräftige Zähne die Bissen zerkleinern und Speichel beigemengt wird. Im Magen wird der Speisebrei mit Magensäure vermischt, und enthaltene Keime werden abgetötet. Enzyme beginnen mit der Zersetzung von Eiweißen. Verdauungssäfte aus der Bauchspeicheldrüse spalten im Dünndarm chemisch Zucker aus größeren Kohlenhydraten, Aminosäuren aus Eiweißen und kleinere Fettsäuren aus Nahrungsfetten. Noch im Dünndarm erfolgt die Aufnahme der Nährstoffe ins Blut. Das Resorbieren von Flüssigkeit und Speicherung des Nahrungsrestes findet im Dickdarm statt. Magen und Darm sind von dichten Nervengeflechten umgeben, die in enger Verbindung zum Gehirn stehen.	Der Darm zählt zu den entwicklungsgeschichtlich ältesten Organen. Mit ihm gemeinsam hat sich im Laufe der Evolution eine Lebensgemeinschaft von Mikroben entwickelt, die in ihrer Gesamtheit Darm-Mikrobiom genannt werden. Sie unterstützen uns auf allen Ebenen der Verdauung. Bereits im Mund schützt ein Bakterienfilm vor einer Ausbreitung schädlicher Keime. Im Darm helfen Bakterien bei der Aufspaltung von sonst unverdaulichen Nahrungsbestandteilen. Dort stehen sie auch in unmittelbarem Kontakt zu Zellen des Immunsystems und »trainieren« diese für den Fall einer Infektion mit Schadkeimen. Gesunde Verdauung ist zu einem großen Teil das Ergebnis eines gedeihlichen Miteinanders von Mensch und der Lebensgemeinschaft der Mikroben in ihm.

Umwelt	Lebensstil
Überprüfungen des Zahnstatus von Schülern und rechtzeitige Intervention haben Karies bei Kindern stark zurückgedrängt. Mundhygiene, Zähneputzen und regelmäßige Prophylaxe beim Zahnarzt gehören heute zum normalen Kulturgut und halten unsere Zähne gesund. Wenn sich die Verwendung von Zahnseide ebenso breit durchsetzt wie die von Zahnbürsten, sind auch Erkrankungen des Zahnhalteapparats (Parodontitis) in den Griff zu bekommen. In Kantinen, Schulen, Großküchen und in der Lebensmittelindustrie sollten naturbelassene, faserreiche Produkte angeboten werden. Sie unterstützen das Darm-Mikrobiom bei seiner Arbeit. Antibiotika in der Massentierhaltung, breite Verwendung von keimtötenden Putzmitteln außerhalb von Krankenhäusern und Sterilisation von Lebensmitteln haben möglicherweise eine Artenverminderung der Mikrobengemeinschaft in uns zur Folge.	Um die Zähne gesund zu halten, helfen folgende Verhaltensweisen: • Zweimal täglich Zähneputzen mit fluoridierter Zahnpasta remineralisiert angegriffene Zähne und schützt sie vor Karies. • Zahnzwischenräume regelmäßig mit Zahnseide reinigen. • Erst eine halbe Stunde nach dem Essen oder Trinken von sauren Nahrungsmitteln die Zähne putzen, um den Zahnschmelz nicht zu schädigen. Das Darm-Mikrobiom fördern: eine ballaststoff- und abwechslungsreiche Ernährung mit möglichst naturbelassenen, unverarbeiteten Lebensmitteln. Ausreichend Bewegung unterstützt die Darmtätigkeit und den Verdauungsstoffwechsel. Antibiotika immer mit Bedacht einsetzen und nur auf Anraten eines Arztes bei erwiesener bakterieller Ursache einer Infektion. Prä- und probiotische Nahrungsmittel können möglicherweise die Balance mikrobieller Darmbewohner positiv beeinflussen.

Schutz vor Krebs

Um die evolutionären Wurzeln von Krebs zu verstehen, muss man fast ganz bis zum Anfang der Naturgeschichte zurückgehen: dorthin, wo das Leben begonnen hat mit einzelligen und frühen mehrzelligen Organismen. Sich durchzusetzen im Sinne einer möglichst häufigen Weitergabe des Erbguts gelang Einzellern mit vergleichsweise aggressiven Eigenschaften, wie sich schneller teilen zu können und auf diese Weise alle anderen zu überwuchern. Oder den Verband gleichartiger Zellen verlassen zu können und so neue Lebensräume zu erschließen. Auch eine hohe Mutationsrate kann dabei helfen, sich erfolgreicher als andere Organismen an neue Umweltbedingungen anzupassen.

Doch bei der Entwicklung mehrzelliger Lebewesen, wo unterschiedliche Gewebe entstanden, die verschiedene, spezialisierte Aufgaben übernahmen, wurden diese Fähigkeiten zum Störfaktor. Hier erwies sich die Strategie, auf die für hemmungsloses Wachstum verantwortlichen Gene zu verzichten oder sie zumindest für den Großteil des Lebens einer Zelle stillzulegen, als erfolgreicher. Bis heute sind solche stillgelegten Gene in jeder unserer Zellen vorhanden. Durch zufällige Veränderungen während einer Zellteilung können sie wieder aktiviert werden. Andere dieser Gene können durch solche Zufallsereignisse wieder in den aggressiven »Urmodus« oder einen embryonalen Zustand zurückfallen. Das Ergebnis kann dann Krebs sein.

Keine andere Krankheit macht den Deutschen so viel Angst wie Krebs. 67 Prozent erklärten in einer aktuellen, repräsentativen Umfrage im Auftrag der DAK-Krankenkasse, dass sie sich am meisten vor einem bösartigen Tumor fürchteten.[1] Demenz, Schlaganfall, schwerer Unfall und Herzinfarkt folgen in einigem Abstand. Der statistischen Realität entspricht das nicht: Nach wie vor

Mutation = Veränderung im Erbgut

Bei Veränderungen des Erbguts, die an alle eventuell entstehenden Tochterzellen weitergegeben werden, kann es sich um den Austausch einzelner »Buchstaben« (Basen) der DNA handeln (Punkt-Mutation), aber auch um Verluste oder Einfügungen von DNA-Strang-Stückchen. DNA-Schäden werden durch äußere Einflüsse wie zum Beispiel UV- oder Röntgenstrahlung verursacht – entstehen aber auch regelmäßig beim Kopiervorgang des Erbgutmoleküls, der jeder Zellteilung vorausgeht. Nicht immer können die in der Zelle eingebauten Korrektursysteme diese Fehler reparieren, gerade im Alter lässt diese Fähigkeit nach.

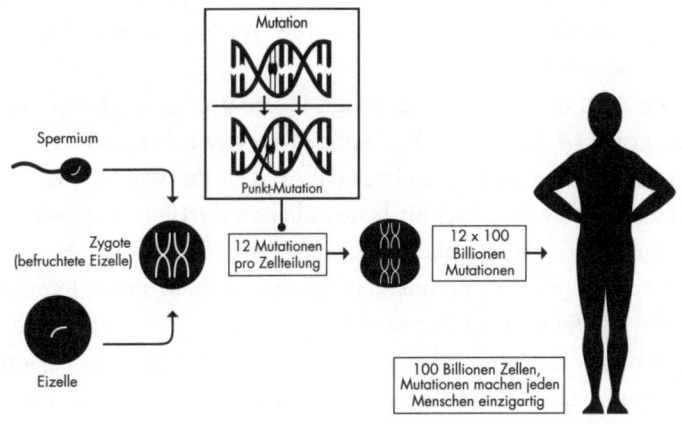

Man rechnet mit zehn bis zwölf Veränderungen pro Teilungsvorgang. Der Mensch besteht aus insgesamt etwa 100 Billionen (10^{12}) Zellen, die nach der Befruchtung der Eizelle durch das Spermium aus der Zygote durch Zellteilung entstehen. Man rechnet mit 10 bis 12 Mutationen pro Zellteilung, insgesamt also mindestens 12 mal 100 Billionen Veränderungen im Gesamtkörper. Solche Mutationen entstehen rein zufällig an nicht vorhersehbaren Stellen in der Gesamtheit der Erbanlage, dem Genom. Jede Zelle ist also etwas anders, und jeder Mensch ist einzigartig, auch eineiige Zwillinge.

Auch ein Klon wäre, wenn er erwachsen ist, also nicht mehr genetisch identisch mit seinem DNA-Spender. Das ist auch einer der Gründe, weshalb das Klonieren von identischen Menschen grundsätzlich unmöglich ist.

sind Herz-Kreislauf-Erkrankungen in Deutschland Todesursache Nummer eins, 2012 entfielen auf sie 40 Prozent aller Todesfälle, auf Krebs dagegen »nur« ein Viertel.[2] Tatsächlich hat die Zahl der tödlich verlaufenden Krebserkrankungen dank erheblicher Fortschritte in der Behandlung in den vergangenen 20 Jahren sogar deutlich abgenommen. Einer Untersuchung aus Großbritannien zufolge überlebt heute die Hälfte aller Krebspatienten ihre Diagnose länger als zehn Jahre.[3]

Die Zahl der Fälle jedoch steigt. Heute kommen jährlich weltweit etwa 14 Millionen Krebspatienten dazu, bis 2032 werden es 22 Millionen sein.[4] Das liegt daran, dass die Weltbevölkerung wächst und die durchschnittliche Lebenserwartung steigt – Krebs ist eine Krankheit, die überwiegend Ältere trifft. Es liegt aber auch an unserer Umwelt und unserem Lebensstil. In ärmeren Ländern, wo häufig die Luft stärker verschmutzt ist als in unseren Breiten – sei es durch Industrieanlagen, sei es durch das Kochen über offenem Feuer –, erkranken Menschen vor allem an Lungen-, Leber-, Magen- und Speiseröhrenkrebs. In reichen Ländern dagegen stehen Brust-, Prostata- und Darmkrebs ganz oben in der Häufigkeitsskala. Wer von einer in die andere Region umzieht, verändert sein persönliches Krebsrisiko.

Krebs – die unvermeidbare Krankheit

Mit Ausnahme von Erbkrankheiten haben wir wohl für keine andere Krankheit eine so große Veranlagung wie für Krebs. Krebs ist letztlich unvermeidlich, meint der britische Krebsforscher Mel Greaves.[5] Denn die Entstehung eines Tumors fußt auf fun-

Tumor

Geschwulst, Schwellung; im engeren Sinn eine Wucherung von Zellen, die unkontrolliert wachsen. Es gibt gutartige und bösartige Tumore. Gutartige Tumore wachsen in der Regel langsam und verdrängen das umgebende Gewebe, sie umgibt teilweise eine Kapsel. Darunter fallen zum Beispiel Blutschwämme, Stiel- oder Alterswarzen. Mit solchen Tumoren kann man alt werden. Bösartige Tumore dagegen durchdringen und »durchwachsen« das umgebende Gewebe und zerstören es dadurch. Zudem bilden sie Tochtergeschwulste (Metastasen) in anderen lebenswichtigen Organen und können so zum Tod führen.

damentalen Eigenschaften unserer Zellen. Eigenschaften, welche die Entwicklung des Menschen, seinen Siegeszug in der Evolution erst möglich gemacht haben und auf die wir nicht verzichten können.

Krebszellen haben zum Beispiel Mechanismen aktiviert, die in unserer Embryonalentwicklung oder für bestimmte Zelltypen elementar sind. Etwa die Fähigkeit, sich aus einem Zellverband herauszulösen und im Körper zu wandern. Während der Entwicklung von einer befruchteten Eizelle zu einem Lebewesen mit etwa 100 Billionen Zellen gibt es immer wieder Phasen, in denen ein Teil der Zellen sich aktiv vom Rest trennt und einen ganz bestimmten Platz einnimmt, um zum Beispiel ein Organ zu formen. Blutkörperchen oder Immunzellen benötigen die Fähigkeit, sich im Körper frei zu bewegen, sogar permanent. Es würde uns also gar nicht geben, wenn wir diese Mechanismen im Lauf der Evolution aufgegeben hätten, nur weil dadurch dem Krebs eine wichtige Grundlage entzogen würde. In den meisten Zellen ruhen diese Fähigkeiten, ihre Funktion ist abgeschaltet. Dass Krebszellen sie wieder anschalten können, verdanken sie Mutationen.

Mutationen gehören zum Leben

Mutationen sind Veränderungen im Erbgut. Ihr Ausmaß reicht vom Austausch eines einzigen Basenpaares, einer der Sprossen in der Leiterstruktur unserer DNA, bis hin zum Verlust längerer Abschnitte. Mutationen entstehen mehrere 10 000-Mal pro Tag.[6] Denn bei jeder Zellteilung wird zunächst die gesamte DNA verdoppelt, jeder einzelne von drei Milliarden Bausteinen, um beide Tochterzellen mit einem kompletten Satz ausstatten zu können. Der Kopiermechanismus ist sehr präzise, aber pro Teilungsvorgang passieren im Durchschnitt trotzdem zehn bis zwölf Fehler. Zellen verfügen zwar über verschiedene Reparatursysteme. Doch die sind nicht perfekt, und ihre Effizienz lässt mit zunehmendem Alter nach. Auch äußere Einflüsse wie UV-Strahlung, Schadstoffe oder eine Infektion mit Viren oder Bakterien können Mutationen auslösen.

Das Wichtigste aber ist, dass Mutationen nicht automatisch schlimme Folgen haben. Betreffen sie wichtige Mechanismen einer Zelle, stirbt diese einfach ab. Solange das nicht zu einem frühen Zeitpunkt der embryonalen Entwicklung passiert, hat das keine negativen Auswirkungen. Schließlich erneuern sich unsere Zellen ohnehin, die gesamte obere Hautschicht wird beispielsweise etwa alle vier Wochen ausgetauscht.

Ein weiterer Grund dafür, dass wir gut mit Mutationen leben können: Gene, also konkrete Baupläne für Proteine, machen nur etwa zwei Prozent des gesamten Genoms aus. Dazu kommen noch DNA-Abschnitte, die für die Regulierung der Genaktivität zuständig sind. Nur ein Bruchteil dieser Sequenzen wird in einer normalen Zelle permanent genutzt. Die Wahrscheinlichkeit ist also ziemlich hoch, dass Mutationen einen inaktiven oder gar funktionslosen Teil des Erbguts betreffen. Auch muss der Austausch einzelner DNA-Basenpaare nicht unbedingt die Funktion eines darin codierten Proteins beschädigen. Darüber hinaus besitzt jeder Mensch zwei vollständige Chromosomensätze, einen vom Vater und einen von der Mutter. Wenn also ein Gen in einem Satz beschädigt ist, kann der zweite oft als Back-up dienen.

Auf ein besonders eindrucksvolles Beispiel dafür, dass Mutationen in der überwiegenden Zahl der Fälle keinen Schaden anrichten, stieß die Genetikerin Henne Holstege von der Freien Universität Amsterdam. Zusammen mit niederländischen und amerikanischen Kollegen untersuchte sie das komplette Erbgut einer 115 Jahre alten Frau. Einige weiße Blutzellen der 2005 verstorbenen Hendrikje van Andel-Schipper enthielten mehr als 400 Mutationen, ohne dass sie davon zu Lebzeiten jemals merkbar beeinträchtigt worden wäre.[7]

Ohne Mutationen keine Evolution

Mutationen sind der Motor der Evolution. Sie treten ohne Ziel und an einem zufälligen Ort auf. Aber immer, wenn die Veränderungen im Erbgut auch funktionale Veränderungen in einem Organismus bewirken, besteht die Chance, dass das betroffene Individuum daraus einen Vorteil gegenüber seinen Artgenossen ziehen kann. Wer überlebt, wer besser an seine Umweltbedingungen angepasst ist, hat mehr Gelegenheiten, sich fortzupflanzen und so das um Nuancen veränderte Erbgut über seine Nachkommen im Genpool zu verbreiten.

Primaten mit auf diese Weise zufällig stärker ausgeprägten Lendenwirbeln hatten vor Millionen Jahren einen evolutionären Selektionsvorteil, denn es fiel ihnen wahrscheinlich leichter, sich aufzurichten, als ihren Artgenossen mit weniger massigen Wirbelkörpern. Sie benutzten häufiger ihre vorderen Extremitäten und waren so bei der Suche und Verarbeitung von Nahrung im Vorteil. Umbauten im Gebiss erschlossen Menschenaffen neue Nahrungsquellen. Weil gleichzeitig globale Klimaveränderungen die dichten tropischen Regenwälder in Baumsavannen verwandelten, begünstigten diese Fähigkeiten das Überleben und die Reproduktion.

Betrachten wir nicht unsere unmittelbaren Vorfahren, sondern zum Beispiel Bakterien, ist das Darwin'sche Ringen um die Existenz noch viel elementarer: Wer sich schneller teilt, setzt sich durch.

Apoptose

So genannter programmierter Zelltod: Alte, überflüssig gewordene oder geschädigte Zellen werden gezielt und in einem kontrollierten Prozess abgebaut. Die Apoptose kann sowohl durch externe Signale als auch durch interne Ereignisse wie zum Beispiel DNA-Schäden ausgelöst werden. Die Zelle schrumpft dabei zusammen, DNA und andere Bestandteile des Zellinneren werden zerstückelt. Schließlich bilden sich aus dem verbliebenen »Müll« kleine, membranumhüllte Bläschen. Ein bestimmtes Oberflächenmolekül macht diese zum Ziel für die Fresszellen des Immunsystems.

Manchmal gilt sogar: Wer häufiger mutiert, setzt sich durch, wie die Menschheit durch die Begegnung mit sich ständig verändernden Viren leidvoll erfahren muss.

Jede der typischen Eigenschaften von Tumorzellen ist also, für sich betrachtet, eine evolutionär unverzichtbare Fähigkeit. Erst die sich jeder Kontrolle entziehende Kombination aller dieser Faktoren macht eine Krebszelle aus: Maligne, also bösartige Zellen teilen sich, ohne dass sie vom Körper entsprechende Wachstumssignale erhalten haben. Sie reagieren auch nicht auf molekulare Botschaften, die normalerweise das Selbstmordprogramm einer Zelle einleiten, den programmierten Zelltod (Apoptose, siehe Kasten). Der in den Chromosomen abgespeicherte Alterungsprozess, an dessen Ende Zellen sich nicht mehr weiter teilen, ist außer Kraft gesetzt. Krebszellen vermögen die Bildung von Blutgefäßen anzuregen, die einen Tumor mit Sauerstoff und Nährstoffen versorgen. Und schließlich können sie den Kontakt mit anderen Zellen im Zellverband aufgeben und im Körper herumwandern, in andere Gewebe eindringen und diese zerstören. Das sind die gefürchteten Metastasen, mit denen sich Tumore im ganzen Körper verbreiten.

Dieses Paket an Eigenschaften erwirbt eine Zelle in der Regel nicht über Nacht, sondern über einen langen Zeitraum hinweg.

Die Rede ist hier von Jahren oder Jahrzehnten, eine Krebserkrankung trifft deshalb vornehmlich ältere Menschen. Sie haben das fortpflanzungsfähige Alter häufig längst überschritten – aus Sicht der Evolution betrachtet übrigens ein weiterer Grund dafür, dass unser Körper bislang keine Abwehrstrategien gegen Krebs entwickelt hat: Die Krankheit tritt überwiegend erst ein, wenn wir unsere Gene schon weitergegeben haben, also im »toten Winkel« oder im »Schatten« der Evolution.

Forscher gehen davon aus, dass insgesamt fünf bis zehn Mutationen entscheidende Kontrollmechanismen einer Zelle treffen müssen, damit sie entartet und Krebs entsteht. Meist geschieht das, indem die erworbenen Mutationen Signalwege an- oder abschalten. Zum Beispiel solche, die in einer normalen Zelle nur zur Zellteilung aktiviert sind. Oder solche, die normalerweise die Apoptose einleiten. Genveränderungen können auch die DNA-Reparatursysteme beschädigen, so dass sich die Mutationsrate einer Zelle erhöht. Fehler beim Ablesen von Erbinformation können nicht nur an der DNA selbst, sondern auch an ihrer »Verpackung« auftreten und die Krebsentstehung begünstigen, ohne dass die Gene selbst geschädigt sind.

Die Wahrscheinlichkeit, dass das passiert, ist angesichts dessen, dass wir aus 100 Billionen Zellen bestehen, die sich auch ständig erneuern, gering. Vermutlich machen im Lauf unseres Lebens unzählige Zellen den ersten oder die ersten zwei, drei Schritte hin zu einer Tumorzelle. Die überwiegende Mehrheit davon stirbt jedoch »plangemäß« ab, oder es entwickelt sich hier und da eine harmlose Zellwucherung. Dass eine Zelle wirklich alle Stufen durchläuft und zum Ausgangspunkt von bösartigem Krebs wird, kommt eher selten vor.

Krebs nutzt Mechanismen der Evolution

Krebs entsteht auffällig oft in Organen oder Geweben, die sich häufig erneuern müssen. Dazu zählen Lunge, Darm, Prostata, Brust, Eierstöcke und Gebärmutter, aber auch das Blut. Der Körper bewältigt diese Aufgabe mittels kleiner Populationen langlebiger Stammzellen, die unbegrenzt teilungsfähig sind. Eine relativ neue Theorie zur Krebsentstehung besagt, dass auch Tumore häufig auf eine einzige Tumorstammzelle zurückgehen. Eine logische Erklärung für ihre Entstehung wäre, dass auch Gewebestammzellen manchmal kritische Mutationen erwerben und außer Kontrolle geraten. Hier wären weniger Mutationen notwendig, um Krebs auszulösen, denn Stammzellen verfügen bereits über viele Merkmale einer Krebszelle, wie etwa die Fähigkeit, sich vom Zellverband zu lösen, zu wandern und häufig zu teilen. Es könnte aber auch andersherum funktionieren, indem ausdifferenzierte Gewebezellen, angeregt durch Mutationen, wieder Stammzelleigenschaften erlangen. Dass solch eine Rückentwicklung möglich ist, beweisen Untersuchungen des amerikanischen Molekularbiologen Robert Weinberg, einem Pionier der Krebsforschung: Er zeigte, dass sich Brustepithelzellen im Labor spontan in stammzellähnliche Zellen umwandeln können, die alle Eigenschaften einer »Krebsstammzelle« haben.[8]

Stammzelle

Eine Zelle, die das Potenzial hat, sich immer wieder identisch zu vermehren, aber auch in jeden spezialisierten Zell- oder Gewebetyp zu entwickeln wie bei einem Embryo (embryonale Stammzelle). Bei der Zellteilung einer Stammzelle entstehen unter bestimmten Bedingungen nicht zwei gleichwertige Tochterzellen, sondern eine Stammzelle und eine Tochterzelle, die je nach Umgebung zu einer spezialisierten Zelle differenziert. Stammzellen besitzen viele Eigenschaften, die auch für Krebszellen und vermutlich für viele Ureinzeller typisch waren. Im gesunden Organismus unterliegen Stammzellen einer rigiden Kontrolle.

Das Konzept der Krebsstammzellen weist einmal mehr darauf hin, dass die Erkrankung von Krebs auf evolutionär bewährten Mechanismen »Trittbrett fährt«. Es scheint, dass Krebszellen mit Stammzellmerkmalen aggressiver wachsen und leichter metastasieren als Krebszellen ohne solche Merkmale. Die Entdeckung der Krebsstammzellen bietet auch eine einfache Erklärung dafür, warum eine erfolgreich bekämpfte Krebserkrankung manchmal Jahre oder sogar Jahrzehnte später wieder zurückkehrt: Die Tumorstammzellen können lange Zeit in einer Art Ruhezustand verharren. Dadurch sind sie gegenüber Chemotherapie oder Bestrahlung, die beide auf sich schnell teilende Zellen zielen, relativ unempfindlich.

Grundlagen für Krebs schlummern in jedem

Krebs ist und bleibt eine schreckliche Krankheit. Die Diagnose ist für jeden Betroffenen und seine Familie ein Schock. Die Therapien sind belastend, die Prognose zumeist ungewiss. Eliminieren lässt sich das Risiko einer Erkrankung nicht, weil die Grundlagen dazu in jedem schlummern.

Dabei ist die Tatsache, dass sich im Lauf der Lebenszeit Mutationen in unseren Zellen ansammeln und sich vielleicht sogar gutartige Geschwulste bilden, zunächst einmal durchaus »gesund« im Sinne von »normal«. Selbst mit manchen bösartigen Veränderungen kann man sehr lange leben. Eines der besten Beispiele dafür ist Prostatakrebs (siehe S. 228). Bereits im Alter zwischen 20 und 30 Jahren lassen sich im Durchschnitt bei 10 Prozent der Männer Krebsvorstufen finden. 30 Prozent der Männer über 50 haben tatsächlich Tumore. Bei über 80-Jährigen ist es die Hälfte. Doch die Tumore entwickeln sich sehr langsam, so dass ein Großteil der Betroffenen keine Beschwerden hat – weil sie, bevor sie auftreten könnten, aufgrund anderer Ursachen sterben. In der Leitlinie der Deutschen Gesellschaft für Urologie zur Behandlung des Prostatakarzinoms steht dazu, dass die durchschnittliche Lebenserwartung von Männern, die an einem Prostatakarzinom versterben, vermutlich höher ist als jene der Männer, die aufgrund von anderen Ursachen sterben.[9]

Und doch trifft es viele, und es gilt, das Risiko so niedrig wie möglich zu halten. Denn es gibt es zahlreiche Faktoren, die die Entstehung von Krebs begünstigen.

Bei vielen Krebsarten spielt die genetische Prädisposition eine Rolle. Das heißt, Menschen haben von ihren Eltern Genvarianten geerbt, die häufiger zu bestimmten Tumorerkrankungen führen, zum Beispiel die »Brustkrebsgene« BRCA1 oder BRCA2. Wenn in der Familie vermehrt Brustkrebs aufgetreten ist, kann eine Frau sich auf diese Gene testen lassen und häufiger Vorsorgeuntersuchungen wahrnehmen. Die Hollywood-Schauspielerin Angelina Jolie machte 2013 Schlagzeilen, als sie sich nach der Feststellung eines erheblich erhöhten Krebsrisikos sogar präventiv das Brustgewebe entfernen ließ.[10] Zu der individuellen genetischen Grundausstattung kommen Einflüsse von außen. Jeder Einzelne von uns ist einer Vielzahl von Umweltfaktoren ausgesetzt, die kanzerogen, also krebserregend wirken können. Hier muss jeder für sich eine stimmige Entscheidung treffen, was er vermeiden will und kann. Einen Königsweg gibt es dabei nicht. Für Kanzerogene existiert letztlich keine Grenze, die festlegt, ab wann der Schaden eintritt. Natürlich steigt das Risiko mit der Dosis. Solche Stoffe haben aber grundsätzlich immer das Potenzial, der DNA Mutationen zuzufügen – ob es sich dabei um krebstypische Veränderungen handelt, lässt sich nicht vorhersagen. Ebenso wenig, ob es eine Zelle trifft, die vielleicht schon vorgeschädigt ist und an der Schwelle zur Verwandlung in eine Tumorzelle steht.

Gleichzeitig kann man aber auch nicht sagen, dass ein Vermeiden jedes Risikos vor der Krankheit verschont. Man kann trotzdem Krebs bekommen. Ein Leben voller Einschränkungen zu führen, ist deshalb auch keine Lösung. Jeder muss für sich abwägen, welche Maßnahmen in seinem persönlichen Lebensstil sinnvoll sein könnten und welche er zu tragen bereit ist. Information und Bildung bieten die beste Grundlage für diese Entscheidung.

Schmutz und Strahlung

In Deutschland und Mitteleuropa sind wir in der glücklichen Lage, dass gesetzliche Grenzwerte bezüglich Luftverschmutzung und anderen Umweltgifte existieren und überwiegend auch kontrolliert und eingehalten werden. Das ist nicht selbstverständlich. Einer Erhebung der WHO zufolge atmen weltweit mehr als 90 Prozent aller Stadtbewohner stark verschmutzte und gesundheitsgefährdende Luft ein. Die WHO untersuchte Daten von 1600 Städten aus den Jahren 2008 bis 2013. Da viele der mutmaßlich am stärksten betroffenen Ballungsräume keine Messwerte veröffentlicht haben, sind wahrscheinlich noch mehr Menschen davon betroffen. Besonders sehr kleine Partikel (»Feinstaub«) gelangen beim Einatmen tief in die Bronchien und verursachen dort Entzündungsreaktionen und Zellveränderungen. Obwohl es grundsätzlich schwierig ist, die Bedeutung von allgemeinen Umwelteinflüssen wie Luftverschmutzung für das Krebsrisiko nachzuweisen, weil immer auch Lebensstil und genetische Prädisposition eine Rolle spielen, gilt der Zusammenhang zwischen Schadstoffen in der Luft und einer größeren Anzahl von Todesfällen durch Lungenkrebs als nachgewiesen.[11]

Ebenfalls bekannt ist das erhöhte Risiko durch radioaktive und Röntgenstrahlen. Auch wenn Ärzte heute in der Regel nachfragen, sollte jeder den Überblick über die in den vergangenen Monaten gemachten Röntgenaufnahmen selbst behalten und gegebenenfalls nach der Notwendigkeit einer Untersuchung oder nach möglichen Alternativen fragen. Weniger publik ist die Gefahr, die von dem natürlich vorkommenden Edelgas Radon ausgeht. 5 bis 7 von 100 Lungenkrebsfällen sollen auf lang anhaltende Radon-Belastung zurückzuführen sein. Das Bundesamt für Strahlenschutz gibt dazu Auskunft.

Die Sonne ist Feind und Freund zugleich

Vor keinem Gesetz halt macht dagegen ultraviolette Strahlung. Der UV-Anteil im Sonnenlicht ist ein bekanntes potentes Mutagen, es kann DNA-Moleküle zerstören. UV-Bestrahlung wird üblicherweise in molekularbiologischen Laboren angewandt, wenn Wissenschaftler zufällige Mutationen in Zellkulturen herstellen wollen. Auch Kläranlagen nutzen UV-Licht, um Keime im Abwasser abzutöten. Dass Menschen ihre Haut freiwillig, vorsätzlich und tagelang der gleißenden Sonne aussetzen, erscheint in diesem Zusammenhang ziemlich verwunderlich. Denn UV-Strahlen können selbstverständlich Hautkrebs verursachen.

Dieses Risiko ist einfach zu minimieren. Intensive Sonnenbäder zu vermeiden und die Haut durch geeignete Kleidung und Sonnencreme mit hohem Lichtschutzfaktor zu schützen, ist kein großer Aufwand. Dass das besonders für Kinder gilt, liegt auf der Hand: Sie haben noch viele Lebensjahre vor sich, also viele Gelegenheiten, schädliche Mutationen zu erwerben.

Doch ganz so einfach ist es nicht. Ob die dauerhafte Anwendung von Produkten mit Lichtschutzfaktor wirklich keinen Schaden in der Haut anrichtet, ist zum Beispiel bis heute nicht bewiesen. Darüber hinaus verleitet die Benutzung von Sonnencreme viele Menschen dazu, sich länger in der Sonne aufzuhalten. Vor allem aber benötigen wir das Sonnenlicht, um in der Haut das lebenswichtige Vitamin D zu bilden. Vitamin-D-Mangel lässt nicht nur unsere Knochen weich werden – bei Kindern spricht man von Rachitis, bei Erwachsenen von Osteomalazie –, sondern erhöht auch das Risiko für eine ganze Reihe von Krebsarten wie auch Hautkrebs. Es scheint, dass der Körper einen Reparaturmechanismus für die durch UV-B-Strahlen verursachten Schäden entwickelt hat, bei dem Vitamin D eine wichtige Rolle spielt. In Maßen ist Sonne also sogar gesund, und Sonnenlicht wirkt auch im Schatten.

Doch was genau bedeutet »in Maßen«? Fest steht lediglich, dass dabei der Hauttyp eine Rolle spielt; dunkelhäutigere Menschen bekommen seltener einen Sonnenbrand, haben aber auch mehr Schwierigkeiten, ausreichend Vitamin D zu produzieren. Darüber hinaus ist die Forschung gefragt, mehr über die Bedeutung von Vitamin D und die Definition einer schädlichen UV-Dosis herauszufinden, so dass sich differenziertere und klare Empfehlungen daraus ableiten lassen. Einstweilen sollte man der Strategie, einen Sonnenbrand unbedingt zu vermeiden, folgen. Die regelmäßige Vorsorge beim Hautarzt, die in Deutschland ab einem Alter von 35 alle zwei Jahre von den gesetzlichen Krankenkassen übernommen wird, ist eine schnelle, schmerzfreie Untersuchung, mit der Hautkrebs schon im Frühstadium erkannt werden kann. Der häufig propagierte Rat, Vitamin-D-Tabletten zu nehmen, ist dagegen mit Vorsicht zu genießen: Zu hoch dosiert, können sie zu Nierenschäden und Osteoporose führen.

Rauchen – ein klarer Fall

Kein Wenn und Aber gibt es dagegen beim Thema Rauchen. Es ist der bedeutendste Risikofaktor für die Entstehung von Krebs überhaupt. Die WHO führt ein Fünftel aller Todesfälle durch Krebserkrankungen weltweit aufs Rauchen zurück, außerdem 70 Prozent aller Todesfälle durch Lungenkrebs. Auch Passivrauchen ist äußerst gefährlich: Eine Studie des italienischen Krebsforschungsinstituts und der Internationalen Krebsforschungsagentur IARC zeigte 2004, dass schon drei Zigaretten 60 Kubikmeter Luft, also den Raum in einem durchschnittlichen Büro, innerhalb einer halben Stunde mit bis zu zehnmal so viel Feinstaub füllen wie ein laufender Dieselmotor. Tabakrauch enthält Dutzende von karzinogenen Substanzen. Das 2007 in Deutschland eingeführte Rauchverbot in öffentlichen Gebäuden, Gaststätten und am Arbeitsplatz war daher aus epidemiologischer Sicht längst überfällig. Übrigens nähert sich das Lungenkrebsrisiko von Rauchern, die aufhören, nach 15 bis 20 Jahren wieder dem von Menschen an, die nie geraucht haben. Ein eindrucksvoller Beweis für die Regenerationsfähigkeit des Körpers, deren Mechanismen unbedingt aufgeklärt werden sollten. Vielleicht lässt sich die Erholung von

Zellen und Gewebe in Zukunft durch gezielte therapeutische Einflussnahme beschleunigen. Es ist also nie zu spät für einen gesunden Lebenswandel.

Auch Gesundheit geht durch den Magen

Neben dem Rauchen, Alkohol, Übergewicht und Bewegungsmangel zählt auch die Ernährung mit zu wenig Obst und Gemüse zu den Risikofaktoren für Krebs, die wir durch unser Verhalten positiv beeinflussen können. 30 Prozent aller Krebstodesfälle werden durch diese fünf Verhaltensmuster beziehungsweise deren Folgen begünstigt. Es lohnt sich also, seinen Lebensstil in dieser Hinsicht zu überdenken und an der ein oder anderen Stelle zu verbessern. Wichtig ist aber auch, zu wissen: Diese Erkenntnisse wurden aus statistischen Untersuchungen gewonnen. Solche Angaben beziehen sich immer auf größere Bevölkerungsgruppen und zeigen Wahrscheinlichkeiten, keine Gewissheiten auf. Für den individuellen Fall haben sie daher nur bedingt Aussagekraft. Es macht Sinn, gesund zu essen, Übergewicht zu vermeiden und sich viel zu bewegen. Das bedeutet aber nicht, dass man sich jeden Genuss untersagen sollte oder nicht auch einfach mal faul sein darf. Es gilt, ein gesundes Maß zu finden.

Weil das einer großen Anzahl von Menschen nicht gelingt – 67 Prozent aller deutschen Männer und 53 Prozent der Frauen sind übergewichtig[12] –, sollten noch weitaus größere Anstrengungen unternommen werden, gesunde und vielseitige Ernährung und Freude an der Bewegung schon im Kindesalter zu fördern. Immerhin ist es durch entsprechende Präventivmaßnahmen in Kindergärten und Schulen gelungen, dass in den meisten Bundesländern stagnierende oder leicht rückläufige Zahlen für Übergewicht bei Kindern zum Zeitpunkt der Einschulung festgestellt wurden.

Während bis zu ein Glas Wein oder ein halber Liter Bier pro Tag positive gesundheitliche Auswirkungen etwa auf Herz und Gefäße haben, wächst mit steigenden Mengen auch das Krebsrisiko. Einen eindeutigen Zusammenhang wiesen Forscher beispielsweise zwischen Alkoholkonsum und Tumoren im Mund-Rachen-Kehlkopf-Bereich und der Speiseröhre auf, ebenso gibt es eine Verbindung zu Brustkrebs. Diskutiert wird auch, ob Alkohol zur Entstehung von Darm- und Leberkrebs beiträgt.[13]

Viele wissenschaftliche Institutionen, zum Beispiel die Deutsche Gesellschaft für Ernährung (DGE), halten die Krankheitsrisiken, die von Alkohol ausgehen, insgesamt für wesentlich höher als mögliche Schutzwirkungen. Die DGE kommt zu dem Schluss: »Zur Krebsprävention ist es also am besten, gar keinen Alkohol zu trinken.«

Übergewicht erhöht das Risiko für Speiseröhrenkrebs, für Darm-, Brust-, Gebärmutter- und Nierenzellkrebs. Bewegung und Sport schützen nachweislich vor Brust- und Dickdarmkrebs. Aller Wahrscheinlichkeit nach wirken Obst und Gemüse vorbeugend gegen Tumore im gesamten Verdauungstrakt, von der Mundhöhle bis zum Dickdarm. Rotes Fleisch wird dagegen in einigen Studien in Zusammenhang mit der Entstehung von Darmkrebs gebracht.

Impfungen bieten Schutz

Etwa jede sechste Krebserkrankung geht nach Angaben der Internationalen Krebsforschungsagentur der WHO auf eine Infektion mit Viren oder anderen Krankheitserregern zurück. Eine Verbindung, die lange umstritten war. Belegt[14] ist der Zusammenhang heute für Hepatitis-B- und -C-Viren, das Magenbakterium Helicobacter pylori, das Epstein-Barr-Virus und bestimmte humane Papillomviren, die Genitalwarzen verursachen. Die Infektionen sind dabei nicht allein für die Entstehung von Tumoren verantwortlich, wie immer müssen mehrere Faktoren zusammenkommen, damit eine Zelle entartet. Gegen Hepatitis B und einige der Papillomviren gibt es wirksame Impfungen. Da diese beiden Erreger sexuell übertragen werden, kann man sich auch durch die Verwendung von Kondomen beim Geschlechtsverkehr schützen.

Darmkrebs

Mit knapp 64 000 Neuerkrankungen pro Jahr ist Darmkrebs in Deutschland bei Männern wie Frauen die zweithäufigste Krebsart. Fünf Jahre nach Diagnosestellung lebt noch etwa die Hälfte der Erkrankten. Wer Verwandte ersten Grades hat, die an einem Kolonkarzinom leiden, besitzt ein erhöhtes Risiko, Darmkrebs zu entwickeln. Auch chronische entzündliche Darmerkrankungen gelten als Risikofaktor, ebenso Übergewicht, vor allem ausgeprägte Speckpolster am Bauch. Potsdamer Forscher fanden bei Personen mit viel Bauchfett[15] ein um 60 Prozent erhöhtes Risiko für Darmkrebs. Als Ursache vermuten sie den körpereigenen Botenstoff Leptin, der von Bauchfettzellen produziert wird und neben dem Energiestoffwechsel auch die Bildung von Blutgefäßen und das Zellwachstum von Tumoren beeinflusst.

Aus diesem Grund empfiehlt die Deutsche Gesellschaft für Verdauungs- und Stoffwechselkrankheiten den Abbau von Übergewicht, Bewegung und Nichtrauchen zur Vorbeugung.[16] Die Wissenschaftler raten dazu, nicht täglich rotes oder verarbeitetes Fleisch (z.B. Würstchen) zu essen und wenig Alkohol zu trinken. Die wünschenswerte Ballaststoffzufuhr von 30 Gramm am Tag erreichen die meisten Deutschen nicht. Ballaststoffe sind nicht nur in Vollkornprodukten, sondern auch in Gemüse, Obst und Hülsenfrüchten enthalten. Für Kaffee und Tee konnte bisher kein Zusammenhang mit der Entstehung von Darmkrebs nachgewiesen werden.

Darmkrebs wird häufig erst spät erkannt. Ab einem Alter von 50 Jahren sollten jährliche Stuhltests zur Früherkennung wahrgenommen werden, ab 55 wird eine Darmspiegelung empfohlen, die bei unauffälligem Befund erst nach zehn Jahren wiederholt werden sollte. Wer familiär vorbelastet ist, nimmt sinnvollerweise früher und häufiger Vorsorgeuntersuchungen wahr.

Lungenkrebs

Etwa 90 Prozent der Männer und mindestens 60 Prozent der Frauen, die an Lungenkrebs erkranken, haben vorher geraucht. Etwa 9 bis 15 von 100 Lungenkrebsfällen werden auf verschiedene kanzerogene Stoffe zurückgeführt, darunter Asbest, polyzyklische aromatische Kohlenwasserstoffe sowie Quarz- und Nickelstaub. Auch Radon und Luftschadstoffe zählen zu den Risikofaktoren. Lungenkrebs ist die häufigste Todesursache durch Krebs bei Männern in Deutschland, bei Frauen steht er an dritter Stelle. Etwa ein Fünftel der weiblichen und 16 Prozent der männlichen Patienten sind fünf Jahre nach der Diagnose noch am Leben. Im Jahr 2014 rechnet das Robert-Koch-Institut mit 55 400 Neuerkrankungen.

Als Präventionsmaßnahme gilt – wenig überraschend – in der Hauptsache das Nichtrauchen.[17] Auch Passivrauchen sollte vermieden werden.

Brustkrebs

Brustkrebs trifft fast nur Frauen, bei ihnen ist es die häufigste Krebserkrankung. In Deutschland erwartet das Robert-Koch-Institut 75 800 Neuerkrankungen im Jahr 2014. Die Prognose für Patientinnen ist relativ gut: Die Fünf-Jahres-Überlebensrate beträgt 87 Prozent. Zu den Risikofaktoren zählen familiäre Häufungen von Brust- oder Eierstockkrebs, wobei die klassischen Brustkrebsgene BRCA1 und 2 nur bei etwa 5 bis 10 Prozent aller Fälle auftreten. Auch Alkohol, Rauchen und Übergewicht in der Kindheit oder nach den Wechseljahren erhöhen die Wahrscheinlichkeit für die Entstehung eines Tumors.[18]

Der weibliche Zyklus mit seinen monatlichen Hormonschwankungen trägt zum Brustkrebsrisiko bei. Jedes Mal erhält das Brustgewebe dabei hormonelle Signale, sich auf das Eintreten einer Schwangerschaft vorzubereiten – je öfter das passiert, desto höher die Wahrscheinlichkeit, dass Zellen vorhanden sind, die mit unkontrolliertem Wachstum auf diese Impulse reagieren. Eine frühe erste und eine späte letzte Regelblutung sind deshalb mit einem erhöhten Risiko für Brustkrebs verknüpft. Umgekehrt verringern mehrere beziehungsweise frühe Geburten und längere Stillzeiten das Erkrankungsrisiko. Eine Hormonersatztherapie in und nach den Wechseljahren steigert das Risiko.

Da Nonnen nicht schwanger werden, also sehr oft einen Menstruationszyklus haben und dadurch immer wieder einen hohen Östrogen-Hormonspiegel, haben sie wie auch Jungfrauen häufiger Brustkrebs. Daher rührt auch die früher verbreitete Bezeichnung »Nonnenkrankheit«.

Dass inzwischen viele Frauen eine Erkrankung überleben, ist auch der Früherkennung zu verdanken. Frauen sollten ihre Brust jeden Monat selbst abtasten, ab 30 führt auch der Frauenarzt eine jährliche Tastuntersuchung durch. Frauen zwischen 50 und 69 Jahren werden alle zwei Jahre zu einer Röntgenuntersuchung der Brust eingeladen. Wenn in der Familie bereits gehäuft Brust- oder Eierstockkrebserkrankungen aufgetreten sind, werden Frauen engmaschiger überwacht. Auch ein Gentest auf BRCA1 und 2 kommt in diesem Fall infrage. Ist eins oder sind beide Gene mutiert, ist die Wahrscheinlichkeit für eine Krebserkrankung erheblich höher als normal.

Prostatakrebs

Prostatakrebs ist die häufigste Krebsart bei Männern. In Deutschland wird es 2014 voraussichtlich etwa 70 000 neue Krankheitsfälle unter Männern geben. 93 Prozent überleben die Diagnose länger als fünf Jahre. Doch das liegt zum Teil auch an dem häufig sehr langsamen Krankheitsverlauf und den frühen Diagnosen. Viele Patienten sterben, lange nachdem ihre Ersterkrankung besiegt erschien, an Rezidiven, wieder aufflackernden Tumorherden.

Statistisch betrachtet ist es normal, dass sich Zellen der Prostatadrüse bösartig verändern. Die Drüse produziert ein Sekret, dass beim Samenerguss den Spermien beigemischt wird. Jedes

Mal, wenn sie entleert ist, erfolgt eine hormonelle Stimulation zur Neuproduktion. Wie beim Brustkrebs erhöht sich dadurch die Wahrscheinlichkeit, dass Zellen außer Kontrolle geraten.

Wenn der Vater oder Bruder eines Mannes an Prostatakrebs erkranken, verdoppelt sich sein erbliches Risiko für diese Krebsart. Auch sexuelle Erkrankungen, die Entzündungen der Prostata verursachen, gelten als Risikofaktoren.[19]

Ab einem Alter von 45 Jahren können Männer einmal jährlich eine Tastuntersuchung der Prostata und der Lymphknoten zur Vorsorge wahrnehmen. Ansonsten gelten die allgemeinen Empfehlungen zur Krebsprävention: gesunde Ernährung, Reduktion von Übergewicht, regelmäßige Bewegung, Nichtrauchen und wenig Alkohol.

Die Gesundheitsformel zur Vermeidung von Krebs

Gesundheit	Biologie
Krebs bedient sich Mechanismen, die während der Evolution besonders bei Einzellern zur Schaffung eines Selektionsvorteils dienten, nämlich schnelle Zellteilung und Überschreitung von ursprünglichen Grenzen. Das Potenzial, an Krebs zu erkranken, schlummert somit in jedem von uns. Dass wir im Verlauf unseres Lebens Zellen mit immer wieder neuen Mutationen ansammeln, ist normal (Variabilität). Maximierung der Gesundheit kann auch heißen, vor Krebs bestmöglich geschützt zu sein – durch Früherkennung und frühe Therapie. Jeder Krebs ist individuell. Mit Genanalysen des Tumors und Abgleich seiner Eigenschaften mit einer Datenbank wird es in Zukunft möglich sein, Krebs zielgerichtet zu behandeln. Dann wird Krebs von einer tödlichen Gefahr zu einer chronischen Erkrankung, mit der man alt werden kann.	Krebs entsteht, wenn Zellen an mehreren entscheidenden Stellen des Erbguts Mutationen erworben haben. Diese Mutationen setzen elementare Kontrollmechanismen der Zelle außer Kraft. Sie teilt sich unkontrolliert und unbegrenzt, kann in andere Gewebe einwachsen und im Körper auf Wanderschaft gehen und weitere Organe zerstören. Krebs kann sogar die Bildung von Blutgefäßen zur Versorgung des eigenen Tumors anregen. Die Mutationen in den Krebszellen entstehen zufällig durch Kopierfehler oder durch äußere Einflüsse. Bis eine Zelle wirklich entartet, vergehen in der Regel Jahre oder Jahrzehnte. Mehr Detailwissen über die genetischen und proteinbasierten Veränderungen in der Entwicklung einer normalen Zelle zum metastasierenden Tumor sind nötig, um neue hoch sensitive Früherkennungsmethoden zu entwickeln.

Umwelt	Verhalten
Zahlreiche Umweltfaktoren haben das Potenzial, unser Erbgut zu beschädigen und damit zur Krebsentstehung beizutragen. Zu den wichtigsten Kanzerogenen in unserer Umwelt zählen: • UV-Licht und radioaktive/ Röntgenstrahlung • Chemikalien wie Asbest, Bestandteile von Feinstaub und Tabakrauch, Alkohol • Bestimmte Viren und Bakterien Umfassender gesetzlicher Schutz vor krebserregenden Chemikalien und entsprechende Kontrollen und Sanktionen sind ein Muss. Nicht nur in Deutschland, sondern weltweit. Weil krebsvermeidende Verhaltensänderungen vielen Menschen sehr schwerfallen, sollte noch viel mehr unternommen werden, um beispielsweise gesunde und vielseitige Ernährung und Freude an der Bewegung schon im Kindesalter zu fördern.	Durch Vermeiden von Risikofaktoren haben wir selbst einen nicht unerheblichen Einfluss auf die Entstehung von Mutationen und können mithelfen, dass es möglichst nie zu einer Krebserkrankung kommt. Ganz eliminieren lässt sich das Risiko jedoch nicht. Fast ein Drittel aller Todesfälle durch Krebs sind auf fünf Risikofaktoren zurückzuführen, die wir mit unserem Verhalten beeinflussen können: Alkoholkonsum, Übergewicht, Bewegungsmangel und eine obst- und gemüsearme Ernährung. Das Rauchen aufzugeben ist die wirksamste Einzelmaßnahme, um Krebs zu verhindern. Sonnenbrände sollten vor allem in der Kindheit vermieden werden. Exponierte Stellen an Stirn, Ohren, Gesicht und Nacken nicht der prallen Sonne aussetzen. Hepatitis B- und HPV-Impfungen können vor bestimmten Krebsarten schützen. Früherkennungsuntersuchungen helfen dabei, Krebs in den ersten Stadien zu entdecken und dann erfolgreich zu behandeln.

Risikofaktor Übergewicht und Diabetes

Ausreichende Nahrung ist und war immer die wichtigste Voraussetzung für die Ausbreitung und den Fortbestand einer Spezies. Die Suche danach beschäftigte jeden unserer Vorfahren die meiste Zeit seines Lebens. In Zeiten des Nahrungsmangels war die Reproduktivität von Einzellern bis zu komplexeren Organismen und Tieren so lange groß, bis ihr Lebensumfeld an die Grenzen seines Nahrungsangebots kam. Oft gab es auch nur in einer Jahreszeit zu essen, und dann wurde gegessen, so viel man konnte, während im Winter von den Reserven gelebt werden musste.

In den Bäumen des Regenwaldes fanden vegetarische Menschenaffen noch kontinuierlich Nachschub – bis Trockenheit vor 2,5 Millionen Jahren den üppigen Wuchs auf wenige Flusstäler beschränkte. Unsere Vorfahren, die robusten Australopithecinen, zerkauten nun hartfaserige und hartschalige Pflanzenteile mit wenigen Nährstoffen. Deren Gattung *Homo* grub bereits mit Knochenwerkzeug nach Wurzeln und Knollen.

Man geht heute davon aus, dass Aas, vor allem in den Trockenzeiten, ebenfalls zum neuen Speiseplan gehörte. *Homo* fand es an den Flussläufen der Savanne, wo er mit Geiern und anderen Nahrungsklauern um ertrunkenes Wild und die Beutereste von Großkatzen stritt. Energiereiches Fleisch musste sofort gegessen werden, denn es verdarb schnell und lockte Räuber an. *Homo* zerrte, was er ergattern konnte, in den Uferwald und fraß, so schnell und so viel er konnte, auf. Die Regenzeiten verbrachte er vermutlich komplett in den deckungsreicheren Wäldern und stellte wieder auf reine Pflanzennahrung um.

Bei seiner Wandlung vom Pflanzenfresser zum saisonalen Allesfresser waren zwei seiner Fähigkeiten äußerst hilfreich: sehr viel konzentrierte Nahrung in kurzer Zeit weit über den Hunger hinaus zu fressen und möglichst alle enthaltene Energie für später zu speichern. Während *Homo ergaster* dank des Eiweißschubs der Kadaver kontinuierlich an Gehirnmasse zulegte und den Grips nun auch bei der Jagd auf lebende Tiere einsetzte, endete die Linie seines rein vegetarischen Vetters *Paranthropus* vor 1,2 Millionen Jahren.

Nahrung im Überfluss, die ohne wesentliche körperliche Anstrengung für jeden im Einkaufszentrum verfügbar ist, gibt es für uns heute zum ersten Mal in der Geschichte der Menschheit. Sicherlich würde die Evolution auf dieses Überangebot, sollte es weiter existieren, angemessen reagieren. Etwa mit einer früheren und stärkeren Hungerbremse, einem weniger effizienten Stoffwechsel oder mehr Appetit auf energieärmere Nahrungsmittel. Allerdings erst in einigen Zehntausend Jahren. Uns und unseren direkten Nachkommen bleibt nur übrig, mit dem damals vorteilhaften, heute aber bedenklichen Erbe des *Homo ergaster* klüger umzugehen. Unstillbarer Appetit und unbegrenzter Energiespeicherplatz sind unter den gegenwärtigen Umweltbedingungen des Überflusses zu unserem vielleicht größten Gesundheitsproblem geworden. In Deutschland sind gegenwärtig 67 Prozent der Männer und 53 Prozent der Frauen übergewichtig, Tendenz steigend. In den USA sind es fast drei Viertel der Bevölkerung. Die WHO spricht von einer globalen Epidemie, die ausgehend von den Industrieländern nun auch auf Schwellenländer übergreift, wo Kalorien billiger und körperliche Schwerstarbeit seltener werden.

Die größten Energiespeicher des Körpers sind für diesen Zweck spezialisierte Fettzellen. Sie finden sich bei Frauen in höherer Zahl als bei Männern im Unterhautfettgewebe als isolierende und vor Verletzungen schützende Schicht. Bei Männern dominieren Fettdepots rund um die Bauchorgane. Ein Gramm Fett liefert 9,3 Kilokalorien Energie; mit einem Kilo der gelben Masse joggt sein Besitzer 100 Kilometer weit. Genug für nomadische Buschleute aus der Kalahari in Afrika, um eine Antilope zu Tode zu hetzen oder vier Tage zu fasten. Bei uns reicht es aus, die Einkäufe für ein ganzes Jahr zu erledigen.

Mit derart vollen Speichern hat die Evolution nicht gerechnet. Unter ihrer Last brechen sämtliche Stoffwechselwege zusammen. Blutdruck, Blutzucker und Cholesterinspiegel steigen an. Die Bauchspeicheldrüse ermattet, Diabetes entsteht. Die Leber verfettet und vernarbt. Gefäßkrankheiten führen zu Herzinfarkt, Schlaganfällen, Demenz und Durchblutungsstörungen. Auch die Krebsgefahr nimmt zu. Das schiere Gewicht der Pfunde ruiniert die Gelenke an Knie, Hüfte und Rücken weit vor der Zeit.

Wie viel Fett macht krank?

Warum die Regulationsmechanismen des Körpers bei Fettüberladung aus der Balance geraten, wird derzeit von vielen Arbeitsgruppen weltweit erforscht. Auch das Phänomen, dass einige Adipöse bis ins hohe Alter gesund bleiben, interessiert die Wissenschaftler. Haben die im englischen Sprachraum scherzhaft »happy obese« genannten, gesunden Übergewichtigen besondere Mutationen geerbt, die vor den Folgen des Übergewichts schützen?

Dass Dicke nicht zwangsläufig krank werden, wird als »Adipositas-Paradox« diskutiert. Für frühe Menschen waren Fettpolster noch durchweg von Vorteil: Sie schützten als Isolierschicht vor Kälte, verhinderten, dass Bisse und Prankenhiebe von Tieren tief ins Fleisch schnitten, und halfen, Hungerzeiten zu überstehen. Da die frühen Menschen meist an Infektionen oder Verletzungen starben, übten die negativen Langzeitfolgen kaum Selektionsdruck aus. Den Herzinfarkt mit 60 erlebten die meisten ohnehin nicht, fortgepflanzt hatten sie sich längst. Und heute?

Auch bei manchen modernen Krankheiten haben Fettpolster eine gewisse Schutzwirkung. Menschen mit leichtem Übergewicht, gemessen an einem Body-Mass-Index (BMI) zwischen 25 und 30, hatten in einer berühmt gewordenen Überblicksstudie ein niedrigeres Sterberisiko.[1] Erst ab einem BMI von über 30 stieg

Mögliche Folgen von Übergewicht

Herz-Kreislauf-Probleme
Bluthochdruck, Cholesterin steigt an, Blutgefäße versteifen, Blutvolumen steigt an, Herzarbeit steigt

Atemprobleme
Nächtliche Atemaussetzer (Schlafapnoe), Atemarbeit steigt, Lungenkapazität sinkt

Diabetes Mellitus
Insulin-Spiegel steigt, Insulin-Empfindlichkeit sinkt, Blutzucker steigt, Sättigungsgefühl sinkt

Gelenkprobleme
Arthritis (Gelenksentzündung), Arthrose (Gelenksabnutzung), Gicht

Magen- und Leber-Probleme
Gallensteine, Sodbrennen (Refluxerkrankung), Fettleber (Nichtalkoholische Steatohepatitis), Lebervernarbung (Zirrhose)

Krebsgefahr
Brustkrebs, Gebärmutter(hals)krebs, Eierstockkrebs, Prostatakrebs, Darmkrebs

das Risiko dann steil an. In einer Studie der Berliner Charité bei Schlaganfallpatienten überlebten leicht Übergewichtige häufiger, waren seltener pflegebedürftig und trugen weniger Behinderungen davon. Auch bei Herzschwäche scheinen ein paar Pfunde zu viel widerstandsfähiger zu machen.

Welches Gewicht ist gesund? Die wichtigsten Erkenntnisse der letzten Jahre betreffen die Bedeutung der Fettverteilung. Offenbar ist es nicht egal, wo der Körper seine Energiereserven ablegt. Polster am Po, an Beinen, Armen und unter der Haut bleiben

ohne nennenswerten Einfluss auf andere Organsysteme. Das Fettgewebe im Bauch ist dagegen viel mehr ein eigenes, hochaktives
Organ als nur ein passiver Speicher. Die Depots in der Körpermitte sind von Blutgefäßen und Nerven durchzogen. Sie kommunizieren über ein ganzes Spektrum von inzwischen 60 identifizierten Botenstoffen, den Adipokinen, mit anderen Geweben und
mit dem Gehirn. Die bioaktiven Eiweiße regulieren die Aufnahme
von Glukose in Muskelzellen, beeinflussen Wachstum und Aktivität von Knochen, Blutgefäßen, Fettzellen, Reproduktionsorganen,
Leber und Immunzellen.

Zu den ersten entdeckten und nun bereits am genauesten
erforschten Adipokinen zählt Leptin. Der Botenstoff steigt beim
Menschen nach einigen Tagen mit reichlichem Essen an. Nach
dem Andocken an seinen Rezeptor auf der Zielzelle aktiviert er
im Zellkern die Übersetzung bestimmter Gene in Eiweiße, die
wiederum anderen Botenstoffen an der Zelloberfläche als Rezeptor dienen. Eine ganze Reihe weiterer Signalstoffe stellt im Gehirn
nun die Schalter auf »satt«. Unsere allein ihren Trieben folgenden
Vorfahren kehrten unter Leptin-Einfluss mit gefülltem Bauch zufrieden zurück zur Höhle. Mit sinkenden Blutspiegeln brachen sie
wieder zur Jagd auf.

Diese etwas längerfristige Regulation der Hungerschwelle erkennen viele bei sich selbst: Über die Weihnachtstage angesetzte Kilos
von Plätzchen- und Bratenverzehr verschwinden normalerweise
Anfang Januar wieder, weil weniger gegessen wird. Ohne Diät,
scheinbar ganz von selbst. Andersherum ist der Appetit nach längeren Diäten meist so lange besonders gut, bis die aufgefüllten
Fettspeicher des Bauches wieder genug Leptin produzieren.

Quillt Leptin aber in Massen aus geschwollenen und immer
vollen Fettspeichern der Übergewichtigen von heute, ohne jemals
abzusinken, verliert die natürliche Hungerbremse an Wirkung.
Die Leptin-Rezeptoren der Zellen werden weniger, und das Gehirn wird unempfindlich gegen den Signalstoff. Menschen, die in
diesem Teufelskreis gefangen sind, essen viel, ohne satt zu werden – sie produzieren immer mehr Leptin und werden immer di-

Maßband statt Waage

Das Gewicht allein sagt noch nichts darüber aus, ob Überge-wicht besteht. Auch der Body-Mass-Index (BMI), der das Gewicht zur Körperoberfläche in Bezug setzt, hat bei der Abschätzung von ungesundem Übergewicht Schwächen. Sehr muskulöse Per-sonen werden damit fälschlich zu hoch eingeschätzt. Andere Menschen haben zwar Normalgewicht, aber eine ungünstige Fettverteilung mit besonders viel stoffwechselaktivem Bauch-fett. Die Bauchumfangmessung sagt das Erkrankungsrisiko da-her am zuverlässigsten voraus.

Männer sollten in der Taille weniger als 94 Zentimeter umfas-sen. Bis 102 Zentimeter ist gerade noch in Ordnung, darüber steigt das Risiko für Diabetes und Herz-Kreislauf-Erkrankungen noch steiler an.

Frauen liegen mit einem Taillenumfang unter 80 Zentimetern im grünen Bereich. Bis 88 Zentimeter ist noch im Rahmen, jeder Zentimeter mehr bedeutet ein deutlich erhöhtes Risiko.

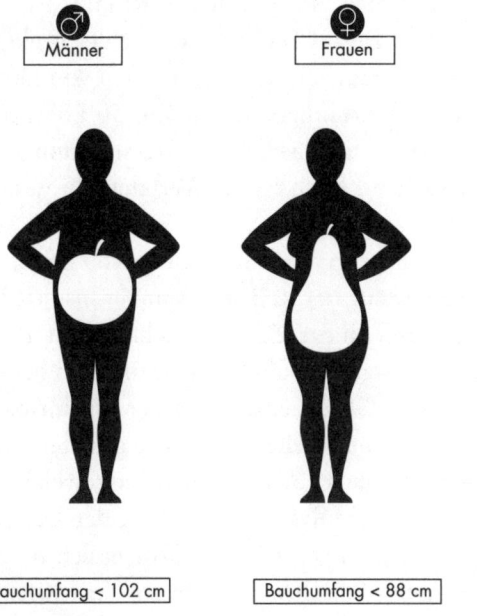

cker. Ihnen Unmäßigkeit vorzuwerfen, wäre ungerecht. Ihr Hunger zwingt sie zur doppelten Portion, weil ein uralter biochemischer Regelkreis mit der heutigen Lebensweise überfordert ist.

Das von den Bauchfettzellen freigesetzte Leptin beeinflusst neben dem Energiestoffwechsel auch die Bildung von Gefäßen in Tumoren und das Zellwachstum. In einer aktuellen Studie fanden Potsdamer Forscher ein um 60 Prozent erhöhtes Risiko für Darmkrebs bei Personen mit viel Bauchfett.[2]

Hungrige Gehirne auf Nahrungssuche

Insulin ist im Körper dafür zuständig, den Energiezucker Glukose in die Zellen einzuschleusen. Die Bauchspeicheldrüse gibt das Hormon ins Blut ab, wenn Kohlenhydrate aus der Nahrung den Zuckerspiegel ansteigen lassen. In Muskelzellen wird Glukose nach dem Eindringen verbrannt, in Fettzellen sofort in Fett umgewandelt und gespeichert. Auch Gehirnzellen benötigen Glukose, um zu arbeiten. Als einzige Zellart im Körper können Neuronen keine Energie aus Fetten beziehen, gleichzeitig sind sie einer der größten Verbraucher: Bei einem Anteil von nur 2 Prozent am Körpergewicht konsumiert das Gehirn 50 Prozent des täglichen Glukosebedarfs – in belastenden Stresssituationen sogar 90 Prozent. Entsprechend hoch ist das Verlangen unseres Denkorgans nach Zucker.

Der erste Schritt in der Entwicklung von Diabetes ist eine zunehmende Resistenz der Zellen gegenüber Insulin. Die Dichte der Insulinrezeptoren an der Zelloberfläche nimmt ab, und das Hormon wirkt schwächer. Insulinresistenz in der Leber lässt dort Fettdepots wachsen. Gleichzeitig steigt der Insulinspiegel an, damit die Zellen weiter ausreichend Glukose erhalten und der Blutzuckerspiegel kontrolliert bleibt. In den Fettgeweben wird unter Insulinwirkung die Lipolyse, die Spaltung der Depotfette, gedrosselt. Stattdessen wird vermehrt Glukose in Fett umgewandelt und gespeichert. Die Menschen nehmen zu – ein Effekt, der Insulinmast genannt wird. Im Gehirn wirkt Insulin ähnlich dem Leptin

Insulin

Insulin ist das wichtigste Hormon des Zuckerstoffwechsels. Wie ein Schlüssel schließt es die Zellen des Körpers auf, um den Einfachzucker Glukose, den Hauptenergielieferanten des Körpers, einzulassen. Produziert wird Insulin in darauf spezialisierten Zellen der Bauchspeicheldrüse, nach ihrem Entdecker Langerhans-Zellen genannt.

Ursächlich für Typ-2-Diabetes sind Stoffwechselstörungen, die von einer ungesunden Ansammlung von Fett um die Bauchorgane und in der Leber ausgelöst werden. Manche Menschen sind aufgrund ihrer Gene besonders empfänglich und erkranken leichter, auch ohne die typischen Risikofaktoren wie Übergewicht und Bewegungsmangel.

Um weiter genug Glukose in Muskulatur und Organe zu schleusen, erhöht die Bauchspeicheldrüse zunächst ihre Insulinproduktion. Eine Weile funktioniert diese Strategie, doch nach wenigen Jahren erschöpft die auf Hochtouren laufende Produktion. Langerhans-Zellen sterben ab, der Insulinspiegel im Blut sinkt, der des Zuckers steigt an. Ab einem morgens nüchtern gemessenen Blutzuckerspiegel über 120 Milligramm pro Deziliter steht die Diagnose Diabetes fest.

Durch konsequente Lebensumstellung kann man in der Frühphase der Erkrankung noch gegensteuern und einige weitere Jahre ohne Medikamente auskommen. Gelingt die Veränderung der Ernährungs- und Bewegungsgewohnheiten nicht, helfen zunächst Tabletten dabei, den Blutzucker zu kontrollieren. Schreitet die Erkrankung weiter fort, werden regelmäßige Injektionen mit Insulin notwendig.

als Sättigungssignal. Eigentlich. Bei Typ-2-Diabetikern stumpfen auch die Gehirnzellen gegen den hohen Insulinspiegel ab.

Diabetologen der Universität Tübingen identifizierten bei Untersuchungen im Magnetresonanztomografen einen weiteren Mechanismus im Zusammenhang zwischen Übergewicht und seinen Folgen. Sie bemerkten auf den Schnittbildern von Menschen mit beginnender Zuckerkrankheit einen erhöhten Anteil von Fetteinlagerungen in der Leber. Je deutlicher die so genannte Fettleber ausgeprägt war, desto höher war die Wahrscheinlichkeit, später manifest an Diabetes Typ 2 zu erkranken. Auch das Risiko für Störungen im Fettstoffwechsel war erhöht. Viele der Probanden waren gar nicht so sehr übergewichtig. Lediglich ein für die Statur etwas kugeliges Bäuchlein machte auf die Gefahrenlage aufmerksam.

Die Tübinger Diabetologen bewiesen die Insulinresistenz, indem sie die Hirnaktivität der Übergewichtigen in einem Magnetenzephalografen bestimmten, denen während der Untersuchung Bilder hochkalorischer Lebensmittel gezeigt wurden. Als die Fotos von Currywurst mit Pommes vor ihren Augen aufblitzten, spielte es für ihr Hungergefühl keine Rolle, ob sie satt waren oder nicht. Die Forscher infundierten die Hungerbremse Insulin zusammen mit Glukose – es war kein Unterschied festzustellen. Bei Vergleichspersonen ohne Insulinresistenz des Gehirns bewirkte das Insulin dagegen Desinteresse an den leckeren Bildern.

Fett, süß und salzig sind Gedanken, denen ein hungriges Gehirn nicht widerstehen kann. Bilder von Pizza, Chips und Schokolade reichen aus, um archaische Handlungsreize in Gang zu setzen. Entwicklungsgeschichtlich alte Hirnregionen, Amygdala, Hippocampus und Hypothalamus, Sitz von Antrieb, Emotion und Impulsen, werden aktiv. Was die moderneren Hirnregionen des Neokortex, Orte des Bewusstseins und der Vernunft, davon zu spüren bekommen, ist ein imperatives Verlangen: Appetit und Hunger. Stark genug, das wärmende Feuer und die Horde zu verlassen, Aas an Wasserläufen zu suchen und sich dem Säbelzahntiger zu stellen. Allemal stark genug, gute Vorsätze über Bord zu werfen und den Kühlschrank zu öffnen.

Wer beschützt die glücklichen Dicken?

Die Vermutung, dass günstige Gene die »happy obese«, die gesunden Dicken, vor Krankheit beschützen, kann bestätigt werden. Das offensichtlichste Schutzgen ist das zweite X-Chromosom, das

Menschen zur Frau macht. Der weibliche Fettverteilungstyp an Po, Hüften und der Unterhaut (Birnenform) war in vielen Studien günstiger als der typisch männliche am Bauch (Apfelform). Geschlechtshormone lenken das Fett bei Männern in die Speicher am Bauch, wo es durch seine enge Anbindung an den Stoffwechsel auch schnell wieder zur Verfügung steht. Frauen lagern Überschüsse an eher abgelegeneren Orten des Körpers. Möglicherweise ist dies bereits eine Reaktion der Evolution auf eine prähistorische Rollenverteilung der Geschlechter, bei der Männer auf der Jagd Energie schnell verbrauchten und wieder zu sich nahmen, während Frauen längere Zeiträume in der Nähe des Lagers beim Nachwuchs warteten.

Der subtile Einfluss der Gene auf das Übergewicht wird am Beispiel des Botenstoffs Leptin und seiner wichtigen Rolle bei der Entscheidung, den Kühlschrank zu öffnen, deutlich. Am Aufbau des komplexen Leptin-gesteuerten Energie- und Sättigungsregelkreises sind sehr viele Proteine beteiligt, die von ebenso vielen Genen codiert und vererbt werden. Ob ein Mensch noch Nachschlag mag oder schon satt ist, darüber entscheiden Mutationen des Gens für den Leptin-Rezeptor auf Gehirnzellen und leichte Veränderungen der Eiweiße in der Struktur und Menge, die Leptin in der Zelle zum Zellkern transportieren oder das Hormon über die Blut-Hirn-Schranke befördern. Derzeit sind schon über hundert Genorte bekannt, die mit Übergewicht in Verbindung stehen. Es werden noch erheblich mehr gefunden werden. Sie regeln den Appetit, die Effizienz des Energiestoffwechsels, die Energiespeicherung, die Impulskontrolle und das Verhalten. Kleine Unterschiede in fast allen Stoffwechselkreisen des Körpers führen am Ende des Tages dazu, dass zehn oder zwanzig Kalorien mehr oder weniger verbraucht oder aufgenommen wurden. In der Summe und über die Jahre wird der eine übergewichtig, der andere bleibt schlank.

Die bunte Fettfamilie teilt sich ihre Aufgaben

Fett wurde lange als einheitliche gelbe Masse gesehen. Erst seit wenigen Jahren erkennen Forscher deutliche Unterschiede in Aufbau und Funktion der Fettzellen. Vermutlich gibt es eine ganze Fettgewebe-Familie mit jeweils ganz unterschiedlichen Aufgaben. Hauptenergiespeicher ist das so genannte weiße Fett. Es liegt vorwiegend unter der Haut, bei Frauen an Gesäß und Hüfte, bei Männern am Bauch. Die dort beheimateten weißen bis gelblichen Fettzellen speichern Kalorien in ihrem Inneren als kleine Fetttröpfchen. Damit tun sie einen wertvollen Dienst: Abgesehen von der Funktion als Energiereserve bewahren sie den Rest des Körpers vor einer Überflutung und Schädigung durch überschüssige Fette und Zucker. Solange weiße Fettzellen gesund sind, schützen sie vor Organschäden.

Leider haben weiße Fettzellen keinen eingebauten Speicherstopp. Egal, wie voll sie schon sind, nehmen sie weiter Energie auf und schwellen auf das Vielfache ihrer ursprünglichen Größe. Gleichzeitig teilen sie sich und erweitern die Speicherkapazitäten in alle Richtungen. Wie ein Tumor wächst das pralle Fettgewebe – und der Bauch gleich mit. Mit der Expansion hält die Blutversorgung im Neubaugebiet der Fettdepots aber nicht Schritt. Überladene weiße Fettzellen leiden zunehmend unter Sauerstoffmangel, quetschen und bedrängen sich gegenseitig, bis sie schließlich platzen. Sie werden zum Auslöser einer ständigen latenten Entzündung, bei der Immunzellen die Trümmerteile zu beseitigen versuchen. Ausgelaufene Fetttröpfchen gelangen in die Blutbahn und in andere Gewebe, die weniger gut zur Fettspeicherung geeignet sind. Die Bauchspeicheldrüse und Leber verfetten, entzünden sich ebenfalls und vernarben. Verschiedene Stoffwechselstörungen entstehen, die unter dem Begriff »Metabolisches Syndrom« zusammengefasst sind, insbesondere Diabetes.

Braunes Fett kannten Biologen schon länger von Nagetieren und Vögeln. Die etwas kleineren und dunkleren Fettzellen sind spezialisierte Wärmekraftwerke. Sie sind mit einer höheren Zahl an

Adipositas

Adipositas ist definiert als eine über das Normalmaß hinausgehende Vermehrung des Körperfetts. Berechnungsgrundlage für die Gewichtsklassifikation ist der Körpermassenindex, der sog. Body-Mass-Index (BMI). Der BMI ist der Quotient aus Gewicht und Körpergröße zum Quadrat (kg/m²).

Beispiel: Der BMI eines 2 m großen Mannes mit 100 kg beträgt 25 kg/m².
Rechnung: 100 kg : (2m)² = 25 kg/m²

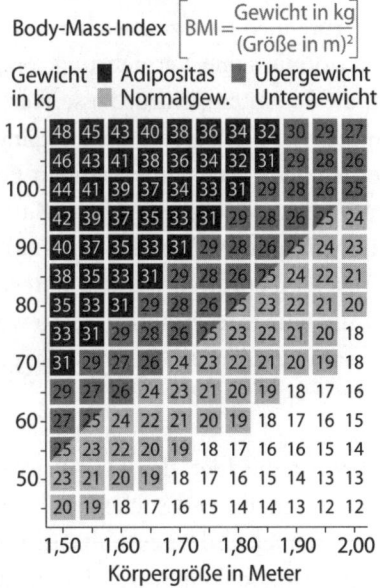

Body-Mass-Index $\left[BMI = \dfrac{\text{Gewicht in kg}}{(\text{Größe in m})^2} \right]$

Untergewicht:	< 18
Normalgewicht:	18,5–24,9
Übergewicht:	> 25
Adipositas Grad I	30–34,9
Adipositas Grad II	35–39,9
Adipositas Grad II	> 40

Mitochondrien ausgestattet, in denen sie Fette verbrennen und die Energie direkt als Wärme abgeben. Mit ihrer Hilfe gelingt es einigen Tieren, ihre Körpertemperatur auch im Winterschlaf konstant zu halten. Bei den meisten Säugetieren und beim Menschen haben Neugeborene noch größere Mengen braunes Fett, verlieren es aber in den ersten Lebensjahren. Wir erzeugen Wärme, so dachte man, ausschließlich durch Muskelzittern. Erst im Jahr 2007 entdeckten schwedische Forscher auch bei Erwachsenen am Hals und unter dem Schlüsselbein noch Reste von braunem Fettgewebe.[3]

Adipositas-Forscher hoffen nun, braunes Fett als Verbündeten im Kampf gegen das Übergewicht zu gewinnen. Seine Eigenschaft, Energie direkt zu verbrennen statt zu speichern, wird durch Kältereize aktiviert, ebenso wie seine Vermehrung. Naheliegend wäre also der gute Rat, die Raumtemperatur zu senken, bis man friert, oder bei Kälte lange, leicht bekleidete Spaziergänge mit entblößtem Hals zu unternehmen.[4] Tatsächlich fanden Forscher in einer Studie Beweise dafür, dass Menschen sich an Raumtemperaturen um 17 Grad gewöhnen (für zwei Stunden pro Tag) und dann auch bei noch niedrigeren Temperaturen weniger zittern – wahrscheinlich wegen einer Zunahme ihres braunen Fettgewebes. Auf bis zu 30 Prozent des Gesamtenergieumsatzes des Körpers schätzen sie den Effekt.

Praktisch umsetzbar ist die Idee des Diät-Frierens wohl nicht. Wir haben es gerne kuschelig und suchen die Wärme, wenn wir frieren, ebenso zielgerichtet und unaufhaltsam wie Nahrung bei Hunger. Eine andere Möglichkeit wäre, das braune Fettgewebe auf medikamentösem Wege wachsen zu lassen. Damit befasste Wissenschaftlerteams halten es nur für eine Frage der Zeit, bis sie ein solches Mittel finden. Bei Mäusen ist der biochemische Regelkreis des Kältereizes auf das Fettgewebe schon gut bekannt und sogar ein Wirkstoff entdeckt. Aktiviert man damit seinen Rezeptor auf den Fettzellen, bleiben die Versuchstiere schlank und von Diabetes verschont, egal, wie viel sie essen. Leider gibt es diesen Rezeptor beim Menschen nicht.

Heißer Kandidat für die Fatburner-Pille für Menschen ist das Hormon FGF21. Es stimuliert braunes Fettgewebe ebenso wie beiges Fett, eine gerade erst entdeckte Unterart mit Eigenschaften von braunem und weißem Fett. Muskelzellen produzieren unter Belastung FGF21. Mit einer synthetisch hergestellten Variante des Hormons verbesserten sich in ersten Studien die Cholesterinwerte im Blut, und das Körpergewicht der Probanden sank.[5] Zur Marktreife eines solchen Medikaments sind aber weitere, viele Jahre dauernde Studien notwendig. Und es ist ungewiss, ob dabei Nebenwirkungen offenbar werden, die eine breite Anwendung verbieten. Mindestens noch im nächsten Jahrzehnt wird uns nichts anderes übrig bleiben, als braunes Fettgewebe auf natürliche Weise zu aktivieren – vielleicht beim Wintersport oder bei einem Spaziergang an der frischen Luft.

Die Hälfte des dicken Bauches ist geerbt

Insgesamt ist die Neigung zum Übergewicht eines der am stärksten erblich beeinflussten Körpermerkmale. Anhand von Zwillingsstudien schätzen Forscher, dass 40 bis 70 Prozent der Variation des Gewichts auf genetische Faktoren zurückgeht. Diese sind allerdings ungeheuer vielfältig: Assoziationsstudien des gesamten Genoms haben schon 75 Varianten mit Einfluss auf den Speck eindeutig identifiziert. Mitglieder eines internationalen Forscherkonsortiums, das die Klärung der genetischen Basis sämtlicher Körpermerkmale zum Ziel hat (Genetic Investigation of Anthropometric Traits, GIANT), haben angekündigt, noch Dutzende weitere zu der Liste hinzuzufügen.

Genetisch geklärt ist die Ursache von Übergewicht damit aber noch lange nicht. Die kleinen Unterschiede im Erbgut zwischen Dicken und Dünnen beeinflussen sich gegenseitig. Unter dem Strich sind die 75 bekannten Übergewichtsgene nur für 1 bis 2 Prozent der Gewichtsunterschiede direkt und allein verantwortlich. Die Vermutung, dass viele Übergewichtsgene ihren Einfluss nur dann ausüben, wenn bestimmte Lebensumstände eintreten, wäre eine Erklärung für diese Beobachtung. Der Lebensstil sowie schädigende oder schützende Einflüsse kontrollieren die Ausprägung biologischer Voraussetzungen.

Um diese These zu beweisen, starteten mehrere Hundert Forscher eine Überblicksanalyse von 45 Studien mit insgesamt 237 000 Personen zum bekanntesten Übergewichtsgen FTO (fat mass and obesity-associated protein). Das FTO-Protein verringert die Zellatmung von Fettzellen. Menschen mit zwei Genkopien dieser Variante wiegen im Durchschnitt drei Kilo mehr als Menschen ohne. Wenig überraschend fand sich auch in der Meta-analyse ein höheres Risiko für Übergewicht bei FTO-Trägern. Doch die Forscher fanden auch ein deutlich verringertes Risiko, wenn die FTO-Träger körperlich aktiv waren. FTO kann also Übergewicht fördern oder verhindern, je nachdem, wie viel sich jemand bewegt. Nur wenn man sehr viele Menschen gemeinsam untersucht, die sich insgesamt eher wenig bewegen, steht FTO am Ende als Bösewicht da.

Besonders empfindlich für äußere Einflüsse sind Menschen während ihrer Entwicklung im Mutterleib. Hier werden auch beim Gewicht Weichen gestellt, die ein Leben lang die Richtung vorgeben. Die genetische Ausstattung des heranwachsenden Embryos steht zwar schon fest, aber wie stark sich manche der Gene ausprägen, liegt bereits in der Hand des Lebensstils, in diesem Fall der Mutter. Ihre Ernährung beeinflusst, wie der Stoffwechsel des ungeborenen Kindes in 30 oder 40 Jahren mit einem Kalorienüberangebot in seiner Umgebung zurechtkommen wird.

Erste Hinweise darauf brachte die so genannte Dutch-Family-Study bereits in den 1970er Jahren, die Männer untersuchte, die kurz nach dem niederländischen Hungerwinter der Kriegsjahre 1944/1945 geboren wurden. Die Menschen hatten damals nur 300 Kalorien täglich zur Verfügung, 20 000 starben an Unterernährung. Frauen brachten Babys zur Welt, die schon vor ihrer Geburt durch den mütterlichen Nahrungsentzug gestresst waren. Die lokalen Behörden registrierten neben Namen und Geburtstag auch das Geburtsgewicht jedes der 40 000 in dieser Zeit geborenen Kinder.

Besonders die Personen, die im Mutterleib während der letzten drei Schwangerschaftsmonate dem Hunger ausgesetzt waren, litten später überdurchschnittlich häufig an Depressionen, Übergewicht und Schizophrenie, entwickelten in jungen Jahren Alterskrankheiten wie Diabetes und Herzprobleme. Dagegen waren Menschen, deren Mütter während der ersten sechs Schwangerschaftsmonate hungerten, als Babys normalgewichtig und schienen sogar vor Adipositas geschützt. Sie zeugten aber ihrerseits Kinder, die bei der Geburt ungewöhnlich klein waren.

Bekannt ist auch, dass Tiere und Menschen auf Umweltveränderungen reagieren. So färbten sich die ursprünglich hellen Birkenspanner in britischen Industriegebieten am Ende des 19. Jahrhunderts dunkel, nachdem die Rinde von Birken, auf denen sie lebten, durch die Luftverschmutzung ebenfalls dunkel geworden war. Die Nachtfalter reagierten darauf mit einer erhöhten Produktion des Pigments Melanin. Ihre Tarnung, die sie vor Fressfeinden schützt, war so wiederhergestellt. Woher das Genom der Falter, die auf verrußten Birken saßen, aber »wusste«, dass es die Melaninerzeugung ankurbeln muss, war lange unklar.

Noch eine Beobachtung ließ die Forscher rätseln. Im Jahr 2001 klonte das kalifornische Unternehmen Genetic Savings & Clone erstmals eine Katze. Copy Cat, wie die Firma das Tier taufte, unterschied sich jedoch deutlich von ihrem genetischen Ebenbild. Insbesondere wichen die Fellzeichnungen beider Katzen stark voneinander ab. Wie konnte dies bei genetisch identischen Tieren geschehen?

Heute kennen die Genforscher die Antwort: Gene steuern nicht nur die Abläufe im Körper, sondern werden auch durch Umwelteinflüsse gesteuert. Die Summe aller epigenetischen Faktoren ist das Epigenom. Dieses betrachten Genetiker folgerichtig als »zweiten Code« nach dem ursprünglichen genetischen Code.

Tatsächlich hat jeder Mensch ein eigenes Epigenom. Denn jeder der über 200 Zelltypen im Körper weist zwar die gleiche Gensequenz auf, hat aber andere Markierungen. In jeder Zelle sind nur etwa die Hälfte aller Gene aktiv, und in jeder Zellart sind

Epigenetik

Als Genforscher im Jahr 2001 die komplette Sequenzierung des menschlichen Genoms verkündeten, war der Jubel groß. Nun glaubte die Forschergemeinde, bald zu wissen, wie der Mensch auf der Ebene der Biomoleküle funktioniert. Schließlich ist in den Genen die Struktur der Proteine codiert, die ihrerseits den Organismus am Laufen halten und über Wohl und Wehe ihres Trägers bestimmen.

Doch rasch erhielten die Erwartungen der Genetiker einen Dämpfer. Zwar waren im Rahmen des Humangenomprojekts rund 25 000 Gene identifiziert worden. In Wahrheit aber hatten die Sequenziermaschinen in ihren Labors nur die Abfolge der 3,2 Milliarden Genbuchstaben A, C, G und T im Erbgut bestimmt. Sie ergeben einen irrwitzig langen »Text«, der etwa 3000 Bücher à 1000 Seiten füllen würde, jede Seite mit 1000 Buchstaben. Wie sich zeigte, ist die Abfolge bei allen Menschen zu über 99 Prozent identisch. Über den Bauplan des Menschen und das Funktionieren seiner Zellmaschinerie sagt das aber noch wenig. Denn mit der Sequenz allein lässt sich nicht erklären, warum beispielsweise zwei Menschen das gleiche Gen haben, das für Krebs anfällig macht, aber nur einer von ihnen daran erkrankt.

Der Fachbegriff dafür ist Epigenetik. Damit bezeichnen die Forscher die Regulation von Genen durch die Umwelt. Dieser Prozess gilt als das Bindeglied zwischen Umwelteinflüssen und dem Erbgut. Die epigenetischen Faktoren bestimmen, unter welchen Umständen ein Gen angeschaltet und wann es wieder deaktiviert wird.

Einer der Mechanismen dazu ist die Methylierung. Dabei setzen sich einfache Moleküle, sogenannte Methylgruppen, die aus einem Kohlenstoffatom und drei Wasserstoffatomen bestehen, auf den DNS-Strang. Sie verhindern, dass die nachfolgende Gensequenz abgelesen und in ein Protein übersetzt werden kann. So wird das methylierte Gen epigenetisch ausgeschaltet.

Weiter spielt die Histon-Acetylierung eine Rolle bei der Genregulation. Damit der gut zwei Meter lange DNS-Strang in den winzigen Zellkern passt, muss er extrem dicht gepackt werden. Dabei helfen zahlreiche so genannte Histon-Proteine, um die sich der Strang wickelt. Sollen nun Gene aktiviert werden, gilt es, die DNS wieder zu »entpacken«. Dies übernehmen weitere kleine Moleküle, die Acetylgruppen. Sie lockern die Bindung des DNA-Strangs an die Histon-Proteine, so dass die Gene an dieser Stelle ablesbar werden. In ähnlicher Weise verringert die Phosphorylierung, die Anlagerung von Phosphatgruppen, die Bindefähigkeit der Histon-Proteine für die DNS.

Noch ein Mechanismus kann Gene stilllegen: die RNS-Interferenz (RNSi). Sie beruht auf kleinen Molekülen aus Ribonukleinsäure (RNS). Diese treten mit der Boten-RNS in Wechselwirkung, die die von den Genen abgelesene Information über den Aufbau von Eiweißstoffen aus dem Zellkern zu den körpereigenen Proteinfabriken, den Ribosomen, überträgt. Als Folge wird die Boten-RNS gespalten und die zu übertragende Information zerstört. Biologen vermuten, dass die RNSi als Schutzmechanismus der Zelle gegen fremde RNS entstand, etwa diejenige von eindringenden Viren. Insgesamt regulieren diese epigenetischen Faktoren die Aktivität der Gene und bestimmen, in welchem Ausmaß die von ihnen codierten Proteine erzeugt werden.

es unterschiedliche Gene. Nach Auffassung einiger Forscher bewirkt die Epigenetik »weiche Veränderungen« in der Zelle. Sie ermöglichen die Anpassung an veränderte Umweltbedingungen, können aber rückgängig gemacht werden. Anders die Mutationen der DNS. Diese »harten Veränderungen« sind in der Regel nicht reversibel. Dafür treiben sie die Evolution der Organismen voran.

Mit diesem Wissen lassen sich die beobachteten genetischen Veränderungen erklären. Während des holländischen Hungerwinters etwa veränderte sich in den Zellen der Schwangeren vermutlich das Epigenom. Damit stellte sich ihr Organismus auf den Nahrungsmangel ein. Treten diese Veränderungen auch in den Keimzellen auf, können sie vererbt werden. Dann ist auch beim Nachwuchs der Stoffwechsel auf eine Mangelernährung vorbereitet. Diese Anpassung hat jedoch einen Preis. Weichen die späteren

Umweltverhältnisse stark von den im Epigenom eingestellten Bedingungen ab, kann sich normale Ernährung wie eine Überernährung auswirken, mit den entsprechenden Folgen wie Diabetes, die bei den Nachkommen der hungernden Mütter auftraten. Genetische Untersuchungen der Hungerwinter-Söhne zeigten, dass ihr Erbgut an jener Stelle durch Anknüpfung von Methylgruppen umprogrammiert worden war, wo das wichtige Wachstumshormon IGF codiert wird.

Inzwischen bestätigen weitere Forschungsergebnisse die Bedeutung des Epigenoms für die Lebenswelt. So untersuchten Wissenschaftler des nationalen Krebsforschungszentrums in Spanien genetisch gleiche Zwillingspaare im Alter zwischen 3 und 74 Jahren. Erwartungsgemäß unterschieden sich die jüngsten Zwillinge in ihrem epigenetischen Code kaum – die älteren Paare hingegen immens. Offenbar wirkte sich hier aus, dass auch Zwillinge im Laufe des Lebens unterschiedliche Erfahrungen machen oder sich in anderen Lebenssituationen befinden. Entsprechend entwickeln sich auch ihre Epigenome in verschiedene Richtungen. In ihrer Studie nennen die Forscher Rauchen, Ernährungsgewohnheiten und physische Aktivität als die entscheidenden Faktoren.

Den Mechanismus, mit dem mütterliche Ernährung den künftigen Stoffwechsel des Kindes vorgibt, nennen Geburtsmediziner »perinatale Programmierung« oder »fetale Programmierung«. Die epigenetische Modifikation der DNA prägt fürs Leben, und wahrscheinlich auch noch das Leben der Enkel. Je nachdem, in welcher Phase der Schwangerschaft eine Extremlage eintritt, wird das Organsystem, das sich gerade in einer empfindlichen Phase seiner Entwicklung befindet, epigenetisch geformt. Besonders kritisch sind das erste und das letzte Schwangerschaftsdrittel.

An solchen epigenetischen Programmierungen der nächsten Generation kann auch der Lebensstil der Väter beteiligt sein. Australische Forscher zeigten[6], dass männliche Ratten mit einer hochkalorischen Fett- und Zucker-Diät wenig überraschend dick werden und häufig Diabetes bekommen. Erstaunlicherweise bekamen sie aber auch Töchter, deren Blutzucker- und Insulinhaushalt ebenfalls stark gestört war, obwohl sie normal gefüttert wurden.

Beim Menschen finden sich epigenetische Veränderungen am IGF2-Gen auch bei Kindern, deren Väter stark übergewichtig sind.[7] Die Ernährungsweise der Eltern, ihre Erfahrungen und Gewohnheiten verändern auf diesem Weg sowohl das eigene Erbgut als auch das der folgenden Generationen.

Unklar ist noch, an wie viele Nachkommen die epigenetischen Veränderungen vererbt werden. Wissenschaftler dachten lange, dass die Methylgruppen-Markierungen nicht via Spermium oder Eizelle weitergegeben werden können, weil diese nach der Befruchtung weitgehend entfernt werden. Einige epigenetische Marker schaffen es aber wohl doch in die nächste Generation.[8] In einem Experiment mit Ratten wurden schwangere Ratten verschiedenen Giften ausgesetzt. Der Kontakt mit dem Pestizid DDT veränderte zwar nicht ihr eigenes Gewicht, aber die Enkel wurden stark übergewichtig.

Heute sind epigenetische Diagnostik und Therapie feste Bestandteile der Biomedizin. Bei allen Krebserkrankungen treten veränderte Methylierungs- und Acetylierungsmuster in den Tumorzellen auf. Auch neuronale Leiden, Fehler im Immunsystem und Entwicklungsstörungen können Folgen epigenetischer Fehlsteuerungen sein. Schließlich lenken epigenetische Programme wichtige Phasen der Reproduktion und der frühen embryonalen Entwicklung. Die Entschlüsselung des Epigenoms ist deshalb für viele Bereiche der Biologie und Medizin von großer Bedeutung. Schließlich machen uns die kleinen Moleküle, die unsere Gene in enger Beziehung zu unserer Umwelt regulieren, erst wirklich zu dem, was wir sind.

Welche Bedeutung die genetische Programmierung durch die Eltern für das gegenwärtige Übergewichtsproblem hat, ist Gegenstand intensiver Forschungsbemühungen. Ihr genauer Anteil an der Erblichkeit von Übergewicht ist ebenfalls noch unbekannt. Mit Epigenetik befasste Forscher sagen wohl zu Recht, dass das komplizierte Wechselspiel zwischen Lebensstil und den

Umweltbedingungen nur dann wesentlich verbessert werden kann, wenn die epigenetische Vererbung als zentrales vermittelndes Element ganz verstanden ist. Schließlich bedeutet eine »Fehlprogrammierung« wohl auch nicht, dass jemand zwangsläufig erkrankt oder übergewichtig wird. Nur das Risiko ist erhöht. Im Fall von mütterlicher Überernährung oder Übergewicht während der Schwangerschaft steigt die Wahrscheinlichkeit um das Dreifache. Es ist also sicher vernünftig, wenn sich Frauen in der Schwangerschaft ausgewogen ernähren, Diäten und Völlerei eher meiden, zum eigenen Wohl und dem der nachfolgenden Generationen.

Abnehmen ohne Hungern und Diät

Der Bauch beginnt bei den meisten Menschen in der dritten Lebensdekade merklich zu wachsen. Schreiten Sie sofort ein! Es ist leichter, leicht zu bleiben, als leicht zu werden. Ernährungsgewohnheiten, die als junger Mensch funktioniert haben, sind aufgrund veränderter Lebensumstände und etwas langsamer gewordenem Stoffwechsel nicht mehr passend. Leichtes Übergewicht lässt sich mit einer Ernährungsumstellung (S. 268 ff.) und mehr Bewegung (S. 322 ff.) meist gut in den Griff bekommen.

Sollten Ihre Bemühungen, abzunehmen, misslingen, suchen Sie sich rasch Hilfe bei einem Fachmann. Viele Übergewichtige reagieren zu spät und verschlimmern so ihre Situation. Schon fünf bis zehn Kilo zu verlieren, kann zu einer jahrelangen Herkulesaufgabe werden. Die resultierenden Stoffwechselentgleisungen leiten über in einen Teufelskreis mit ausbleibendem Sättigungsgefühl, noch mehr essen und Appetit auf Süßes und Fettiges, weniger Bewegung, vermindertem Antrieb und Selbstwertgefühl.

Die beste Art abzunehmen – und nebenbei gesagt die einzige – ist, weniger Kalorien aufzunehmen und sich mehr zu bewegen. So einfach diese Strategie klingt, so schwer ist sie umzusetzen. Wir sind geborene Allesfresser und Vielfresser. Wer immer isst, so viel er will und worauf er Lust hat, wird wahrscheinlich dick. Ausnahmen von der Regel mag es geben, häufig sind sie aber nicht. Das ist die schlechte Nachricht.

Die gute ist, dass schon kleine Änderungen im Lebensstil und der Ernährung auf die Dauer einen enormen Unterschied machen. Und um es vorwegzunehmen: Diäten sind ebenso wie Hungern nicht notwendig.

Diäten funktionieren nicht. Zumindest nicht auf lange Sicht. Es gibt unzählige Methoden und Ratschläge, ein paar Kilo abzunehmen, auch viele Kilos. In ebenso unzähligen Studien wurden sie untersucht und ihre Erfolge miteinander verglichen. Kohlenhydratarme, fettreduzierte, kalorienreduzierte Diäten oder Kombinationen davon – die meisten sind anfangs erfolgreich. Das größere Problem ist es, anschließend das Gewicht zu halten. Der berühmte Jo-Jo-Effekt ist fast unausweichlich.

In einer Überblicksstudie zu den Erfolgen einer Verhaltenstherapie für Übergewichtige ergab sich ein durchschnittlicher Gewichtsverlust von acht Kilo in einem halben Jahr.[9] Nach dem Ende der Diät kamen bei fast allen Teilnehmern die Pfunde zurück, mit einer durchschnittlichen Geschwindigkeit von einem bis zwei Kilogramm pro Jahr. Fazit: Wenn Menschen nach einer Hungerkur wieder in ihr altes Leben einsteigen, mit den gleichen Gewohnheiten und Ernährungsgewohnheiten, ist nichts gewonnen.

Pillen und Tabletten werden uns nicht retten

Hoffnungen, die Adipositas-Epidemie mit Medikamenten aufzuhalten, gibt es noch immer. Aber sie sind in den letzten Jahren merklich gedämpft worden. Ihren Höhepunkt hatte die Behandlung mit Appetithemmern kurz vor der Jahrtausendwende: Fast 9 Prozent der Bevölkerung der USA nahmen sie damals ein. Dann fand man Nebenwirkungen am Herz-Kreislauf-System aufgrund der beiden am häufigsten verschriebenen Medikamente, Fenfluramin und Fexfenfluramin, und die Mittel wurden vom Markt genommen. Auch das in Deutschland populäre Sibutramin schadete mehr, als es nutzte, und die Produktion wurde 2012 eingestellt. Als letztes derzeit noch erhältliches Abnehmmittel bleibt Orlistat, das im Darm die Aufnahme von Fetten hemmt. Studien zeigten eine recht geringe Wirkung von drei Prozent stärkerer Gewichtsabnahme mit Orlistat gegenüber einer Vergleichsgruppe. Allen medikamentösen Ansätzen war gemein, dass nach dem Absetzen der Tabletten die Kilos schnell wiederkamen.

Weil Medikamente gegen Übergewicht meist von gesunden Menschen und über eine sehr lange Zeit eingenommen werden müssen, gelten für sie besonders strenge Sicherheitsprüfungen. Schon leichte Nebenwirkungen, die bei lebensrettenden Medikamenten noch toleriert würden, bedeuten das Ende ihrer Verschreibbarkeit. Und mit Nebenwirkungen ist bei einem Eingriff in solch fundamentale Stoffwechselvorgänge wie dem Energiehaushalt immer zu rechnen. Ein alter und bislang nicht widerlegter Medizinerspruch dazu lautet: Keine Wirkung ohne Nebenwirkung! Ein Medikament, das drastische Gewichtsverluste verursachen würde, hätte sicher auch Effekte an anderer Stelle. Nicht zu vergessen: Auch eine Radikaldiät, ganz ohne Tabletten, hat enorme Nebenwirkungen.

Eine Medikalisierung von über der Hälfte einer Bevölkerung oder gar der Weltbevölkerung mit Appetitzüglern für mehr als 60 Jahre wollen wir uns nicht vorstellen. Es wäre nicht gesund, es wäre zu teuer, es ist der falsche Weg. Möglicherweise helfen neue Medikamente, sollten sie sich bewähren, einigen gefährlich adipösen Menschen zu Beginn ihrer Bemühungen, abzunehmen, bis Verhaltenstherapien zu Nahrungsumstellung und mehr Bewegung bei ihnen erfolgreich sind. Die Gesundheit von vielen werden sie nicht verbessern.

Das Gleiche gilt für die in den letzten Jahren zunehmend eingesetzten bariatrischen Operationen. Chirurgen verkleinern dabei den Magen oder legen Teile des Darms still. Abgesehen von den Verdauungsproblemen, die hinterher viele der Operierten plagen, und dem immer vorhandenen Operationsrisiko sind die Eingriffe erfolgreich. Die Patienten werden schlanker. Zusätzlich bessern sich ihre aus dem Gleichgewicht geratenen Blutfette, der Blutdruck und der Blutzucker. Doch die Langzeitfolgen sind noch unbekannt. Nachsorgeuntersuchungen sind nötig. Die Knochendichte nimmt ab und muss mit Medikamenten wieder erhöht werden. Teuer, kompliziert, riskant. Wollen wir Millionen Menschen verstümmeln, damit sie zur Vernunft kommen?

Bei extremer Adipositas, die zuvor auf keine Behandlung angesprochen hat, kann die Magen-OP als letzter Ausweg Leben retten. Solche Fälle sind jedoch selten. Sie stellen nicht das Heer der Übergewichtigen, das die Statistiken bedrohlich füllt und zum globalen Gesundheitsproblem avanciert ist. Es sind die ganz normalen Menschen, rechts und links im Café, nach denen sich noch niemand wegen ihres Bäuchleins umdreht, das aber schon zur Gefahr für sie geworden ist.

Ist dick sein eine Krankheit?

Die WHO hat Übergewicht eine »globale Epidemie« genannt. Fachärztevereinigungen fordern nun die Anerkennung von Übergewicht als echte Krankheit, um intensiver therapieren und mit den Kassen abrechnen zu können. Tatsächlich ist allein Übergewicht Jahr für Jahr verantwortlich für Hunderttausende Tote in Deutschland und Millionen weltweit. Aber was würde dieses Signal bedeuten? Ärzte würden sich nun um fast die Hälfte der Bevölkerung kümmern müssen. Ihre Kunst wäre gefordert, um Tonnen von Fett von Millionen Leibern wegzukurieren. Ist das ihre Aufgabe? Wie sollten sie das schaffen? Indem sie die Adipositas zur Krankheit erklärt, gibt die Gesellschaft die Verantwortung dafür ab, in die Hände einer Reparaturmedizin.

Übergewicht ist in nur 60 Jahren von einem seltenen zu einem massenhaften Phänomen und einer Bedrohung geworden. Unser Körper hat sich in dieser Zeit nicht geändert. Wir sind noch dieselben, mit der gleichen Physiologie, den gleichen Genen. Unser imperativer Appetit, unsere Fähigkeit zu essen und die Energie für später zu speichern, bis die Fettzellen platzen, unsere Vorliebe für Fettes, Salziges und Süßes und selbstverständlich auch unsere Bequemlichkeit – all das ist durch und durch menschlich und normal. Nur unsere Lebensumstände haben sich geändert. Was uns krank macht, ist nicht in uns, sondern überall um uns herum.

Regale voller Schokoriegel an den Supermarktkassen, Pizzareklame im Kinderprogramm, industriell hergestellte Nahrungsmittel und Fast Food, das von Lebensmitteltechnikern auf seine absolute Unwiderstehlichkeit hin optimiert wurde, jederzeit und überall verfügbar. Wir tippen zweimal auf ein Smartphone, und das Essen kommt. Wir ertrinken in Kalorien. Rolltreppen tragen uns aus der U-Bahn, im Lift geht es zur Wohnung, mit dem Auto zur Arbeit, die oft im regungslosen Sitzen vor einem Monitor verrichtet wird. Wir sind von Natur aus viel und alles fressende Energiesparer mit entsprechenden Neigungen, die sich ihr Schlaraffenland erschaffen haben. Und nun haben wir ein Problem damit. An Fettspeicherung per se ist nichts verkehrt, solange wir es auch wieder loswerden. Bis vor 60 Jahren, und davor 60 Millionen Jahre lang, gelang dies leicht. Heute nicht mehr.

Der US-amerikanische Präventionsmediziner Daniel Katz formulierte in einem Kommentar folgenden Vergleich: Wir warten nicht darauf, dass Menschen ertrinken, und fokussieren dann alle unsere Bemühungen auf Wiederbelebungsmaßnahmen, um die Ertrunkenen zu retten. Stattdessen tun wir alles, um ein Ertrinken zu verhindern: Wir bauen Zäune um Schwimmbäder, stellen Schwimmwesten bereit, ein Bademeister wacht am Beckenrand, wir geben unseren Kindern Schwimmunterricht und passen am Ufer aufeinander auf. Trotz alledem ertrinken Menschen, und deswegen brauchen wir auch Notärzte – aber eben nur im Notfall und als letzte Rettung.[10]

Um Übergewicht in unserer Gesellschaft in den Griff zu bekommen, werden nicht noch mehr Fachärzte für Adipositas gebraucht. Wir brauchen Umweltreformen, die uns vor dem Ertrinken in Kalorien schützen. Eine einzelne Maßnahme kann das nicht erreichen. Es gibt auch keine Veränderung, auf die sich alle verlassen können, die uns rettet oder schützt. Es geht darum, eine Kultur zu entwickeln, die alle Lebensbereiche erfasst und von allen Menschen getragen wird. Eine Kultur, die die bereits etablierte Kultur der Bequemlichkeit und des Kalorienüberflusses durchbricht und ersetzt.

Abnehmen als gesellschaftliches Projekt

Wir wollen nicht übertreiben und moralisieren. Es ist ja nicht so, dass Menschen mit Übergewicht maßlos und genusssüchtig sind. Sie haben nur etwas mehr Hunger, etwas effektivere Fettspeicher und etwas weniger Möglichkeiten, Energie zu verbrennen. Der einzige Unterschied im Leben eines schlanken und eines dicken Menschen mit gleichen körperlichen Voraussetzungen und gleichem Lebenswandel kann sein, dass der eine nachmittags in einer Büropause gern einen Spaziergang macht, während der andere ein Croissant isst. Die 250 Kilokalorien extra an jedem Arbeitstag summieren sich nach nur einem Jahr auf über zwölf Pfund Fett auf den Hüften. Ein Nachmittagscroissant ist ja kein Ausdruck von verantwortungsloser Völlerei. Aber es kann zum berühmten Zünglein werden, das schwer auf die Waage drückt. Das Beispiel zeigt umgekehrt auch: Kleine Veränderungen reichen, wenn man sie dauerhaft beibehält, die Kilos wieder loszuwerden.

Wir müssen uns gegenseitig helfen, unsere Energie abzubauen. Alle zusammen. Beim Häuserbau sollte das Treppenhaus der normale, der »schöne« Weg in die oberen Etagen sein. Dort sollten Bilder aufgehängt und Fenster sein. Rolltreppen und Lifte sind für Gehbehinderte wichtige Hilfsmittel – und verdienen genau dieses Image. Beim Städtebau gilt: zu Fuß gehen oder »Rauf aufs Rad!«. Die Anlage von Fitness-Parcours in Parks, öffentliche Leihstationen für Fahrräder, Stadtfeste mit dem Spaß am Sport im Zentrum. Die Liste der Möglichkeiten, Alltagsbewegung zu fördern, ließe sich problemlos verlängern und muss verlängert werden. Es geht nicht darum, den Menschen ihr Auto wegzunehmen und alle Rolltreppen rückzubauen. Es geht darum, den Menschen mehr Angebote zu machen. Eine kleine Portion Bewegung, ebenso leicht verfügbar wie ein Snack, möglichst immer und überall. Die Konkurrenz der Angebote auf der anderen Seite ist groß! An jeder Ecke gibt es leckeres Essen, und es duftet aus den Auslagen. In Studien wurde gezeigt, dass die Rate an Übergewichtigen in Wohngebieten mit der Dichte von Fast-Food-Geschäften zunimmt. Sie sinkt, wo die Möglichkeit besteht, sich in Parks und Freiflächen zu bewegen und Wege zu Fuß zu gehen.

Es muss leichter gemacht werden, gesunde Entscheidungen zu treffen. Vor allem dort, wo die Entscheidung darüber fällt, was gegessen wird, im Supermarkt. Was erst einmal im Kühlschrank liegt, wird auch gegessen. Eine verständliche Kennzeichnung von Lebensmitteln über deren Energiegehalt ist ein wichtiger erster Schritt. Gesundes muss günstig und prominent platziert sein. Die Wirkung einer Fett- und Zuckersteuer wird noch kontrovers diskutiert. Solche »Strafsteuern« auf Dickmachernahrung würden vor allem die ärmere Bevölkerung treffen, die häufiger auf billiges Essen zurückgreift, und sind deswegen politisch schwer umzusetzen. Dies gälte aber nur, wenn gesündere Lebensmittel dafür im Gegenzug nicht preiswerter würden.

Nie war Essen billiger als heute. Zumindest das weniger wertvolle – auch im gesundheitlichen Sinne. Von einem milliardenschweren Werbebudget getrieben, drängen sich energiedichte, industriell hergestellte Lebensmittel auf. Fast-Food-Reklame überall. Wenn man doppelt große Portionen bestellt oder den Burger als Menü gleich mit Pommes und Cola dazu, kann noch mehr gespart werden. Was wäre, wenn gesunde Ernährung oder Bewegung mit einem ebenso hohen Budget beworben würde? Wie günstig würden Salate, wenn sie in ebenso hoher Zahl über den Tresen gingen wie Burger?

Süßes Gift in XXL-Bechern für Kinder

New Yorks ehemaliger Bürgermeister Michael Bloomberg spendete über eine Milliarde Dollar seines privaten Geldes an ein Institut für öffentliche Gesundheitsforschung, das seinen Namen trägt: Die Johns Hopkins Bloomberg School of Public Health ist eines der renommiertesten Forschungsinstitute der USA, Mitglied der M8-Allianz Akademischer Gesundheitszentren, Universitäten und Nationalakademien. Einige der dort gewonnenen wissenschaftlichen Erkenntnisse setzte Bloomberg in seiner aktiven Zeit als Bürgermeister direkt um. New York war die erste Großstadt der Welt mit wirksamem Nichtraucherschutz in Restaurants und öffentlichen Gebäuden.

Zuletzt beendete Bloomberg eine Unsitte, die in ihren späten Ausprägungen nur als Körperverletzung gelten kann: die Super-Size-Kultur bei den süßen Limonaden. Wer einen Liter Cola auf einmal trinkt, etwa im Kino, nimmt 450 Kalorien in Form von reinem, zugesetztem Zucker auf. Pure Energie ohne zusätzlichen Nährwert in Form von Vitaminen, Mineral- und Spurenelementen oder Ballaststoffen.

Und wieder trifft es diejenigen besonders hart, deren Gene dafür empfindlich sind. Ein Wissenschaftlerteam um Quibin Qi von der Harvard School of Public Health hatte das Verhältnis von genetischer Veranlagung und Softdrink-Konsum untersucht. Die Forscher wiesen nach, dass Probanden, die aufgrund einer leichten genetischen Disposition bereits etwas zu Übergewicht neigten, durch die Softdrinks dramatisch an Gewicht zulegten.

»Es kann nicht sein, dass unsere Kinder schon massenweise übergewichtig sind und sogar Diabetes haben«, rechtfertigte Bürgermeister Bloomberg seine Entscheidung, nach der ab März 2013 in New Yorks Schnellrestaurants, Stadien und an Straßenständen nur noch Dosen, Becher oder Flaschen mit maximal rund 470 Millilitern gesüßter Limonade verkauft werden dürfen. Größere Mengen gibt es nur noch im Supermarkt. Niemand muss mehr einen ganzen Liter Cola auf einmal leer trinken. »Nicht zu handeln wäre kriminell gewesen!«, so Bloomberg.

Softdrinks machen dick, aber nicht satt. Sie helfen nicht einmal gut gegen den Durst. Das einzige Positive, das man über sie sagen kann, ist, dass sie manchen Menschen, die sich an sie gewöhnt haben, schmecken.

Limonade besteht zu mindestens sieben Prozent aus Zucker, nach oben gibt es kein Limit. Ein Liter Cola enthält beispielsweise 36 Stück Würfelzucker. Trotz der Unmengen enthaltener Kalorien bleibt beim Trinken das Sättigungsgefühl aus, weil unser Körper Getränke nicht als Nahrung wahrnimmt. Seit wir einen Mund und Zähne haben, seit Hunderten Millionen Jahren also, muss energiereiches Essen durch Kauen zerkleinert und hinuntergeschluckt werden. Die Magenwände dehnen sich, Sättigungshormone werden ausgeschüttet. Die Passage über Magen und Darm dauert bei einer üppigen Mahlzeit Stunden. Enthaltene Nährstoffe werden nach und nach zersetzt und nur langsam über den Darm in den Blutkreislauf aufgenommen. Limonaden gibt es erst seit wenigen Hundert Jahren. Dass sie jedem Menschen für wenig Geld selbst in gering entwickelten Gebieten überall auf der Welt aufgedrängt werden, ist ein Phänomen der letzten 30 Jahre.

Ein Glas Limo, auch ein großer XXL-Becher, bleibt nur kurz im Magen. Flüssigkeiten lässt der Magenausgangsmuskel, Pylorus genannt, direkt in den Darm fließen. Es gibt ja nichts zu zersetzen für die Magensäure. Erst einmal im Darm, wird der Liter Cola rasch resorbiert. Fast auf einmal tauchen die 36 Würfelzucker nun im Blut auf und lassen den Blutzucker steil ansteigen. Der starke Reiz regt die Bauchspeicheldrüse an, sehr viel Insulin zu produzieren, und die Glukose wird sofort in die Fettzellen verschoben (falls die Zucker-Energiespeicher nicht gerade wegen Sports geleert sind). Diesen Zucker-Push schätzen die Cola-Trinker sehr. Solange das Zuckerwasser anflutet, zusammen mit einer Dosis Koffein, sind Hunger, Durst und Müdigkeit vergessen. Nach einer Stunde ist der Spuk aber schon vorbei. Noch während der Kinofilm läuft, ist die Cola ausgetrunken, ihre 450 Kalorien sind auf den Hüften, und man hat wieder Hunger. Sogar noch etwas mehr als zuvor. Denn Insulin zirkuliert noch in den Adern und senkt weiter den Blutzuckerspiegel, aber aus dem Darm kommt nichts mehr nach. »Unterzucker« stellt sich ein, Müdigkeit und leichte Gereiztheit. Was jetzt am schnellsten helfen würde, denkt sich der Limonaden-Freund nach Filmende im Foyer, wäre ein Glas Cola. Langfristig erschöpft das Auf und Ab des Blutzuckerspiegels die Bauchspeicheldrüse (Pankreas). Im Tierversuch bei Mäusen lösten wiederholte Kohlenhydratschübe bereits nach acht Wochen erste Zeichen der Zuckerkrankheit aus. Nach 17 Wochen Zuckerschock mit süßen Getränken waren zwei Drittel der Versuchstiere an Diabetes erkrankt. Die dauerhafte und schubweise Stimulation stresst die Insulin produzierenden Zellen des Pankreas, lässt sie schneller altern und schließlich sterben.

Überdies enthalten künstlich gesüßte Limonaden oft größere Mengen an zugesetztem Fruchtzucker (Fruktose), günstig hergestellt aus Maisstärke. Anders als Traubenzucker, aus dem der kristalline Haushaltszucker besteht, wird Fruchtzucker nicht als Glykogen in der Leber und den Muskelzellen gespeichert, sondern direkt in Fett umgewandelt. Wie wir schon besprochen haben, ist ein hoher Fettanteil in der Leber ebenfalls ein wichtiger Risikofaktor für die Entstehung von Diabetes. Fruchtzuckergetränke machen noch weniger satt als Zuckergetränke ohnehin: Da Fruktose auch ohne die Hilfe von Insulin in die Zellen aufgenommen wird, fällt zwar die Insulinantwort der Bauchspeicheldrüse geringer aus als bei Traubenzucker-Limonaden, aber dafür fehlt auch die sättigende Wirkung des Insulins im Gehirn.

Fruchtzucker klingt harmlos, sogar gesund. Fruchtzucker ist natürlicher Bestandteil unseres Obstes, und viele Eltern glauben, ihren Kindern etwas Gutes zu tun, wenn sie ihnen ein großes Glas Saft einflößen können. Doch den Durst mit Fruchtsäften zu löschen, ist auf Dauer gefährlich.

Richtiges Obst enthält viele Ballaststoffe, es muss gekaut werden, bleibt länger im Magen und gibt seine Kohlenhydrate gleichmäßig und langsam ins Blut ab. Sekundäre Pflanzenstoffe aus der Schale sind ebenfalls enthalten. Es dauert eine Weile, bis der Apfel gegessen und verdaut ist. Ein großes Glas Apfelsaft ist dagegen mit viel Durst schnell »auf Ex« getrunken. Sein Energiegehalt entspricht dem einer kleinen Mahlzeit, aber satt wird man davon nicht. Diabetologen raten dringend, ausschließlich Schorle zu trinken und Kindern nur verdünnte Säfte zu geben. Von sechs Portionen Flüssigkeit, die ein Kind täglich trinkt, sollte nur eine aus Saft bestehen.

»Schulfrei für Softdrinks«, fordern inzwischen auch manche Politiker. Stattdessen soll das Wassertrinken, die wirklich natürliche und beste Art, den Durst zu löschen, von Anfang an gelernt werden. In Studien konnte die Zunahme von Übergewicht in Grundschulklassen gestoppt werden, in denen Kurse zur gesundheitlichen Bedeutung des Wassertrinkens gehalten und ein kostenloser Wasserspender aufgestellt wurden.[11] Durchschnittlich ein Glas Wasser mehr pro Kind und Tag machte den Unterschied.

Mit Wasser wurde während der gesamten Evolution aller Tier- und Menschenarten der Durst gelöscht. Darauf sind alle unsere biologischen Mechanismen eingestellt. Die Industrie hat sich unserer Vorliebe für Süßes zunutze gemacht und drängt uns ihre ungesunden Zuckerwasserbomben unter verschiedenen Markennamen auf.

Wasser, Quelle des Lebens

»Alles ist aus dem Wasser entsprungen! Alles wird durch das Wasser erhalten!... Du bist's, der das frischeste Leben erhält. Du bist's, dem das frischeste Leben entquellt.« Goethe formulierte dies schon im *Faust*. Wasser, H_2O, ein kleines, unscheinbares Molekül mit nur drei Atomen – einem Atom Sauerstoff, zwei Atomen Wasserstoff –, soll für das Leben von entscheidender Bedeutung sein?

Es lohnt sich, die besonderen physikalischen und chemischen Eigenschaften des Wassers anzusehen: Die Fähigkeit des Wassermoleküls, Wasserstoffbrückenbindungen zwischen einer Vielzahl von anderen Molekülen ausbilden zu können, ist entscheidend für sein fast universelles Mitwirken bei biochemischen Prozessen. Jedes Molekül Wasser hat für diese Bindung zwei Akzeptor-Stellen und zwei Donator-Stellen, so dass jedes Wassermolekül vier nächste Nachbarmoleküle binden kann.

Diese Wasserstoffbrückenbindung ist eine Bindung ähnlich der chemischen Bindung, nur erheblich lockerer und genau zu berechnen. Ihr Verhältnis zur chemischen Bindung ist wie das einer Verschraubung zu einem Reißverschluss, das heißt: Diese Bin-

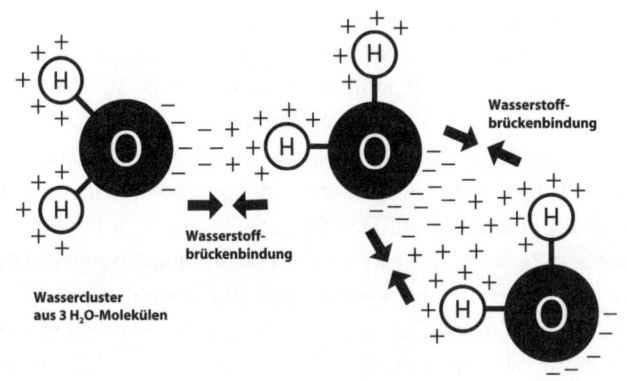

Wasserstoff-
brückenbindung

Wasserstoff-
brückenbindung

Wassercluster
aus 3 H₂O-Molekülen

dung kann leicht geöffnet und leicht wieder geschlossen werden. Infolge dieser Eigenschaft sind Wassermoleküle auch in
einem größeren Verband sehr beweglich und erlauben schnelle
Veränderungen und Reaktionen und damit Anpassungen an die
Herausforderungen des Lebens.

Uns sind flüssiges Wasser, Dampf und Eis geläufig. In ihnen liegen ausgedehnte Netzwerke vor, an denen unvorstellbar viele
Wassermoleküle beteiligt sind. In einem kleinen Schnapsglas
mit flüssigem Wasser von etwa 20 ml Inhalt befinden sich mehr
als 6×10^{23} Wassermoleküle (eine Zahl mit 23 Nullen!). Die besonderen Eigenschaften des Wassermoleküls befähigen es nicht
nur, diese riesigen Netzwerke zu bilden, sie erlauben es auch,
dass die einzelnen Wassermoleküle sehr schnell ihre Position
wechseln können.

Die Temperatur reguliert die Beweglichkeit der Wassermoleküle.
Geht sie zurück, so wird sie kleiner, aus flüssigem Wasser wird
Eis; nimmt sie zu, so verdunstet oder verdampft das Wasser,
die Luft nimmt Wassermoleküle auf. Diese Prozesse sind für
das Klima auf der Erde von entscheidender Bedeutung. Ohne
die regulierende Wirkung des Wassers würde die Tagestempe-
ratur der Erde bis auf 400 °C ansteigen. Unser Körper könnte
ohne die Verdunstungskälte beim Schwitzen seine Temperatur
nicht regeln.

Wir Menschen können von Wasser allein nicht leben, es besitzt keinen Nährwert. Dennoch bestehen wir zu etwa 75 Prozent aus Wasser – ganz ohne zu schwabbeln wie ein Weinschlauch oder zu zerfließen wie Honig. Mehr oder weniger feste Strukturen halten unseren Körper zusammen und bilden Muskeln, Knochen, Organe und Gehirn. Die Grundeinheit all dieser biologischen Systeme ist die Zelle. Sie wird von einer wasserunlöslichen Zellmembran umschlossen. Das flüssige Medium im Inneren der lebenden Zelle ist ein wässriger Cocktail aus Proteinen, DNS, Zuckern, Salzen und Fettsäuren, gewürzt mit Hormonen.

Alles das ist nur möglich mit Wasser. Das Wasser unseres Körpers ist an all diese Inhaltsstoffe der Zellen durch Wasserstoffbrückenbindungen gebunden, und sie schwimmen darin. Die Wassermoleküle sind eingebaut in die riesigen Makromoleküle der Proteine und DNS und wirken entscheidend mit am Aufbau der räumlichen Struktur. Durch sie entstehen innerhalb größerer Moleküle Hohlräume, in die sich wiederum passgenau andere Moleküle für chemische Reaktionen einfügen. Es ist ein perfektes Schlüssel-Schloss-System mit hoher Spezifität.

Die Umwandlung der Energie aus Nährstoffen in Wärme und Muskelkraft erfordert die Kopplung einer großen Zahl chemischer Reaktionen. Die bei der Verbrennung entstehenden Zwischen- und Abbauprodukte müssen gelöst und abtransportiert werden. Das Lösungsmittel Wasser macht dies möglich: Kohlendioxid wird über das Blut zur Lunge geleitet und dort ausgeatmet. Harnstoff, das Endprodukt im Stoffwechsel von Stickstoffverbindungen, ist ebenfalls in Wasser löslich und kann so über die Nieren im Urin ausgeschieden werden.

Alle diese Funktionen werden gesteuert von den Informationsmolekülen des Lebens mit ihren drei Milliarden Bausteinen, den Genen in unserem Genom. Dieses ist eine Gruppe von weiteren Riesenmolekülen, der Desoxyribonukleinsäure, kurz DNS, die aus einem Alphabet aus nur vier »Buchstaben« sämtliche Informationen für alle Abläufe des Lebens speichern. Die DNS ist im Zellkern lokalisiert. Es erscheint wie ein Wunder, dass ein Molekül, das mehr als einen Meter lang sein kann, so stark zusammengefaltet ist, dass es in den winzigen Zellkern passt. Wieder sind es die Wassermoleküle, die über Wasserstoffbrücken-bindungen die geeignete räumliche Struktur aufbauen. Unter ihrem Einfluss faltet sich die DNS-Struktur der Doppelhelix zusammen und entfaltet sich wieder, wenn sie gebraucht wird. Diese Flexibilität ist nur mit dem kleinen, vielseitigen und hochaktiven Wassermolekül möglich.

Wasser bedeutet Leben. Im Wasser des Urozeans ist es entstanden. Flüssiges Wasser ist eine Voraussetzung für die Evolution der Arten. Jede menschliche Frucht, der Embryo, entsteht, wie die ersten Lebewesen vor 3,5 Milliarden Jahren, in der Fruchtblase und im Fruchtwasser schwimmend im Mutterleib. Die Geburt des Babys ist dann der erste Landgang. In der Embryogenese vollzieht sich noch einmal die Evolution des Lebens. Man kann das kleine Molekül H_2O selbst als Biomolekül bezeichnen. Klares, reines Wasser sollten wir mit Genuss trinken. Es ist gesund und lebenswichtig.

Die Gesundheitsformel für Normalgewicht

Gesundheit	Biologie
Viele der heute in großer Zahl auftretenden Zivilisationskrankheiten haben ihre Ursache in einem ungesund hohen Gewicht. Speziell die Fettpolster am Bauch, zwischen den Bauchorganen und in der Leber stören den Stoffwechsel.	Menschen sind geborene Allesfresser und Vielfresser, gleichzeitig jedoch Energiesparer. In der Evolution und unserer Entwicklung herrschte beinahe durchweg Mangel. Es überlebte nur derjenige unserer Vorfahren, der am meisten Nahrung suchen, verschlingen und speichern konnte.

Gesundheit

Normalgewicht mit einem Bauchumfang unter 102 cm bei Männern und unter 88 cm bei Frauen verringert das Risiko von:
- Diabetes, Bluthochdruck und Fettstoffwechselstörungen,
- Atherosklerose und ihren Folgen: Herzinfarkt und Schlaganfall,
- Gelenk- und Knochenerkrankungen wie Arthritis, Arthrose, Gicht und Rückenschmerzen,
- Magen-Darm-Erkrankungen wie Gallensteinen, Sodbrennen, Leberleiden,
- einigen Krebsarten, darunter Brust-, Darm-, Gebärmutter- und Prostatakrebs.

Biologie

Wir sind die Erben dieser Talente. Süßes, Salziges, Fettiges und Kalorienreiches ist für uns »naturgemäß« sehr verlockend.
Die Neigung zu Übergewicht ist eines der am stärksten erblich beeinflussten Körpermerkmale. Etwa 50 Prozent der Gewichtsunterschiede sind auf genetische Faktoren zurückzuführen. Die anderen 50 Prozent liegen in der Hand jedes Einzelnen, d. h. wir können und sollen selbst etwas tun. Über epigenetische Modifikationen des Erbguts bestimmt auch die Ernährung der Mutter in der Schwangerschaft mit über das spätere Gewicht ihres Kindes und sogar ihrer Enkel. Erwachsene können epigenetische Genregulationen durch Sport positiv beeinflussen.

Umwelt	Verhalten
Zum ersten Mal in der Geschichte der Menschheit gibt es in vielen Ländern der Erde Überfluss. Wir bekommen Essen überall angeboten, insbesondere energiedichte, hochkalorische Snacks.	Erreichen und halten Sie Ihr Normalgewicht. Es lohnt sich! Radikaldiäten und Hungern sind dazu nicht notwendig und auch nicht erfolgreich.

Zum ersten Mal in der Geschichte der Menschheit gibt es in vielen Ländern der Erde Überfluss. Wir bekommen Essen überall angeboten, insbesondere energiedichte, hochkalorische Snacks.
Die Lebensmittelindustrie hat preisgünstige Produkte entwickelt, die auf unseren Geschmackssinn hin optimiert sind, die Werbeindustrie hat Wege gefunden, sie uns aufzudrängen. Gleichzeitig übernehmen Maschinen fast alle körperlichen Arbeiten und Transporte.

Politik und Gesellschaft müssen gemeinsam ungesunde Nahrungsmittel zurückweisen und Bewegung bei jeder Gelegenheit fördern.
Am wichtigsten sind Bildung, Einsicht, Verstehen, Kritikfähigkeit und Selbstverantwortung.
Zu diskutieren sind Verbote übergroßer Portionen von Zuckerdrinks, an Kinder gerichtete Werbung für Süßigkeiten, Preisregulierungen über Steuern und weitere Stellschrauben, die es uns leichter machen, allzu süßem, fettigem und salzigem Essen zu widerstehen.

Erreichen und halten Sie Ihr Normalgewicht. Es lohnt sich! Radikaldiäten und Hungern sind dazu nicht notwendig und auch nicht erfolgreich.
Nur eine dauerhafte Ernährungsumstellung mit weniger Kalorien bei gleichzeitiger Lebensstiländerung mit höherem Energieverbrauch führt zum Ziel.

Überprüfen Sie Ihren Tagesablauf auf Kalorienfallen und Bewegungsmöglichkeiten. Schon kleine Veränderungen helfen.
- Verzichten Sie auf Süßigkeiten, insbesondere auf Zuckergetränke und Fett-Snacks.
- Essen Sie viel Gemüse und Vollkorn, wenig Fett, kaum verarbeitete Kohlenhydrate (Brot, Pasta, Zucker, Gebäck).
- Nutzen Sie alle Gelegenheiten für Bewegung – auf dem Weg zur Arbeit, Treppen, Fahrrad, Spaziergänge, Freizeitsport.
- Machen Sie Wasser zu Ihrem Hauptgetränk und trinken Sie wenig Alkohol.

Gesunde Ernährung

Ratschläge der Ernährungswissenschaftler klingen heute anders als noch vor 15 oder gar 25 Jahren. Zum Beispiel beim Thema Fett. Um 1990 herum riet man den Menschen dazu, fettarm zu essen. Ein paar Jahre später hielt man sie an, gesättigte Fette zu vermeiden, da sie schädlich seien. Heute warnen Experten nur noch vor sehr wenigen speziellen Fetten. Es sind vor allen die industriell gehärteten, so genannten Trans-Fette. Fast alle anderen sind in der Gesamtschau aller Studien bezüglich ihrer Wirkung auf Krankheit und Gesundheit entweder neutral oder sogar positiv zu bewerten.

Es gibt neben der körperlichen Betätigung wohl keinen anderen Bereich des Lebens, auf den der Einzelne so starken Einfluss nehmen kann und der eine derart große Bedeutung für die Gesundheit hat wie die Ernährung. Doch die Ansichten darüber, was und wie man essen soll, um einen positiven Einfluss auf die Gesundheit zu nehmen, haben sich in den letzten Jahrzehnte grundlegend verändert. Und auch heute noch gehen die Meinungen und Argumente stark auseinander. Einer der Gründe dafür ist sicher, dass sich Überzeugungen wie »Fett ist ungesund«, »Fett macht fett«, »Fett erhöht die Blutfette und macht krank« als Teil einer Ideologie verselbstständigt haben. Und bei kaum einem anderen Thema gibt es so viele Überzeugungstäter, die in bester Absicht ihre Ansichten unters Volk zu bringen versuchen. Essen, seine Auswahl und Zubereitung, ist für manche Menschen fast schon religiös besetzt und immer wieder Gegenstand von Gesundheitslehren, die mit ihren Verboten und Geboten vermeintlich stark auf die Gesundheit einwirken.

Gibt es eine Steinzeit-Diät?

Um die Bedeutung der Ernährung für unsere Gesundheit zu ermessen, lohnt wie immer der Blick in unsere Geschichte, in die Zeit, als unsere Vorfahren das aßen, was die Natur zu bieten hatte. Damals gab es weder gute noch schlechte Nahrungsmittel, sondern schlicht jene, die verfügbar waren. Auch eine typische Ernährung im Sinne einer »Steinzeit-Diät« gab es nicht. Unsere Ahnen aßen ganz unterschiedliche Dinge, je nachdem, wo sie waren und was dort wuchs und lebte. Aus Analysen von Mageninhalt, Kot, Knochenresten und den Traditionen ihrer Nachfahren kann man heute einige ihrer Speisepläne rekonstruieren. Manche Stämme nordamerikanischer Ureinwohner etwa ernährten sich hauptsächlich vegetarisch. Andere aßen fast nur rohes oder luftgetrocknetes tierisches Fett und Proteine mit ein paar Tundra-Kräutern als Beilage, wie etwa die Inuit am Polarkreis. Alle hatten einen Weg gefunden, mit dem Nahrungsangebot, das ihnen zur Verfügung stand, zu überleben und sich zu vermehren. Nicht alle waren immer gesund, im Gegenteil, aber sie passten sich in ihrer Physiologie über viele Generationen Nahrungsangebot und Gewohnheiten an und stellten ihren Lebensstil darauf ein.

Anfang des 20. Jahrhunderts hatten Einwanderer aus Europa und ihre Nachfahren Nordamerika weitestgehend besiedelt. Die Ureinwohner wurden nicht mehr bekämpft, sondern in sogenannten Reservaten untergebracht. Aus den ehemals »Wilden« waren »Schutzbefohlene« geworden, und diesem Umstand ist es zu verdanken, dass es heute konkrete Daten über den Gesundheitszustand jener Menschen gibt, die althergebrachte Essgewohnheiten pflegten. Und das in einem Land, das heute wie nur wenige andere Probleme mit Übergewicht und Zivilisationskrankheiten hat.

Jene »Schutzbefohlenen« waren medizinisch zwar wahrscheinlich nicht besser versorgt, wurden aber genauer – und vor allem flächendeckend – medizinisch überwacht als die übrige US-Bevölkerung. Mit diesen ersten bevölkerungsweiten Gesundheitsstudien der Geschichte fand man heraus, dass die Ureinwohner, ob sie viel Fleisch, Fisch oder hauptsächlich Pflanzliches aßen, im Durchschnitt deutlich gesünder waren als die US-Bürger mit europäischem Migrationshintergrund. Und obgleich sie einen weniger komfortablen Lebensstandard genossen, war sogar ihre Lebenserwartung deutlich höher. Auch waren die älteren Menschen unter ihnen im Vergleich leistungsfähiger und gesünder. Die Daten, die Isaac Levin von der Columbia University 1910 von insgesamt 115 455 Personen zusammentrug, dokumentierten in 20 Jahren der Überwachung nur 29 Krebsfälle. Die Indianer seien »tatsächlich fast immun« gegen die Krankheit, schloss Levin.[1]

Anderswo kam man zu ähnlichen Ergebnissen. Aus Malawi berichtete der Missionsarzt George Prentice, dass auch die Einheimischen dort kaum anfällig für Krebs seien. Die in der Heimat verbreitete Theorie, dass der Grund dafür darin lag, dass viele Naturvölker Vegetarier waren, bestätigte er nicht. Die Einheimischen äßen, »wenn sie es bekommen können, viel mehr Fleisch als die weißen Leute«.[2] Auch andere Zivilisationsleiden wie Diabetes oder Herz-Kreislauf-Erkrankungen fand man bei den Naturvölkern kaum. Meist erkrankten sie erst daran, nachdem sie ihre traditionelle Ernährungsweise abgelegt und die Gewohnheiten der fremden Siedler angenommen hatten. Gut dokumentiert ist dieser Zusammenhang für das Tokelau-Atoll, das seit 1948 zu Neuseeland gehört. Dessen Bewohner ernährten sich ursprünglich hauptsächlich von Kokosnüssen, Brotfrucht und Fisch. Gicht, Bluthochdruck, Herzkrankheiten, Krebs und Diabetes stellten Ärzte aus dem Mutterland erst bei ihnen fest, nachdem sich dort der Mehlkonsum versechsfacht und der Zuckerverbrauch versiebenfacht hatten – moderne Nahrungsmittel, die mit Versorgungsschiffen ins Land gekommen waren.[3]

Die Menschen haben sich im Laufe der Jahrtausende an verschiedenste Ernährungssituationen und -zusammensetzungen angepasst: viel Fett, etwa aus Samen oder Fisch; viel Eiweiß, beispielsweise aus Nüssen, Fleisch oder Eiern; viele Pflanzenfasern aus Wurzeln, Kräutern und Früchten. Mit der Verbreitung des Ackerbaus in Europa kamen schließlich schnell verfügbare Kohlenhydrate hinzu. Getreide oder Kartoffeln werden in den meisten Gegenden der Welt erst seit menschheitsgeschichtlich betrachtet kurzer Zeit verzehrt. Und seit noch kürzerer Zeit werden sie so verarbeitet, dass darin enthaltene Stärke und Zucker im Nahrungsmittel letztlich fast in Reinform vorkommen, ohne dass der Verdauungsapparat sich noch an ihnen abarbeiten müsste. Zucker selbst gibt es ebenfalls noch nicht lange genug in großen Mengen, als dass die Menschheit ausreichend daran angepasst sein könnte.

Randolph Nesse, ein Wegbereiter der Evolutionären Medizin und Psychiatrie-Professor an der University of Michigan, stellte dazu fest: »Menschen haben in allen möglichen Gegenden gelebt und sich dabei an alle möglichen Ernährungsformen adaptiert.« Diese unwidersprochene Tatsache macht die Suche nach der einen universell gültigen, optimalen, evolutionsbasierten Diät für sieben Milliarden Menschen zu einem aussichtslosen Unterfangen.

Die Lehre von der gesunden fettarmen und kohlenhydratreichen Kost etwa basiert zum Teil auf den Erkenntnissen des amerikanischen Erfinders und Unternehmers Nathan Pritikin. Er berief sich darauf, dass die so genannten Bantu-Völker im südlichen Afrika vor allem pflanzliche Kost, die man als besonders kohlenhydratreich und fettarm ansah, verspeisten und die Menschen fast nie Herz- oder Gefäßkrankheiten hatten. Diese Ernährungsweise forderte er nun auch für seine Landsleute. Doch was einem Volk, dessen Gene nach sehr vielen Generationen Darwin'scher Auslese an eine bestimmte Ernährungsweise angepasst sind, wohltut, bekommt anderen vielleicht gar nicht. Setzt man etwa einen hauptsächlich von Robbenfleisch lebenden Inuit auf eine solche Kohlenhydrat-Diät, wird ihm das wahrscheinlich nicht gut bekommen. Ebenso erscheint es großen Teilen der Bevölkerungen der Industriestaaten zu gehen.

Jonathan Schisler von der University of North Carolina in Chapel Hill und seine Kollegen fanden deutliche Unterschiede in der Aktivität von Genen des Kohlenhydratstoffwechsels, je nachdem, woher die Vorfahren ihrer Testpersonen stammten.[4] Der Organismus der Probanden, deren Ahnen nördlich der Alpen wohnten, war weniger gut an den Konsum von Getreideprodukten angepasst als der eines Italieners mit Vorfahren von der Apenninenhalbinsel. Völker, deren Vorfahren sich überwiegend von Samen und Nüssen ernährten, sind evolutionär besser an pflanzliche Fette gewöhnt als ein Nachkomme von Karnivoren. Gleiches gilt für die Verträglichkeit von Milchprodukten: In Europa werden Milchprodukte seit Tausenden von Jahren verzehrt, anderswo erst seit Kurzem – und deshalb auch heute nur von wenigen Menschen. Ostasiaten vertragen Laktose, den in Milch enthaltenen Zucker, deutlich schlechter als Skandinavier.

Doch eine rein evolutionäre Perspektive legt die Betonung zu stark auf die Wirkung der Ernährungsweise im fortpflanzungsfähigen Alter. Was Menschen im Darwin'schen Sinne »fit« macht, kann sich in bestimmten Lebensphasen auch als nachteilig erweisen. Noch unbestätigte Forschungsergebnisse weisen darauf hin, dass viel Eiweiß in der Jugend von Vorteil, in der Lebensmitte dann eher ungünstig und für Senioren wieder vorteilhaft ist.

Kalorien wollen verbraucht werden

Aber Ernährung ist nur die eine Seite des Energiestoffwechsels. Es kommt entscheidend darauf an, was mit der daraus gewonnenen Energie und den Nährstoffen im Organismus geschieht. Der wichtigste Unterschied unserer heutigen Lebensweise zu jener früherer Gesellschaften ist der folgende: Unsere Vorfahren bewegten sich viel und regelmäßig und verbrachten ihre Zeit nicht auf Stühlen und Sofas. Sie rannten, jagten, arbeiteten täglich hart, und sie ruhten sich regelmäßig aus.

Darüber hinaus waren die Menschen früher immer wieder mit Nahrungsmangel konfrontiert. Grundsätzlich vermehren sich alle Tierarten so lange evolutionär in ihrem Lebensraum, bis sie in eine Mangelsituation gerieten. Hunger war ein Teil des Lebens, darauf waren der Körper und seine Physiologie eingestellt. Wer mit Mangel gut zurechtkam, hatte einen Überlebensvorteil. Darum sind wir als Teil der Kette der Evolution im Allgemeinen gute Futterverwerter. Die heute in vielen Studien nachgewiesenen positiven Effekte des Fastens oder zeitweisen Diäthaltens sind wohl ebenfalls ein solches Resultat der Evolution. Wir versagen sie uns, wenn wir immer bis zum Sattwerden oder darüber hinaus essen.

Ernährungsweise und Nahrungsmenge veränderten sich im Jahresverlauf. Es gab Phasen des Überflusses, wenn Beeren und Früchte von den Bäumen fielen oder Tierherden vorüberzogen. Dann wurde wieder eine Saison lang zwangsgefastet und auf kargere Nahrung umgestellt. Heute verleiten internationaler Handel und ganzjährig günstige Preise viele Menschen dazu, immer die gleichen Dinge zu essen. Gesunde Abwechslung kommt in den Speiseplan, wenn man sich immer mit regionalen Früchten und Gemüsen versorgt.

In den meisten Kulturen gibt es ritualisierte Formen des zeitweiligen Fastens oder Phasen, in denen wenig oder einseitig gegessen wird. Bei uns sind es die 40 Tage vor Ostern, im Islam der Ramadan, und auch das Judentum kennt mehrere Fastentage. Gelegentliches Fasten ist wahrscheinlich deshalb gesund, weil dabei die Energiezufuhr begrenzt wird, wodurch die Zellen Schutzmechanismen in Gang setzen, zum Beispiel gegen Krebs. Auch der Cholesterinspiegel sinkt, und die Empfindlichkeit der Zellen für Insulin nimmt zu.[5] Dass beim Fasten »Schlacken« ausgeschieden werden, trägt hingegen – anders als häufig behauptet – nichts zu den positiven Fasteneffekten bei.

Zu versuchen, seine Ernährungsweise an seine evolutorische Herkunft anzupassen, fällt schwer angesichts der starken Durchmischung der Völker heute. Ist man eher Nahrungs-Italiener oder Nahrungs-Nordfriesin? Eine genetisch optimale Ernährung gibt es nicht, aber es gibt auch keine ganz falsche. Erwachsene können sich über Jahre absolut einseitig ernähren und trotzdem leben, und wenn sie die Ernährung wieder umstellen, sogar die durch die Mangelkost entstandenen Beschwerden wieder loswerden. Ein eindrucksvolles Beispiel dafür beschrieb der Arzt Lee Kagan 2006 im *Discover Magazine*: Ein Pastor, der über Jahre nichts als Rosenkohl und Mandeln gegessen hatte und wegen dieser praktisch calciumfreien Diät schwerste Osteoporose mit Knochenbrüchen bekam, wurde, nachdem er sich ausgewogener ernährte, wieder komplett gesund und mobil.[6]

Speziallebensmittel

In diesem Kapitel wird empfohlen, sich weitestgehend von möglichst nicht industriell verarbeiteten Lebensmitteln zu ernähren. Liegen also Wissenschaftler, die versuchen, Kompaktnahrungsmittel mit einer optimalen Zusammensetzung von Makro- und Mikronährstoffen zu entwickeln, vollkommen falsch? Jein, ganz so einfach ist die Antwort nicht.

Es gibt Menschen, die profitieren eindeutig von einem, durchaus auch oft »hochverarbeiteten«, Nahrungsmittelmix, der die wichtigsten Nährstoffe in einem nach aktuellem Wissensstand optimalen Verhältnis enthält. Dazu zählen vor allem Kinder in mit Nahrungsmitteln unterversorgten Gebieten. So verteilt etwa das *World Food Program* Tagesrationen eines Produkts namens »Supplementary Plumpy«, das aus Erdnusspaste, Pflanzenöl, Sojaprotein, Molke, Zuckern und Kakao besteht. Eine Portion hat 545 Kilokalorien und enthält 13,6 Gramm Protein und 35,7 Gramm Fett und genau definierte Mengen von Vitaminen und Mineralien.

Gut, dass Kinder in einer solchen Situation überhaupt Kalorien und Mikronährstoffe bekommen, könnte man sagen. Das ist richtig, trotzdem streiten sich die Experten fortlaufend darüber, was die optimale Lebensmittelration wirklich enthalten sollte. So argumentiert etwa der Darmmikrobenforscher Jeffrey Gordon von der Washington University in St. Louis, dass Stoffe, die vorteilhafte Darmbakterien zum Wachstum anregen, in solche »Formula Foods« gehören.

Auch Menschen mit bestimmten Krankheiten können von Spezialnahrung profitieren. Patienten mit Krebs in fortgeschrittenem Stadium etwa benötigten einen anderen, individuell unterschiedlichen Mix an Mikronährstoffen als Gesunde, so der früher Onkologie-Professor Gerd Nagel von der FMH Zürich. Und da sich bei Krebspatienten mit der Zeit der Stoffwechsel so umstellt, dass sie Kohlenhydrate immer schlechter verwerten können, wird ihnen inzwischen immer häufiger eine eher fettreiche und kohlenhydratarme Kost empfohlen.

Bei der Auswahl der Lebensmittel ist auch der Instinkt ein guter Ratgeber. Das gilt nicht nur für das Sättigungsgefühl, das davor bewahrt, zu viel zu essen. Das, worauf man Lust hat, enthält mit ziemlicher Sicherheit die Stoffe, mit denen man gerade unterversorgt ist. Solche Nahrungsinstinkte beobachteten Forscher bei Kleinkindern. In Experimenten in den 1920er Jahren ließ die Ernährungswissenschaftlerin Clara Marie Davis gerade abgestillte Kinder sich selbst ihre Malzeiten auswählen, indem sie ihnen 34 verschiedene Lebensmittel hinstellte. Mit folgendem Ergebnis: Ein Kind, das an Rachitis litt, wählte von sich aus Lebertran und verspeiste ihn mit Genuss. Das darin enthaltene Vitamin D ließ die Rachitis ausheilen. Danach verschmähte es den Lebertran ebenso wie all die anderen kleinen Versuchsteilnehmer. Kinder mit wenig Magensäure aßen bevorzugt Saures. Keines der Kinder nahm in größeren Mengen Getreide- oder Milchprodukte zu sich. Alle Kinder entwickelten sich optimal, keines wurde über- oder untergewichtig.[7]

Blind vertrauen sollte man seinem Instinkt allerdings nicht. Hochverarbeitete Lebensmittel und solche, denen Aromastoffe, Geschmacksverstärker oder andere künstliche Zusatzstoffe beigemengt sind, kannten unsere Vorfahren nicht, und es ist daher unwahrscheinlich, dass der Instinkt in dieser Frage ein guter Ratgeber sein kann. Auch Süßes und Salziges war während der humanen Evolution fast immer Mangelware. Heute, wo es zumeist unbegrenzt zur Verfügung steht, ist die Gefahr groß, zu viel davon zu sich zu nehmen. Die Werbung in der freien Marktwirtschaft, in der wir leben, tut das ihrige: Meist ist es industrielle, preisgünstig hergestellte Nahrung, an der viel Geld verdient wird und die zu Lifestyle-Artikeln hochstilisiert wird, der viele in den Supermärkten erliegen. Der freie Wille und das natürliche Gefühl werden so in großem Maße manipuliert, ohne dass viele sich dessen bewusst sind.

Eine weitgehend natürliche Ernährung und wahre Paläo-Diät bestünde dann also eher darin, möglichst wenig zusätzlich gesüßte, nicht zu salzige, natürliche und unverarbeitete Produkte zu essen. Und zwar solche, die es gerade auf dem regionalen Markt zu kaufen gibt und auf die man Appetit hat.

Wann fange ich die neue Lebensweise an?

Es ist nie zu spät, damit zu beginnen, sich gesünder zu ernähren. Und es gibt eine große Breite von Möglichkeiten, dies zu tun. Wir sind geborene Allesfresser, woher auch immer unsere Vorfahren stammen. Wir können viel verwerten und zeitweisen Mangel gut überstehen. Die Darmbakterien stellen sich auf wechselnde Zusammenstellungen der Nahrung immer wieder neu ein. Schwankungen bei der Kalorienzahl, dem Mix aus Fett, Eiweiß und Kohlenhydraten wie dem Angebot von Mineralien und Vitaminen halten wir aus, denn auch diese Schwankungen sind Teil unseres evolutionären Erbes.

Abwechslung ist der vielleicht wichtigste Faktor in der Formel für gute Ernährung. Die bunte Mischung versorgt uns mit allem, was wir brauchen, und verhindert, zu viel von etwas Schlechtem zu bekommen. Wer zum Beispiel gehört hat, dass Paranüsse gesund sind und gute Fette, Eiweiße und Mineralien enthalten, ist durchaus richtig informiert. Eine hauptsächlich aus Paranüssen bestehende Diät wäre aber ungesund und könnte gar zu Leberschäden und zu Symptomen wie Durchfall, Sehschwäche, Lähmungserscheinungen oder Haarausfall führen. Paranüsse enthalten zu viel von dem in kleinen Mengen sehr gesunden, in hohen Konzentrationen aber giftigen und wahrscheinlich auch krebsfördernden Spurenelement Selen.[8]

Selbst bei den drei Makronährstoffen, Kohlenhydrate, Fett und Eiweiß, gibt es keinen optimalen Mix. Mit ziemlicher Sicherheit sind Menschen auch hier sehr flexibel. Es kommt immer auf die Lebensweise jenseits der Ernährung an, ob man sich beispielsweise viel bewegt oder nicht. Reichlich Kohlenhydrate etwa sind für Menschen, die körperlich sehr aktiv sind, kein großes Problem. Eher bewegungsarme Durchschnittsbewohner der Industrienationen nehmen von großen Mengen an Kohlenhydraten, insbesondere in Form hochverarbeiteter Glukose oder reiner Stärke, wahrscheinlich stark zu.

Abwechslung, Maß halten, Natürlichkeit

Auch Fett an sich ist weder gut noch schlecht, und eine optimale Menge, die verzehrt werden sollte, gibt es nicht. Aber manche Fette sind gesünder als andere. Mehrfach ungesättigte Fettsäuren, wie sie in Fisch- oder Leinöl vermehrt vorkommen, sind nachgewiesenermaßen entzündungshemmend. Omega-6-Fettsäuren, die zum Beispiel in Mais- und Sonnenblumenöl reichlich vorkommen, fördern stattdessen Entzündungen. Ein Grund, nur noch Fischöl zu benutzen, sind diese Forschungsergebnisse dennoch nicht. Entzündungshemmung ist nicht immer ein Vorteil: So scheinen Männer mit Entzündungsanzeichen in der Prostata ein deutlich verringertes Risiko zu haben, in jener Vorsteherdrüse einen gefährlichen Tumor zu bekommen.[9] Entzündungsbotenstoffe, so die Hypothese, rufen das Immunsystem auf den Plan, welches Tumorzellen in Schach hält.

Wieder löst Abwechslung in der Ernährung das Dilemma. Der Ernährungsforscher Hans Konrad Biesalski von der Universität Hohenheim meint, man solle möglichst viele verschiedene Sorten Öl in einer größtmöglichen Mischung in der Küche haben. Das sei der beste Tipp, den man geben könne. Dazu sollten auch die lange nicht gerade beliebten gesättigten Fette gehören, etwa die aus Kokosöl oder Butter. Die seit Jahren propagierte Mittelmeer-Diät, für die bislang keine negativen Studienergebnisse vorliegen, enthält auch kaum mehrfach ungesättigte Fettsäuren, denn in Olivenöl kommt nur wenig davon vor. Was sie neben Öl- und Palmitinsäure enthält, sind reichlich Protein und Pflanzenfasern, nur spärlich Kohlenhydrate.

So lauten die Faktoren der Ernährungsformel letztlich: Abwechslung, Natürlichkeit, Maßhalten, auf den Körper hören, gelegentlich wenig oder nichts essen, Extreme meiden. Es gibt jede Menge gute Lebensmittel, die nicht ungesund sind, die schmecken und satt machen. Letztere beide Eigenschaften sind für ein gesundes und zufriedenes Leben schließlich auch nicht ganz unwichtig. Und entscheidend ist: Alle Kalorien müssen verbrannt werden – Bewegung und körperliche Arbeit sind immer ein Teil der Betrachtung.

> **Die Mittelmeer- oder Kreta-Diät**
>
> In Studien bislang immer gut abgeschnitten hat die sogenannte Mittelmeer-Diät. Sie besteht, definitionsgemäß, nicht aus Pizza, Gyros und türkischem Honig, sondern setzt sich aus reichlich rohem und gekochtem, gedünstetem oder angebratenem Gemüse (mit einem hohen Anteil an Tomaten und Paprika), Olivenöl, etwas rotem Fleisch, Fisch und mäßig Alkohol (meist als Rotwein) zusammen; wichtigstes Gewürz ist Knoblauch. Kohlenhydrate kommen vor, etwa in Form von etwas Obst oder auch Pasta, letztere allerdings nicht in großen Mengen und immer kombiniert mit Fett.

Was soll man essen?

Fett

Nachdem Europäer und Amerikaner begonnen hatten, immer fettärmer zu essen, nahmen gerade jene Krankheiten zu, denen damit begegnet werden sollte. Heute weiß man, dass Nahrungsfett nicht unbedingt ein Dickmacher ist, Nahrungscholesterin kaum Einfluss auf den Cholesterinspiegel hat und dass die meisten Fettsorten, in Maßen und in ihrer natürlichen Vielfalt genossen und durch Bewegung wieder verbrannt, in ihrer gesundheitlichen Wirkung entweder neutral oder sogar positiv zu bewerten sind.

Nicht empfohlen: Industriell gehärtete, so genannte Trans-Fette sollte man wenn möglich meiden. Ihr Anteil in Nahrungsmitteln geht allerdings aufgrund regulierender Eingriffe der Politik inzwischen deutlich zurück. Als Bestandteil einiger Margarinesorten und Fertiggerichte sind sie aber noch immer weitverbreitet, auch in (meist preisgünstigen) Backwaren. Trans-Fett-Konsum wirkt sich ungünstig auf die Blutfette aus, das »gute« HDL-Cholesterin sinkt, während das »schlechte« LDL steigt. Um Trans-Fette zu vermeiden, kann man beim Bäcker die Zusammensetzung der Backwaren erfragen und bei abgepackten Produkten in der Inhaltsstoffliste nachschauen.

Immer nur ein und dieselbe Fett- oder Ölsorte zu verwenden, hat wahrscheinlich Nachteile. Und auch das beste Öl, etwa kaltgepresst aus Hanf mit einem guten Mix aus Omega-3 und Omega-6, wird ungesund, wenn man es zu stark, über seinen Rauchpunkt hinaus, erhitzt.

Empfohlen: Eine gute Mischung aus mehrfach und einfach ungesättigten Fettsäuren im richtigen Verhältnis ist ratsam. In der heutigen Durchschnittsdiät dominieren die Omega-6-Fettsäuren, etwa aus Sonnenblumenöl, zu stark. Man sollte versuchen, ein Verhältnis von Omega-6 zu Omega-3 von 5:1 bis 3:1 zu erreichen. Öle, die reichlich mehrfach ungesättigte Fettsäuren enthalten, werden am besten kühl, dunkel und mit möglichst wenig Luftkontakt gelagert. Kleine, dunkle Flaschen sind optimal. Die meisten gesättigten Fette sind unbedenklich, wenn sie nicht zu einseitig verwendet werden. Bestimmte gesättigte Fettsäuren gelten aktuellen Studien zufolge inzwischen sogar als gesund, wie beispielsweise die sogenannten mittelkettigen Fettsäuren aus Kokosöl und Butter. Kokosöl hat zudem den Vorteil, dass es viel unproblematischer zu lagern ist.

Eiweiß

Werbeslogans wie »So wertvoll wie ein kleines Steak« ziehen in Deutschland längst nicht mehr, vor allem weil Fleisch, insbesondere »rotes Fleisch«, das nicht durchgebraten ist, als ungesund gilt. Der Nobelpreisträger Harald zur Hausen weist sogar auf das Vorkommen von Viren in rohem Fleisch hin, die zu Krebs führen könnten. Allerdings werden sie durch Kochen und Braten abgetötet. Gleichzeitig wird damit die Verdaulichkeit des Fleischs verbessert. Irgendwie müssen Menschen ihren Proteinbedarf decken, und auch die pflanzlichen Eiweiße sind nicht immer makellos, wie immer ist die vernünftige Mischung ein guter Rat.

Nicht empfohlen: Regelmäßig sehr große Menschen Fleisch muten dem Organismus einiges zu. Auch stark verarbeitete tierische Produkte wie Wurst, Gepökeltes und Geräuchertes sollten eher in Maßen genossen werden. Das gilt auch für Fleisch von Tieren, die mit für sie unnatürlichem Futter (Soja für Rinder) gemästet werden. All das wirkt sich allerdings nicht nur auf das Protein, sondern vor allem auf die Fettsäurezusammensetzung aus. Australier etwa, die vor allem Rindfleisch von Weidetieren essen, haben ein deutlich geringeres Darmkrebsrisiko als Amerikaner, deren Steaks vor allem von mit Mais und Kraftfutter und teilweise auch Antibiotikazugaben gemästeten Tieren stammen. Es gibt sogar Befunde, die rotem Fleisch eine schützende Wirkung gegen Depressionen und Lungenkrebs zuschreiben – eine universelle Empfehlung ist angesichts solcher Gegensätze in den Forschungsdaten nicht möglich. Verbranntes Fleisch ist aber, ganz im Gegensatz übrigens zu etwas verkohlter Brotrinde, ziemlich sicher ungesund, denn Darmbakterien machen daraus schädliche Moleküle.

Empfohlen: Fleisch von Rind, Schwein, Huhn und Co. ist – jenseits von allen ethischen und ökologischen Bedenken – aus zwei Gründen ernährungsphysiologisch wertvoll: Einerseits sind Menschen und ihre Vorfahren seit geschätzten 7,5 Millionen Jahren als Omnivoren eben auch Fleischesser, andererseits stammt es von warmblütigen Tieren, die mit Menschen eng verwandt sind, und enthält deshalb genau das, was auch der Mensch an Nähr- und Baustoffen braucht. Auch für Fisch gilt das, obgleich nicht ganz so nah verwandt, noch weitgehend. Und Eier und deren Zusammensetzung haben Ernährungsphysiologen irgendwann sogar zum 100-Prozent-Standard (»biologische Wertigkeit«) erhoben. Wichtig sind vor allem die sogenannten essenziellen Aminosäuren (Isoleucin, Leucin, Lysin, Methionin, Phenylalanin, Threonin, Tryptophan und Valin), jene Proteinbestandteile, die der Körper nicht selbst synthetisieren kann. Sie stecken nicht nur in Fleisch und Eiern, sondern auch in Milchprodukten. Letztere sind allerdings etwas in Verruf geraten, da viele Menschen sie nicht gut vertragen und sie im Verdacht stehen, Krankheiten zu befördern. Am besten scheinen fermentierte Milchprodukte, also etwa Joghurt, zu sein. Wer sich vornehmlich oder rein pflanzlich ernährt, muss sehr genau darauf achten, dass er das Essen so zusammenstellt und zubereitet, dass ihm keine essenziellen Aminosäuren oder andere essenzielle Stoffe fehlen. Mittelamerikanische Ureinwohner taten das etwa dadurch, dass sie Mais und Bohnen mischten, aber auch Kalk enthaltende Asche hinzufügten, durch die das Niacin (ein B-Vitamin) aus dem Mais biologisch verfügbar wurde. Das Argument übrigens, dass auch relativ nah mit dem Menschen verwandte Tiere »komplett vegan« und teilweise von sehr einseitiger Nahrung gut leben, ist nicht haltbar, denn auch Pandas oder Gorillas, die hier gerne angeführt werden, verspeisen ab und an Kleingetier.

Kohlenhydrate

Der Mensch kann problemlos vollkommen ohne Kohlenhydrate auskommen. Was er an Zucker beispielsweise für die Versorgung der roten Blutkörperchen und mancher Hirnzellen unbedingt braucht, stellt der Körper, etwa aus Eiweißen, selbst her. Kohlenhydrate sind also nicht von grundlegender Bedeutung für unseren Organismus. Trotzdem macht diese Gruppe Makronährstoffe heute mit knapp 50 Prozent den Hauptanteil der Kalorienmenge aus, die ein Durchschnittseuropäer aufnimmt.

Nicht empfohlen: Reine Glukose, reiner Kristallzucker (bestehend aus Molekülen, die sich aus Glukose und Fruktose zusammensetzen) und Stärke (bestehend aus miteinander verknüpften Glukosemolekülen) lassen den Insulinspiegel rapide ansteigen. Häufige solche »Insulinspitzen« sind aus verschiedenen Gründen nicht gesundheitsförderlich. Sie schädigen die Insulin produzierenden Zellen der Bauchspeicheldrüse und befördern Übergewicht. Zudem kann langfristig die Wirkung des Insulins auf die Körperzellen nachlassen, so dass diese schlechter Zucker aufnehmen können (Insulinresistenz), was zu einer Art Teufelskreis von hohen Insulin-, hohen Zucker- und hohen Entzündungswerten führen kann. Auch Fruktose ist nicht jener »gesunde natürliche Fruchtzucker«, als der sie lange vermarktet wurde. Große Mengen davon können zur Leberverfettung beitragen und indirekt den Blutzuckerspiegel steigen lassen. Das gilt auch für die in süßem Obst und Fruchtsäften enthaltene Fruktose. Obst schneidet in Ernährungsstudien deutlich schlechter ab als Gemüse, möglicherweise genau wegen jenes Zuckers. Günstige, fruktosearme Obstsorten sind beispielsweise Himbeere, Guave oder Avocado.

Besondere Ernährung bei Krankheiten

Zwar ist es richtig, dass eine normale, abwechslungsreiche, ausgewogene, auf viel Zucker und hochgradig verarbeitete und mit Zusatzstoffen versehene Nahrungsmittel verzichtende Ernährungsweise für die meisten Menschen der Goldstandard ist. Wer aber an einer bestimmten Krankheit leidet, kann durchaus besondere Nahrungsmittelbedürfnisse haben oder von einzelnen Nahrungsmitteln profitieren, die einen Gesunden nicht gesünder machen würden – oder vom Weglassen gewisser Produkte oder Inhaltsstoffe.

Krebserkrankungen wurden bereits erwähnt. Hier mehren sich die Hinweise darauf, dass Patienten zumindest bei vielen häufigen Tumorarten von einer kohlenhydratreduzierten Kost profitieren und dass sie oft auch spezifische Bedürfnisse an Mikronährstoffen haben.

Menschen mit Schilddrüsenunterfunktion sollten dagegen bei einer Nahrungsmittelgruppe aufpassen, die sonst als sehr gesund eingestuft wird: Kohl. Doch es ist noch komplizierter: Viele Patienten profitieren von Jodid-Gaben, bei anderen (mit autoimmun ausgelöster Schilddrüsenentzündung) kann das Spurenelement schädlich wirken.

Nierenkranke können von einem Weniger an Nahrungsprotein profitieren und sollten auch darauf achten, nicht zu viel Kalium zu sich zu nehmen. Zöliakie-Patienten sollten ganz auf glutenhaltige Produkte verzichten.

Bei solchen Krankheiten empfiehlt sich, eine spezialisierte Ernährungsberatung, etwa an einer Uniklinik, in Anspruch zu nehmen und am besten immer auch eine zweite Meinung einzuholen.

Empfohlen: »Komplexe« Kohlenhydrate, die im Darm nur langsam in ihre Zuckerbestandteile aufgespalten werden, sind am besten für die Gesundheit. Sie lassen den Insulinspiegel vergleichsweise langsam ansteigen (geringe »glykämische Last«). Komplexe Kohlenhydrate nimmt man zudem vor allem in Form natürlicher pflanzlicher Lebensmittel auf, in denen viele natürliche Vitamine, sekundäre Pflanzenstoffe und Mineralien enthalten sind. Faserreiche Kost (»Ballaststoffe«) ist darüber hinaus für eine gesunde Darmflora und die Produktion wichtiger Nähr- und Botensubstanzen im Darm (etwa Buttersäure) wichtig.

Vitamine, Mineralien & Co.

Lange Zeit galt bei Vitaminen der Grundsatz »Viel hilft viel«. Doch gerade in Pillenform vertriebene Präparate schneiden in Studien eher schlecht ab. Hohe Dosierungen können sogar gefährlich sein.

Nicht empfohlen: Wer sich sehr einseitig ernährt oder Nahrungsergänzungsmittel hoch dosiert, lebt eher ungesund. Vor allem fettlösliche Vitamine, wie etwa Vitamin A, sind problematisch, denn sie wird der Körper, im Gegensatz zu den wasserlöslichen, nur schwer wieder los. Auch die neuerdings empfohlene hochdosierte Therapie mit Vitamin D ist in ihrer Langzeitwirkung nicht erprobt. Hohe Serumwerte von Vitamin D werden mit einigen Krebserkrankungen in Verbindung gebracht. Hoch dosiertes synthetisches Vitamin E hat allein und kombiniert mit Wirkstoffen wie Beta-Carotin oder Selen in Studien schlecht abgeschnitten; die einst als »Raucher-Vitamine« propagierten Kombipräparate aus Vitamin E und Beta-Carotin etwa lassen Studien zufolge sogar die Lungenkrebsrate steigen. Mineralien können in hohen Dosen ebenfalls problematisch sein, Kalium etwa kann den Herzrhythmus lebensgefährlich stark beeinflussen.

Empfohlen: Abwechslungsreiche Ernährung versorgt Menschen normalerweise mit allen Makro- und Mikronährstoffen, die sie brauchen. Allerdings gibt es Gruppen von Menschen, die einen besonderen Bedarf haben, wie Krebspatienten im fortgeschrittenen Stadium. Allerdings ist hier die Lage sehr komplex: Krebspatienten, die gerade eine Chemo- oder Strahlentherapie machen, sollten zum Beispiel ganz auf zusätzliche Antioxidantien verzichten, denn die Wirkung dieser Therapien beruht meist auf oxidativen Prozessen, die Tumorzellen zusetzen sollen. Andererseits kann etwa intravenös verabreichtes hoch dosiertes Vitamin C nicht anti-, sondern prooxidativ wirken, also wie ein Chemotherapeutikum. Auch bei alten Menschen werden oft Vitamin- und Mineralienmängel festgestellt, was aber auch darauf zurückgeführt werden kann, dass deren Ernährung oft zunehmend einseitig wird.

Abwechslung ist gut

In der Ernährung hängt alles mit allem zusammen. Nährstoffe und Nahrungsmittel können einander ergänzen (siehe Mais, Bohnen und Aschekalk), können aber auch die Wirkung von anderen Nährstoffen oder Medikamenten stören. Damit Vitamin D beispielsweise seine positive Wirkung auf den Knochenapparat ausüben kann, sind Calcium und Magnesium nötig. Damit Vitamin A wirken kann, muss Zink vorhanden sein. Die »Insulinspitzen«, die durch viel Glukose ausgelöst werden, lassen sich abmildern, wenn man gleichzeitig etwas Fettreiches isst. Auch bestimmte Inhaltsstoffe von Zimt mindern die Insulinausschüttung. Grapefruit kann die Wirkung einiger Medikamente verstärken. Insgesamt weiß man über die Interaktionen von Nahrungsmitteln aber noch zu wenig, um konkrete Küchentipps davon abzuleiten. Die Tatsache, dass abwechslungsreiche Kost positive Auswirkungen hat, ist wahrscheinlich auf viele solche bislang unbekannte Kombinationswirkungen zurückzuführen.

Krankmacher meiden

Es gibt einige Stoffe, die nachgewiesenermaßen gesundheitsschädlich sind, wenn man sie mit dem Essen aufnimmt. Krebserregend können Substanzen wirken, die von Darmbakterien aus verbranntem Fleisch gebildet werden. Pilzgifte, die sich in ver- oder auch nur angeschimmelten Lebensmitteln finden, sind ebenfalls hochpotente Krebserreger. Allerdings ist die Liste der mit Sicherheit gefährlichen Stoffe weitaus kürzer, als man angesichts der fast täglichen Meldungen über irgendwelche möglichen Krebsgefahren in Lebensmitteln annehmen sollte. So ziemlich alles, was wir essen, hat sich in irgendeiner Studie schon einmal als krebsverdächtig erwiesen. In Zahlen: Die Mediziner John Ioannidis und Jonathan Schoenfeld haben untersucht, welche der 50 Zutaten, die am häufigsten in Kochbüchern vorkommen, laut Fachliteratur ein Krebsrisiko bergen. Ihr Ergebnis: 80 Prozent, also 40 von 50 Zutaten, fielen darunter. Wichtig ist, festzuhalten, dass – mit wenigen Ausnahmen wie etwa dem verkohlten Fleisch oder Betelnüssen, die hierzulande ja kaum jemand isst – die Krebs auslösende Wirkung an keiner Stelle klar nachgewiesen ist. Zudem wurde bislang kein relevanter Wirkmechanismus – wie erzeugt dieses Lebensmittel einen Tumor? – entdeckt. Und: Bei vielen Lebensmitteln gibt es Hinweise sowohl auf krebsfördernde als auch krebshemmende Eigenschaften, wie beispielweise bei Brokkoli und Kaffee. Bei einigen Substanzen gibt es gute Gründe, nicht zu viel davon mit dem Essen aufzunehmen. Für die meisten davon existieren strenge gesetzliche Grenzwerte, für Blei zum Beispiel. Bei anderen wird in der Fachwelt intensiv diskutiert, ob sie schädlich – oder schädlicher als bislang angenommen – sind. Dazu gehört Mangan, das sich in manchen Regionen im Trinkwasser erhöht findet, oder Aluminium, das häufig mit Lebensmitteln in Kontakt kommt, sowie Inhaltsstoffe von bestimmten Kunststoffen. Es spricht nichts dagegen, Aluminium zu meiden, denn dessen Herstellung belastet zudem Umwelt und Klima, und es ist eines der wenigen häufig vorkommenden Elemente, die Menschen, soweit bekannt, überhaupt nicht – auch nicht in Spuren – brauchen. Für das, was aus Polyethylen und Co. in Lebensmittel übergehen kann, gilt dasselbe: Niemand braucht es, und eine nachhaltige, umwelt- und klimafreundliche Plastikproduktion ist bislang die Ausnahme.

Die Gesundheitsformel für ausgewogene Ernährung

Gesundheit	Biologie
Über die Nahrung liefern wir unserem Organismus sämtliche Baustoffe, und die Energie um zu leben. Vitamine sind Bausteine, die wir nicht selbst herstellen können und deshalb mit der Nahrung aufnehmen müssen. Das Überleben bei Mangel ist einer der Haupt-Treiber der Evolution und damit unserer Physiologie. Ausreichend Nahrung zu besorgen, bzw. alle verfügbare Nahrung verwerten zu können, war ein Selektionsvorteil. Um Vorräte für Mangelzeiten anzulegen und im Bedarfsfall schnell Energie bereitstellen zu können, war es evolutionär vorteilhaft viel Süßes, Salziges und Fettes aufzunehmen. Die Toleranzgrenzen sind entsprechend weit. Wer mit gutem Appetit abwechslungsreich, frisch und viel Gemüse isst, davon satt wird, aber nicht dick, ernährt sich höchstwahrscheinlich gesund. Die größte Gesundheitsgefahr geht von übermäßiger, einseitiger Ernährung aus.	Der Mensch ist ein Allesfresser. Eine »beste Ernährung« für alle gibt es nicht. Unsere Vorfahren haben in allen Regionen der Welt von dem gelebt, was dort an Essbarem zur Verfügung stand, und sich in ihrer Physiologie daran angepasst. Der Mensch ist ein guter Futterverwerter und Vielfresser. Wer immer so viel isst, wie er kann und worauf er am meisten Lust hat, ohne sich ausreichend zu bewegen, wird mit hoher Wahrscheinlichkeit übergewichtig und unter den Folgen zu leiden haben. Zucker, Fett und Proteine sind die drei Haupt-Nahrungsbestandteile. Eine hohe Zufuhr von Kohlenhydraten ist wahrscheinlich nur für körperlich sehr aktive Menschen ohne Gewichtszunahme möglich. Vitamine, Spurenelemente und Mineralstoffe finden sich sowohl in pflanzlichen als auch in tierischen Nahrungsmitteln in ausreichender Menge. Bei abwechslungsreicher Kost ist ein Mangel nicht zu erwarten.

Umwelt	Verhalten
In den reichen Industrienationen steht der Bevölkerung die gesamte Palette möglicher Nahrungsmittel ganzjährig zur Verfügung. Dies nicht immer zu deren Vorteil. Die meisten Menschen essen zu salzig, zu fettig und zu süß und vor allem zu viel. Industriell gefertigte Lebensmittel auch in heutigen Bäckereien sind gerade wegen ihres hohen Gehaltes an Geschmacksverstärkern, Salz, Zucker und Fett so verführerisch. Energiedichte »Snacks« gibt es für wenig Geld an jeder Ecke zu kaufen. Die Industrie sollte sich freiwillig dazu verpflichten, ihre Produkte gesünder zu machen: weniger energiedicht, salzärmer, kleiner. Frisches, saisonales Gemüse sollte an Schulen und in Großküchen die Basis jeder Mahlzeit sein. Nahrungsmittel müssen garantiert frei von krebserregenden Stoffen und Giften sein. Am besten kommen sie ganz ohne Zusatzstoffe aus.	Zu einer gesunden Ernährung zählt: • möglichst viel Abwechslung, • viel Gemüse und faserreiche Nahrungsmittel, • süßes Obst in Maßen, • frische, regionale Zutaten, • mehr Fisch als Fleisch, • möglichst wenig industriell verarbeitete Lebensmittel wie Wurst, Teigwaren, Süßigkeiten und Fast Food, • viel Vollkornprodukte, • wenig Zucker; auf zuckergesüßte Getränke am besten ganz verzichten, • wenig energiedichte Lebensmittel (sehr fettig, salzig, süß), • lieber selber kochen, als Industrieprodukte essen, • wenig salzen, dafür lieber Kräutern verwenden und würzen, • alkoholische Getränke nur in Maßen, • Wasser ist gesund, • Diätpläne sind nicht notwendig. Gesundes Essen schmeckt! Leben Sie Ihren Kindern die Regeln gesunder Ernährung durch Ihr Vorbild vor.

Das Herz-Kreislauf-System
und der Schutz vor Bluthochdruck

Die ersten primitiven Mehrzeller, Plattwürmer und Schwämme, brauchten weder Herz noch Kreislauf. Der Tümpel, die Pfütze oder das Meer, in denen sie schwammen, versorgte sie ausreichend mit Sauerstoff und Nährstoffen. Ihre Außenwand war nur wenige Zellschichten breit, Kanäle leiteten Flüssigkeit über eine Austauschöffnung nach innen, Konzentrationsunterschiede der gelösten Stoffe sorgten für etwas Strömung, Abbaustoffe wurden einfach weggespült.

Als die Organisation der Organismen komplexer wurde, reichte dieses »Gastrovaskular-System« nicht mehr aus. Nährstoffzufuhr, Sauerstoffversorgung und Abtransport von Stoffwechselabfällen funktionierten effizienter auf getrennten Wegen. Und eine Umwälzpumpe musste her. Einige Weichtiere entwickelten einen offenen Kreislauf, in dem Körperflüssigkeit, die so genannte Hämolymphe, mit geringem Druck in sämtliche Körperregionen geleitet wurde. Körperbewegungen unterstützten den Fluss der Hämolymphe. Wenn dieses »Herz« zwischen zwei Schlägen erschlaffte, floss die Hämolymphe über Poren zurück in die Pumpe.

Eine effizientere Versorgung gab es erst nach mehreren Entwicklungsschritten mit dem geschlossenen Blutkreislauf. Bei Ringelwürmern bewegte sich das Blut in spezialisierten Kanälen, die sich rhythmisch zusammenzogen und wieder erweiterten, zu den Zellen. Noch immer ist die Fähigkeit der Blutgefäße, sich zu verengen, ein wichtiges Prinzip der Kreislaufregulation. Viele unserer heutigen Zivilisationskrankheiten, Bluthochdruck, Herzinfarkt, Schlaganfall und Herzschwäche, beginnen mit verengten und steif werdenden Gefäßen.

Fische verfügten als erste Wirbeltiere über ein verzweigtes Geflecht aus elastischen Röhren, das das Blut vom einfach gebauten Zwei-Kammer-Herzen zunächst in die Kiemen und von dort direkt in den Körper beförderte. Landwirbeltiere brachten einen separaten Lungenkreislauf hervor, bei dem das Blut von der Lunge zunächst zurück zum Herzen und erst dann in den Körper gepumpt wird. Amphibien und Reptilien mit ihren Drei-Kammer-Herzen vermischen sauerstoffarmes und sauerstoffreiches Blut, bevor es in den Körperkreislauf fließt.

Bei Vögeln und Säugetieren waren Lungen- und Körperkreislauf dann komplett voneinander getrennt. Diese Konstruktion bringt erhebliche Vorteile: Der Druck im Lungenkreislauf kann wesentlich niedriger gehalten werden, und die Wände der Blutgefäße können entsprechend dünner sein. So gelingt der Gasaustausch in den Lungen leichter. Von der linken Herzkammer wird ausschließlich mit Sauerstoff voll gesättigtes Blut mit hohem Druck durch den ganzen Körper gepumpt, was gegenüber Amphibien einen erheblichen Effektivitätsgewinn bedeutet. Amphibienherzen sind deshalb aber keine Fehlkonstruktion der Natur! Die wechselwarmen Tiere kommen mit der etwas einfacheren Bauweise schlicht gut zurecht.

Die Entwicklungsschritte vom primitiven Fischherz zum modernen Wirbeltierherz mit seinen zwei Vorhöfen und den zwei getrennten Herzkammern durchlaufen menschliche Herzen in ihrer Entwicklung noch heute. Bei den ersten Pulsationen in der vierten Schwangerschaftswoche ist das Embryoherz nicht mehr als ein Schlauch, der sich dann in Schleifen legt und Scheidewände ausbildet. Die endgültige Trennung der beiden Blutkreisläufe im Vier-Kammer-Herzen erfolgt erst bei der Geburt, wenn sich die Druckverhältnisse durch die Entfaltung der Lungen beim ersten Atemzug verändern und sich »Abkürzungen« im Herzen und an großen Gefäßen verschließen.

Selten gelingen die komplizierte Bildung und der Umbau des Herzens nicht oder nur unvollständig. Das Kind wird dann mit Missbildungen am Herzen geboren, zum Beispiel der so genannten Fallot-Tetralogie. Das Blutgefäß vom Herz zur Lunge ist dabei verengt, das rechte Herz ist vergrößert, und die Herzkammern bleiben aufgrund eines Defekts der Scheidewand miteinander verbunden. Sauerstoffreiches und -armes Blut vermischen sich, die Kinder bekommen kaum Luft und laufen blau an. Kinderherzchirurgen können solche angeborenen Herzfehler inzwischen gut beheben, die Kinder haben heute eine nahezu normale Lebenserwartung. So kann die moderne Medizin korrigierend eingreifen, wenn die Entwicklung des Embryos auf einer früheren Stufe der Evolution stehen bleibt.

Hat sich das Herz einmal geformt, tut es unermüdlich seinen gewaltigen Dienst, ohne Unterlass, ein Leben lang. Die Statistik ist beeindruckend: Etwa 100 000 Mal schlägt das Herz pro Tag, kontrahiert sich der Muskel und befördert insgesamt 7000 Liter Blut in die Gewebe. Trotz dieser Schwerstarbeit verbraucht das Herz täglich nur 90 Kilokalorien an Energie, kaum mehr, als in einem Bissen Schokoriegel steckt oder in einem kleinen Glas Saft.

Die Entdeckung des Herzens

Das Herz faszinierte die Gelehrten aller Epochen. Das Klopfen im Inneren gab genug Anlass zu Spekulation. Hippokrates von Kos, der Urvater der Ärzte und der modernen wissenschaftlichen Medizin, erkannte in dem Geräusch des Herzschlags und des pulsierenden Blutes einen Ausdruck von »eingepflanzter Wärme«. Aristoteles, Philosoph und Weltweiser seiner Zeit, sah im Herzen eher den Ursprung der Empfindsamkeit, der Lernfähigkeit und aller sinnlichen Wahrnehmung. Dies blieb vorherrschende Meinung, bis der Gladiatorenarzt und kaiserliche Leibheiler Galenos von Pergamon im zweiten Jahrhundert die von Hippokrates erfundene »Vier-Säfte-Lehre« in der damaligen Welt populär machte: In der Leber, so argumentierte er, würde aus der Nahrung das Blut produziert, welches dann im Herzen mit Luft aufgeladen und schließlich in den Lungen »exhaliert« würde. Der Blutkreislauf war ihm unbekannt.

Die naturwissenschaftliche Wende kam erst in der Renaissance mit Anatomen wie Leonardo da Vinci. Er sezierte Leichen, fertigte korrekte Skizzen des Herzens an und erahnte seine Pumpfunktion. Rund hundert Jahre später sezierte der englische Arzt William Harvey Tiere und fand bei 80 Spezies Röhrenverbindungen, die vom Herzen in die Peripherie führten. Aus dem Volumen der Herzkammern, multipliziert mit der Pulsfrequenz, schloss er, dass hier riesige Mengen Blut umgewälzt werden mussten. Viel zu viel, um ständig aus der Nahrung neu produziert und verbraucht zu werden. Weil er aber nicht erklären konnte, wie das Blut aus den etwas dickeren Arterien wieder in den Rücklauf der dünneren Venen gelangen sollte, behielt er seine Beobachtung 15 Jahre lang für sich. Die Idee vom Blutkreislauf wurde für Zeitgenossen erst im 17. Jahrhundert plausibel, als der italienische Anatom Marcello Malpighi im Darm und in den Lungen von Fröschen den Kapillarkreislauf entdeckte. Ihm stand ein optisches Hilfsmittel zur Verfügung, das Harvey zur Untermauerung seiner Thesen gefehlt hatte: das Mikroskop.

In der Moderne wurden neue Zusammenhänge der Herzfunktion immer dann erkannt, wenn eine neue Technologie einen tieferen Einblick ermöglichte. 1856 entdeckte der Würzburger Anatom Albert Kölliker, dass die Arbeit des schlagenden Herzens mit dem Fluss elektrischen Stroms zusammenhängt. 20 Jahre später zeichnete der englische Gelehrte Augustus Desiré Waller das erste Elektrokardiogramm (EKG) auf, wofür der niederländische Kardiologe Willem Einthoven 1903 ein praxistaugliches Gerät präsentierte. Der US-Amerikaner Harold Pardee kam damit 1920 außergewöhnlichen EKG-Veränderungen auf die Spur, die auf einen Herzinfarkt hinwiesen – seither gehört das EKG zu den Routine-Diagnoseverfahren in jeder Arztpraxis. Die Erfindung des Röntgengeräts durch Conrad Röntgen, der dafür 1901 mit dem ersten Nobelpreis ausgezeichnet wurde, ermöglichte die Herzkatheter-Technik, die Druckverhältnisse innerhalb des Herzens aufklären half und heute Hunderttausenden das Leben rettet.

Auch jetzt stehen wir wieder am Anfang einer dramatischen Erweiterung unseres Wissens über das Herz und seine Gefäße. Mit Untersuchungen im Magnetresonanztomografen können Ärzte das schlagende Herz ihrer Patienten direkt beobachten, den

Blutfluss messen sowie kranke Muskelpartien und verengte Blutgefäße genau erkennen, ohne diese zu verletzen. Stammzelltechniken werden helfen, kranke Herzmuskeln zu ersetzen, möglicherweise einmal sogar ganze Herzen. Mit minimalinvasiven Verfahren können Ärzte inzwischen fast alle Herzschäden schonend beheben, ohne den Brustkorb aufzuschneiden und das Herz stillzulegen.

Die fundamentalsten Fortschritte dürfen wir aber von der Aufklärung der genetischen Basis von Herzproblemen erwarten. Denn von diesem Wissen werden nicht nur die Kranken profitieren. Sie werden den Gesunden helfen, gesund zu bleiben. Molekulare Analysen des Genoms (Gesamtheit aller Gene), des Epigenoms (Regulationsmechanismen der Genfunktion durch die Umwelt, siehe S. 248) und des Metaboloms (Gesamtheit aller vom Körper produzierten Eiweiße) weisen auf individuelle Schwachstellen hin, noch bevor sich diese als Krankheit oder Risikofaktor bemerkbar machen. Spezifische Therapien und Anpassungen der Lebensweise sind dann vorstellbar. Auf dieser Basis entwickelt sich das neue Gebiet der individualisierten Präzisionsmedizin und der gezielten, auf den Einzelnen abgestimmten Prävention. Die molekularen Kenntnisse der Evolution helfen dabei, diese Mechanismen besser zu verstehen.

Was das Herz krank macht

Die Idee, dass Herzkrankheiten grundsätzlich vermeidbar sind, ist nicht alt. Und doch hat diese Entdeckung unsere Sicht auf Gesundheit und Krankheit bereits tief greifend verändert. Alles begann nach dem Zweiten Weltkrieg, als die Menschen nach den überstandenen Entbehrungen und Verlusten aufatmeten. In jeder Hinsicht ging es der Bevölkerung bald wieder besser als je zuvor. Die Wirtschaft florierte, der Wohlstand war unübersehbar, man sprach vom Wirtschaftswunder und dachte, alles würde jetzt immer besser. Es gab wieder zu essen, so viel und so gut wie nie, die Zigaretten waren billig, und sein Geld verdiente man vermehrt im

Büro statt mit harter, körperlicher Arbeit in der Fabrik oder auf dem Feld. Das Auto wurde das wichtigste Statussymbol.

Gleichzeitig lösten Herz-Kreislauf-Leiden die Infektionskrankheiten als häufigste Todesursache ab. Ein Wandel, der sich in allen westlichen Industrieländern vollzog: Jeder vierte Mann über 55 Jahren entwickelte in diesen Zeiten des Wirtschaftswunders eine Herzkrankheit. Niemand ahnte, dass zwischen dem neuen Lebensstil und der Epidemie der Herzleiden eine Verbindung bestehen könnte. Vielmehr nahmen die Mediziner an, es gebe eine einzelne, bislang unbekannte Ursache. Der Herzinfarkt des Mannes war der schicksalhafte Tod, der wie ein Blitz aus heiterem Himmel zuschlug. Hohen Blutdruck hielt man für eine typische, vielleicht sogar notwendige Alterserscheinung. Ein Cholesterinspiegel von 300 mg/dl galt als normal. Von zu viel Sport rieten Mediziner damals eher ab, denn sie meinten, dieser belaste nur unnötig das Herz.

Die Epidemie der Infarkte und Schlaganfälle rief immer mehr Forscher auf den Plan, doch ihre Suche nach einem Gift oder Mangel, der das Blut in Herz und Hirn gerinnen ließ und die Gefäße verstopfte, blieb erfolglos. Ein Verdacht kam auf: Entstanden Herzkrankheiten vielleicht über einen längeren Zeitraum von 20 oder 30 Jahren, und gab es statt der einen fatalen Ursache vielleicht viele verschiedene? War der Auslöser womöglich nicht in den Körpern der Patienten, sondern in ihrer Umgebung und ihrem Lebensstil zu finden?

Im beschaulichen Framingham, einer Kleinstadt in der Nähe von Boston, starteten Forscher zur Lösung des Rätsels ein Großprojekt, wie es noch keines in der Medizin zuvor gegeben hatte: In einer epidemiologischen prospektiven Langzeitstudie sollten 5000 ganz normale, gesunde Menschen zwischen 30 und 62 Jahren auf alle erdenklichen medizinischen Weisen vermessen werden. Dazu notierten sich die Forscher die Lebensumstände der Probanden, was sie arbeiteten und aßen, wie sie lebten, schliefen und liefen. Alle zwei bis fünf Jahre wurde neu bestimmt, wie es den Teilnehmern inzwischen ging und ob sich Herzkrankheiten eingestellt hatten.

Zehn Jahre dauerte es, bis die Framingham-Studie erste Ergebnisse lieferte. Genug Einwohner waren inzwischen gestorben, um Muster zu erkennen. Die auffälligste Gemeinsamkeit, die die Herztoten von Framingham miteinander verband, war das Rauchen. Kurz danach, 1957, entdeckte man, dass das Risiko für Infarkte umso höher stieg, je höher Blutdruck und Cholesterinspiegel im Blut der Menschen waren. Das Gleiche galt umgekehrt: Studienteilnehmer mit niedrigem Blutdruck und Blutfetten waren vor Herzinfarkten geschützt. Die Wissenschaftler prägten daraufhin einen Ausdruck, der inzwischen fast schon zum allgemeinen Wortschatz zählt: Risikofaktor. Das Wort machte klar, dass Herz- und Gefäßkrankheiten die Folge einer Konstellation von physiologischen Auffälligkeiten sind, die sich klar identifizieren lassen und die – so die positive Botschaft – jeder vermeiden kann. Im Jahr 1967 überraschte ein weiteres Ergebnis aus Framingham: Sport beugt Herzkrankheiten vor und begünstigt sie nicht. 1976 wurde das erhöhte Herzrisiko bei Frauen nach der Menopause erkannt, 1988 die Schutzwirkung von HDL (High-density lipoprotein), das für den Cholesterinstoffwechsel im Blut wichtig ist. HDL wird als »gutes Cholesterin« bezeichnet, weil es Blutfette abtransportiert.

Seither sprudeln Studien aus Framingham und weiteren Langzeit-Beobachtungsstudien geradezu. Allein die Framingham-Heart-Study publizierte bis heute mehr als 2200 wissenschaftliche Schriften. Die Liste der Risikofaktoren für Herz und Kreislauf ist inzwischen seitenlang, darunter Blutwerte wie das Entzündungs-Eiweiß CrP, die Blutgruppe, die Aminosäure Homocystein, die Höhe der Eiweißausscheidung im Urin und damit Funktionstüchtigkeit der Niere, Calciumablagerungen in den Gefäßwänden und viele andere mehr. In Framingham wird inzwischen auch die genetische Ausstattung eines jeden der 15 500 Teilnehmer der Studie analysiert, auch rückwirkend aus den gefrorenen Blutproben der Verstobenen des letzten Vierteljahrhunderts. Die Mechanismen des Zusammenspiels von Genen und Risikofaktoren werden so noch deutlicher werden.

Fundamentale Überraschungen sind aus Framingham aber nicht mehr zu erwarten. Und das ist eine gute Nachricht! Wir wissen bereits genug darüber, was die Ursache der meisten Herzkrankheiten ist, und wir wissen damit auch, wie Herzkrankheiten effektiv zu vermeiden sind. Neueste Analysen bietet die Interheart-Studie, die sämtliche verfügbaren Risikofaktoren einbezog und Daten aus 52 Ländern sammelte.[1] Demnach sind für über 90 Prozent aller Herzinfarkte Faktoren verantwortlich, die mit dem Lebensstil zusammenhängen. Die wichtigsten sind: Rauchen, übermäßiger Alkoholkonsum, ungesunde Ernährung, Übergewicht, Diabetes, Bewegungsmangel, Stress, Bluthochdruck und erhöhte Blutfettwerte. Die Hinzunahme weiterer Risikofaktoren aus den Genen oder dem Blut sagt einen Infarkt kaum zuverlässiger voraus, als es allein mit den traditionellen »Framingham-Risikofaktoren« möglich wäre. Aufgrund dieser Forschung ist es jetzt sogar möglich, sein eigenes Risiko online zu ermitteln.[2]

Die moderne Herzmedizin

Die moderne Herzmedizin ist eine Erfolgsgeschichte: Seit Mitte der 1960er Jahre sank die Zahl der Herzinfarkte und Schlaganfälle um gut 60 Prozent. In Deutschland gibt es pro Jahr 35 000 Herzinfarktopfer weniger als noch vor 35 Jahren. Allein in der ersten Dekade des neuen Jahrtausends ist die Sterblichkeit um 20 Prozent gesunken.

Es gibt eine flächendeckende Notarztversorgung und rund um die Uhr mit Fachärzten besetzte Ambulanzen, die Patienten mit unklaren Brustschmerzen sofort behandeln. Verschlossene Blutgefäße werden möglichst innerhalb der ersten Stunde mit Kathetern aufgedehnt und von implantierten Drahtgitterchen (Stents) offen gehalten. Auf über eine Million pro Jahr ist die Zahl der Herzkatheter-Eingriffe inzwischen allein in Deutschland angewachsen. Daneben ersetzen Herzchirurgen jährlich über 30 000 Herzklappen, bauen mehr als 50 000 Herzschrittmacher ein und behandeln 360 000 Patienten mit fortgeschrittener Herzschwäche im Krankenhaus.

Trotz allem ist der Herztod noch immer die häufigste Todesursache. Täglich erleiden 800 Menschen einen Infarkt, jeder dritte stirbt noch vor Erreichen des Krankenhauses. Knapp 60 000 Menschen fallen jedes Jahr allein dem Herzinfarkt zum Opfer, so viel, wie in einer mittelgroßen Stadt leben. Dazu kommen Schlaganfälle, Organversagen nach Herzinsuffizienz, Thrombosen und Embolien. Zum Vergleich: Im Straßenverkehr gibt es jährlich »nur« 2000 Tote.

In dem Maße, wie Herztodesfälle abnehmen, werden die Herzpatienten mehr. Wer einen Herzinfarkt übersteht, braucht lebenslang durchschnittlich fünf Medikamente, erleidet oft einen zweiten und dritten Infarkt, muss mehrfach zur Herzkatheter-Behandlung oder braucht eine Bypass-Operation. Das vom Infarkt geschädigte Herz wird schwächer, kommt aus dem Takt, vielleicht wird eine Herzklappenoperation oder gar eine Herztransplantation nötig. Moderne Schrittmacher verfügen für den Fall eines Herzstillstandes schon über eingebaute Sensoren und Schock-Elektroden, die es wieder zum Schlagen bringen. Mit hohem personellen und finanziellen Aufwand wird bis zuletzt um jedes Herz gekämpft.

Die Herzmedizin wird so immer effektiver, aber auch immer komplexer und teurer. Und ihre Erfolge, so wertvoll sie für den einzelnen Patienten sein mögen, sind bescheiden im Vergleich zu dem, was Vorbeugung erreichen könnte. Die Senkung der Sterblichkeitsrate der letzten fünfzig Jahre verdanken wir nur zu 40 Prozent verbesserten Therapien. Die übrigen Millionen Leben rettete dagegen eine bessere Kontrolle der Risikofaktoren.[3] Medikamente gegen Bluthochdruck und Fettstoffwechselstörungen sind die am häufigsten verschriebenen Medikamente weltweit. Viele Milliarden werden dafür ausgegeben. Und leider nehmen noch immer zu wenige der Menschen, die klar davon profitieren würden, solche Mittel ein. Nur ein Viertel der Hypertoniker und der Menschen mit erhöhten Blutfetten wird in Deutschland ausreichend behandelt. Vor allem bildungsferne Schichten erreicht die jahrzehntelange medikamentöse Risikofaktorbehandlung kaum. Selbst Patienten, die schon einen Herzinfarkt hinter sich haben, nehmen nur zu einem Bruchteil den Medikamenten-Cocktail ein, den Leitlinien und Fachverbände ihnen empfehlen. Teils, weil ihre

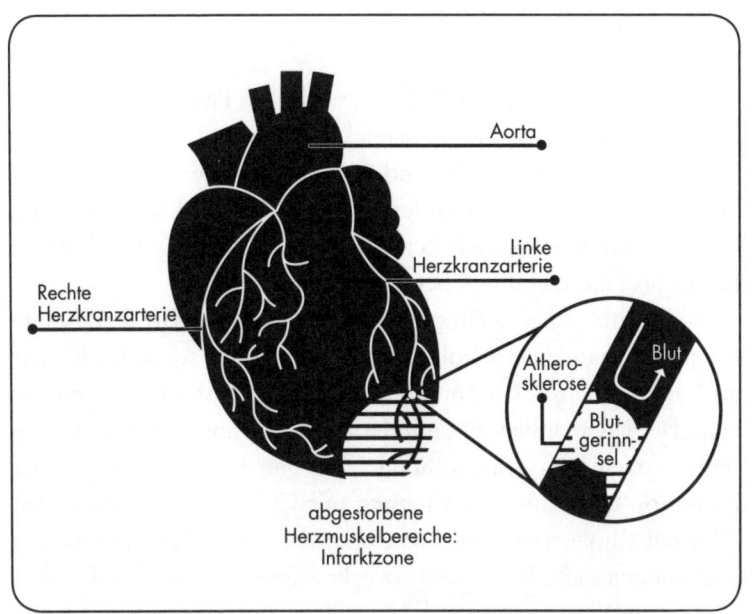

Aorta

Linke
Herzkranzarterie

Rechte
Herzkranzarterie

Athero-
sklerose

Blut

Blut-
gerinn-
sel

abgestorbene
Herzmuskelbereiche:
Infarktzone

Bei einem Herzinfarkt wird eine von Atherosklerose geschädigte und verengte Herzkranzarterie von einem Blutgerinnsel verstopft. Das hinter der Engstelle gelegene Herzmuskelgewebe stirbt ab.

Ärzte die Verschreibung versäumen. Häufiger jedoch, weil die Patienten den Zusammenhang zwischen Risikofaktor und Infarkt nicht verstanden haben, sich nach der Akut-Therapie wieder besser fühlen und von den vielen Medikamenten nicht mehr an das erschreckende Ereignis erinnert werden möchten.

Immer mehr Menschen immer mehr Tabletten zu verabreichen, um sie zu retten, kann aber nicht unser Anliegen sein. Wir können es nicht organisieren und nicht finanzieren, schon gar nicht weltweit. Aber das müssten wir auch gar nicht. Nach Berechnungen der WHO ließen sich die wichtigsten Risikofaktoren allein durch die Anpassung des Lebensstils so weit reduzieren, dass drei Viertel aller Herztode nicht eintreten würden.[4] Und nicht nur die Herztode, sämtliche Krankheiten des Herzens und der Blutgefäße haben die gleiche Wurzel: die Arterienverkalkung (Atherosklerose) (siehe Kasten).

Fettstoffwechselstörungen

Cholesterin an sich ist nicht böse, weder im Essen noch im Blut. Es ist ein unentbehrlicher Baustein des Lebens, Teil der Zellmembranen aller Körpergewebe und Grundstoff vieler Hormone. Das Steroid Cholesterin ist Teil des Gallensekrets und hilft im Darm bei der Aufnahme fettlöslicher Vitamine. Alle Tiere, vom kleinsten Insekt bis zum Elefanten, benötigen den Stoff.

Angesichts seiner wichtigen Aufgaben wird der Großteil des im Körper vorhandenen Cholesterins in der Leber selbst produziert und nur wenig des Gesamtbedarfs über die Nahrung aufgenommen. Der Mensch benötigt mindestens ein Gramm am Tag. Wegen seiner extrem energieaufwändigen Synthese hat sich im Laufe der Evolution ein sparsamer Umgang mit Cholesterin durchgesetzt. Pflanzen-Cholesterine unterscheiden sich chemisch von tierischen und können nicht für unsere Zwecke verwendet werden. Cholesterinreiche Eier, Fleisch und Fett gab es für die meisten unserer Vorfahren nur selten.

Seinen schlechten Ruf verdankt Cholesterin seiner Beteiligung an der Entstehung von Herz-Kreislauf-Krankheiten und Atherosklerose. Neben Bluthochdruck und Rauchen ist die so genannte Hypercholesterinämie, der erhöhte Cholesterinspiegel, der wichtigste Risikofaktor für diese Erkrankungen.

Ob Cholesterin im Blutkreislauf krank macht oder sogar nützt, hängt davon ab, in welcher Form es im Körper zirkuliert. Wie alle Fette würde reines Cholesterin im Wasser oben schwimmen und sich in Fettblasen zusammenlagern. Um im Blut dennoch zu den Zellen zu gelangen, die es zum Beispiel zum Aufbau der Zellwand brauchen, sind Lipoproteine nötig, die den Transport übernehmen. Das Cholesterin ist in ihrem Inneren in eine wasserlösliche Biomembran gehüllt. Darüber liegen große Eiweiße aus der Leber, die so genannten Apo-Lipoproteine. Sie sind eine Art Etikett für die Logistik der Cholesterin-Transportkette im Körper. Apo-Lipoproteine mit geringer Dichte formen LDL-Cholesterin-Partikel (Low-density lipoproteins). Sie transportieren Cholesterin aus der Leber zu den Zellen, werden dort an ihren Apo-

Die moderne Todesursache Nr. 1: Atherosklerose

Atherosklerose, im Volksmund auch Arterienverkalkung genannt, ist eine schleichend fortschreitende Erkrankung der arteriellen Blutgefäße (Schlagadern). In den Wänden der Gefäße bilden sich dabei Ablagerungen aus Blutfetten (Cholesterin), Bindegewebe, Blutzellen und etwas Kalk. Diese »atherosklerotische Plaque« macht das Gefäß zunächst steif und weniger sensibel, um auf Veränderungen des Blutdrucks reagieren zu können. Später im Krankheitsverlauf werden die Gefäßwände dicker, und das Gefäßlumen, die Weite eines Gefäßes, verengt sich entsprechend. An Geweben hinter der Engstelle kommt es zu Mangelerscheinungen: am Herzen zu Herzenge (Angina pectoris; koronare Herzkrankheit), an den Beinen zu Schmerzen beim Gehen (periphere arterielle Verschlusskrankheit).

Die von Atherosklerose geschädigte innere Zellschicht der Gefäße, das Endothel, kann einreißen und die Blutgerinnung an dieser Stelle anstoßen. Blutpfropfen, Thromben genannt, bilden sich und verschließen die Engstelle dann komplett. Oder sie werden vom Blutstrom mitgerissen und verstopfen das Gefäß an anderer Stelle erneut. Die Folgen eines solchen dramatischen Ereignisses sind Herzinfarkt, Schlaganfall, Darminfarkte und andere Organschäden – je nach Ort des Geschehens.

Atherosklerose ist eine Systemerkrankung. Das bedeutet, sie befällt alle Gefäße des Körpers in unterschiedlichem Ausmaß. Ein Herzinfarkt oder Schlaganfall ist für viele das erste Zeichen. Wer überlebt, weil Ärzte das vom Infarkt betroffene Gefäß wieder durchgängig machen konnten, leidet weiterhin unter Atherosklerose. Er ist in Gefahr, weitere Infarkte zu bekommen, wenn es nicht gelingt, die Risikofaktoren zu kontrollieren.

Zu den so genannten modifizierbaren Risikofaktoren gehören jene, die durch eine Lebensstiländerung und/oder Medikamente in den Griff zu bekommen sind: Bluthochdruck, erhöhte Blutfettwerte, Übergewicht, Diabetes, Bewegungsmangel, Rauchen, Stress sowie eine kalorien- und fettreiche Ernährung.

Daneben gibt es Risikofaktoren, die nicht beeinflussbar sind: hohes Alter, männliches Geschlecht und genetische Veranlagung.

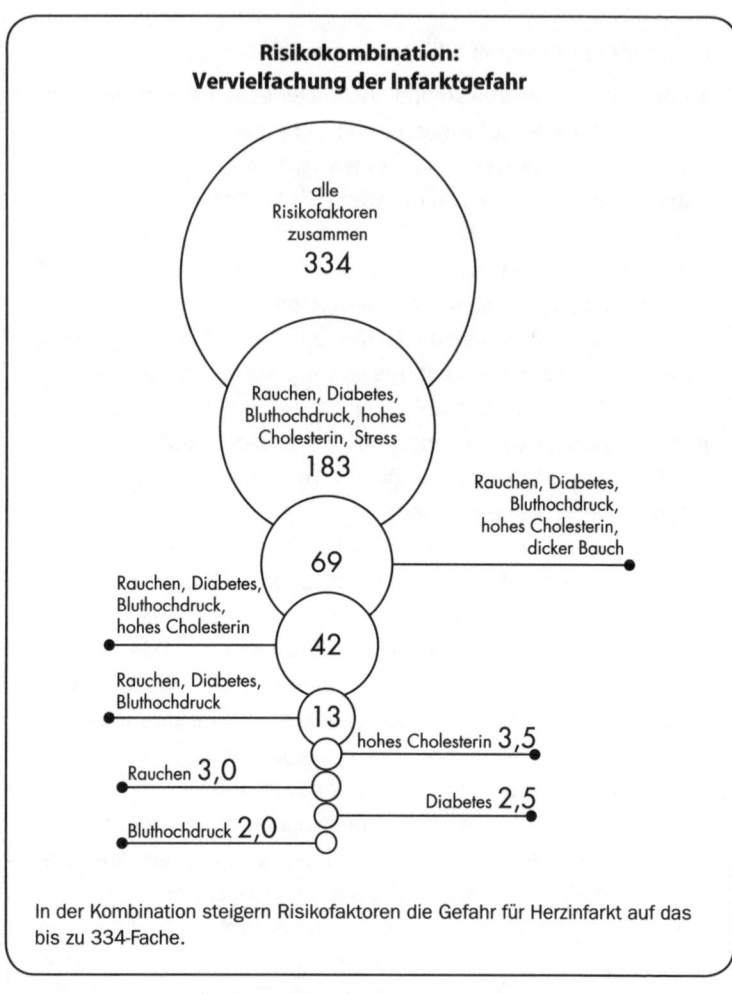

Risikokombination:
Vervielfachung der Infarktgefahr

alle
Risikofaktoren
zusammen
334

Rauchen, Diabetes,
Bluthochdruck, hohes
Cholesterin, Stress
183

Rauchen, Diabetes,
Bluthochdruck,
hohes Cholesterin,
dicker Bauch

69

Rauchen, Diabetes,
Bluthochdruck,
hohes Cholesterin

42

Rauchen, Diabetes,
Bluthochdruck

13

hohes Cholesterin **3,5**

Rauchen **3,0**

Diabetes **2,5**

Bluthochdruck **2,0**

In der Kombination steigern Risikofaktoren die Gefahr für Herzinfarkt auf das
bis zu 334-Fache.

Lipoproteinen erkannt und aufgenommen. Leider auch von den Gefäßwänden, wo sie sich zu atherosklerotischer Plaque anreichern – daher »böses« LDL. High-density-Lipoproteine transportieren Cholesterin als »gutes« HDL-Cholesterin aus der Peripherie zurück zur Leber, wo der Stoff abgebaut und als Gallensalz in den Darm abgegeben wird.

Normalerweise herrscht ein Gleichgewicht zwischen Lieferung, Abtransport, Abbau und Neusynthese von Cholesterin. Fehlernährung mit zu viel Fett, Bewegungsmangel und volle Fettspeicher am Bauch führen dazu, dass vermehrt LDL-Cholesterin gebildet wird und HDL-Cholesterin im Blut absinkt. Dann droht Gefahr für das Herz und die Gefäße.

Genetiker haben beim Vergleich von Menschen mit hohen Cholesterinwerten, Herzinfarktpatienten und Gesunden mit normalen Werten inzwischen 55 Gene identifiziert, die den Cholesterinspiegel beeinflussen und gleichzeitig das Infarktrisiko erhöhen.[5] Sie sind an der Synthese, Aufnahme im Darm, Verpackung in Transporteiweiße und weiteren Stellschrauben des Cholesterinkreislaufs beteiligt. Je nachdem, welche dieser Gene ein Mensch in sich trägt, steigt sein Cholesterinspiegel leichter an, reagiert er sensibler auf Ernährungsfehler oder bekommt leichter Atherosklerose bei erhöhten Blutwerten.

Wie sehr die genetische Ausstattung zur Entstehung von Hypercholesterinämie beitragen – oder davor schützen – kann, zeigt eine Studie an Bären, die Forscher der Universität in Berkeley, Kalifornien, durchgeführt haben.[6] Das Team sequenzierte das Erbgut von 79 grönländischen Eisbären und zehn Braunbären aus Skandinavien. Ihren Analysen zufolge trennten sich die Stammeslinien der beiden Bärenarten vor weniger als 500 000 Jahren. Braunbären, die sich zwischen zwei Eiszeiten weit in den Norden gewagt hatten, wurde wahrscheinlich der Rückweg abgeschnitten, und sie mussten sich nun an das Leben in einer Eiswüste anpassen.

Die weiße Fellfärbung zur Tarnung in Schnee und Eis ist die offensichtlichste Veränderung. Aber auch der Stoffwechsel passte sich den neuen Lebensbedingungen an. Die Hauptnahrungsquelle waren nun Robben, insbesondere deren nahrhafte Fettpolster. Eisbären ernähren sich nach unseren Vorstellungen völlig falsch: Sie fressen so viel Fleisch und Fett, wie sie bekommen können, und bauen in kurzer Zeit, während der Jagdsaison, bis zu 150 Kilo zusätzliche Fettmasse auf. Ihr Cholesterinspiegel müsste enorm hoch sein – ist er aber nicht. Diverse Mutationen im Eisbären-Gen APOB sorgen im Unterschied zu den braunen Verwandten dafür, dass Cholesterin leichter aus dem Blut in die Körper-

Cholesterin senken

Um Cholesterinwerte im Blut wieder auszugleichen, sind die gleichen Maßnahmen wirksam, die auch den Blutdruck senken und allgemein Herz und Kreislauf gesund halten:

Bewegung: Ausdauersport von 20 bis 30 Minuten täglich mit mittlerer Intensität (z. B. Walking oder Radfahren) beseitigt die besonders schädlichen kleinen, dichten LDL-Partikel aus dem Blut. Die Bildung von Gefäßplaque reduziert sich um 50 Prozent. Zusätzlich stabilisiert sich die Zellschicht über der Plaque, was Infarkte verhindert. Entzündungen werden gehemmt. Gutes HDL-Cholesterin steigt um 20 Prozent an.

Abnehmen: Übergewicht, insbesondere das Bauchfett, ist die Ursache vieler Stoffwechselstörungen, neben der Hypercholesterinämie auch von Diabetes und Bluthochdruck. Wichtiger als schneller Gewichtsverlust ist die dauerhafte Umstellung der Ernährung: weniger energiedichte Lebensmittel, weniger Kalorien. Da beim Fasten oft auch das nützliche HDL absinkt, sollte Bewegung zu jeder kalorienreduzierten Diät gehören, um HDL wieder ansteigen zu lassen.

Ernährung: Pro Tag sollten nicht mehr als 300 mg Cholesterin mit der Nahrung aufgenommen werden. Informieren Sie sich, welche Mengen davon in den verschiedenen Nahrungsmitteln enthalten sind. Gänzlich verboten ist fast nichts. Auch zwei bis drei Eier pro Woche sind erlaubt. Neben Eiern enthalten Innereien und Meeresfrüchte besonders viel Cholesterin. Essen Sie abwechslungsreich, fettreduziert, eher pflanzliche Fette, frisches Gemüse sowie viel unverdauliche Pflanzenfasern aus Vollkornprodukten. Häufiger Fisch und weniger Fleisch. Auf Süßigkeiten und gezuckerte Getränke am besten verzichten.

Stress: Anspannung, negative Gefühle, täglicher Druck auf der Arbeit, schlechte Stimmung in der Familie, Ärger, Zukunftssorgen, soziale Isolation und Einsamkeit belasten Herz und Kreislauf ebenso wie die hohen Blutfette selbst. Zusätzlich steigen, vermittelt über Nerven und Hormone, auch die Cholesterinwerte an, LDL etwa um sechs Prozent. Stressmanagement kann man lernen, am besten bei einem Therapeuten.

> *Rauchen:* Nikotin lässt LDL-Cholesterin etwas ansteigen (um ca. 4 Prozent) und senkt gleichzeitig das »gute« HDL-Cholesterin ab (um 7 Prozent). Wichtiger ist jedoch, dass freie Radikale aus dem Tabakrauch LDL-Cholesterin oxidieren. Für Fresszellen der Gefäßwand werden die Partikel dann noch schädlicher, Plaque-bildung und Entzündung verstärken sich. Zudem schädigen Nikotin und die Teerstoffe die Zellen auch direkt. Falls Sie rauchen – hören Sie damit auf.

zellen transportiert wird. Der Blutspiegel bleibt so trotz enormer Fettbelastung konstant.

Im Winter müssen Eisbären oft monatelang fasten und beziehen alle Energie aus ihren Fettreserven. Sie »trinken« sogar daraus, denn bei der Fettspaltung entsteht viel Stoffwechselwasser, das die Tiere auf dem hart gefrorenen Eis dringend brauchen. Das kalifornische Forscherteam hofft, seine Erkenntnisse nun zur Entwicklung neuer Medikamente nutzen zu können. Der Blick weit zurück in die Evolution hilft so dabei, unseren eigenen Stoffwechsel zu verstehen und in Zukunft Fettstoffwechsel, Übergewicht und Herzkrankheiten in den Griff zu bekommen.

Die Eisbären-Studie ist auch Mahnung dafür, wie sehr wir auf die Erhaltung der Biodiversität auf unserem Planten achten müssen. Für viele unserer biologischen Probleme hat die Natur wahrscheinlich bei einer ihrer Kreaturen eine Lösung gefunden. Jedes Tier, jede Pflanze enthält womöglich lebenswichtige genetische Besonderheiten, die wir nicht durch Ausrottung der Arten achtlos wegwerfen dürfen. Nach Schätzungen gehen jährlich 11 000 bis 58 000 Arten für immer verloren.[7]

Bluthochdruck

Als Primaten sich vor fünf Millionen Jahren gelegentlich aufrichteten, um in der Savanne nach Feinden und Nahrung Ausschau zu halten, gab es auch bei ihnen Schwierigkeiten mit dem Blutdruck. Allerdings mit einem zu niedrigen. Das Herz unserer auf den Hinterbeinen balancierenden Vorfahren musste das Blut nun fast einen Meter höher pumpen, damit ihr Gehirn ausreichend Sauerstoff bekam. Berliner Humanbiologen um Carsten Niemitz haben ausgehend von diesem Problem die »Ufer-Hypothese«[8, 9] formuliert. Sie besagt, dass frühe Menschenaffen sich zunächst nur im seichten Wasser aufrichteten. Zum einen waren sie Nichtschwimmer und wollten ihren Kopf über Wasser halten. Zum anderen nutzten sie den Wasserdruck auf die unteren Extremitäten als natürlichen »Stützstrumpf«. Das Blut sackte nicht so leicht nach unten. Messungen zeigen, dass beim Stehen im hüfthohen Wasser nur etwa halb so viel Blut in den Beinen bleibt wie beim Stehen an Land.

Wir erleben den Effekt von absackendem Blut, wenn wir morgens zu schnell aus dem Bett steigen. Kurz nach dem Aufrichten wird uns schwindelig, vielleicht sogar kurz schwarz vor den Augen, bis das Herz mit kräftigeren Schlägen ausgleicht und die Arterien sich zusammenziehen. Vor allem bei älteren Menschen mit bereits etwas schwächerer Konstitution kommt es häufiger zu solchen, dem aufrechten Dasein geschuldeten »orthostatischen Dysregulationen«. Bleibt das Gehirn nur Sekunden ohne frisches Blut, drohen Ohnmachtsanfälle. Die Evolution löste das Problem des versackenden Blutes, indem sich in den Venen, die das Blut zum Herzen führen, Klappen entwickelten, die wie Staustufen einen Rückfluss verhindern.

Der Weg zum aufrechten Gang führte also möglicherweise von den Bäumen auf allen vieren erst einmal zurück ins Wasser und dann auf zwei Beinen wieder an Land. Erst als das Herz und die Muskulatur der Arterien der watenden Primaten stark genug wurden, das Blut mit einem Druck von 80 bis 120 Millimeter Quecksilbersäule stehend in das Gehirn zu pumpen, musste unser Urahn nicht mehr fürchten, bei Landgängen auf zwei Beinen ohnmächtig zu werden. Andere, größere Landtiere passten sich auf gleiche Weise an. Die Giraffe etwa entwickelte ein zwölf Kilogramm schweres Riesenherz, um Hals und Kopf zu den Baumwipfeln zu recken. Ein Blutdruck von 200 Millimetern Quecksilbersäule ist dazu notwendig. Reiht man Tiere nach ansteigender Größe und stellt ihren Blutdruck grafisch dar, ergibt sich eine gerade ansteigende Linie. Der Mensch liegt auf dieser Linie bei 120/80 Millimetern Quecksilbersäule. Es ist der für ein Säugetier unserer Größe natürliche Wert.

Vor 400 Millionen Jahren beim Gang an Land entwickelte sich ein Organ, dessen alte Konstruktion heute immer noch den Blutdruck reguliert: die Niere. Vorstufen der Nieren waren zunächst viele kleine Einheiten, die bei Fischen Wasser aus dem Blut in die Bauchhöhle beförderten, von wo es über winzige Öffnungen ausgepresst wurde. Später entwickelten sich Röhrenverbindungen zwischen den Nierensegmenten, dem Auffangbecken und der Körperoberfläche. Solche Urnieren finden sich noch heute bei einigen Fischen und Amphibien. Säugetiere, Reptilien und Vögel haben ihre Nierensysteme noch weiter an das Leben an Land angepasst und die Filtertechnik verfeinert. Das Filterorgan sorgt dafür, dass Giftstoffe, Medikamente, Stoffwechselabfälle und überschüssiges Salz mit dem Urin aus dem Körper geschwemmt werden. Die Nieren sind auch der wichtigste Wächter des Flüssigkeitshaushalts.

Urfische auf Landgang oder beim Ausflug in einen Süßwasserfluss hatten, abgesehen von Atemschwierigkeiten, das Problem,

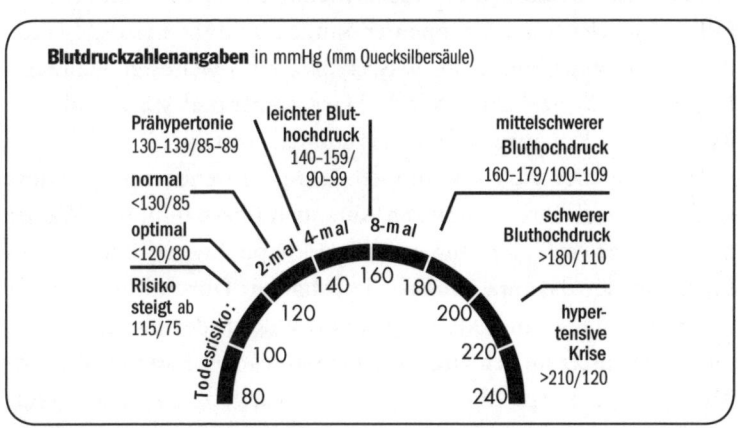

Die Gefahr, einen Herzinfarkt oder Schlaganfall zu erleiden, steigt schon bei gering erhöhtem Blutdruck an. Optimal sind Werte unter 120/80 mmHg. Von Bluthochdruck spricht man bei Werten über 140/90 mmHg.

den Salzgehalt in ihren Zellen auf dem Niveau des damaligen Meerwassers zu halten.[10] An die Konzentration der Salze im Urozean sind unsere Zellen bis heute angepasst und funktionieren in sehr engen Grenzen nur in diesem Bereich.[11] Unablässig befördern kleine Pumpen auf der Zellmembran Salze nach innen und wieder hinaus. Wasser folgt stets in Richtung der höheren Salzkonzentration. Während sich die einzelnen Zellen so selbst helfen, überwacht die Niere die äußeren Bedingungen. Wie die Filteranlage eines Aquariums schafft sie für unsere im Blut und Plasma schwimmenden Zellen optimale Verhältnisse.

Oberste Aufgabe unseres Blutfilters ist es, immer so viel Wasser und Salz im Körper zu behalten, dass der Blutdruck aufrechterhalten wird und alle Organe, insbesondere das Gehirn, ausreichend umspült sind. Dazu setzt die Niere auch ihr Hormon Renin ein. Bei niedrigem Blutdruck verengen sich unter dessen Einfluss die Blutgefäße, und mehr Salz und Wasser werden im Körper zurückbehalten. Der Blutdruck steigt.

Im Laufe der Evolution war dies ein enormer Selektionsvorteil – Besitzer effektiver Nieren konnten sich weiter vom Wasser entfernen als alle anderen. Tendenziell neigt das System aber dazu, mehr Wasser und Salz zurückzuhalten und so den Blutdruck eher etwas höher zu halten, als auszutrocknen oder in Ohnmacht zu fallen. Innerhalb der Gruppe der Säugetiere haben es die Nieren der Wüstenbewohner beim Wassersparen am weitesten gebracht. Das Kamel konzentriert seinen Harn siebenmal stärker als der Mensch, die Kängururatte sogar zehnmal so stark.[12]

Während der vielen Millionen Jahre, in denen unsere Niere nach und nach ihre komplexen Aufgaben übernahm, war Wasser nicht immer verfügbar und auch Salz knapp. Speziell unsere Vorfahren in der Savanne mussten haushalten. Durch ihre spezielle Art zu jagen, das zu Tode Hetzen von Wild in der Hitze, wurden wir Weltmeister im Schwitzen. Kein anderes Tier kann im Verhältnis zu seiner Körperoberfläche so viel Schweiß zur Temperaturregelung produzieren wie wir. Schweiß verdunstet auf der Haut und kühlt sie. Zurück bleibt eine weiße Kruste: Salz, das mit dem Schweiß verloren geht.

Niere

Die Nieren liegen in doppelter Ausführung rechts und links der Wirbelsäule etwas oberhalb des Beckens am Rücken. Alle Wirbeltiere besitzen sie. Die paarigen Organe sind beim Mensch etwa zehn Zentimeter lang und fünf Zentimeter breit und dick. In der Mitte, am so genannten Nierenhilus, trifft die Nierenarterie mit dem zu reinigenden Blut ein, die Nierenvene tritt aus. Das Nierenbecken entlässt den Urin durch den Harnleiter in Richtung Harnblase.

Zu den wichtigsten Aufgaben der Niere gehört die Ausscheidung von Stoffwechselabfällen wie Harnstoff. Sie reguliert den Wasserhaushalt, Blutdruck sowie den Salzgehalt und pH-Wert (Säuren und Basen) des Blutes. Auch einige zentrale Hormone des Stoffwechsels werden in den Nieren produziert: Erythropoetin regt die Blutbildung an, Renin steigert den Blutdruck, Calcitriol steuert den Knochenstoffwechsel.

Jeden Tag durchströmen rund 1500 Liter Blut die Nieren, 150 Liter Primärharn werden dabei gebildet. Dieser wird erneut gefiltert und fast alle Flüssigkeit daraus resorbiert. Ein bis zwei Liter Urin scheiden wir schließlich aus. Das Gleiche geschieht mit den Blutsalzen. Etwas über ein Kilo Natrium und Chlorid gelangt zunächst in den Primärharn und wird dann wieder von den Nieren aufgenommen. Nur wenige Gramm Salz (Natriumchlorid) gehen täglich mit dem Urin verloren.

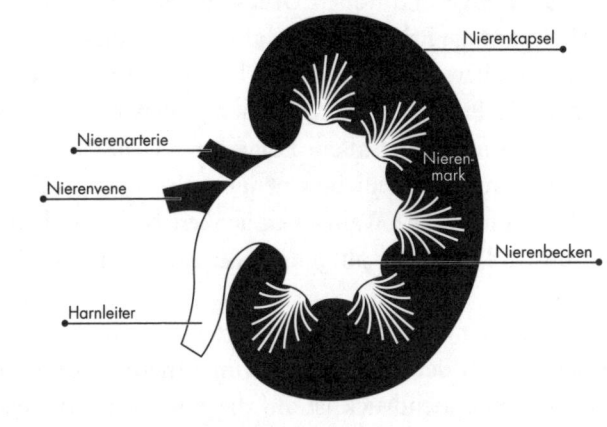

307

Aus der Nahrung erhielten unsere rennenden und schwitzenden Vorfahren kaum Salz zurück. Anthropologen fanden im Essen von noch sehr ursprünglich lebenden Jäger- und Sammler-Stämmen in Afrika nur etwa ein halbes Gramm Kochsalz pro Tag.[13] Gene, die beim Salzsparen halfen, boten in warmen Klimazonen einen klaren Vorteil.[14]

Wir sind als Landtiere darauf eingerichtet, Salz und Wasser über die Niere zurückzuhalten, um den Blutdruck hoch zu halten. Erst als die Menschen vor 50 000 Jahren in kühlere Regionen im Norden vordrangen, war Salzverlust durch Schwitzen kein so kritischer Punkt mehr. Es verbreiteten sich nun Gene, die die Ausscheidung von Salz erleichterten und den Blutdruck bei hoher Salzlast aus der Nahrung weniger stark ansteigen ließen. Es entstanden Menschengruppen mit unterschiedlichen Genen für die Blutdruckregulation. Je nachdem, welchen Genmix wir davon besitzen, sind wir mehr oder weniger anfällig für Bluthochdruck. Die Gesamterblichkeit taxieren Forscher zwischen 30 und 50 Prozent. Bislang sind 43 Genvarianten mit Auswirkungen auf den Blutdruck und einer Verbindung zu Bluthochdruck identifiziert. Auch ein paar schützende Gene wurden gefunden. Es ist aber wahrscheinlich, dass es Hunderte weitere Genorte mit jeweils geringem Einfluss gibt, die noch nicht bekannt sind.[15]

Etwa ein Drittel aller Erwachsenen, eine Milliarde Menschen weltweit, haben ungesund hohen Druck in den Adern. Mit steigendem Alter wird die Erkrankung häufiger, wenn die Nieren Salz weniger gut eliminieren und die Gefäße bereits nicht mehr so elastisch sind. Bei 95 Prozent der Betroffenen gibt es keinen speziellen Krankheitsgrund, es ist allein Folge ihrer Gene, ihres Alters und ihrer Lebensweise. Mediziner nennen dies »essentielle oder primäre Hypertonie«. Die Wahrscheinlichkeit ist hoch, dass fast jeder von uns, sollte er nur alt genug werden, einmal Bluthochdruck bekommt.

Unter jahrelangem Hochdruck verhärten sich die Wände der Arterien zunächst – der erste Schritt von Atherosklerose (siehe Kasten S. 299). Bluthochdruck ist auf diese Weise für die Hälfte aller Schlaganfälle und jeden dritten Herzinfarkt allein verantwortlich. Er gehört zu den Hauptursachen von Herzschwäche, Nierenschäden, Netzhauterkrankungen, Demenz und Impotenz. Jeder vierte Todesfall in Deutschland geht derzeit direkt auf Bluthochdruck zurück, 13 Prozent aller Todesfälle weltweit.[16]

Würzen statt salzen!

Landtiere brauchen Salz, und es schmeckt ihnen entsprechend gut. Salz hat einen eigenen Rezeptor auf der Zunge, der abgesehen vom Eigengeschmack auch die anderen Geschmäcker intensiver empfinden lässt. In Deutschland verbrauchen Männer neun Gramm, Frauen über sechs Gramm Salz pro Tag.[17] Das ist mehr, als die Herz-Kreislauf-Forscher für unbedenklich halten: Höchstens sechs Gramm, besser weniger, pro Tag sollten es sein.[18]

Menschen reagieren je nach genetischer Ausstattung unterschiedlich empfindlich auf Salz. Personen, deren Vorfahren aus wärmeren Regionen stammen, sind anfälliger für Bluthochdruck. Im Durchschnitt sinkt der Blutdruck bei Salzrestriktion um ein bis zwei, bei Bluthochdruckpatienten um vier bis fünf Millimeter Quecksilbersäule. Das klingt zunächst nicht nach sehr viel. Es reicht aber aus, um das Risiko einer Herz-Kreislauf-Erkrankung um 10 Prozent zu senken. Jeder Zehnte könnte, wenn er nur sparsamer salzte, gerettet werden! Umgekehrt fanden Studien keinen negativen Gesundheitseffekt, wenn der Salzkonsum von hohem auf ein geringes Maß reduziert wurde.

Unser Körper spart Salz, so gut er kann, und wir haben mehr als genug davon. Auf zusätzliches Salz in der Nahrung zu verzichten, wäre also vernünftig, ist aber gar nicht so einfach. Das Nachsalzen mit dem Streuer hat man vielleicht noch unter Kontrolle, doch den größeren Teil liefern »versteckte Salze« in vorgefertigten Lebensmitteln. Ein Drittel stammt allein aus Brot und Brötchen, ein weiteres Fünftel steckt in Fleisch und Wurstwaren, ein Zehntel in Milcherzeugnissen und Käse. Der Verzehr einer Fertigpizza oder eines Fast-Food-Burgers kann den Tagesbedarf an Salz bereits decken. Vor allem industrielle Lebensmittelproduzenten,

Drei von vier Schlaganfällen sind vermeidbar

Ein Schlaganfall ist die Folge einer Durchblutungsstörung des Gehirns. An einem von Atherosklerose geschädigten Hirngefäß bildet sich dabei ein Blutpfropf, der das Gefäß verschließt. Auch ein mit dem Blutstrom in die Hirngefäße verschlepptes Blutgerinnsel kann das Gefäß verstopfen und den Blutstrom in dahinterliegende Gebiete stoppen. Das nun unterversorgte Hirngewebe wird geschädigt. Große Gehirnschläge mit massiven Gewebezerstörungen lassen das Hirn stark anschwellen und können so durch den im Hirnschädel steigenden Druck tödlich sein. Patienten, die das Ereignis überleben, behalten je nach betroffenem Hirnareal häufig Behinderungen im Sprechen oder der Motorik zurück.

Die Ursache von Schlaganfällen sind oft Verletzungen der inneren Wand der Halsgefäße aufgrund von Atherosklerose. Dort entstehen die Blutgerinnsel, welche dann im Gehirn den Gehirnschlag auslösen. Seltener, vor allem bei Patienten mit Herz-Rhythmus-Störungen, stammen die Blutgerinnsel auch aus dem Herzen.

In Deutschland ist der Schlaganfall die dritthäufigste Todesursache und der häufigste Grund für Behinderungen bei Erwachsenen. Bluthochdruck ist für den Schlaganfall der größte Risikofaktor. Die übrigen sind die gleichen wie für den Herzinfarkt: hohe Cholesterinwerte, Diabetes, Rauchen, übermäßiger Alkoholkonsum, Bewegungsmangel, Übergewicht und eine ungesunde Ernährung. Gelänge es, diese Risikofaktoren durch Anpassung der Lebensweise oder falls nötig mit Medikamenten zu kontrollieren, wären nach Schätzungen etwa 70 Prozent aller Schlaganfälle vermeidbar.[19]

aber auch Restaurants, Metzgereien und Bäckereien müssen gemeinsam den Salzgehalt ihrer Produkte reduzieren. Im Wissen um die Gesundheitsvorteile lassen sich wohl kaum Kunden von weniger salzigen Produkten abschrecken.

Bis dahin sollte man auf Fertigprodukte lieber verzichten, die wegen ihres zum günstigen Preis intensivierten Geschmacks meist besonders stark gesalzen sind, und so oft wie möglich selbst kochen. Dabei ist das Vorsalzen des Gerichts zu unterlassen und lieber bei Tisch, sparsam und bewusst, zu würzen. Salziger Geschmack ist Gewöhnungssache. Er lässt sich nach und nach reduzieren, ohne dass die Speisen fade schmecken. Im Gegenteil finden sich plötzlich Geschmacksnuancen, die das viele Salz zuvor überdeckte.

Menschen mit Bluthochdruck sollten viel Obst und Gemüse, fettarme Milchprodukte und bevorzugt Vollkornprodukte essen. Eine mediterrane Ernährung (siehe S. 278) hat sich als günstig erwiesen, ebenso viel Fisch, mindestens zwei Mal pro Woche. In Studien konnte Sojamilch den Blutdruck verglichen mit fettarmer Kuhmilch etwas senken.

Mehr Schutz fürs Herz

Moderates Trinken von Alkohol hat einen Schutzeffekt für die Gefäße und lässt auch den Blutdruck nicht ansteigen – aber nur maximal bis zu einer Grenze von 20 bis 30 Gramm reinen Alkohols pro Tag für Männer und 10 bis 20 Gramm für Frauen. 20 Gramm Alkohol entsprechen etwa zwei Gläsern Bier oder einem Glas Wein. Darüber steigt der Blutdruck linear mit der getrunkenen Alkoholmenge an. Beim Kaffee konnte entgegen der gängigen Meinung kein Zusammenhang mit Blutdruck gefunden werden, egal, wie viel man davon trinkt.

Das gefährlichste Gift für das Herz und die Gefäße ist Rauchen. Auch das Passivrauchen.[20] Das Nervengift Nikotin aktiviert im Gehirn und an Blutgefäßen im ganzen Körper vegetative Erregungsbahnen, die bis zu 15 Minuten nach jeder Zigarette Blutdruck und Herzschlag steil ansteigen lassen.[21] Drucksensoren des Kreislaufs fallen aus. Teer und andere Begleitstoffe tun das ihre, schädigen die Zellen und führen zu Krebs, besonders natürlich in der Lunge. Für eine bessere Gesundheit ist die wahrscheinlich effektivste Einzelmaßnahme, das Rauchen aufzugeben.

Bluthochdruck ist eng mit Übergewicht verbunden (siehe Seite

253). Fünf Kilo weniger reduzieren den Druck um durchschnittlich 4 mmHg. Menschen mit hohem Risiko für Herz-Kreislauf-Erkrankungen und hohem Gewicht sollten abnehmen. Um Bluthochdruck zu vermeiden, liegt der BMI am besten unter 25 Kg/m², der Bauchumfang bei Männern unter 102 Zentimetern und bei Frauen unter 88 Zentimetern.

Regelmäßige Bewegung verhindert das Auftreten von Schlaganfällen und reduziert den Blutdruck bei Menschen mit bereits bestehendem Bluthochdruck. Sport ist allgemein das beste Allroundmedikament für Herz und Gefäße (siehe Seite 322 ff.) – Hochdruck verringert sich durch regelmäßiges Ausdauertraining um durchschnittlich 7 mmHg. Schon mit einer geringen bis moderaten regelmäßigen Belastung, zum Beispiel flottes Gehen, sank die Sterblichkeit in Studien um ein Fünftel ab. Die optimale Bewegungsdosis ist eine halbe Stunde Sport mit mittlerer Intensität (Joggen, Walken, Radfahren, Schwimmen) an fünf bis sieben Tagen der Woche.

Nur die Hälfte der Hypertoniker in Deutschland weiß von ihrem Zustand. Bluthochdruck tut nicht weh, man spürt nichts davon. Blutdruckkontrollen sind die einzige Möglichkeit, die Gefahrenlage rechtzeitig zu erkennen, bevor Folgeschäden an den Gefäßen auf sich aufmerksam machen. Nehmen Sie jede Gelegenheit zu einer Messung wahr! Blutdruckmessgeräte sind inzwischen handlich, einfach zu bedienen und günstig. Es lohnt sich, ein Gerät für den Haushalt anzuschaffen und regelmäßig, in Abständen von einigen Monaten, zu verschiedenen Zeiten des Tages, einen Test zu machen. Wird Hochdruck gefunden, kann es manchen gelingen, ihre Werte durch Umstellung der Lebensweise wieder abzusenken. Allen kann es gelingen, den Beginn ihres Hochdrucks viele Jahre nach hinten zu verschieben.

Medikamente gegen Bluthochdruck, so genannte Antihypertensiva, gehören zu den am besten erforschten, wirksamsten und nebenwirkungsärmsten Arzneien. Einige der Präparate wirken direkt an den Nieren, andere am Herz oder den Gefäßen. Viele greifen in den Regelkreis des Reninsystems und anderer Blutdruckhormone ein oder schwemmen mehr Wasser aus dem Körper. Der Arzt wählt das individuell passende Mittel aus, je nach möglicherweise vorliegenden anderen Erkrankungen oder Risikokonstellationen. Zu Beginn der Therapie muss derzeit noch »ausprobiert« werden, welches Präparat gut vertragen wird und in welcher Dosierung es einzunehmen ist. Schließlich findet sich aber für nahezu alle Patienten eine Tablette oder eine Medikamentenkombination, die den Druck in ungefährliche Zonen senkt.

In Zukunft werden Gentests den Therapiestart erheblich erleichtern. Die »personalisierte Medizin« bemüht sich, anhand von genetischen Markern vorauszusagen, welches Mittel bei einer bestimmten Person gut wirkt und bei wem mit Nebenwirkungen zu rechnen ist.

Das Blutdruckproblem könnten wir heute schon gut im Griff haben. Es gibt aber ein großes Hindernis: Die wirksamen Arzneien werden nicht eingenommen. Die Hälfte der verschriebenen Präparate wird vergessen oder weggeworfen. Medikamente im Wert von 2,5 Milliarden Euro pro Jahr. Über die psychologischen Gründe dieser Unvernunft wird noch geforscht. Sicher hängt es damit zusammen, dass sich die Betroffenen nicht krank fühlen und deswegen auch keine Medikamente einnehmen wollen. Aber auch damit, dass sich ein drastisch gesenkter Blutdruck erst einmal gar nicht so gesund anfühlt. Es fehlt der gewohnte »Dampf im Kessel«, man ist müde und etwas schlaff. Erfahrene Ärzte senken den Druck daher langsam, über Wochen. Man gewöhnt sich mit der Zeit an das neue, niedrigere und gesündere Niveau. Es lohnt sich, nach dem für sich persönlich passenden Medikament eine Weile zu suchen und wenn nötig verschiedene Mittel zu testen, bis man sich wohlfühlt, denn die Einnahme erfolgt für den Rest des Lebens – falls sich das Gewicht nicht deutlich ändert oder mehr Sport getrieben wird und der Blutdruck sich so von allein wieder normalisiert.

Herz-Kreislauf-Erkrankungen sind ein Paradebeispiel dafür, dass Vorbeugung und wirksame Therapie möglich sind – man muss nur wollen.

Die Gesundheitsformel für ein starkes Herz

Gesundheit	Biologie
Das Herz ist der Motor unseres Körpers. In der sechsten Schwangerschaftswoche beginnt es zu schlagen, 100 000 Mal pro Tag, unablässig, ein Leben lang. Über das Gefäßsystem versorgt das Pumporgan alle Gewebe mit Blut, Sauerstoff und Nährstoffen. Stoffwechselabfälle werden abtransportiert zur Niere, zur Leber, zur Lunge. Ein kräftiges Herz und elastische Gefäße bestimmen über unsere Gesundheit und Lebensqualität im Alter. Durchblutungsstörungen besonders am Herzen, in der Niere, in den Beinen oder im Gehirn haben chronische Krankheiten zur Folge, die zu gravierenden Störungen oder frühem Tod führen können. Herz-Kreislauf-Erkrankungen, allen voran Herzinfarkt und Schlaganfall, sind die häufigste Todesursache in den westlichen Industrienationen.	Fast alle Erkrankungen des Herzens beginnen mit einem allmählichen Steifer- und Engerwerden der Blutgefäße. Dieser Atherosklerose genannte Prozess verläuft schleichend über viele Jahre und wird durch bestimmte Blutparameter und schädliche Verhaltensweisen verstärkt. Zu den wichtigsten Risikofaktoren zählen: Bluthochdruck, erhöhte Cholesterinwerte, Diabetes, Rauchen, Übergewicht, sitzender Lebensstil, Stress, Schlafmangel sowie eine kalorien- und fettreiche Ernährung. Auch hohes Alter, männliches Geschlecht und erbliche Veranlagung erhöhen die Wahrscheinlichkeit, zu erkranken. Die gemeinsame Ursache der genannten Stoffwechselstörungen sind Fettablagerungen im Bauch und in der Leber, die wiederum die Folge von Fehlernährung und Bewegungsmangel sind.

Umwelt	Verhalten
Es ist eine gemeinsame Anstrengung von Politik, Gesellschaft und jedem Einzelnen notwendig, um das massenhafte Auftreten von Herz-Kreislauf-Erkrankungen abzustellen. Mehr Bewegung und Sport, ausgewogene Ernährung, erfüllende und befriedigende Arbeitsplatzverhältnisse, sozialer Frieden, Wohlstand, Bildung, Chancengleichheit, Nichtraucher- und Emissionsschutz – all das wirkt sich positiv auf die Gesundheit des Herzens und der Blutgefäße aus. Maßnahmen zur Förderung kardiovaskulärer Gesundheit der Bevölkerung sind zu prüfen und zu optimieren. Beteiligt sind alle Lebensbereiche, darunter Nahverkehr, Bildungssystem, Familienpolitik, Städtebau, Lebensmittelindustrie, Werbegesetze, Arbeitsplätze. Wichtigste Maßnahme zur Förderung zukünftiger Gesundheit ist es, unseren Kindern die Freude an einem bewegten, gesunden und eigenverantwortlichen Lebensstil beizubringen und vorzuleben.	Ein gesunder Lebensstil ist die effektivste Therapie von Herz-Kreislauf-Krankheiten und der beste Schutz vor ihrem Entstehen. Mindestens drei von vier tödlichen Infarkten ließen sich verhindern durch: • Ausdauersport und Krafttraining von mehr als 30 Minuten an mindestens fünf Tagen der Woche. Dabei soll man schwitzen, schneller atmen und einen beschleunigten Herzschlag haben. • Anstreben und Halten des Normalgewichts mit einem Bauchumfang unter 102 Zentimetern bei Männern und 88 Zentimetern bei Frauen. • Regelmäßiges Messen von Blutdruck und Blutfetten. Bei zu hohen Werten weitere Anpassung des Lebensstils. Falls nötig, Medikamente einnehmen. • Abwechslungsreiche, salz- und fettarme Ernährung mit viel Gemüse und Fisch. Keine Zuckergetränke trinken. • Stressvermeidung. • Ausreichend Schlaf. • Nicht rauchen. • Weniger als 20 Gramm Alkohol täglich.

Frei atmen

Den Flachwasserfischen im Devon wurde im Sommer regelmäßig die Luft knapp. Das warme Wasser der Uferzonen enthielt dann für die Kiemenatmung zu wenig Sauerstoff. Einige Knochenfische entwickelten in dieser Zeit die Fähigkeit, Sauerstoff auch aus der Luft zu gewinnen. Die Schwimmblasen der Lurchfische (*Dipneusten*) etwa durchzogen Blutgefäße zum Gasaustausch. Später entwickelten sich bei den Amphibien daraus echte Lungen, wenn auch zunächst in primitiver Form, als einfacher, dünnwandiger Sack.

Wie die ersten Lungen aussahen, kann heute noch am Lungenfisch nachvollzogen werden, der in sauerstoffarmen Gewässern lebt. Ein- bis zweimal in der Stunde schwimmt er an die Oberfläche und füllt seine Lungen mit frischer Luft auf.

Bis heute sind auch beim Menschen die Schritte der evolutionären Lungenentwicklung zu sehen. Denn der menschliche Embryo bildet schwimmend im Fruchtwasser zunächst eine Darmaussackung, welche die Basis zum Aufbau der Lungen ist. Der Mensch ist also zumindest während der ersten Lebensmonate immer noch ein Wasserwesen.

Lungenentwicklung beim Menschen

Die Lunge ist das einzige Organ, das für das Kind im Mutterleib noch nicht überlebensnotwendig ist. Erst nach der Geburt nimmt sie ihre eigentliche Arbeit auf. Trotzdem hat die Lunge schon vorher eine wichtige Funktion: Sie produziert täglich bis zu 15 Milliliter Fruchtwasser pro Kilogramm Körpergewicht und hilft so dabei, dass das Baby in ausreichend Fruchtwasser schwimmt.

Die Entwicklung der Lunge beginnt um den 30. Tag der Schwangerschaft – die Lungenknospe bildet sich aus dem bauchseitigen Teil des Vorderdarms heraus. Diese teilt sich zunächst in die beiden Hauptbronchien und dann weiter bis in die kleinsten Verästelungen der späteren Lungenlappen. Bis zur 17. Schwangerschaftswoche entsteht der gesamte luftleitende Teil der Lungen, bis zur 26. Woche bilden sich mit dem Lungenparenchym die für den Gasaustausch verantwortlichen Schleimhautzellen, die von feinsten Blutgefäßen (Kapillaren) durchzogen werden. Anschließend muss die Lunge noch reifen und die Lungenbläschen voll ausbilden. Dieser Prozess ist erst weit nach der Geburt, im Alter von etwa anderthalb Jahren, vollständig abgeschlossen. Für Frühchen, die weit vor dem errechneten Geburtstermin geboren werden, ist der Grad ihrer Lungenreife der kritische Punkt für die Lebensfähigkeit.

Asthma: Zu viel Schmutz, zu wenig Bakterien

Über die Atemwege ist die im Inneren des Körpers liegende Lunge offen mit der Außenwelt verbunden und entsprechend anfällig für äußere Einflüsse wie Rauch und Toxine. Aufgrund der steigenden

Luftverschmutzung und individueller Verhaltensweisen nehmen Lungenerkrankungen weltweit zu. So auch die chronische, entzündliche Atemwegserkrankung *Asthma bronchiale,* die schwere Atemnot auslösen kann.

Asthmapatienten reagieren überempfindlich auf diverse Reize, die eine Verengung der Bronchien verursachen und so Probleme beim Luftholen bereiten. Die asthmatische Entzündung der Atemwege führt zu einer Schwellung der Schleimhaut, einer Verkrampfung der Bronchialmuskulatur und einer gesteigerten Produktion von Schleim in den Bronchien. In schweren Fällen kommt es zum Aufblähen der Lungen, weil nach jedem Atemzug etwas mehr Luft in den Lungen verbleibt als normal. Nach Luft schnappen, Husten und Pfeifgeräusche sind die Folge.

Es gibt allergische (extrinsische) und nichtallergische (intrinsische) Asthmaformen, beide kommen aber auch zusammen vor. Allergisches Asthma, ausgelöst durch Allergene, gehört zu den atopischen Krankheiten, bei denen das Immunsystem auf normalerweise harmlose Fremdstoffe oder Reize überreagiert (siehe S. 108 ff.). Die Neigung dazu wird vererbt, und erste Symptome treten oft schon im Kindesalter auf. Ein geringes Geburtsgewicht scheint das Risiko zu erhöhen. Ob jemand an Asthma erkrankt oder nicht, entscheidet sich vielleicht schon in den ersten Wochen nach der Geburt. Eine Schweizer Studie deutet darauf hin, dass Mikroben in der Lunge das Immunsystem von Neugeborenen trainieren und je nach Zusammensetzung ihrer Gemeinschaft beeinflussen. Das Atmungsorgan ist ähnlich wie der Darm und die Haut von Bakterien besiedelt, die es schützen oder schwächen.[1]

Eine westliche Ernährungsweise mit hohem Anteil an Fett und Zucker beeinflusst die Mikrobengemeinschaft des Darms möglicherweise ebenfalls ungünstig und kann für die starke Zunahme von Asthma verantwortlich sein. Ein hoher Ballaststoffanteil in der Nahrung scheint dagegen vor allergischem Asthma zu schützen. Die enthaltenen Nahrungsfasern werden von Darmbakterien fermentiert. Entstehende Fettsäuren gehen ins Blut über und beeinflussen in der Lunge die Immunreaktion. Entzündliches Asthma ist bei ballaststoffarmer Ernährung häufiger.[2]

Chronisch obstruktive Lungenerkrankungen (COPD)

Unter der Bezeichnung COPD (engl. chronic obstructive pulmonary disease) wird eine Gruppe von Lungenerkrankungen zusammengefasst, die durch Husten, vermehrten Auswurf und Atemnot – anfänglich nur bei Belastung, im fortgeschrittenen Stadium aber auch im Ruhezustand – gekennzeichnet sind. Eine Heilung für diese chronisch fortschreitende Erkrankung gibt es nicht. Es wird geschätzt, dass weltweit etwa 600 Millionen Menschen an einer COPD leiden. Die Erkrankung ist heute schon die vierthäufigste Todesursache. Für das Jahr 2020 wird erwartet, dass sie die dritthäufigste medizinische Todesursache sein wird, gleich hinter Schlaganfall und Herzerkrankungen.

Auslöser der COPD sind vor allem Schädigungen des Lungengewebes durch äußere Einflüsse, welche die Menschen oft selbst verschulden. Etwa 90 Prozent der Betroffenen sind Raucher oder ehemalige Raucher, daher auch die landläufige Bezeichnung der COPD – Raucherhusten oder Raucherlunge. Der Tabakkonsum löst eine chronische Bronchitis aus und ist zweifelsfrei die Hauptursache für die COPD und das Lungenemphysem, die Überblähung der Lungen. Des Weiteren können Belastungen am Arbeitsplatz, Feinstaub und vorausgegangene, nicht ausreichend behandelte Lungenerkrankungen sowie selten auch Gendefekte ursächlich sein.

Von Feinstaub sind besonders Großstädter betroffen. Sie atmen vom hohen Verkehrsaufkommen und der Industrie vor allem mit Rußpartikeln angereicherte Luft. Auch in Büros mit vielen Laserdruckern besteht eine erhöhte Feinstaubbelastung. Menschen in Entwicklungsländern und Kaminbesitzer sind durch den Rauch aus offenen Feuerstellen in Innenräumen gefährdet.[3] Wer aufhört zu rauchen, kann die Gefahr einer chronisch obstruktiven Lungenerkrankung drastisch senken. In den Entwicklungsländern müssen Hilfsmittel zur Verfügung gestellt werden, die offene Feuerstellen in Wohnräumen ersetzen.

Die Gesundheitsformel für die Lunge

Gesundheit	Biologie
Die Lunge besteht aus: • feinst-verästelten Luftwegen, die zum Schutz mit einer Schleimhaut und Flimmerhärchen ausgekleidet sind, • stark durchbluteten Lungenbläschen an den Enden der Verästelungen, in denen der Gasaustausch mit dem Blut stattfindet. Pro Tag veratmet ein Mensch durchschnittlich 12000 Liter Luft; bei 16 Atemzügen pro Minute werden 0,4 Liter Sauerstoff (O_2) aufgenommen, Kohlendioxid (CO_2) wird abgeatmet. Bei schnellem Laufen steigert sich das Atemminutenvolumen auf das fünfzehn- bis dreißigfache. Das tut der Lunge von Zeit zu Zeit gut. Schutzmechanismus: Fremdkörper werden über Husten heraus befördert. Die Lunge produziert Schleim. Dieser verklebt Schmutzpartikel und Bakterien, Flimmerhärchen transportieren diese mit Spucke nach draußen.	Die Lunge ist ein inneres Organ. Sie steht aber über die Atemwege in direktem Kontakt mit der Außenwelt. Schadstoffe aus der Luft dringen über die Lunge leicht in den Körper ein und schädigen ihre feine Architektur. Dauerhafte Belastung der Lunge mit Schmutzpartikeln führt zu Entzündungen und chronischer Bronchitis. Weil die Luft dann nicht mehr ungehindert abfließen kann, überblähen die Lungenbläschen und die Gasaustauschfläche nimmt ab. Eine chronisch obstruktive Lungenerkrankung (COPD) ist die Folge. 90 Prozent der COPD-Patienten sind Raucher. Hausstaub oder Pflanzenpollen können allergische Reaktionen der Bronchien verursachen: Asthma bronchiale kann lebensbedrohliche Atemnot auslösen. Chronische Entzündung und Kanzerogene aus der Atemluft erhöhen die Krebsgefahr. Lungenkrebs ist die bei Männern am häufigsten zum Tode führende Krebserkrankung bei Männern.

Umwelt	Verhalten
Alle Maßnahmen zur Reinhaltung der Luft schützen die Lungen der Bevölkerung. Nichtraucher-Schutzgesetze helfen, die Luft sauber zu halten und passives Mitrauchen zu vermeiden. In vielen Ländern sind entsprechende Gesetzte inzwischen in Kraft und akzeptiert. Werbeverbote und höhere Tabaksteuern helfen, das Rauchen bei Jugendlichen unattraktiv zu machen. Rauch aus offenen Feuerstellen zählt zu den weltweit größten Gesundheitsgefahren, jährlich sterben zwei Millionen Menschen an den Folgen. Entwicklungsprogramme tragen durch Verteilung alternativer Kochstellen und Öfen dazu bei, die Atemluft der Häuser und Hütten in den ärmeren Ländern zu verbessern. Vor allem in Ballungszentren gibt es eine hohe Belastung durch Feinstaub. Hier müssen striktere Grenzwerte, stärkere Filter und Verbote aggressiver Verbindungen den Emissionsschutz verbessern.	Die wichtigsten Regeln: • Rauchen Sie nicht. • Regelmäßiger Ausdauersport verbessert und erhält die Lungenfunktion. • Halten Sie sich möglichst in schadstofffreier Umgebung ohne Qualm auf. Bestehen Sie an ihrem Arbeitsplatz auf Einhaltung der Grenzwerte für Luftschadstoffe. • Bei offenen Feuerstellen immer darauf achten, dass der Rauch schnell abziehen kann. • Bei Atembeschwerden und chronischem Husten den Arzt aufsuchen und die Ursachen abklären lassen. • Bei einem bereits bestehenden Lungenschaden sich unbedingt an die Therapierichtlinien halten und konsequent nötige Medikamente einnehmen. • Unnötig eingesetzte Antibiotika fördern Keimresistenzen und stören die Bakterienflora.

Gesundheitsfaktor Bewegung

Vor 7 Millionen Jahren wurden unsere afrikanischen Vorfahren von Kletterern zu Fußgängern. Vor 2,5 Millionen Jahren ließen sie sich in der offenen Grassavanne nieder, die damals die dichten Wälder zunehmend verdrängte. Dieser Wechsel des Lebensraums hätte das Ende des Frühmenschen bedeuten können, bot die Steppe doch weit weniger Schutz und ein viel spärlicheres Nahrungsangebot als der tropische Dschungel. Stattdessen wurde das Grasland zum Ausgangspunkt des Aufstiegs und der weltweiten Verbreitung der Gattung *Homo*.

Der Erfolg beruhte maßgeblich auf dem Körperbau unserer Ahnen, der ihnen Leistungen ermöglichte, die in dieser Form keinem anderen Wesen möglich waren: Die Frühmenschen konnten laufen. Joggen. Ausdauernd, über Stunden.

Der Mensch ist ein Läufer. Der beste, zumindest der ausdauerndste, den es auf der Welt gibt. Unser Bewegungsapparat ist bis heute perfekt dafür angepasst. Wir haben flexible, nach oben gewölbte Füße, die Stöße abfedern können, verstärkte Kniegelenke, eine im Vergleich zu anderen Arten geradezu monströse Achillessehne, die sich beim Aufsetzen der Sohlen dehnt und die dabei aufgenommene Energie beim nächsten Schritt wieder abgibt – Effizienz pur. Hinzu kommt ein muskulöses Gesäß, das den Rumpf stabilisiert und so den aufrechten Gang möglich macht. Wegen des einzigartigen Nackenbandes, das den Kopf mit den Schulter- und Armmuskeln verbindet, können wir uns bei allen Erschütterungen noch locker umschauen. Unsere vergleichsweise grazilen Arme helfen durch Hin- und Herschwingen, die Balance zu halten.

Entscheidend für die Effizienz dieses großartig abgestimmten Fortbewegungssystems aus Knochen, Muskeln und Sehnen ist jedoch die Kombination mit einem ebenfalls einzigartigen Kühlsystem: dem Schwitzen. Zwei bis vier Millionen Schweißdrüsen auf unserer Hautoberfläche können bis zu 2,5 Liter Flüssigkeit pro Stunde abgeben und den sich bei Bewegung erhitzenden Körper abkühlen. Keine andere Spezies vermag so viel Schweiß pro Quadratzentimeter Haut abzusondern wie die Menschen. Viele Tiere schwitzen gar nicht, sie können nur hecheln, um Wärme abzubauen. Wer hechelt, kann jedoch nicht rennen. Deswegen, so stellen es sich viele Wissenschaftler heute vor, war es den Frühmenschen möglich, Tiere wie Antilopen in der Gluthitze der Savanne zu Tode zu hetzen. Seinen Kalorienbedarf mit Fleisch zu decken, war die beste Lösung angesichts des eher knapp bemessenen Nahrungsangebots in der Steppe. Bis heute jagen das Volk der San in der südafrikanischen Kalahari-Wüste und die australischen Ureinwohner auf diese Weise.

Vom Dauer-Läufer zum Dauer-Ausruher

Für den überwiegenden Teil der heutigen modernen Menschheit, die zu 50 Prozent in Städten lebt, besteht keine Notwendigkeit mehr, sich auf diese Art und Weise zu verausgaben. Im Alltag bewegen sich die Menschen heute in der Regel extrem wenig. Ein Drittel der Bevölkerung erklärt sich selbst für »sportlich inaktiv«.[1]

Dabei schlummert das Talent zum Laufen in jedem von uns. Trainierte Jogger schaffen ohne weiteres zehn Kilometer pro Tag. Sie erreichen damit deutlich mehr, als nur einen Weg zurückzulegen und ins Schwitzen zu kommen. Bewegung, den Körper in Aktion zu halten, ist Heilmittel und Jungbrunnen zugleich. Es ist in unserer Formel der wirkungsvollste beeinflussbare Faktor zur Optimierung der Gesundheit. Sport verändert unseren Körper und unser Wohlbefinden auf sämtlichen Ebenen, jedes Organsystem, jede einzelne Zelle profitiert davon.

Die Mechanismen, die Sport im Körper in Gang setzt, sind ebenso umfassend wie komplex. Wissenschaftler beginnen gerade erst, die molekulare Steuerung im Detail aufzuklären, und entdecken immer neue Zusammenhänge. Die positiven Wirkungen sind aus Beobachtungen aber schon bekannt. Im Folgenden wollen wir einige davon nennen und ihre grundlegenden Mechanismen beschreiben.

Die Stimmung steigt

Sport ist ein natürlicher Stimmungsaufheller. Dabei wird das Gehirn von dem als »Glückshormon« bekannten Botenstoff Serotonin geflutet. Stresshormone wie Cortisol werden abgebaut. Ängste, Unruhe und Niedergeschlagenheit verschwinden schon nach einer halben Stunde Bewegung mit mittlerer Intensität. Sogar psychische Erkrankungen wie Depressionen, Phobien und Panikattacken bessern sich. Als Psychiater die Wirkung von Sport bei einer Studiengruppe von Patienten mit Depression untersuchten, fanden sie bessere Ergebnisse vor, als mit Medikamenten zu erreichen waren.

Wahrscheinlich ist der Anstieg des Botenstoffs BDNF (brain derived neurotrophic factor) für die langfristige antidepressive Wirkung mit verantwortlich. Unter seinem Einfluss bilden sich Nervenverbindungen im Gehirn, die neue Verhaltensweisen und Haltungen ermöglichen. Psychiater vermuten, dass BDNF die Voraussetzungen dafür schafft, aus den depressiven Gedankenverbindungen auszubrechen.

Der Großteil unseres Gehirns ist mit Stoffwechselregulation und Motorik beschäftigt, der Koordination von Bewegung. Beim Sport bekommt das Denkorgan also kräftig zu tun – aber ohne zu »denken«. Die motorische Hirnrinde, etwa in der Schädelmitte gelegen, tritt in Aktion, während Areale an der Stirn, die mit Logik, Planung und Kontrolle befasst sind, heruntergefahren werden. Der Effekt ist mit dem Neustart eines Computers vergleichbar. Wer den ganzen Tag bei der Arbeit rational gefordert oder in Grübeleien einer Depression gefangen war, kann seine Aufmerksamkeit nach dem Sport neu ausrichten. Wir bekommen den Kopf frei und können uns besser konzentrieren. Bisher in psychologischen Studien erwiesen sind durch Sport erreichbare Steigerungen der Merkfähigkeit, der Aufmerksamkeit, der Stimmung, des Antriebs und allgemein kognitiver Prozesse. Chronische Schmerzen lassen nach, sogar an schmerzenden Gelenken.

Insgesamt baut sich das Gehirn mit mehr Bewegung um. Es beginnt sogar wieder zu wachsen. In einer Studie mit älteren Menschen konnten Forscher der Universität Pittsburgh[2] feststellen, dass deren Hippocampus nach einer Trainingsperiode vergrößert war, eine Hirnregion, die mit der Erinnerungsfähigkeit zusammenhängt und aktiv ist, wenn wir lernen. Normalerweise schrumpft der Hippocampus in der zweiten Lebenshälfte zwischen ein und zwei Prozent. Bei Patienten mit Demenz ist er meist deutlich verkleinert. Bei einer Studiengruppe von Pittsburgher Senioren führte schon ein Sportprogramm mit 40-minütigen strammen Spaziergängen dreimal pro Woche nach einem Jahr zu einer Vergrößerung des Hippocampus um zwei Prozent. Das Fazit der Forscher: Bewegung wirkt auf das Gehirn wie ein Wachstumsfaktor und ist geeignet, die Schrumpfungsprozesse im Alter aufzuhalten und sogar umzukehren.

Die Knochen werden hart

Unser Skelett ist keine leblose Struktur. Im Inneren der Knochen, in der so genannten Knochensubstanz, befinden sich Zellen, die auf sportliche Betätigung reagieren. Belastung und vermutlich auch von den Muskeln ausgesandte Botenstoffe regen sie zur Teilung an. Die Knochen werden dadurch dichter und brechen weniger leicht. Das Osteoporose-Risiko sinkt. Die Sehnen gewinnen an Elastizität, zusammen mit wachsenden Muskeln geben sie Knochen und Gelenken besseren Halt.

Entgegen der gängigen Meinung wirkt Sport auch auf die schützenden Knorpelpolster innerhalb der Gelenke erhaltend.[3] Vermutlich wandern Stammzellen in die Gelenkflüssigkeit und reparieren angegriffene Knorpelpartien. Die bei Anstrengung ausgeschütteten Signale des Immunsystems wirken zudem entzündungshemmend und schmerzlindernd. Mittlerweile setzt sich bei Orthopäden zunehmend die Meinung durch, dass Sport Arthrose sowohl erfolgreich vorbeugen als auch bekämpfen kann. Die Prävention wirkt auch bei Späteinsteigern, wie Studien zeigen: Wer erst ab dem 40. Lebensjahr regelmäßig aktiv ist, wird mit weitaus geringerer Wahrscheinlichkeit später künstliche Knie- oder Hüftgelenke benötigen als Menschen, die weiterhin untätig bleiben.

Der Stoffwechsel normalisiert sich

Geradezu erstaunlich ist das Ausmaß der Auswirkungen, die Bewegung auf den menschlichen Stoffwechsel hat. Sport löst die Ausschüttung eines ganzen Cocktails an Botenstoffen aus, der direkt auf verschiedene Problemzonen des Körpers wirkt. Zum Beispiel das Bauchfett. Tief liegende, so genannte viszerale Fettdepots in der Bauchgegend lassen nicht nur den Zeiger an der Waage in die Höhe schnellen, sie wirken auch wie eine riesige Drüse, die zum Beispiel große Mengen des Tumor-Nekrose-Faktors (TNF) und weitere ähnlich wirkende Moleküle produziert. TNF fördert chronische Entzündungen, er gilt als ein Hauptverursacher von Arterienverkalkung und Typ-2-Diabetes.

Bewegung lässt Fettansammlungen schmelzen, sofern man gleichzeitig nicht mehr Kalorien als benötigt aufnimmt. Signalstoffe aus den Muskeln wie zum Beispiel Interleukin-6 hemmen auch direkt die TNF-Ausschüttung. Interleukin-6 kurbelt außerdem die Funktion der Bauchspeicheldrüse an, die das für den Zuckerstoffwechsel so wichtige Insulin herstellt. Körperzellen von Trainierten können Zuckermoleküle leichter aufnehmen, Zucker wird auch schneller in die Muskeln transportiert. Dadurch sinkt der Blutzuckerspiegel. All das beugt Typ-2-Diabetes vor, bei dem Zellen auf den durch Insulin vermittelten Befehl, Zucker aufzunehmen, nicht mehr reagieren. Die Trainingseffekte auf den Stoffwechsel können einen bestehenden Typ-2-Diabetes lindern oder zeitweise sogar ganz beheben.

Schrumpfen die Fettpolster, zirkulieren auch weniger der ungesunden gesättigten Fettsäuren im Blut. Gleichzeitig steigt der Anteil an HDL, dem »guten« Cholesterin. Beide Effekte schützen vor

Arterienverkalkung, zu deren schwerstwiegenden Folgen Herzinfarkt und Schlaganfall zählen.

Bewegung als Therapie

Neben Diabetikern profitieren auch Herzkranke und sogar Krebspatienten nach aktuellen Erkenntnissen von regelmäßigem Sport – natürlich angepasst an ihre Möglichkeiten und unter ärztlicher Überwachung. Nach einem Herzinfarkt sollen Patienten nach wenigen Tagen bereits wieder aufstehen und gehen. Die Bewegung sorgt im Herzmuskel dafür, dass neue, zunächst winzige Blutgefäße in das Infarktgewebe einwachsen und die Engstelle am Herzkranzgefäß mit neuen Umgehungskanälen überbrückt wird. Dabei ist ein erneuter Infarkt aufgrund der Anstrengung kaum zu befürchten: Eine Beobachtungsstudie der Universität Trondheim in Norwegen[4], die mit einer Gruppe von knapp 5000 Patienten mit koronarer Herzkrankheit trainierte, registrierte nur 1 Herzinfarkt in insgesamt 129 456 moderaten Übungsstunden. In 46 364 Stunden intensivem Training kam es nur zu 2 glimpflich verlaufenen Zwischenfällen. Reinfarkte waren in den Sportgruppen insgesamt deutlich seltener als in einer Vergleichsgruppe, die nur Dehnungstraining absolviert hatte, und auch die Risikofaktoren besserten sich deutlich. Denn regelmäßiges Training senkt den Blutdruck, unter anderem, weil sich die Gefäße weiten. Das Herzvolumen und die Pumpleistung wachsen, die Gefäße werden geschmeidiger. Der für die Patienten subjektiv direkt lohnende Effekt: Sie gewannen wieder mehr Selbstvertrauen, lernten, dass nun, nach dem Infarkt, das Leben nicht vorbei ist, sondern in vollen Zügen genossen werden kann und auch körperlich noch vieles möglich ist.

Krebspatienten können mit Sport wirkungsvoll das Fatigue-Syndrom bekämpfen, die lähmende Müdigkeit, die als Nebenwirkung der Tumortherapie auftritt und unter der 40 Prozent der Betroffenen noch Jahre nach Abschluss der Behandlung leiden.[5] Schon während der Chemotherapie oder der Bestrahlungszyklen versuchen Ärzte heute, Patienten zu mehr Bewegung zu motivieren. Neben der sofort eintretenden positiven Wirkung auf die Lebensqualität tun sie damit gleichzeitig auch etwas für die Zeit nach der Therapie: Beobachtungsstudien legen nahe, dass zumindest bei Brust- und Darmkrebs, vielleicht aber auch bei vielen anderen Krebsarten, die Wahrscheinlichkeit für einen erneuten Ausbruch der Krankheit deutlich sinkt, wenn die Patienten Sport treiben. Aktuell laufen Studien, die den Zusammenhang statistisch belegen sollen. Von ihnen erhoffen sich die Ärzte auch belastbare Erkenntnisse darüber, ob Training den Patienten hilft, die Nebenwirkungen der Behandlung besser wegzustecken, und ob sie sogar weniger hohe Dosen der Chemotherapeutika benötigen.

Tatsächlich verdichten sich die Hinweise darauf, dass Gesunde mit regelmäßiger sportlicher Betätigung ihr Krebsrisiko ganz allgemein senken können.[6] Bei Darm- und Brustkrebs lassen sich demnach 15 Prozent der Erkrankungen durch Bewegung vermeiden. Auch Brust-, Leber-, Bauchspeicheldrüsen- und Gebärmutterkrebs gehören zu den Tumorerkrankungen, vor denen regelmäßiges Training schützen kann.

Die genauen Mechanismen und Faktoren, durch die Sport vor Krebs schützt, sind längst noch nicht alle geklärt. Vermutlich sind es viele einzelne Bausteine, die sich bei den verschiedenen Krebstypen unterschiedlich stark auswirken, darunter die Vermeidung von Übergewicht, einem der größten Risikofaktoren. Hier spielen der sinkende Insulinspiegel sowie die niedrigere Konzentration von Botenstoffen aus dem Bauchfett (Adipokine) eine wichtige Rolle, die das Wachstum von Tumorzellen anregen können. Sport bremst zudem chronische Entzündungsprozesse im Körper, stärkt das Immunsystem[7] beim Abbau entarteter Zellen und stimuliert Reparaturmechanismen für das Erbmaterial im Zellkern.

Muskeln als biomechanische Steuerzentrale

Entscheidend für die große Wirkung von intensiver Bewegung auf den ganzen Körper sind die Muskeln. Die kräftigen Zugmaschinen der Skelettmuskulatur bestehen aus verschiedenen Muskelsträngen, die über Sehnen mit den Knochen verbunden sind. Muskelstränge setzen sich aus Tausenden einzelner Muskelfasern zusammen, von denen jede wiederum aus zahlreichen »Fäden«, den Myofibrillen, besteht. Erst darin stecken weitere lange, dünne, mikroskopisch kleine Strukturen, die für die eigentliche Bewegung zuständig sind: Aktin und Myosin, zwei Eiweißstränge, die sich bei Aktivierung des Muskels durch entsprechende Nervenimpulse ineinanderschieben wie die Glieder einer Teleskopantenne. Abermillionen dieser hintereinandergeschalteten Verkürzungsreaktionen bilden eine Muskelkontraktion.

Der Vorgang benötigt Energie, die Muskeln aus den Kraftwerken der Zellen, den Mitochondrien, beziehen. Der Bewegungsapparat erzeugt diese Energie selbst durch die Verwertung von Zucker und Fetten. Regelmäßiges Training erhöht sowohl die Zahl der Myofibrillen in beanspruchten Muskeln als auch die der Mitochondrien.

Neben ihrer eigentlichen Aufgabe kommunizieren die Muskeln aber auch mit dem übrigen Körper. Sie geben mehrere Tausend unterschiedliche Eiweiße ab, von denen zahlreiche Stoffwechselvorgänge im Organismus anstoßen oder stoppen. So fördern Botenstoffe aus den Muskeln die Verwertung von Zucker in der Leber und die Auflösung von Fettspeichern. Sie signalisieren der Bauchspeicheldrüse, verstärkt Insulin herzustellen, und regen die Bildung von Knochensubstanz an. Sogar die Bildung von Nervenzellen und Nervenzellverbindungen im Gehirn wird durch aktive Muskeln angeregt.

Damit die Botschaften der Muskulatur an den Körper ankommen, muss sie jedoch aktiv sein. Gleichzeitig gilt: Je mehr jemand trainiert, je mehr Muskelmasse der Körper aufgebaut hat, desto mehr Signalmoleküle werden auch ausgeschüttet. Regelmäßiges Krafttraining ist also unverzichtbar, um von den positiven Effekten auf die Gesundheit zu profitieren. Und auch wenn es in fortgeschrittenem Alter mehr Aufwand bedarf, um die Muskulatur aufzubauen – die Fähigkeit, an Masse zuzulegen, verlieren die Muskelfasern nie.

Bewegung verändert die Genaktivität

Sport verändert, wer wir sind. Die meisten Menschen und auch manche Ärzte halten Gentherapie noch für eine Utopie, dabei wenden viele von uns sie täglich an: indem sie Sport betreiben.

Auf welche Weise Sport den Stoffwechsel genetisch beeinflusst, wird derzeit erforscht. In arbeitenden Muskelzellen reguliert ein bestimmtes Gen den Stoffwechsel nach oben: PGC-1alpha (Peroxisome Proliferator-Activated Receptor gamma Coactivator-1-alpha). Es sorgt für einen Umbau des Muskels und regt die Neubildung von Mitochondrien an, den Energiefabriken der Zellen. PGC-1alpha spielt bei der Kontrolle des Blutdrucks, des Cholesterinstoffwechsels und beim Aufbau von Fettzelldepots eine Rolle.

Ein kleines Molekül, ausgeschüttet von der Muskulatur als Reaktion auf Sport, treibt den Stoffwechsel in anderen Geweben an. Ein Forscherteam am Massachusetts General Hospital in Boston[8] entdeckte steigende Blutspiegel des Moleküls BAIBA (beta-Aminoisobuttersäure), als sie bei Mäusen experimentell eine Reihe von Genen anschalteten, die normalerweise durch Sport aktiviert werden. Im weißen Fettgewebe von anderen Versuchstieren, die dann mit BAIBA behandelt wurden, schalteten sich wiederum Gene an, die die Kalorienverbrennung antreiben. Dabei nahmen sie Eigenschaften von braunem Fettgewebe an (siehe Seite 244) und aktivierten Stammzellen, die vermehrt braunes Fettgewebe bilden. Die Mäuse nahmen trotz reichhaltiger Nahrung weniger an Gewicht zu, erkrankten weder an Diabetes noch an Fettstoffwechselstörungen. Bei Menschen mit mehr BAIBA im Blut fanden die Wissenschaftler ebenfalls weniger Insulinresistenz und einen niedrigeren Cholesterinspiegel.

Die ideale Dosis Sport

Bewegung ist ein wirksames Medikament – und wie bei allen Medikamenten entscheidet die Dosierung, ob es als Heilmittel oder als Gift wirkt. Aber keine Sorge, die therapeutische Breite, also der Dosierungsbereich, in dem die Heilkräfte überwiegen, ist sehr groß. Der erste Marathonläufer, Pheidippides, verausgabte sich im Jahr 490 vor Christus auf den 42 Kilometern zwischen Marathon und Athen derart, dass er bei seiner Ankunft zwar noch den Sieg über die Perser verkünden konnte, dann aber tot zusammenbrach. Wer seinen Körper über das verträgliche Maß hinaus belastet, richtet Schaden an. Bei Untrainierten ist die Grenze schnell erreicht.

Tatsächlich existiert bei hoher Belastung eine gewisse Gefahr für das Herz. Im Wettkampf pumpt das Organ bis zu 35 Liter pro Minute in den Kreislauf, siebenmal so viel wie im Ruhezustand. Dauert dieses Arbeitspensum über mehrere Stunden an, können sich feine Risse in der Muskulatur bilden. Innerhalb weniger Tage heilen die Verletzungen dann wieder ab. Die Gefahr eines Herztodes beim Sport ist zwar etwas erhöht, aber vermutlich ist der Sport dabei nicht die Ursache, sondern lediglich der Auslöser eines schon zuvor bestehenden Herzproblems. Sicherheitshalber sollte man, bevor man erstmals oder nach langer Zeit wieder mit dem Sport beginnt, sein Herz beim Arzt untersuchen lassen, um Herzerkrankungen oder chronische Leiden auszuschließen.

Gefährlich werden kann Sport vor allem dann, wenn gleichzeitig ein akuter Infekt besteht. Stresshormone wie Kortison und Adrenalin sind unter Belastung erhöht, um Kreislauf und Reparaturmechanismen zu befeuern. Gleichzeitig reduzieren sie aber auch die Abwehrbereitschaft der Immunzellen gegenüber Bakterien und Viren. Bis zu zwei Stunden nach dem Training besteht so für Krankheitserreger die Chance, sich im Körper auszubreiten. Für Gesunde ist dies keine Gefahr. Bei ohnehin von der Infektion geschwächten Personen können sich die Erreger im Blut aber bis zum Herzen treiben lassen und dort eine Herzmuskelentzündung verursachen. Wer sich nicht gut fühlt, erkältet ist, hustet oder schnupft, sollte lieber ein paar Tage pausieren. Auch neu auftretende Schmerzen in den Gelenken sind ein Warnzeichen, das nicht ignoriert werden sollte.

Während sich Herz, Kreislauf und Lunge relativ rasch an neue und steigende Belastungen anpassen, dauern Trainingseffekte bei Knochen und Gelenken etwas länger. Gerade Anfänger neigen in der Anfangseuphorie dazu, zu übertreiben. Ohne den notwendigen Schutzmantel aus kräftiger Muskulatur werden die Sehnen und das Bindegewebe um die Gelenke herum stark beansprucht. Erschütterungen werden nicht abgefedert und direkt auf den Knochen und die Gelenke übertragen. An den Ansätzen der Sehnen kann es so zu Entzündungen kommen, in Knochen zu Haarrissen. Der Knorpel der Gelenke nutzt sich schneller ab. Man sollte es daher langsam angehen lassen und das Pensum stufenweise steigern. Besonders Ballsportarten mit schnellen Richtungswechseln, Sprüngen und hohen Belastungsspitzen sind für untrainierte Menschen eher ungeeignet. Gelenkschonender sind zunächst Radfahren, Schwimmen oder Walken. Am schnellsten wächst die Muskulatur, wenn sie gezielt trainiert wird – mit Krafttraining.

Was ist nun die ideale Dosis des Wundermittels Bewegung? Menschen, die sich bisher kaum bewegt haben, profitieren von jedem bisschen Sport, selbst wenn es kaum als solcher bezeichnet werden kann. Alltagsbewegungen wie Treppensteigen, kurze Strecken mit dem Rad fahren oder eine Busstation früher aussteigen und den Rest zu Fuß gehen, reduzieren nachweislich die Risikofaktoren für Herz und Gefäße. Höhere Intensität ist besser, allerdings nimmt die Effektivität des Trainings (als Verhältnis von Aufwand und Effekt) mit der Höhe des Trainingszustandes ab. Das bedeutet aber auch, dass gerade schlecht trainierte Menschen mit geringem Aufwand große Effekte erzielen können.

Als empfohlene Untergrenze gilt ein zusätzlicher, regelmäßiger und langfristiger Energieverbrauch von 1000 Kilokalorien pro Woche. Das entspricht drei Stunden zügigem Spazierengehen oder anderthalb Stunden Radfahren. Ein Pensum, das sich fast alle Menschen zutrauen können.

Eine halbe Stunde Bewegung mit mittlerer Intensität an den meisten Tagen der Woche ist die von der WHO empfohlene Dosis an Sport. Sie gilt schon seit vielen Jahren und ist in ihrer Wirksamkeit gut untersucht. »Mittlere Intensität« bedeutet, dass das Herz schneller schlägt, man etwas außer Atem kommt und schwitzt. Eine Unterhaltung nebenbei sollte noch möglich sein.

Sportphysiologen erkennen zunehmend auch das so genannte High-Intensity-Training, kurz HIT, als wirkungsvoll. Damit lassen sich Zeit sparen und noch größere Effekte erzielen. Eine Arbeitsgruppe um Peter Schnohr vom Bispebjerg University Hospital konnte im Rahmen der »Copenhagen City Heart Study« mit rund 20 000 Teilnehmern recht genaue Zahlenwerte für die gewonnene Lebenszeit ermitteln. Die Wissenschaftler beobachteten dänische Radfahrer im Alter zwischen 21 und 90 Jahren über durchschnittlich 18 Jahre hinweg. Männer, die regelmäßig, wenn auch nur kurz, mit hoher Intensität radelten, lebten im Schnitt um 5,3 Jahre länger als jene, die gemütlich, dafür aber länger fuhren. Fahrradfahrer mit mittlerem Tempo legten immerhin noch knapp drei Jahre gegenüber der Kontrollgruppe zu. Bei Frauen ermittelten die Forscher Verbesserungen von 3,9 und 2,2 Jahren. Andere Risikofaktoren wie Rauchen, Übergewicht oder Alkoholkonsum hatten die Wissenschaftler statistisch herausgerechnet. Für Studienleiter Schnohr ist klar: »Strammes Radfahren ist dem gemütlichen vorzuziehen.« Ähnliche Zusammenhänge fand die Studie auch für das Marschtempo: Je flotter man spazieren geht, desto seltener erkrankt man an Herzschwäche.[9] Am längsten leben folgerichtig die Jogger: Ihre durchschnittliche Lebenserwartung steigt durch regelmäßiges Lauftraining bei Männern um 6,2, bei Frauen um 5,6 Jahre.[10]

Innere Hürden überwinden

Trotz der Fülle an positiven Effekten fällt es vielen Menschen schwer, sich regelmäßig zu sportlichen Aktivitäten aufzuraffen. Tatsächlich ist der innere Schweinehund wirklich nicht so einfach zu überwinden. Die Psychologie hält jedoch einige Tricks und Kniffe bereit, mit denen man sich selbst überlisten kann. Sportpsychologen unterscheiden beispielsweise zwischen intrinsischer und extrinsischer Motivation. Eine extrinsische Motivation ist ein bestimmtes Ziel, das der Sportler in spe ins Auge fasst. Dazu zählt typischerweise abnehmen, eine bessere Figur bekommen, fitter werden oder sich auf einen Wettkampf vorbereiten. Solche Ziele können helfen, verändern aber wenig, wenn jemand einfach nicht gerne Gewichte stemmt oder um den Sportplatz rennt. Besser funktioniert daher die intrinsische Motivation. Sie speist sich aus positiven Gefühlen, die wir während des Trainings erleben. So gibt es Menschen, die das Gefühl von beanspruchten Muskeln lieben, andere mögen den »leeren Kopf« während des Sports oder die frische Luft und Stille beim morgendlichen Joggen.

Selbst wer meint, der Bewegung überhaupt nichts abgewinnen zu können, findet bei längerem Nachdenken meistens einen positiven Aspekt, der sich als intrinsische Motivation eignet. Das kann das Zwitschern von Vögeln auf der Laufstrecke sein oder die Phase, in der eventuell schmerzende Muskeln und Gelenke durch Bewegung warm und geschmeidig werden. Die Konzentration auf solche »Bilder« im Kopf im Vorfeld des Trainings kommt im Idealfall einer vorweggenommenen Belohnung gleich und hilft somit, aus dem Bett oder vom Sofa hochzukommen.

Die Arbeit an der intrinsischen Motivation ist vergleichsweise aufwändig und scheitert bisweilen, weil jemand vielleicht kein Bild, kein Erleben gefunden hat, das stark genug motiviert. Dann bleiben immer noch verschiedene organisatorische Strategien, um den inneren Schweinehund zu bändigen. Detaillierte Planung hilft: Die Sporttasche sollte morgens schon fertig gepackt sein, die Kleidungsstücke zum Anziehen bereitliegen, um die Hürde zur Durchführung des Plans so gering wie möglich zu halten. Bereits im Vorfeld kann man jeden Schritt durchdenken: Der Wecker klingelt – aufstehen – Gesicht waschen – die vorbereiteten Sachen anziehen – das Haus verlassen – Sport. Sich mit anderen zum Sport zu verabreden und somit eine soziale Verpflichtung einzugehen, gilt als eine der wirkungsvollsten Taktiken zur Motivation. Hat der Trainingspartner ähnliche Ziele und Motive, bricht das Bündnis weniger leicht wieder auseinander. Im Idealfall entwickelt sich aus dem Zweckbündnis eine Partnerschaft, so dass die Teilnehmer primär zum Sport kommen, um sich mit den anderen zu treffen und auszutauschen. Das wiederum ist eine starke intrinsische Motivation.

Eine sportlichere Gesellschaft ist gesünder

Bewegung ist einer unserer wichtigsten Schalthebel, mit dem wir unsere Gesundheit positiv beeinflussen können. Daher sollte weitaus mehr als bisher üblich regelmäßige Bewegung und Aktivität vom Kindesalter an gefördert und fest in Lehr- und Betreuungspläne integriert werden. Auch im Erwachsenenalter muss Sport zur Gesundheitserhaltung und Krankheitsprävention zum Alltag gehören. Die in den vergangenen Jahren von den gesetzlichen Krankenkassen aufgelegten Präventionskurse sind ein guter Anfang. Das Angebot sollte jedoch ausgebaut und wenn möglich auch von Arbeitgeberseite unterstützt werden, damit es breitere Bevölkerungsschichten erreicht. Zudem sollten Ärzte in Fortbildungsmaßnahmen über den Nutzen von Training auch für chronisch Kranke und Krebspatienten informiert werden und mit Physiotherapeuten, Vereinen und sonstigen Sportanbietern eng zusammenarbeiten.

Am wichtigsten aber ist es, den Kindern, die von sich aus einen natürlichen Bewegungsdrang haben und gerne Sport treiben, jede Gelegenheit dazu zu geben. Das Stillsitzen zu erzwingen, schadet nur. »Bewegungs-Kinder« werden ihr ganzes Leben gerne Sport machen. Sie werden gesünder sein als jene Stubenhocker, denen der natürliche Bewegungsdrang ausgetrieben wurde – durch die urbanen Lebensumstände oder die Erziehung zu Hause, im Kindergarten oder in der Schule.

Die Gesundheitsformel für Aktivität

Gesundheit	Biologie
Regelmäßige Bewegung hat eine Vielzahl positiver Auswirkungen. In hohem Alter ist Beweglichkeit fast ein Synonym für Gesundheit. Ausdauersport und Muskeltraining • erhöht die Lebenserwartung, • beugt Typ-2-Diabetes vor, • senkt den Blutdruck und die Blutfette, • hilft, Übergewicht abzubauen, • verringert das Risiko von Herzschwäche, Herzinfarkt und Schlaganfall, • verzögert die Entwicklung von Demenz, • schützt vor verschiedenen Krebserkrankungen, • baut ungesunde Fettdepots am Bauch und in der Leber ab, • hebt die Stimmung, • verhindert und bessert Depressionen und Angsterkrankungen, • kräftigt Knochen, Bänder und Gelenke, • bessert und schützt vor Rückenschmerzen, • aktiviert die Knorpelbildung und verhindert so Arthrose, • verbessert die Koordination, verhindert Stürze.	Der Mensch ist aufgrund seines evolutionären Erbes optimal für sportliche Aktivitäten ausgestattet; unser Bewegungsapparat ist perfekt auf langes, zügiges Laufen abgestimmt. Unsere Fähigkeit, stark zu schwitzen, ermöglicht effektive Kühlung während längerer Belastungen. Der Mensch und seine Vorfahren waren allesamt körperlich sehr aktiv bis auf die letzten 50 Jahre, seit der Mensch zunehmend in einer urbanen Umgebung lebt. Unser Stoffwechsel braucht regelmäßige Aktivierung, um gut zu funktionieren. Die Muskulatur, Knochen und Bänder verkümmern, wenn sie nicht genutzt werden; stattdessen schwellen Fettpolster an. Regelmäßige Bewegung bewirkt Veränderungen sogar in der Regulation der Gene, die teilweise lange über die Dauer der Belastung hinaus anhalten.

Umwelt	Verhalten
Wir leben heute in einer bewegungsfeindlichen Umwelt, in der fast alles auf Bequemlichkeit ausgerichtet ist. Viele Jobs werden ausschließlich sitzend ausgeführt. Zu Hause sitzen wir viel zu häufig vor Fernseher oder Computer. Auch kurze Strecken werden oft mit dem Auto oder öffentlichen Verkehrsmitteln zurückgelegt. Rolltreppen und Lifte tragen uns nach oben und unten. Städtebau, Politik, Kitas, Schulen und Arbeitgeber sind gefordert, mehr Gelegenheiten für Bewegung zu schaffen. In Gebäuden sollte die Treppe die einfachste Möglichkeit sein, das Stockwerk zu wechseln. Parks, Trimm-Dich-Pfade, Radwege sind attraktive Angebote an die Bevölkerung. Durch Sportfeste, Spiele und Turniere für Familien und Firmen muss Bewegung wieder zu einem zentralen kulturellen Element werden. Täglicher Sportunterricht an Schulen und Förderung von Vereinen stärkt die Freunde an Bewegung in der nächsten Generation.	Jeder sollte versuchen, täglich mindestens eine halbe Stunde körperlich aktiv zu sein. Die Intensität des Trainings sollte dabei so gewählt werden, dass das Herz schneller schlägt, der Atem sich beschleunigt und man ins Schwitzen gerät. Für Menschen, die sich bislang nur wenig bewegt haben, ist jedes Plus ein deutlicher Gewinn für die Gesundheit. Am günstigsten sind gelenkschonende Ausdauersportarten wie Joggen, Walken, Radfahren und Schwimmen. Krafttraining macht die Muskulatur zur Stütze für Gelenke und Rücken und hilft, auch im Ruhezustand mehr Energie (Kalorien) zu verbrennen. Nutzen Sie jede Gelegenheit zur Bewegung, die sich im Alltag bietet: mit dem Rad oder zu Fuß zur Arbeit, die Treppe nehmen, eine Station früher aus dem Bus aussteigen und nach Hause laufen. Versuchen Sie auch im Urlaub, neue Sportarten und vielseitige Bewegung in Ihr Ferienerlebnis einzubauen. Bauen Sie Sportzeiten mit hoher Priorität in Ihren täglichen Rhythmus ein. Bewegung sollte ebenso selbstverständlich werden wie Zähneputzen und Duschen.

Seelisches Wohlbefinden

Wie viel Niedergeschlagenheit ist »normal«? Wann wird aus Freudlosigkeit ein krankhafter Zustand? Bin ich einfach nur erschöpft, weil ich zu viel gearbeitet habe, leide ich an Burn-out oder bin ich gar schon depressiv?

Solche Fragen werden von der Wissenschaft immer wieder diskutiert. Weltweit maßgeblich für die Definition ist das *Diagnostische und Statistische Handbuch Psychischer Störungen*, DSM, das 2014 in der 5. Auflage vorliegt und das das Klassifikationssystem der American Psychiatric Association (US-amerikanische Psychiatrische Vereinigung) darstellt. Manche Forscher vertreten die Auffassung, dass hier eigentlich »normale«, weitverbreitete Verhaltensweisen schon als »krank« beurteilt werden. Nach DSM 5 gilt bereits eine zwei Wochen andauernde Episode mit Interesselosigkeit, Appetitlosigkeit, Schlaflosigkeit und fehlender Energie, zum Beispiel nach dem Tod eines nahestehenden Menschen, als Depression – andere Menschen nennen das Trauer.[1]

Die Definition von psychischer Gesundheit ist also Moden unterworfen. Die WHO beschreibt sie als »Zustand des Wohlbefindens, in dem der Einzelne seine Fähigkeiten ausschöpfen, die normalen Lebensbelastungen bewältigen, produktiv und fruchtbar arbeiten kann und imstande ist, etwas zu seiner Gemeinschaft beizutragen«.

Die Bandbreite menschlichen Erlebens ist weit, so vielfältig wie das Leben selbst und die Erfahrungen, die es für uns bereithält. Eine gesunde Psyche ist in der Lage, sowohl Höhen als auch Tiefen zu verarbeiten, genießt ebenso intensiv, wie sie trauert. Extreme Gefühlslagen kommen vor. Sie zu durchleben, ist normal. Aber man muss auch wieder herausfinden und sich neuen Erlebnissen zuwenden können.

Die Grenzen zu psychischen Krankheiten sind nicht fest gesteckt. Sie verlaufen dort, wo Gefühle oder Denken, Aufmerksamkeit oder Gedächtnis dauerhaft gestört sind. Zu den häufigsten psychischen Erkrankungen zählen Depressionen und Angststörungen, bei denen vor allem die Emotionalität verändert ist. Bei Patienten mit schizophrenen Psychosen und bei Suchtkranken ist neben den Gefühlen auch das Denken gestört.

Psychische Erkrankungen sind Erkrankungen des Gehirns. Die Entwicklung dieses Organs vom Embryo bis zum Erwachsenen ist sehr sensibel. Sie beginnt in der dritten Schwangerschaftswoche. Danach werden Millionen von Nervenzellen gebildet, die jedoch noch wenig miteinander verbunden sind. Daher ist das Gehirn bei der Geburt noch unfertig. Im ersten Lebensjahr verdreifacht sich das Gewicht der Großhirnrinde – nicht weil dort nach der Geburt noch neue Nervenzellen entstehen, sondern weil sie jetzt miteinander verschaltet werden. Es wird ein Überschuss an Verbindungen hergestellt, von denen nur diejenigen bleiben, die benutzt werden, der Rest wird wieder abgebaut. Zwischen dem dritten und sechsten Lebensjahr wächst insbesondere der vordere Teil des Großhirns, der präfrontale Kortex. Hier entsteht vieles von dem, was den Menschen von allen anderen Arten unterscheidet: vorausschauendes Denken, die Fähigkeit, komplexe Probleme zu lösen, die Abschätzung der eigenen Handlungsfolgen. Wie sich der Präfrontalkortex entwickelt, ist vor allem davon abhängig, wie das Kind sozialisiert wird.[2] Heute weiß man, dass sich das Gehirn bis zum einundzwanzigsten Lebensjahr strukturell noch stark verändern kann. Erfahrungen als Baby, Kind, Jugendlicher und junger Erwachsener spiegeln sich direkt in der Hirnstruktur wider.

Bis zum Tod bleibt unsere Psyche jedoch formbar. Jedes Erlebnis hinterlässt eine Erinnerungsspur in Gestalt neuer oder gestärkter Nervenverbindungen, die uns in zukünftigen Situationen vielleicht anderes erleben und reagieren lassen. Jedes Wort, das man an uns richtet, jedes Bild, das wir sehen, auch die Lektüre dieses Buches, verändern das Gehirn in seiner Anatomie und in seinem Stoffwechsel.

Die erste Liebe wirkt ein Leben lang

Liebe und Zuwendung, vor allem in den ersten Lebensjahren, sind wohl die wichtigsten Voraussetzungen für seelische Gesundheit. Diese heute selbstverständlich klingende Erkenntnis ist noch gar nicht so alt. Bis in die 1950er Jahre herrschte in der Psychologie die Meinung, dass die mütterliche Zuwendung für das Kind Gefühlskitsch sei und sogar schlecht für dessen Entwicklung. Der US-Psychologe John Watson (1878–1958), Begründer der lange vorherrschenden Schule des Behaviorismus, bezeichnete Mutterliebe in seinem Bestseller *Psychological Care of Infant and Child*[3] sogar als »gefährliches Instrument«. Liebkosungen verhinderten seiner Meinung nach, dass das Kind selbstständig werde. Er propagierte, dass Mütter ihre Kinder nicht auf den Schoß nehmen sollten, und empfahl eine Spezialkonstruktion zum Festschnallen der Kinder, damit sie ohne Hilfe ihren Stuhlgang verrichten könnten.

Erst der US-Psychologe Harry Harlow von der University of Wisconsin zeigte mit Versuchen, die heute als unethisch abgelehnt würden, wie wichtig körperliche Nähe für unsere Nachkommen ist. Er trennte nach der Geburt Rhesusaffen-Babys von ihren Müttern und gab ihnen eine Mutter-Puppe aus weichem Material, an die sie sich kuscheln konnten, und eine Figur aus Draht. Er beobachtete, dass die Affenbabys die weiche Puppe der harten Figur vorzogen – selbst wenn die drahtige Mutter sie sogar mit Futter versorgte. Die kleinen Rhesusaffen, die zwar mit Nahrung versorgt wurden, aber keine körperliche Nähe erfuhren, entwickelten schwere Verhaltensauffälligkeiten, Apathie, Depressionssymptome. Manche starben an Lieblosigkeit. Als Folge solcher Experimente änderte sich die vorherrschende Lehrmeinung. Denn wenn Rhesusaffen Mutterliebe brauchten, dann erst recht Menschenkinder.

Bei vielen Säugetieren gibt es eine enge Beziehung zwischen Mutter und Kind, auch bei jenen, die entfernter mit uns verwandt sind als die Rhesusaffen. Wo diese Beziehung gestört wird, kommt es zu psychischen Leiden. Je länger Tiere abhängig von elterlicher Fürsorge sind, desto empfindlicher reagieren sie auf Störungen.

Primaten sind weitaus anfälliger als beispielsweise Mäuse und Ratten, die schnell geschlechtsreif werden und sich sofort danach reproduzieren.

Tiere mit komplexem Sozialverhalten haben meist eine lange Kindheit und Jugend – am stärksten ausgeprägt ist beides beim Menschen. Wir brauchen diese Zeit, um die sozialen Kompetenzen zu entwickeln, die uns später dazu befähigen, uns als Erwachsener zu behaupten, uns sozial einzubinden, selbst Kinder zu haben und großzuziehen.

Heute wissen wir, dass Kinder sogar schon vor der Geburt vom seelischen Zustand der Mutter beeinflusst werden. Es gibt Untersuchungen, die zeigen, dass Kinder von Müttern, die während der Schwangerschaft gestresst waren, ein geringeres Geburtsgewicht und ein größeres Risiko für eine Frühgeburt haben als Kinder, deren Mütter während der Schwangerschaft emotional ausgeglichener waren.[4] Während der gesamten Kindheit und Jugend gibt es empfindliche Phasen in der Entwicklung des Nervensystems.

Zum Glück werden die geschilderten Erziehungsmethoden aus der ersten Hälfte des 20. Jahrhunderts heute nicht mehr angewandt. Die meisten Kinder bei uns dürften mit Körperkontakt und Liebkosungen aufwachsen. Trotzdem gibt es auch in unserer Gesellschaft Gefährdungen für die Eltern-Kind-Bindung. Wenn Eltern ihre Kinder vor dem Fernseher und Computer sich selbst überlassen, kann auch das die soziale Entwicklung massiv stören – das Risiko, als Erwachsener kriminell zu werden, steigt mit der Dauer des Fernsehkonsums im Kindesalter.[5]

Als sich unsere Gene auf den heutigen Stand entwickelten, lebten die Menschen in kleinen Gruppen. Emotionale Vernachlässigung gab es nach Meinung verschiedener Autoren damals nicht. Durch die starke soziale Kontrolle sei auch sexueller Missbrauch kaum vorgekommen. Anthropologen wie Melvin Konner von der Emory University in Atlanta[6] schließen dies aus Beobachtungen im Rahmen ihrer Feldforschung bei Völkern, die noch bis ins letzte Jahrhundert als Jäger und Sammler lebten.

Missbrauchserfahrungen in der Kindheit sind heute das größte Risiko dafür, psychisch krank zu werden. Traumatische Erlebnisse können zu verschiedenen Seelenleiden wie Depressionen und Zwangsstörungen führen. Menschen mit Persönlichkeitsstörungen wie dem Borderline-Syndrom wurden zu zwei Dritteln in der Kindheit missbraucht.

Das Psychogen macht stark – und schwach

Der enge Zusammenhang zwischen seelischen Erkrankungen und frühkindlichen Erfahrung belegt den großen Einfluss der Umgebung und von Beziehungen auf die Entstehung von Depressionen. Inzwischen sind auch im Erbgut eine Vielzahl von genetischen Varianten identifiziert, die das Erkrankungsrisiko erhöhen. Das Vulnerabilitäts-Stressoren-Modell der Psychiatrie erklärt, wie Umgebung und Biologie hier zusammenwirken: Es gibt Menschen mit bestimmten Genen, die sie anfällig für eine Erkrankung machen. Wenn ungünstige Lebensumständen noch dazukommen, bricht die psychische Störung aus.

Dennoch lässt der Nachweis von Risikogenen kaum Aussagen darüber zu, ob ein Einzelner erkrankt oder nicht. Denn dieselben genetischen Varianten, die den einen krank machen, können bei anderen zu einer positiven psychischen Entwicklung beitragen, wenn sie auf günstige Lebensumstände treffen. Zum Beispiel tritt eine Variante des Serotonin-Transportergens bei Depressionspatienten vor allem dann gehäuft auf, wenn sie in der frühen Kindheit emotional vernachlässigt oder missbraucht wurden. Wachsen Menschen mit derselben Variante aber bei liebevollen Eltern auf, haben sie ein geringeres Risiko, an einer Depression zu erkranken, als die Allgemeinbevölkerung.

Beim Aufmerksamkeits-Defizit-Syndrom (AHDS) bei Kindern gibt es eine ähnliche Konstellation: Eine bestimmte Genvariante macht Kinder anfällig für ADHS, wenn deren Mütter unsensibel auf ihr Verhalten reagieren. Kinder emphatischer Mütter mit der gleichen Genvariante haben dagegen ein geringeres Risiko für ADHS.

Statt von »Risikogenen« zu sprechen, empfehlen manche Wissenschaftler deswegen den Begriff der »Formbarkeitsgene«.[7] Diese

Gene verleihen Menschen eine psychische Flexibilität, auf die Umgebung zu reagieren, in die sie hineingeboren werden. Sie können sowohl positive als auch negative Effekte haben. Die Hypothese liefert auch eine Erklärung dafür, warum sich Gene, die zu schwerwiegenden psychischen Problemen beitragen, so ausgebreitet haben: In günstiger Umgebung sind sie von Vorteil. In der Evolution hätte sich keine Erbanlage durchsetzen können, die ausschließlich mit Nachteilen verknüpft ist.

Die wirksamste Maßnahme, psychische Krankheiten in einer Bevölkerung zurückzudrängen, ist der Schutz von und liebevolle Umgang mit Kindern. Ihre Entwicklung muss vom Mutterleib bis ins junge Erwachsenalter besonders geschützt werden. Sexuellem Missbrauch kann man vorbeugen, indem man Mädchen und Jungen stark macht und sensibilisiert für gefährliche Situationen. Dass ein Kind schreien und weglaufen sollte, wenn ein Auto neben ihm anhält und der Fahrer seltsame Fragen stellt; dass ein Kind »Nein« sagen sollte, wenn es Nein fühlt; dass es Geheimnisse mit Vertrauten teilen sollte; dass Kinder am Telefon bei seltsamen Fragen auflegen sollten; dass sie auch Verwandte und Freunde der Eltern nicht einfach ins Haus lassen sollten all das sind wichtige Verhaltensregeln, die man seinen Kindern beibringen sollte.[8]

Zur Prävention psychischer Krankheiten gehört auch die Früherkennung, um zu verhindern, dass sich eine Krankheit verschlechtert oder chronisch wird. Teil der verpflichtenden Vorsorgeuntersuchungen für Kinder sollte die Untersuchung psychischer Faktoren sein. Dort könnten Störungen, zum Beispiel durch dauerhaftes Fernsehen, frühzeitig aufgespürt werden. Kinderpsychologen halten es für unbedingt notwendig, dass Kinder Freundschaften pflegen, in Schule und Vereinen aktiv sind, damit sie soziale Kompetenzen erwerben. Psychische Krankheiten wird es trotz aller Präventionsbemühungen immer geben. Sie vor ihrem evolutionären Hintergrund zu betrachten, kann dabei helfen, ihnen das Stigma zu nehmen, das noch immer an ihnen haftet. Schließlich kann kein Mensch etwas dafür, welche Gene er erbt und was ihm als Kind widerfahren ist.

Das verzwickte Körper-Seele-Verhältnis

Als die Funktionsweise des Gehirns und seiner engen Verknüpfung mit dem Körper noch weitgehend unbekannt war, hatte jedes Leiden in der Vorstellung der Mediziner auch eine eindeutige körperliche Ursache zu haben. Wurde bei einem Patienten, der Beschwerden angab, keine gefunden, stempelte man ihn leicht als »eingebildeten Kranken« oder Simulanten ab. Körper und Seele waren zwei klar voneinander getrennte Gebiete, Psychologen und Ärzte standen kaum miteinander im Austausch. Vereinzelt hält sich diese Einschätzung noch immer. Dabei hat sich in der Medizin viel verändert. Die Psychosomatik (*psyche* – Atem, Hauch, Seele; *soma* – Körper, Leib, Leben) beschreibt inzwischen recht genau, wie Emotionen, Haltungen, Wünsche und dadurch bedingte Lebensweisen auf den Stoffwechsel und sämtliche Organe einwirken. Umgekehrt untersuchen Somatopsychologen, welche Auswirkungen körperliche Erkrankungen auf emotionale und kognitive Prozesse haben. Körper und Seele sind nicht nur aufs Engste verknüpft, sie sind ein und dasselbe und getrennt gar nicht vorstellbar.

Ein Paradebeispiel für ein Volksleiden mit starker psychosomatischer Komponente sind Rückenschmerzen, für die oft keine körperliche Ursache gefunden wird. Reihenuntersuchungen haben gezeigt: Manche Menschen mit gravierenden Bandscheibenvorfällen haben keine Schmerzen, andere ohne jegliche Schäden an den Bandscheiben leiden unter unerträglichen Schmerzen. Andererseits findet man bei 80 Prozent der Rückenschmerzpatienten keine konkrete Ursache für ihre Pein. Rückenschmerzen werden heute als biopsychosoziales Phänomen gesehen – und manche Wissenschaftler halten die biologische Komponente für die geringere. Wie kann die Psyche Rückenschmerzen hervorrufen?

Das sogenannte Biofeedback macht deutlich, wie Rücken, Schmerz und Psyche miteinander verbunden sind. Bei dem Verfahren werden Körperparameter wie Hautschweiß und Muskelspannung gemessen, während der Proband unter Stress gesetzt wird, zum Beispiel durch knifflige Rechenaufgaben unter Zeitdruck. So kann man nachweisen, dass Rückenschmerzen auch direkt von der inneren Anspannung abhängen, mit der man beispielsweise vor dem Schreibtisch sitzt. Der Stress im Kopf erhöht die Muskelspannung – und Muskelverspannungen sind eine häufige Ursache von Rückenschmerzen. Das ist ein direkter Zusammenhang zwischen Körper und Geist.

Aber auch das Allgemeinbefinden hat Auswirkungen auf körperliche Leiden. Man kann das leicht nachvollziehen, wenn man sich Folgendes vorstellt: Man steht morgens auf, der Rücken schmerzt, aber man ist gerade frisch verliebt, gut gelaunt, und die Sonne scheint. Der Tag ist großartig, der Rückenschmerz, sofern er nicht überhandnimmt, wird zum Randaspekt, der die Stimmung nicht wirklich trüben kann. Man ist nicht darauf konzentriert, vergisst ihn vielleicht zwischenzeitlich sogar.

Oder man stelle sich vor, man hat diesen gleichen Rückenschmerz, wenn eine Beziehung gerade zu Ende gegangen ist. Man steht auf, es regnet, man sieht vielleicht ohnehin kaum Sinn im Leben – und dann auch noch dieser Schmerz. Jeder Mensch wird in dieser Situation den Schmerz als belastender empfinden als in der erstgeschilderten. Demzufolge leiden Menschen stärker unter Rückenschmerzen, wenn es ihnen ohnehin schlecht geht. Menschen, die psychisch krank sind, haben oft zusätzlich chronische Schmerzen. Manche Forscher sehen chronische Schmerzen gar als eine psychische Erkrankung, die der Depression ähnlich ist.[9]

Schmerz entsteht im Gehirn, deshalb ist jeder Schmerz auch psychisch. Und damit hat jeder Schmerz auch eine soziale Komponente. Wessen Leistung im Beruf nicht gewürdigt wird, wer in der Partnerschaft Probleme hat, wer arbeitslos oder arbeitsunfähig ist, leidet prozentual viel häufiger unter Schmerzen als Menschen, die keine sozialen Probleme haben.[10]

Wie schnell Krankheiten überwunden werden, hängt ebenfalls stark von der Psyche ab. Nach einer Bypassoperation bleiben depressive Menschen länger im Krankenhaus. Bei zerstrittenen Ehepaaren heilen Wunden langsamer als in intakten Beziehungen. Eine solche positive Wirkung der Psyche auf den Körper verursacht wohl auch, dass selbst Theater- und Opernbesuche die Gesundheit nachweislich verbessern können.

Körper und Geist sind eine Einheit, eine Tatsache, die unter dem Begriff »Embodiment«, übersetzt »Verkörperung«, heute verstärkt in den Fokus gerückt wird. Nicht nur in Bezug auf Krankheiten, sondern im täglichen Leben. Schon 1988 bewies der deutsche Psychologe Fritz Strack, dass Probanden Cartoons als lustiger empfanden, wenn sie einen Bleistift quer im Mund liegen hatten – denn dadurch heben sich die Mundwinkel.[11] Diese kleine Manipulation des Körpers sorgte dafür, dass die Psyche den Cartoon anders bewertete. Auf diesen ersten Hinweis darauf, dass der Körper den Geist, hier die Stimmung, beeinflusst, folgten vielfältige Studien, die zum Beispiel zeigten, dass sich Menschen mit aufrechter Körperhaltung selbstsicherer fühlten als Menschen, die zusammengesunken gingen und saßen. Lagesensoren im Körper geben Rückmeldungen ans Gehirn und bewirken auch dort eine Haltung.

Doch warum sind wir Menschen so empfindlich und emotional? Wäre es aus evolutionärer Sicht nicht sinnvoller, härter zu sein? Wenn es Menschen bei körperlichen Beschwerden gleichzeitig auch seelisch schlecht geht, kann das als Signal gesehen werden, sich zu schonen – zum Beispiel diejenigen Menschen, die dazu neigen, nicht auf körperliche Signale allein zu hören. Wenn psychische Belastungen zu körperlichen Problemen führen, kann das als Hinweis aufgefasst werden, sich verdrängten Problemen zu stellen. Empfindsamkeit hilft uns also bei der Lösung von Problemen.

Sensibel zu sein, heißt auch, sich ändernde Umweltbedingungen wahrnehmen zu können, um darauf eine passende Antwort zu finden. Es gab unseren Vorfahren die Möglichkeit, flexibel auf immer neue Herausforderungen des Lebens zu reagieren, auf physische Angriffe, auf Naturkatastrophen, auf das Miteinander mit anderen Menschen, ob freundlich oder feindlich gesinnt.

Stress als Alarmzustand im ganzen System

Die wohl umfassendste psychosomatische Reaktion ist die Stressreaktion. Alle Tiere haben sie, wenn auch unterschiedlich stark ausgeprägt. Sie folgt einem genauen Programm, das bei akuter Gefahr abläuft. Beim Menschen beginnt die Konfrontation mit dem Gegner als Angst. Er reißt die Augen auf, und das hilft ihm dabei, seine Umgebung besser wahrzunehmen. In Sekunden werden die Hormone Adrenalin und Cortisol ins Blut ausgeschüttet, wodurch sich die Gefäße zusammenziehen, der Blutdruck steigt und Muskeln und Gehirn besser mit Blut versorgt werden. Der Blutzuckerspiegel steigt, die Bronchien weiten sich – der Körper macht sich bereit für Flucht oder Kampf. Die Funktionen, die er dabei nicht benötigt, werden vorübergehend heruntergefahren: Verdauung, Immunsystem, Durchblutung der Haut, Proteinaufbau, Libido.

So sinnvoll die Stressreaktion in Notsituationen ist, so schädlich kann sie sein, wenn sie länger anhält. Der Körper erschöpft, er wird anfällig für Infektionen, Wunden verheilen schlechter, der Blutdruck steigt, das Risiko für Übergewicht, Diabetes, Osteoporose und Krebs erhöht sich. Die Potenz lässt nach, Schlafstörungen können auftreten – und nicht zuletzt psychische Erkrankungen wie Burn-out und Depressionen. Neuere Studien zeigen auch: Chronischer Stress erhöht das Risiko, später an Alzheimer zu erkranken.

Auch unsere Vorfahren hatten kein stressfreies Leben. Es gab immer Bedrohungen durch wilde Tiere oder feindselige benachbarte Gruppen, die weitaus gefährlicher waren für Leib und Leben als das, womit wir heute konfrontiert sind. Aber die Anspannung ließ nach, wenn der Feind besiegt, das Tier erlegt oder die Flucht geglückt war. Stressfaktoren waren klar zu benennen und von begrenzter Dauer.

Überlastung am Arbeitsplatz, Angst um den Job aber sind Bedrohungen, bei denen ein Feind oft nicht klar auszumachen ist. Die Lösungsstrategien, für die die Stressreaktion entwickelt wurde – körperliche Auseinandersetzung oder Flucht –, sind bei

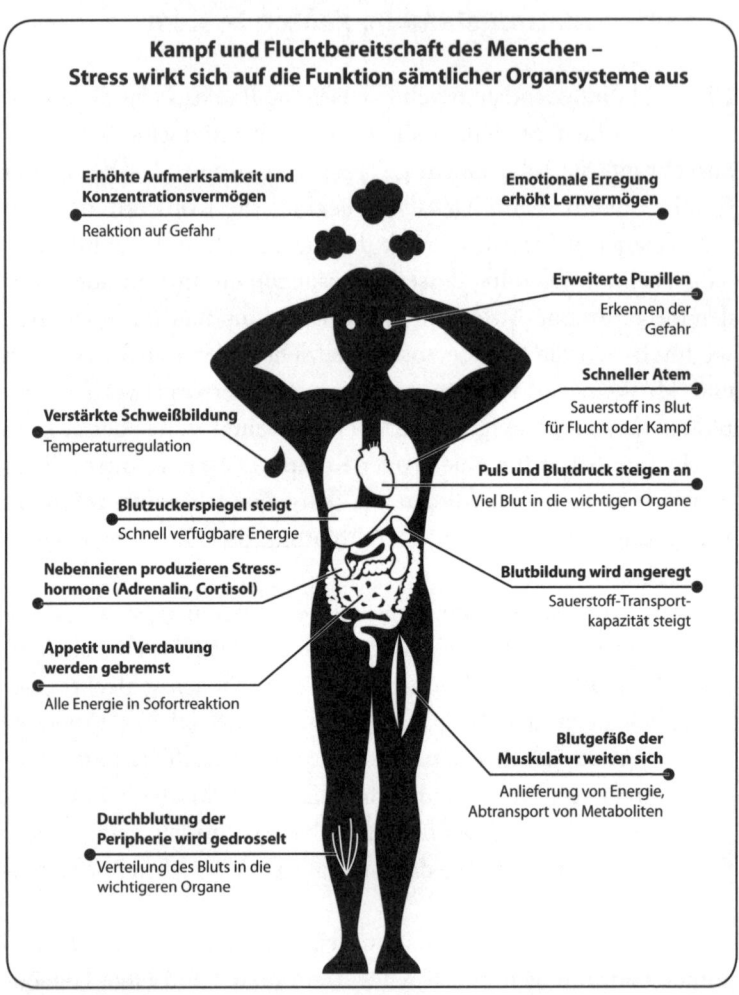

**Kampf und Fluchtbereitschaft des Menschen –
Stress wirkt sich auf die Funktion sämtlicher Organsysteme aus**

Erhöhte Aufmerksamkeit und Konzentrationsvermögen
Reaktion auf Gefahr

Emotionale Erregung erhöht Lernvermögen

Erweiterte Pupillen
Erkennen der Gefahr

Verstärkte Schweißbildung
Temperaturregulation

Schneller Atem
Sauerstoff ins Blut für Flucht oder Kampf

Puls und Blutdruck steigen an
Viel Blut in die wichtigen Organe

Blutzuckerspiegel steigt
Schnell verfügbare Energie

Nebennieren produzieren Stresshormone (Adrenalin, Cortisol)

Blutbildung wird angeregt
Sauerstoff-Transportkapazität steigt

Appetit und Verdauung werden gebremst
Alle Energie in Sofortreaktion

Blutgefäße der Muskulatur weiten sich
Anlieferung von Energie, Abtransport von Metaboliten

Durchblutung der Peripherie wird gedrosselt
Verteilung des Bluts in die wichtigeren Organe

den Problemen, die sich uns in der heutigen Gesellschaft stellen, nicht hilfreich.

Heute sind die Menschen mehr sozialen Stressoren ausgesetzt als in den kleinen Stammesgesellschaften früher. In unserer Massengesellschaft müssen wir uns ständig mit neuen Menschen und neuen sozialen Herausforderungen auseinandersetzen. Es gibt wenig Sicherheit in den Bindungen, was bei empfindsamen Menschen psychische Erkrankungen hervorrufen kann. Das zeigt sich auch daran, dass sich Stadt- und Landbevölkerung hinsichtlich psychischer Erkrankungen deutlich unterscheiden.[12] Schizophrenien treten häufiger in der Stadt auf als auf dem Land.[13]

Untersuchungen von Kindern karibischer Einwanderer in Großbritannien haben gezeigt, dass sie viel häufiger unter schizogenen Psychosen litten als die Bewohner der Karibik selbst. Genetische Faktoren konnten ausgeschlossen werden.[14] Der Grund lag vielmehr darin, dass das Leben der Migranten von Unsicherheit, schlechten Jobs und ständiger Angst vor möglicher Abschiebung geprägt war. Hinzu kamen Rassismus und soziale Ausgrenzung. Migrant zu sein bedeutet oft, ein Leben im Dauerstress zu führen.

Viele Studien haben gezeigt, dass bei Arbeitslosen vermehrt psychische Erkrankungen auftreten. Und nicht erst die Arbeitslosigkeit ist ein Stressfaktor: Bereits die subjektiv wahrgenommene Bedrohung der Beschäftigungssicherheit kann gesundheitlichen Stress erzeugen.[15] Kommt es zu einem Wechsel in ein gesichertes Arbeitsverhältnis, verbessert sich die psychische Gesundheit dagegen wieder.[16]

Das Arbeitsleben ist insgesamt seit den 1990er Jahren kontinuierlich stressiger geworden. Heute geben 70 Prozent der Beschäftigten an, häufig verschiedene Arbeiten gleichzeitig erledigen zu müssen, 58 Prozent beklagen sich, dabei oft unterbrochen zu werden, 56 Prozent stehen bei der Arbeit unter permanentem Zeitdruck.

Fast die Hälfte der Beschäftigten arbeitet mehr als 40 Stunden, ein Sechstel sogar mehr als 48 Stunden in der Woche. Mehr als 40 Prozent der Beschäftigten geben an, nie oder selten bei der Arbeitszeitplanung auf familiäre oder private Interessen Rücksicht nehmen zu können.[17] Solcher Arbeitsstress hat Folgen: 2012 verursachten psychische Störungen mehr als 53 Millionen Krankheitstage in Deutschland, 41 Prozent der Frühverrentungen sind psychisch bedingt.[18]

Gerade die Gruppen, die am Rande unserer Gesellschaft stehen – Arbeitslose, Drogenabhängige, Obdachlose, Minderheiten –, tragen auch einen großen Teil der psychischen Krankheitslast. Eine bessere soziale Integration, Möglichkeiten für Arbeit, Gemeinschaft und

Angsterkrankungen

Bei Angsterkrankungen gerät die normale Kampf- oder Flucht-reaktion des Körpers aus der Balance. Menschen, die eine Panik-störung haben, erleben die gleichen körperlichen Symptome wie in einer lebensgefährlichen Situation – nur treten sie dann auf, wenn es gar keine Bedrohung gibt. Charakteristisch ist dabei der Ablauf, der auch als Teufelskreis der Angst bezeichnet wird. Die Patienten empfinden zum Beispiel ihren Puls als schnell, werten das als Gefahr und bekommen dann panische Angst. Dadurch atmen sie hektisch, hyperventilieren, ihnen wird schwindelig, und ihr Herz rast noch schneller. Das vergrößert wiederum die Angst bis hin zu der Befürchtung, gleich sterben zu müssen. Die Panik-attacken lassen nach spätestens 45 Minuten von allein nach.

Dagegen ist die generalisierte Angststörung durch weniger starke, aber dafür dauerhafte Angstzustände gekennzeichnet. Die Betroffenen sorgen sich mindestens sechs Stunden am Tag, man spricht deshalb auch von Sorgenkrankheit, und sind in ih-rem Alltag erheblich eingeschränkt. Dabei unterscheiden sich ihre Sorgen inhaltlich nicht von denen, die wir alle haben, sie sind nur raumgreifender.

Bei spezifischen Phobien lösen bestimmte Situationen, Tiere oder Orte die Angstreaktion aus, ohne dass eine Gefahr besteht. Beispiele sind die soziale Phobie, bei der Mitmenschen gemie-den werden, Angst vor Spinnen (Arachnophobie) und Agorapho-bie, die Angst vor Menschenansammlungen. Es gibt sehr viele Arten von spezifischen Phobien. Gemeinsam ist allen Angst-erkrankungen, dass sie mit großem Erfolg durch Verhaltensthe-rapien behandelt werden können. Sie bestehen im Wesentlichen in einer heftigen Konfrontation des Patienten mit dem angst-auslösenden Reiz, dem sogenannten Flooding, bei dem er lernt, dass dieser nicht gefährlich ist.

Wertschätzung würden das Leiden verhindern helfen. Die Mitte der Gesellschaft profitierte dadurch ebenso, da Bedrohungen (und Stress) durch Kriminalität abnähmen und Gesundheitskosten, die sie zu tragen haben, sänken.

Migranten dürfen nicht in ständiger Unsicherheit über ihr Aufenthaltsrecht gehalten werden und brauchen zumindest mittelfristige Perspektiven. Alles, was der Integration dient, dient auch der psychischen Gesundheit.

Auch wenn die Arbeitslosigkeit in Deutschland im Moment so gering ist wie seit der Wiedervereinigung nicht mehr – drei Millionen Menschen sind in Deutschland ohne Job. Für die Betroffenen bedeutet das: Sie verlieren einen großen Teil ihres Einkommens, müssen sich an die Vorgaben der Arbeitsagentur halten und verlieren ihre Tagesstruktur. Arbeitslose haben einen schlechteren Gesundheitszustand und leiden häufiger an psychischen Krankheiten. Deshalb ist wichtig, sie frühzeitig psychologisch zu betreuen.

Die Anforderungen hinsichtlich Termindruck und Multitasking im Beruf lassen sich nur schwer durch den Gesetzgeber reglementieren, und es ist nicht zu erwarten, dass die Arbeitsbelastung wieder sinken wird. Umso wichtiger ist es, Techniken zu erlernen und in Betrieben zuzulassen, die helfen, mit Stress besser zurechtzukommen. Positiv wirkt sich auf die psychische Gesundheit aus, wenn die Arbeitnehmer ihre Zeit selbstständig einteilen können, wenn sie etwa bestimmen können, wann sie Pause machen, und wenn sie Einfluss auf die Arbeitsmenge haben. Auch ein gutes Arbeitsklima, die Unterstützung durch Kollegen und durch den Vorgesetzten erhöhen die Stresstoleranz. Beim Verhalten der Chefs gibt es in Deutschland den größten Nachholbedarf – nur 60 Prozent der Arbeitnehmer fühlen sich von ihren Vorgesetzten unterstützt.

Stress bei der Arbeit zu reduzieren, sollte Arbeitnehmern und Arbeitgebern ein gemeinsames Anliegen sein. Nicht immer ist dies möglich. Im Einflussbereich jedes Einzelnen liegt es aber, seine persönliche Stressverträglichkeit zu verbessern: mit körperlicher Fitness, Entspannung, Ernährung – und guten Freunden, denn das hält gesund. Eine Studie mit über 300 000 Teilnehmern hat gezeigt, dass gute soziale Kontakte einen positiveren Einfluss auf die Lebensdauer haben als zum Beispiel das Nichtrauchen.[19] Das ist aus evolutionärer Sicht gut zu erklären: Wir sind soziale Lebewesen, unser Gehirn ist spezialisiert auf das Verarbeiten sozialer Reize – ohne sie können wir nicht leben.

Strategien gegen Stress

Ausdauersport schützt gegen Stress und seinen Folgen. In Drucksituationen wie Prüfungen reagieren sportlich Aktive gelassener. Der Herzschlag steigt weniger stark an, und es wird weniger des Stresshormons Cortisol ausgeschüttet.

Bei der Progressiven **Muskelentspannung** nach Jacobson (PME) werden der Reihe nach Muskeln angespannt und wieder gelockert. Die Relaxation der Muskeln bewirkt, dass sich auch das Nervensystem entspannt. Patienten, die PME praktizieren, fühlen sich besser, und ihr Blutdruck sinkt bei regelmäßiger Anwendung. Das Gleiche gilt auch für das autogene Training.

Weiter als Entspannung gehen **Achtsamkeitsübungen**. Es passiert häufig, dass wir, ohne es wirklich zu wollen, ins Grübeln geraten, sobald Ruhe einkehrt. Das kann unnötig stressen in einem Moment, der zur Entspannung genutzt werden könnte.

Die **Persönlichkeit** ist ein wichtiger Risikofaktor für Stress-Empfindlichkeit. Setzt man sich selbst unter Stress, weil man glaubt, perfekt sein zu müssen? Fühlt man sich bei kleinen Auseinandersetzungen im Büro persönlich angegriffen oder schafft man es, sie abzutun und nicht zu schwer zu nehmen? Bagatellisieren wirkt stark stressreduzierend und kann geübt werden.

Depression als Überlebensstrategie

Die Depression gibt Evolutionsbiologen Rätsel auf – wegen ihrer Häufigkeit. 30 bis 50 Prozent der Menschen haben zumindest einmal in ihrem Leben Beschwerden, die die klinischen Kriterien einer Depression erfüllen. Andere schwere psychische Erkrankungen wie Schizophrenie und Zwangsstörungen treten nur bei 1 bis 2 Prozent der Bevölkerung auf.[20] Warum hat die Evolution die Gene, die Depressionen verursachen, nicht zurückgedrängt? Niedergeschlagenheit, Antriebslosigkeit, sozialer Rückzug – die Leitsymptome einer Depression sind auf den ersten Blick keine Verhaltensweisen, die dem Überleben und der Fortpflanzung nützlich erscheinen.

Ist Depression eine Zivilisationskrankheit? Sind immer mehr Menschen depressiv, weil die moderne Art zu leben die Seele krank macht? Es deutet vieles darauf hin, dass das nicht der Fall ist. Anthropologen, die noch ursprünglich als Jäger und Sammler lebende Gesellschaften wie die Aché in Paraguay und Völker der San in Südafrika studierten, fanden auch dort Depressionssymptome vor.

Phasen der Niedergeschlagenheit zu durchleben, liegt wohl in der Natur des Menschen. Eine Erklärung dafür könnte sein, dass die Depression ein Weg ist, Energie zu sparen. Im Tierreich ist bekannt, dass Individuen, die bei Kämpfen um die Hierarchie in einer Gruppe unterlegen sind, ein Verhalten zeigen, das der Depression ähnlich ist. Sie signalisieren, dass sie nicht mehr kämpfen wollen, sondern die Rangordnung akzeptieren, und werden aufgrund ihrer offensichtlichen (Nieder-)Geschlagenheit nicht mehr attackiert.[21] Reaktive Depressionen nach einem Trauerfall fand man ebenfalls bei den Primaten. Dort geht der Verlust eines Verbundenen oft mit einem Abrutschen in der Rangordnung einher.[22]

Daraus schließen Evolutionsbiologen, dass die Depression dazu dienen könnte, unerreichbare Ziele aufzugeben, um das eigene Leben nicht zu gefährden und Energie zu sparen. Angst und Traurigkeit könnten Kinder dazu bringen, den Kontakt zur Mutter oder anderen Beschützern zu suchen. Trauer wäre demnach ein teures Nebenprodukt dieser lebenswichtigen Funktion.

Depressionen können so als Anpassungsleistung des Gehirns verstanden werden: Im Fall der Niederlage oder eines Verlusts geben sie dem Betroffenen die Möglichkeit, sich von sonst übermächtigen Trieben zu lösen, innezuhalten und über den richtigen Weg nachzudenken. Viele Studien haben gezeigt, dass das Denken während der Depression analytischer wird. Dass Depressive in Intelligenztests schlechter abschneiden, liegt daran, dass sie über »ihr« Problem nachdenken und deshalb unkonzentriert sind. Die Erkrankten zerlegen »ihr« Problem und beschäftigen sich nach und nach mit den einzelnen Aspekten. Komplexe Aufgaben er-

Symptome der Depression

Stimmungstief
Häufig innere Leere und das Gefühl, weder Trauer noch Freude empfinden zu können, auch nicht für Dinge, die vorher Freude bereiteten. Dauerndes Grübeln. Mut- und Hoffnungslosigkeit. Das Gefühl der Sinnlosigkeit des eigenen Seins kann sich bis zu Suizidgedanken steigern.

Antriebshemmung
Kaum Energie und Entschlusskraft. Die Konzentration auf Alltagserledigungen sinkt stark.

Sozialer Rückzug
Kontakte zu anderen Menschen werden vermieden, Hobbys eingestellt, oftmals wird viel Zeit im Bett verbracht.

Ängste und Selbstzweifel
Verlust an Selbstvertrauen, Schuld- und Minderwertigkeitsgefühle bis hin zu Angstzuständen.

Körperliche Symptome
Schlaflosigkeit mit Erwachen früh am Morgen, chronische Schmerzen, Appetit- und Gewichtsverlust, schnelle Ermüdung, Einbüßen der Libido.

fordern gründliches Nachdenken, und die Symptome der Depression – sozialer Rückzug, fehlendes Interesse an vorher geschätzten Tätigkeiten, nachlassende Libido – erlauben, dass man nicht von anderen Aktivitäten abgelenkt wird. Insbesondere soziale Probleme lösen Depressive besser als Nichtdepressive.[23]

Je nach Auslöser treten unterschiedliche Symptome einer Depression in den Vordergrund: Weinen etwa nach dem Tod eines geliebten Menschen oder nach einem Beziehungsende kann bewirken, dass andere Personen sich um einen kümmern. Niedergeschlagenheit und Antriebslosigkeit sind häufig die Reaktion auf Misserfolg, Stress und Winterzeit, treten also genau in den Situationen auf, in denen es für unsere in Höhlen lebenden Vorfahren sinnvoll war, Ressourcen zu sparen.[24]

So kann man aus evolutionärer Sicht Depression sowohl als

Stoppsignal nach innen als auch ein Hilfesignal an die Mitmenschen sehen. Wer große Probleme in der Arbeit, in der Beziehung oder mit den Kindern hat, hat unter Umständen nicht viel zu verlieren durch eine Depression, vermuten manche Forscher. Einen Selbstmordversuch sehen sie als ultimativen Hilfeschrei, der dem Umfeld unmissverständlich klarmacht, dass hier Unterstützung notwendig ist. Als Beleg führen sie an, dass nur 1 von 14 Selbstmordversuchen gelingt, bei jungen Frauen in den USA nur 1 von 100.

Das Talent zum Traurigsein

Einer anderen Hypothese zufolge ist nicht die Depression selbst die Anpassung und die gewollte biologische Reaktion. Traurigkeit sei für die oben genannten Funktionen ausreichend und habe sich als Reaktion auf bedrückende Ereignisse in der Evolution behauptet. Depression wäre dann eine fehlerhafte, überschießende Form von Traurigkeit. Die US-Psychiater Paul Andrews und Anderson Thomson begründen die Häufigkeit von Depressionen damit, dass sinnvolle Traurigkeit fälschlicherweise oft als Depression diagnostiziert wird. Bis zu 90 Prozent der Diagnosen seien »Überdiagnosen«.

Warum tragen so viele Menschen eine Traurigkeit in sich, die derart groß werden kann, dass sie krank macht und mit dem Suizid sogar tödlich endet? Und warum hat sich diese Traurigkeit nicht im Laufe der Evolution zurückgebildet? Zur Erklärung passt die Analogie der Vererbung von Körpergröße. Die Wahrscheinlichkeit, Kinder zu haben, ist bis heute bei größeren Männern höher. Männer, die zu groß werden, bekommen jedoch gesundheitliche Probleme, was wiederum schädlich für den Fortpflanzungserfolg ist. Außerdem werden Kinder von großen Menschen auch sehr groß, wodurch es zu Komplikationen bei der Geburt kommen kann. In der Evolution hat sich deshalb ein Optimum der Körpergröße herausgebildet – und um dieses herum gruppieren sich viele Menschen mit einer nahezu optimalen Körpergröße, aber eben auch solche, die weit davon entfernt sind.[25]

Ähnlich kann man sich das bei der Anfälligkeit für Depressionen vorstellen. Emotionen helfen Menschen dabei, in komplexen Sozialsystemen zurechtzukommen. Liebe sorgt dafür, dass wir uns fortpflanzen und Kinder großziehen können, Furcht, dass wir uns vor Gefahr fernhalten, und auch Traurigkeit hat ihren oben beschriebenen Zweck. Individuen variieren allerdings darin, wie emotional sie sind. Gleiche Lebensereignisse verursachen bei verschiedenen Menschen ganz unterschiedliche Reaktionen. Die zugrunde liegenden neurobiologischen Mechanismen sind äußerst komplex, zahlreiche Neurotransmitter, Rezeptoren, Enzyme und Hormone sind beteiligt und dementsprechend viele Gene. Aufgrund der hohen Zahl der involvierten Gene wiederum kann sich eine große Varianz eines Merkmals in der Bevölkerung halten, auch wenn die Selektion stark ist.[26]

Alle Menschen müssen also die Fähigkeit zum Traurigsein haben – die einen bekommen mehr von dieser Veranlagung, die anderen weniger. Diejenigen, die sehr emotional reagieren und die negativen Effekte beherrschen, könnten dadurch einen Fitnessvorteil haben – weil sie sich mehr darum bemühen (müssen), Positives zu erleben und Negatives zu vermeiden. So haben Untersuchungen gezeigt, dass Studenten, die emotionaler reagieren, die ängstlich, sorgenvoll und launig sind, im Studium besser abschneiden als ihre Kommilitonen.[27]

Gerade unter den sehr erfolgreichen Menschen in Kunst, Kultur, Politik, aber auch in Unternehmen treten psychische Störungen häufig auf.[28] Es sieht so aus, als ob es besonders bei Menschen, die in der Öffentlichkeit stehen, positiv für den Erfolg sein kann, wenn sie zwar keine Manie im klinischen Sinn, aber manische Züge aufweisen.[29] Und Erfolg, das war schon immer so, macht attraktiv, was auch Fortpflanzungserfolg bedeutet. Dass emotionale Anfälligkeit oft bei Menschen in Führungspositionen vorkommt, könnte auch ein Grund dafür sein, dass starke Stimmungsreaktionen von der Evolution bevorzugt wurden, obwohl daraus eine Depression erwachsen kann.

Angesteckt mit Depressionen?

Neben den psychischen Erklärungsmodellen für die Häufigkeit der Depression gibt es die Theorie, dass die Gemütslage eine Abwehrreaktion ist – und zwar auf Krankheitserreger.[30] Infektionen waren bei unseren Ahnen die häufigste Todesursache und damit einer der stärksten Selektionsfaktoren. Sie lösen Fieber, körperliche Schwäche, Antriebslosigkeit, Unwohlsein aus – Symptome, die jenen der Depression gleichen. Sowohl bei Infekten als auch bei einer Depression führen sie dazu, dass Aktivitäten aufgegeben werden und der Körper Kräfte spart. Die Anhänger der Infektions-Abwehr-Hypothese argumentieren, dass dieses Einsparen von Ressourcen auch bei der Depression der Konzentration auf die Infektionsabwehr diene. Sozialer Rückzug schütze Erkrankte und ihre Gruppe vor der Ansteckung mit weiteren Keimen. Libidoverlust während einer Depression kann als Schutz vor sexuell übertragbaren Krankheiten interpretiert werden.

Es gibt einige Indizien, die diese Hypothese stützen. Man weiß heute, dass das Immunsystem auch die Stimmung beeinflusst. Bei Depressiven sind die Werte von Entzündungsbotenstoffen im Blut (Cytokinen) erhöht, die auch bei Infektionen ansteigen.[31] Dazu passt, dass die Behandlung mit Interferon, einem Cytokin, das unter anderem gegen Hepatitis-Viren eingesetzt wird, bei 50 Prozent der Patienten typischerweise eine Depression als Nebenwirkung auslöst.[32]

Auch auf der Ebene von ganzen Bevölkerungsgruppen gibt es Hinweise, die mit der Infektionshypothese in Einklang sind. Eine Studie, die die Krankheitsdaten aller Dänen, die zwischen 1945 und 1995 geboren wurden, ausgewertet hat, zeigt: Von den 92 000 Menschen, bei denen eine psychische Störung diagnostiziert wurde, waren 36 000 bereits wegen einer Infektion oder einer Autoimmunkrankheit in stationärer Behandlung gewesen. Ein schwerer Infekt erhöht das Depressionsrisiko demnach um 62 Prozent.[33]

Es wäre sicher falsch, aufgrund dieser Hinweise Depressionspatienten mit Antibiotika zu behandeln. Aber es ist nichts dagegen einzuwenden, in psychiatrischen Kliniken die Hygiene zu verbessern, um Patienten vor Infektionen zu schützen und das Immunsystem zu stärken. Falls diese gesundheitsfördernden Maßnahmen auch noch Depressionen vorbeugen, umso besser.

Welche der Hypothesen zum evolutionären Ursprung der Depression auch am nächsten an der Wirklichkeit liegt – klar ist: Die Anfälligkeit für das, was wir heute »Depression« nennen, muss in unserer Vergangenheit Menschen einen Vorteil verschafft haben, sonst würde sie nicht so häufig auftreten. In der Zukunft werden sich daraus wahrscheinlich neue Therapieansätze ergeben. Bis dahin kann es für Erkrankte schon hilfreich sein, zu wissen, dass die Krankheit keine Schwäche, sondern eine Reaktion des Körpers ist, die einen Sinn hat oder zumindest hatte.

Serotonin: Stimmungsmacher seit 700 Mio. Jahren

Stimmungen und Emotionen lassen sich im Gehirn auch als spezielles Mischungsverhältnis verschiedener Neurotransmitter beschreiben. Als das Glückshormon schlechthin ist der Botenstoff Serotonin bekannt. Das Molekül wird in den Nervenzellen des Gehirns gebildet und bei Erregung in den synaptischen Spalt ausgeschüttet. Depressionen, aber auch Ängste und impulsive Aggressionen lassen sich neurochemisch auf einen Mangel an Serotonin oder eine seiner Vorstufen zurückführen. Umgekehrt wirken Stoffe, die den Serotoninspiegel im synaptischen Spalt ansteigen lassen, stimmungsaufhellend und stimulierend. Viele der heute gebräuchlichen Antidepressiva wirken auf diese Weise ebenso wie einige Drogen. Bei Überdosierung kommt es zunächst zu Euphorien, dann zu Halluzinationen.

Serotonin ist ein entwicklungsgeschichtlich sehr alter Botenstoff. Nahezu jede Spezies im Tierreich nutzt ihn. Das »Patent« entstand vermutlich schon im Präkambrium vor über 700 Millionen Jahren[34] und etablierte sich dann im Laufe der Evolution als ein grundlegendes Steuerelement in der Kommunikation zwischen Nervenzellen. Serotonin steuert das »Erleben« schon bei einfachsten Lebewesen wie dem Fadenwurm C. *elegans*, dessen Fressverhalten und Chemosensorik sich unter seinem Einfluss verändern. Beim Seeigel regeln serotoninhaltige Nervenzellen Abwehrreaktionen und komplexere Bewegungsmuster.

Einfluss auf die Stimmung hat Serotonin bereits bei den sehr einfachen Tieren. Forschern ist es 2014 erstmals gelungen, ein angstähnliches Verhalten auch bei Wirbellosen zu beschreiben[35]: Flusskrebse reagierten in ihren Experimenten scheu und zurückhaltend, wenn der Serotoninhaushalt ihres sehr einfach gebauten Nervensystems verändert war. Als den Tieren Benzodiazepine injiziert wurden, normalisierte sich deren Verhalten. Die Mittel wirken auch beim Menschen als Schlafmittel und Angstlöser.

Bei Primaten ist die Organisation serotonerger Nervenzellen am weitesten entwickelt. Sie finden sich in großer Anzahl im Hirnstamm, von wo aus sie Verbindung zu fast allen entwicklungsgeschichtlich jüngeren Hirnteilen aufnehmen. Unter Serotonineinfluss stehen Verhaltensweisen wie Aggression, Schlaf, Nahrungsaufnahme, Aufmerksamkeit, Lernen, Gedächtnis und Sexualverhalten, aber auch grundlegende Körperfunktionen wie Temperaturregulation, Atmung, Hormonsekretion und Blutfluss. Serotoninrezeptoren finden sich darüber hinaus vermehrt an den Nervengeflechten des Darms. Überall, wo es passte, hat sich die Evolution dieses Prinzips bedient und es in einen Regelkreis eingebaut. Der Wirkungsbereich des Urnerven-Hormons in uns muss als geradezu allumfassend bezeichnet werden.

Am Beispiel des Serotonins wird deutlich, wie komplexe physiologische Zusammenhänge, sogar das zutiefst menschliche Erleben von Traurigkeit und Glück, mit archaischen Prinzipien in Verbindung stehen, die ihren Ursprung in einer Zeit haben, als das Leben auf der Erde gerade erst begann. Es wird deutlich, wie viel Forschung noch nötig ist, bis wir alle Entwicklungsschritte und Baupläne verstanden haben, in die nur dieses eine Patent des Nervenbotenstoffs seither eingebaut wurde. Und es wird deutlich, mit welch grobem Werkzeug wir noch hantieren, wenn wir in der Therapie von Depressionen mit Antidepressiva den Spiegel des – fast allumfassend wirksamen – Serotonins ansteigen lassen.

Die Gesundheitsformel für eine gesunde Psyche

Gesundheit	Biologie
Psychische Gesundheit ist laut WHO ein »Zustand des Wohlbefindens, in dem der Einzelne seine Fähigkeiten ausschöpfen, die normalen Lebensbelastungen bewältigen, produktiv und fruchtbar arbeiten kann und imstande ist, etwas zu seiner Gemeinschaft beizutragen«. Seelisch gesund zu sein ist eine Voraussetzung dafür, sein intellektuelles und emotionales Potenzial zu verwirklichen, Beziehungen einzugehen und seine Rolle in der Gesellschaft, in der Ausbildung und im Arbeitsleben zu finden und zu erfüllen. Auf gesellschaftlicher Ebene trägt die psychische Gesundheit zum wirtschaftlichen Wohlstand, zur Solidarität und zur sozialen Gerechtigkeit bei. Eine stabile Psyche hilft dabei, besser mit zusätzlichen seelischen Belastungen, wie Krankheit oder Verlusten, umzugehen.	Körper und Psyche lassen sich nicht voneinander trennen – die Stimmung beeinflusst unsere Körperfunktionen. Chronischer Stress kann zu Erschöpfung, Herz-Kreislauf-Krankheiten und unter anderem zu erhöhter Infektionsanfälligkeit und Potenzproblemen führen. Bestimmte Gene können anfällig für psychische Störungen machen – unter günstigen Umweltbedingungen aber auch vorteilhaft sein. Jedes Erlebnis hinterlässt eine Erinnerungsspur in Gestalt neuer oder gestärkter Nervenverbindungen, die uns in zukünftigen Situationen vielleicht anders erleben und reagieren lassen. Unter den weltweit häufigsten Erkrankungen in den Industriestaaten finden sich fünf psychische Erkrankungen: Depression, Alkoholabhängigkeit, bipolare Störungen, Schizophrenie und Demenz.

Umwelt	Verhalten
Veränderungen im Arbeits- und Sozialleben können helfen, Stress und die Entwicklung psychischer Erkrankungen zu vermeiden: • für Arbeitnehmer die Mög- lichkeit, Zeit selbstständig einteilen zu können, • gutes Arbeitsklima, die Unterstützung durch Kollegen und durch Vorgesetzte, • Eindämmung befristeter Arbeitsverträge und der Zeit- arbeit – denn bereits Arbeits- platzunsicherheit erhöht den Stress, • bei Vorsorgeuntersuchungen für Kinder psychische Faktoren stärker berücksichtigen, um erste Anzeichen möglichst früh zu erkennen, • bessere psychologische Be- treuung von Arbeitslosen, Obdachlosen und Migranten, • die soziale Teilhabe für diese Gruppen stärker ermöglichen, zum Beispiel durch bessere Arbeitsmöglichkeiten.	Das Wichtigste für die spätere psychische Gesundheit ist, dass Kinder und Jugendliche Liebe und Unterstützung erfahren. Deshalb: • Missbrauchsprävention: Kinder stark machen, • Kinder nicht sich selbst oder Fernsehern und Computern überlassen, • Aktivitäten mit anderen Kindern, zum Beispiel in Vereinen, fördern. Individuelle Möglichkeiten, die Stressverträglichkeit zu verbessern: • regelmäßig Sport treiben, • Übergewicht vermeiden, • abwechslungsreiche Ernährung, • Entspannungstechniken wie Autogenes Training, Progressive Muskelentspannung, • Achtsamkeitstraining, • mehr Optimismus: negative Vorkommnisse abtun, lernen, zu bagatellisieren, • Verhaltensänderung: sich nicht zu viel zumuten, • Hilfe in Anspruch nehmen, wenn die psychische Gesund- heit eingeschränkt ist.

Der biologische Mechanismus der Motivation

Motivation ist der grundlegende Antriebsmotor dafür, dass wir überhaupt handeln. Sie sorgt dafür, dass wir morgens aufstehen, frühstücken und unserer Arbeit nachgehen. Sie lässt uns das Studium meistern, Gipfel bezwingen oder für einen Marathon trainieren. Und sie steckt dahinter, wenn wir Beziehungen eingehen oder einfach nur Sex haben. Kurz: Ohne Motivation läuft nichts.

Der Antrieb zu handeln ist fest im Gehirn verdrahtet. Die grundlegendsten Dinge, Essen, Aufstehen, hängen vom unversehrten Funktionieren des neuronalen Motivationsregelkreises ab. An der Universität Michigan, im Labor des Neurologen Kent Berridge[1], durchtrennte man Nervenverbindungen im Gehirn von Versuchstieren mit der Folge, dass diese nicht mehr fraßen – es sei denn, sie bekamen ihr Futter direkt in den Mund gelegt. Die Ratten verschmähten die Nahrung also nicht. Sie hatten schlicht keine Motivation, sich Nahrung zu beschaffen, es interessierte sie nicht.

Ein Impuls von außen führt zu einer Handlung. Dieses Prinzip ist uralt und funktionierte bereits bei einfachsten Organismen. In der simpelsten Variante löst ein Reiz direkt eine Antwort aus.[2] So besitzen zum Beispiel die Larven des Borstenwurms *Platynereis dumerilii*, der seit Jahrmillionen quasi unverändert in den Küstengewässern gemäßigter und tropischer Meere lebt, in ihren ersten Lebenstagen die einfachsten Augen der Welt. Auf beiden Seiten der Kopfregion sitzt eine einzelne Lichtsinneszelle, die von einer Pigmentzelle abgeschirmt wird. Es ist der Prototyp eines Auges, aus dem sich die Sehorgane aller Lebewesen entwickelt haben könnten.

Mit diesem »Auge« sehen die Larven nicht im engeren Sinne. Sie können jedoch hell und dunkel unterscheiden und daher gezielt zum Licht schwimmen. Die Lichtsinneszelle der Platynereis-

Larve ist dafür direkt mit einem Wimpernkranz verbunden, feinen Flimmerhärchen, deren schlagende Bewegungen die Larve vorwärtstreiben. Das einfallende Licht wird also zum Reiz, der das Tierchen agieren lässt.

So einfach ist die Angelegenheit beim Menschen natürlich nicht. Unser Gehirn ist wesentlich komplizierter als das einfache Nervensystem des Borstenwurms, und es muss eine Vielzahl von Reizen verarbeiten und bewerten, bevor wir agieren. Es gilt zu entscheiden, welcher Impuls schwerer wiegt, welchem wir also folgen – ausruhen oder jagen, auf der Couch entspannen oder die Joggingschuhe schnüren. Emotionen und persönliche Vorlieben kommen ebenso ins Spiel wie die aktuelle Situation, in der wir uns befinden. Der Borstenwurm dagegen hat keine Wahl, die Bewegung zum Licht erfolgt automatisch.

Die Evolution hat im Denkorgan eine Reihe von anatomischen Details und Mechanismen hervorgebracht, die solche Prozesse der Reizfilterung und der Antwort unterstützen.[3] Ein Wegweiser vom Impuls zur Handlung ist das Belohnungs- oder Motivationssystem, in dessen Zentrum der *Nucleus accumbens* steht. Er spielt eine entscheidende Rolle für das Verlangen – egal, ob nach Nahrung, Sport, Sex oder Gartenarbeit.

Wird der *Nucleus accumbens* mit dem Hirnbotenstoff Dopamin geflutet, entsteht diese Sehnsucht, die Mensch und Tier agieren lässt: die Motivation. Im Prinzip verstärkt Dopamin den Impuls, etwas zu tun – zu schlafen etwa, zu essen oder eben Sex zu haben. Genau hier hatte Berridge bei seinen Laborratten interveniert: Der operative Eingriff hatte den Dopaminstrom unterbrochen und ließ so die Motivation der Tiere versiegen.

Dopamin ist jedoch nicht der universelle Schlüssel zur Motivation. So simpel ist das menschliche Gehirn nicht gestrickt. Künstliche Dopamin-Kicks, auslösbar etwa durch Drogen wie Kokain, führen eher zur Sucht als zu einem gesunden Maß an Antrieb. Aber ein Blick auf das Motivationssystem im Denkorgan hilft, zu verstehen, warum es mit der Motivation manchmal hapert, um dann Strategien zu entwickeln, gesteckte Ziele zu erreichen.

Bei unseren frühen Vorfahren sorgte Motivation vor allem dafür, ganz grundlegende Bedürfnisse zu befriedigen. Dazu gehört etwa, Hunger und Durst zu stillen, auf Gefahren zu reagieren oder sich zwecks Fortpflanzung einen Sexualpartner zu suchen. Anders gesagt, ging es um das nackte Überleben – des Individuums, der eigenen Gruppe oder der ganzen Art.

Mit der geistigen und kulturellen Evolution des Menschen entwickelte sich auch der innere Antrieb weiter. Beides bedingte sich sogar gegenseitig. Das Motivationssystem reagiert inzwischen, abhängig von persönlichen Vorlieben und Erfahrungen, auf vielerlei Reize: Wenn wir nach beruflichem Erfolg streben, für einen Marathonlauf trainieren, ein Bild malen oder tanzen, aber auch, wenn wir an Schokotorte oder Champagner denken oder einfach nur an ein schönes Gesicht. Was den *Homo sapiens* heute motiviert, ist so mannigfaltig und individuell wie seine Vertreter selbst.

Mit der Vielfalt wächst auch der Anspruch. Hunger und Durst zu befriedigen und so für das Lebensnotwendigste zu sorgen, reicht nicht mehr. Wer heute gesellschaftlich akzeptiert werden will, muss sich bei einer ganzen Reihe von Dingen motiviert zeigen. Er muss sich beruflich engagieren und Karriere machen, sich für eine Reihe von Freizeitaktivitäten begeistern, Sport treiben und selbstverständlich auch Qualitätszeit mit der Familie verbringen, um nur einige Kernbereiche zu nennen. Die Gefahr dabei ist, dass viele Menschen beginnen, vor allem die Erwartungen anderer zu erfüllen, statt ihren eigenen inneren Impulsen zu folgen.

Das rüttelt an den Grundpfeilern der Salutogenese. Dieser medizinische Denkansatz forscht danach, wie Gesundheit entsteht. Der Göttinger Neurobiologe Gerald Hüther benennt in diesem Zusammenhang drei Säulen der Gesundheit: Verstehbarkeit, Gestaltbarkeit und Sinnhaftigkeit. Alle drei werden im modernen Alltag häufig verletzt. Wer beispielsweise im Beruf vor allem danach trachtet, die Anforderungen anderer zu erfüllen, wird seinen Arbeitsalltag als wenig gestaltbar empfinden. Und wahrscheinlich erkennt er auch immer weniger Sinn in seinem Tun. Ein Leben im Hamsterrad bedeutet daher das sichere Aus für die Motivation.

Wirklich motiviert ist nur, wer aus eigener Erfahrung Freude an einer Aufgabe empfindet. Es ist die Begeisterung, die Dopaminströme durchs Gehirn schickt, wenn wir so richtig bei der Sache sind. Und die sorgen wiederum dafür, dass sich die Erfahrung der Freude am eigenen Tun fest im Gehirn einprägt. So wächst die Lust auf mehr – egal, ob es sich nun um die Lieblingsspeise, ein Hobby oder eine ansprechende Aufgabe im Beruf handelt.

»Andere durch Strafe oder Versprechen motivieren zu wollen, ist hirntechnischer Unsinn«, brachte es Gerald Hüther daher auf den Punkt. Das Androhen von Strafen aktiviert das Angstzentrum. Und eine Belohnung als extrinsischer Anreiz, also als ein Antrieb von außen, kitzelt das Motivationssystem nur bedingt.

Belohnungen können sogar ins Gegenteil kippen. Vorschulkindern büßen ihre Lust am Malen ein, wenn man ihnen eine Belohnung für ihre Kunstwerke verspricht. Die Begeisterung für das Gestalten weicht dem schnellen Erledigen einer Auftragsarbeit.[4] Und bereits 20 Monate alte Kleinkinder verlieren die Motivation, anderen zu helfen, wenn Belohnungen mit im Spiel sind.[5] Wer sich also für die erfolgreich absolvierte Joggingrunde regelmäßig mit einem Stück Schokokuchen belohnt, sabotiert sich gleich in zweifacher Hinsicht. Die Freude am Joggen sollte durch das Joggen selbst entstehen.

Die Motivation hat aber auch einen natürlichen Gegenspieler, landläufig als »innerer Schweinehund« bekannt. Die möglicherweise dem Menschen in der Evolution näher an die Natur gewachsene Haltung ist es, Energie zu sparen, statt unnötig zu verbrennen. Gemütlich mit einer Tüte Chips auf dem Sofa zu sitzen, verschafft schnellere Belohnung und Befriedigung als die Aussicht auf mehr Gesundheit in zwei, drei Jahrzehnten durch eine Extra-Joggingrunde.

Wer sich aus diesem Mechanismus lösen will, um etwas für seine Gesundheit zu tun, beispielsweise mehr Obst und Gemüse essen oder Sport treiben, stellt sein Gehirn vor ein Dilemma. Es muss zwischen zwei gegensätzlichen Verhaltensmustern abwägen.[6] Dabei kommt es zum Konflikt zwischen zwei konkurrierenden Systemen. Die Vorstellung eines gemütlichen Abends mit einem energiereichen Snack auf der Couch aktiviert das limbische System, einen evolutionär sehr alten Teil des Gehirns. Es spielt eine wichtige Rolle beim Verarbeiten von Emotionen und wirkt mit, wenn wir unbewusst und impulsiv handeln. Demgegenüber steht das evolutionsgeschichtlich jüngste Hirnareal, der präfrontale Kortex, der Frontallappen oder das Stirnhirn. Im präfrontalen Kortex sind unter anderem das rationale Denken und die Handlungsplanung verortet. Hier argumentiert das Gehirn beispielsweise sachlich für einen gesünderen Lebensstil.

In diesem Konkurrenzkampf gewinnt meist das limbische System, wie etwa ein Experiment von US-Wissenschaftlern aus dem Jahr 2007 zeigt.[7] Sie stellten fest, dass durstige Personen, die vor die Wahl gestellt werden, lieber sofort einen kleinen Schluck Wasser zu trinken oder wenige Minuten auf eine größere Portion zu warten, den kleinen Schluck bevorzugten. In einem früheren Experiment durften sich Probanden entscheiden, ob sie sofort einen Einkaufgutschein im Wert von 15 Dollar haben möchten oder lieber vier Wochen warten, damit sich der Wert auf 20 Dollar erhöht. Auch in diesem Fall entscheiden sich viele Probenden für das kleinere, aber dafür sofort erhältliche Geschenk. Galt es dagegen zu wählen, ob man lieber 10 Dollar in einem Jahr oder 11 Dollar in einem Jahr und einem Tag in Empfang nehmen möchte, überwog die Ratio. Untersuchungen mit Hilfe der funktionellen Magnetresonanztomografie belegten, dass bei der impulsiven Entscheidung für ein schnelles Geschenk die Aktivität des limbischen Systems überwog.

Wer sich vornimmt, entgegen seinem evolutionär verankerten Energiesparprogramm in Zukunft gesünder zu leben, muss das limbische System also überlisten, um sein Vorhaben erfolgreich in die Tat umzusetzen. Wer regelmäßig joggt, legt ein neues Verhaltensmuster im Gehirn ab. Es wird zur Gewohnheit, und irgendwann bemerkt man, dass ohne die Joggingrunde etwas fehlt. Dann ist ein Stadium erreicht, in dem das Gehirn die Frage Sport oder Couch sehr wahrscheinlich im Sinne der Gesundheit entscheiden wird.

Auf dem Weg zur neuen Gewohnheit und mehr körperlicher Fitness ist es wichtig, sich nicht zu überfordern. Wer sofort einen Marathon plant und seine Ernährung von heute auf morgen komplett umstellen will, scheitert eher, als wenn er kleine Schritte geht. Den Anfang kann zum Beispiel ein regelmäßig genossenes Stück Obst zum Frühstück machen oder ein knackiger Salat zum Abendbrot. Auch beim Sport sollte man sich nicht sofort völlig verausgaben, sondern lieber erst mal eine kleine Runde laufen, möglicherweise sogar mit Gehpausen. Das Wichtigste ist: Es muss Spaß machen. Wer sich beim Sport schindet und nur leidet, wird sich nicht dauerhaft dazu zwingen können. Das Tempo kommt später von ganz alleine.

Etwas Neues auszuprobieren, lohnt sich auch neurobiologisch gesehen. Unser Gehirn »liebt« Überraschungen und brennt darauf, neue Erfahrungen zu machen. Eine Eigenschaft, die schon dem frühen *Homo sapiens* geholfen haben mag, sich rasch auf unerwartete Situationen einzustellen und Lösungen zu finden. Unbekannte Situation oder ein überraschendes Erlebnis lassen Dopamin durchs Denkorgan strömen, neuartige Reize stellen eine positive Belastung dar.[8] Der Mensch wird in den Entdeckermodus versetzt. Es entsteht eine freudige Erwartung – die Quelle der Motivation. Das gilt für einen neuen Geschmack bei der Ernährungsumstellung ebenso wie für eine neu ausprobierte Sportart.

Schon allein die Planung einer neuen Erfahrung erregt das Gehirn. Reisehandbücher wälzen, die Bergtour planen oder die Vorstellung, wie man die Joggingschuhe schnürt, um in der frischen Morgenluft den angesammelten Pfunden davonzulaufen, kurbelt den Dopaminfluss bereits an. Weitere Gehirnkicks folgen, wenn wir tatsächlich zu handeln beginnen und wenn sich schließlich der erste Erfolg einstellt. Die Parole sollte daher lauten: Machen, ausprobieren, nicht so lange überlegen![9]

Die Gesundheitsformel zur erfolgreichen Umstellung des Lebensstils

Gesundheit	Biologie
Motivation ist der grundlegende Antriebsmotor für alle komplexeren Handlungen. Gesunde Motivation erlebt, wer aus einem inneren Antrieb heraus agiert. Kommt der Ansporn dagegen von außen – etwa in Form von Belohnung oder Strafe –, kann dies die Motivation sogar untergraben. Wer aus eigener Erfahrung Freude an seinem Tun empfindet, erlebt sich als selbstwirksam und erfährt seine Situation als gestalt- und verstehbar. Auf dieser Grundlage lässt sich die Kraft der Motivation nutzen, um einen gesünderen Lebensstil zu entwickeln. Wer aus eigenem Antrieb Neues probiert und dabei positive Erfahrungen mit Sport und gesunder Ernährung sammelt, legt die Grundlage dafür, dass das neue Verhaltensmuster im Gehirn abgelegt wird. Er bleibt eher am Ball, als wenn er nur den guten Ratschlägen anderer folgt.	Auf einen Reiz folgt eine Handlung. Dieses Prinzip findet sich bereits bei den einfachsten Organismen. Bei höheren Tieren muss das Gehirn jedoch eine Vielzahl teilweise widersprüchlicher Reize gegeneinander abwägen. Damit aus einem Reiz eine Handlung wird, verstärkt das Motivationssystem den Impuls. In seinem Zentrum steht der *Nucleus accumbens.* Wird er mit Dopamin geflutet, entsteht eine Sehnsucht, die Mensch und Tier agieren lässt. Ein mächtiger Gegenspieler ist der »innere Schweinehund«, ein evolutionär begründetes Energiesparprogramm. Im Gehirn kommt es zum Konflikt zwischen dem evolutionär alten limbischen System und dem weitaus jüngeren präfrontalen Kortex. Das limbische System lässt impulsiv handeln, »bevorzugt« das Gewohnte. Dabei behält es meist die Oberhand über die rationalen Entscheidungen des präfrontalen Kortex. Daher fällt die Entscheidung »Joggen oder Couch« so oft zugunsten des gemütlichen Abends auf dem Sofa aus.

Umwelt	Verhalten
Bildungs- und Arbeitswelt in unserer Gesellschaft sind stark darauf ausgerichtet, dass Mitarbeiter und Schüler die Anforderungen anderer erfüllen müssen. Viele erleben ihren Alltag daher als Hamsterrad, die Motivation versiegt. Vorgesetzte und Lehrer versuchen oft, mit Geld oder Noten zu motivieren. Das kann nicht funktionieren, denn Belohnung oder Strafe stärkt den inneren Antrieb nicht oder schwächt ihn sogar. Bonussysteme in Firmen sollten daher abgeschafft werden. Mitarbeiter in Firmen brauchen ebenso wie Schüler mehr Freiräume, um Begeisterung für ihre Aufgaben zu entwickeln. Sie erleben so ihren Alltag als sinnvoll und gestaltbar, sich selbst als selbstwirksam. Helfen könnte es, Arbeitsbereiche entsprechend den persönlichen Neigungen und Fähigkeiten umzuverteilen. Das durchbricht gleichzeitig Routinen und schafft so die Möglichkeit für neue Erfahrungen – der Nährboden für mehr Motivation.	Wer seinen Lebensstil im Sinne der Gesundheit verändern möchte, sollte biologische Mechanismen der Motivation für sich nutzen: • Das Gehirn »liebt« neue Erfahrungen, Ausprobieren ist daher aller Anfang: Vielleicht schmeckt ein Stück Obst zum Frühstück. Ist diese Erfahrung positiv, verlangen Gehirn und Körper mehr davon. • Wer sich in Zukunft mehr bewegen möchte, sollte prüfen, für welche Sportart er sich begeistert. Wird das tägliche Training langweilig, hilft es, neue Sportarten auszuprobieren. • Planung unterstützt den Prozess: Wer sich vorstellt, wie er durch den Park joggt oder in Ruhe ein gesundes Menü plant, schürt im Gehirn die Vorfreude. • Regelmäßigkeit hilft, am Ball zu bleiben. Dann werden Sport und gesündere Ernährung als neue Gewohnheit im Gehirn abgelegt. Die Wahl fällt so irgendwann automatisch zugunsten der Gesundheit aus.

Gesundheitsfaktor
lebenslanges Lernen

Der Mensch hat ein riesiges Gehirn. Es ist neunmal größer, als bei einem Säugetier mit vergleichbaren Körpermaßen zu erwarten wäre. Das große Gehirn und der damit einhergehende voluminöse Schädel sind letztlich der Grund dafür, dass menschliche Säuglinge vergleichsweise unreif geboren werden: Ein Schädel mit einem reiferen Gehirn wäre zu groß, um noch durch das weibliche Becken zu passen. Das Gehirn eines Neugeborenen weist rund 25 Prozent der Größe des erwachsenen Denkorgans auf. Bei anderen Primaten hat es bei der Geburt bereits die Hälfte seiner endgültigen Größe.[1]

Was zunächst nach einem enormen Nachteil klingt, könnte möglicherweise eine der Triebfedern für die Entstehung höherer Intelligenz schlechthin gewesen sein.[2] Das unreife Gehirn des Menschen ist äußerst plastisch. Ständig entstehen neue Nervenverbindungen oder werden wieder gekappt und umorganisiert. So ist lebenslanges Lernen möglich.

Das rasante Gehirnwachstum begann, als unsere Vorfahren aus den Regenwäldern Afrikas in die Savanne umsiedelten. Während des Eiszeitalters mit seinen drastischen, schnellen Klimawechseln beschleunigte es sich nochmals. Die sich ständig verändernden Umweltbedingungen erhöhten den evolutionären Druck. Es galt, sich immer wieder auf neue Bedingungen einzustellen, Anpassungsvermögen und Lernfähigkeit wurden zur besten Überlebensstrategie.[3]

Lernen ermöglicht einem Lebewesen, veränderte Umweltbedingungen wahrzunehmen, ein Erlebnis zu erinnern und beim nächsten Mal in ähnlicher Situation entsprechend darauf zu reagieren. Anpassungslernen ist keine menschliche Errungenschaft. Vielmehr muss es recht früh in der Evolution entstanden sein, denn bereits recht einfache Organismen sind dazu in der Lage. Lässt man den Fadenwurm *Caenorhabditis elegans* im Laborexperiment hungern und sorgt gleichzeitig für ein salziges Milieu in seinem Lebensraum, verknüpft er beide Ereignisse. Er »merkt« sich, dass Salz auf eine Nahrungsknappheit hinweisen könnte. Entsprechend meidet er künftig eine salzhaltige Umgebung, obwohl *C. elegans* sich im Normalfall von erhöhten Salzkonzentrationen eher angezogen fühlt.[4]

Erstaunlicherweise ist der Fadenwurm zu solchen Lernleistungen fähig, obwohl sich sein Nervensystem gerade mal aus 302 Neuronen zusammensetzt. Darunter sind eine Handvoll für das Lernen zuständig. Fehlen sie, kann *C. elegans* sein Verhalten nicht mehr anpassen. Wie lernfähig der Wurm ist, bestimmen seine Erbanlagen. Man kennt mittlerweile mehrere Gene des Fadenwurms, die für das Anpassungsverhalten unverzichtbar sind.[5]

Verknüpft ein Lebewesen zwei Ereignisse, die eigentlich unabhängig voneinander sind, und reagiert darauf mit einer Verhaltensänderung, spricht man von assoziativem Lernen, einer der elementarsten Lernformen. Die Hunde im Labor des russischen Mediziners und Physiologen Iwan Pawlow lernten nach diesem Mechanismus, den Klang einer Glocke mit Futter zu verbinden. Allein das Geräusch genügte später, um den Speichelfluss der Tiere anzuregen.

Wirklich Neues hatten Pawlows Hunde bei dieser klassischen Konditionierung jedoch nicht gelernt. Sie zeigten lediglich eine natürliche Verhaltensweise in einem anderen Kontext. Eine Lernstufe weiter geht die Dressur oder operante Konditionierung, wenn die Hunde beispielsweise ein Kunststückchen lernen. Dabei wird bestimmtes erwünschtes Verhalten, etwa ein spezieller Trick, belohnt, unerwünschtes Verhalten dagegen bestraft. Es kommt zu einer Verhaltensänderung aufgrund der zu erwartenden Konsequenzen.

Mit echter Einsicht hat das aber noch nichts zu tun, genauso wenig wie das Verhalten der Katzen in einem berühmten Experiment, das der Psychologe Edward Thorndike von der Columbia University in New York Ende des 19. Jahrhunderts durchführte.

Er sperrte seine Versuchstiere hungrig in einen Käfig, aus dem sie nur entkommen konnten, wenn sie einen Riegel betätigten. Schafften sie es, erwartete sie draußen die Freiheit und zusätzlich Futter als Belohnung. Ihrem Fluchtinstinkt folgend, tobten die eingesperrten Katzen in ihrem Gefängnis und suchten einen Weg nach draußen. Dabei öffneten sie irgendwann zufällig den Riegel. Mit der Zeit fanden die Katzen den Weg aus dem Käfig immer schneller – bis sie schließlich ganz zielstrebig den Mechanismus auslösten. Sie hatten mit der Zeit ihren Fluchtinstinkt mit dem Erfolgserlebnis und der Belohnung verknüpft. So wurde das Betätigen des Hebels zu einem neuen Muster in ihrem Verhaltensrepertoire.

Thorndikes Katzen hatten letztlich durch Versuch und Irrtum, also nach dem Trial-and-Error-Prinzip, gelernt. Schneller und effektiver ist das Lernen durch Nachahmung. Tiere erwerben so überlebenswichtige Fähigkeiten wie Nahrungssuche, Jagd- oder Paarungsverhalten. Bei Rotgesichtsmakaken, die in japanischen Bergwäldern leben, hat sich auf diese Weise durchgesetzt, Süßkartoffeln vor dem Verzehr zu waschen. Die Tiere hatten sich dieses Verhalten bei einem Weibchen aus der Gruppe abgeschaut.[6]

Menschen lernen ebenfalls durch Beobachtung und Imitation. Babys ahmen beispielsweise die Mimik ihrer Eltern nach. Der Entwicklungspsychologe Markus Paulus von der Ludwig-Maximilians-Universität München untersuchte 2012, wie sich das Beobachtete im Gehirn festsetzt. Dazu bat er Eltern, über einen Zeitraum von einer Woche für je fünf Minuten am Tag mit einer Rassel zu spielen und ihre acht Monate alten Babys dabei zusehen zu lassen. Im Labor fand Paulus heraus, dass der motorische Kortex, also die Hirnregion, die für willkürliche Bewegungen zuständig ist, allein durch das Geräusch aktiv wurde. Die Babys hatten Bewegung und Rasseln miteinander verknüpft und das motorische Muster allein durch Zusehen abgespeichert – ohne die Bewegung jemals selbst ausgeführt zu haben.[7]

Bei der Nachahmung kommen unter anderem Spiegelneurone ins Spiel, Nervenzellen, die dann aktiv werden, wenn wir die

Handlung anderer beobachten. Sie lassen uns beobachtete Aktionen als solche registrieren und helfen uns dabei, die Handlungen anderer im Geiste nachzuvollziehen. Das schafft die Grundlage für Nachahmung, aber auch für das soziale Miteinander, etwa dafür, sich in den anderen hineinzuversetzen.

Auch der Oktopus ist in der Lage, durch Nachahmung zu lernen. Außerdem verwendet er Werkzeuge, was auf enorme kognitive Fähigkeiten schließen lässt. Da das Nervensystem des Oktopus jedoch von dem intelligenter Wirbeltiere völlig verschieden ist, kann man davon ausgehen, dass sich sein Lernverhalten unabhängig entwickelt hat. Es scheint, als ob die Evolution ein ähnliches Erfolgskonzept gleich zweimal entstehen ließ.

Die Königsdisziplin, das Lernen durch Einsicht, ist nach heutigem Wissensstand einigen Vögeln und Säugetieren vorbehalten. Es ist demnach eine späte Errungenschaft der Evolution. Ein historisches Beispiel sind die Versuche, die der US-Psychologe Wolfgang Köhler in den 1920er Jahren mit dem Schimpansen Sultan durchführte. Köhler gab dem Affen zwei Stöckchen als Hilfsmittel, um nach Bananen zu angeln. Allerdings waren die Stöcke zu kurz, weshalb Sultan zunächst aufgab – bis ihm plötzlich die Idee kam, die Stöcke ineinanderzustecken und so einen langen Stab zu schaffen, mit dem er die begehrten Bananen erreichen konnte. Später setzte der Affe diese Erkenntnis auch in anderen Situationen ein und stapelte beispielsweise Kisten, um an sein Objekt des Begehrens heranzureichen. Er war demnach in der Lage, seine Einsicht zu verallgemeinern und auf andere Situationen zu übertragen.

Eine wichtige Rolle beim abstrakten Denken und somit für das Lernen durch Einsicht spielt der Neokortex, der multisensorische und motorische Teil der Großhirnrinde, der in dieser Form nur bei Säugetieren existiert. Beim Menschen ist er besonders ausgeprägt. Seine Oberfläche ist zehnmal so groß wie beim Neokortex des Schimpansen und tausendmal größer als die entsprechende Hirnstruktur bei Mäusen. Eine Theorie besagt, dass sich der Neokortex im Verlauf der Evolution dadurch vergrößerte, dass immer neue Bereiche mit neuen Aufgaben hinzukamen. Als jüngere Entwicklung gilt der Assoziationskortex, der sich im Stirnhirn befindet. Man kennt ihn nur bei Primaten. Die auffällige Ausdehnung des Stirnhirns beim Menschen korreliert außerdem mit unserer im Tierreich einzigartigen Fähigkeit, das Verhalten anderer zu interpretieren und auf ihre Absichten und Überzeugungen zu schließen (siehe S. 424 ff.).

Die Freude am Lernen, die Lust auf Bildung

So ausgestattet, ist der Mensch zum Denken und Lernen prädestiniert. Grundsätzlich ist *Homo sapiens,* der »Wissende«, dazu auch motiviert. Kleine Kinder lernen von ihrer Geburt an den ganzen Tag. Sie beobachten, ahmen nach und probieren aus. Sie entdecken ihre Welt und erkunden Zusammenhänge. Sie freuen sich über neue Erkenntnisse, überraschende Einsichten, und das Erfolgserlebnis, das eine neue Errungenschaft verleiht, spornt sie zu weiterem Lernen an. Das alles sorgt dafür, dass im Gehirn Botenstoffe wie Dopamin und Endorphine ausgeschüttet werden, die angenehme Gefühle auslösen. In der Folge werden Lust und Lernen im Gehirn miteinander verknüpft. Kinder, die ihren Entdeckergeist und ihre Motivation ungebremst ausleben dürfen, sind der Idealfall menschlichen Lernens.[8] Aus freien Stücken und mit Freude entdecken sie die Welt und verstehen ihre Zusammenhänge.

Die Voraussetzungen sind also ideal, Lernen und geistiges Wachstum zu einem lustvollen Bedürfnis zu machen. Doch irgendwann im Laufe seiner Entwicklung und insbesondere im Rahmen der kulturellen Evolution wurde *Homo sapiens* zu seinem eigenen Saboteur: Er schuf Arbeitswelten und Bildungsformen, die den menschlichen Entdeckertrieb untergraben. Kindern wird die Lust am Lernen durch ungünstige Bildungserfahrungen regelrecht ausgetrieben. So geprägt, werden sie sich auch als Erwachsene kaum für Weiterbildung begeistern. Nach der Schule und ihren vielen Zwängen und Sanktionen ist für viele das Thema Bildung ein für alle Mal erledigt.

Wer in der Schule für die Anerkennung des Lehrers und gute Zensuren paukt, torpediert damit seinen inneren Anreiz, zu lernen. Ist die treibende Kraft dagegen das Vermeiden von Strafarbeiten, Sitzenbleiben und schlechten Noten, wird das Angstzentrum aktiv – im schlimmsten Fall drohen Prüfungsangst und Lernblockaden.

Das Gehirn speichert die negativen Erfahrungen ab und verknüpft sie mit dem Lernen. Abwertungen, etwa durch schlechte Zensuren oder wenn man vor der Klasse bloßgestellt wurde, tun ihr Übriges. Das ungute Gefühl überlagert die kindliche Lust am Entdecken. Je früher diese ungünstigen Verknüpfungen entstehen, desto stärker kommen sie zum Tragen. Denn bei Kindern ist die erfahrungsabhängige Neuroplastizität besonders hoch, die negative Lernerfahrung gräbt sich tief ins Gehirn ein. Daher tun sich auch Erwachsene oft so schwer, Neues zu lernen.

Wir können die Lust am Lernen erhalten und sogar wiederfinden, wenn wir nicht entgegen unserer Biologie pauken. Lernen sollte nicht zu etwas Starrem, Vorgegebenem werden oder auf richtig oder falsch zusammenschrumpfen. Lernen »funktioniert« nicht wie eine Maschine – ebenso wenig wie das Leben selbst. Das Leben entwickelt und entfaltet sich vielmehr. Zellverbände, Organe und sogar ganze Organismen organisieren sich selbst. Das gilt in ganz besonderem Maße für das Gehirn. Zudem steht es in ständigem Austausch mit der Umwelt.[9] Umgebung und Gehirnentwicklung beeinflussen sich dadurch gegenseitig.[10]

Nach diesem Prinzip ist auch Lernen am erfolgreichsten, wenn es sich selbst entfalten darf. Eigene Zielsetzungen und individuell selbst gewählte Wege und Methoden sind dabei zentral. Die italienische Ärztin und Reformpädagogin Maria Montessori, eine der Vorreiterinnen des selbst organisierten Lernens, sah den Lernenden als »Baumeister seines Selbst« an. Sie etablierte erstmals den offenen Unterricht. Ein Grundgedanke lautete, dass Kinder, die in ihrem eigenen Rhythmus und den eigenen Interessen folgend lernen, Selbstvertrauen und Selbstständigkeit erleben und so das Gelernte am besten verinnerlichen. In normalen Regelschulen lässt sich der Grundgedanke des selbst organisierten Lernens zumindest durch geeignete Methoden unterstützen, etwa durch Gruppen- und Projektarbeit oder durch ganzheitliches Lernen und vernetzte Inhalte.

So wird auch am ehesten klar, warum man etwas lernt. Sind die Zusammenhänge und der Nutzen bestimmter Lerninhalte einleuchtend, vergessen wir sie nicht mehr so schnell und bleiben auch eher bei der Sache. Das gilt für Schulen ebenso wie für die Erwachsenenbildung. Wer merkt, dass er mit Bildung sein eigenes Leben verbessert, wird eher Zeit und Energie investieren, als wenn er glaubt, dass nur der Arbeitgeber von zusätzlichen Qualifikationen profitiert.

Jeder lernt am besten, wenn er sich Dinge aneignen darf, die ihm am Herzen liegen und die ihm aus einem inneren Antrieb heraus wichtig erscheinen. Er sollte die Eigenschaften weiterentwickeln können, die vor dem Hintergrund seiner persönlichen Situation, seiner Erfahrung und seinen Zielen relevant sind. Dabei muss er frei sein, auch mal Fehler zu machen – um so aus eigener Erfahrung seine Strategien selbst anzupassen. Das schafft eine Dynamik, die auch in der kulturellen Evolution des Menschen immer wieder für neue Entwicklungen sorgte. Statt Be- und Entwertung durch Zensuren sollte die Schule daher lieber Freiräume schaffen für erfahrungsorientiertes Lernen.

Entscheidend für den Lernerfolg sind aber auch Abwechslung und Überraschung. Unerwartete Informationen und Lösungswege merken wir uns leichter. Sie lassen Dopamin durch das Denkorgan strömen. Es wird so regelrecht wach gerüttelt und in seinen urmenschlichen Erkundungsmodus versetzt.

Lernen und Bildung fördern die Gesundheit

Die Lebenserwartung bei 45-jährigen Männern mit Abitur oder Fachabitur liegt durchschnittlich um 5,3 Jahre höher als bei Gleichaltrigen, die einen Hauptschulabschluss oder gar keinen Schulabschluss haben.[11] Personen mit geringer Bildung weisen einen schlechteren Gesundheitszustand und erhöhte gesundheitliche Risikofaktoren auf, folgert auch eine Studie der Bertelsmann Stiftung aus dem Jahr 2012.[12] Dieser Zusammenhang machte sich nach Aussagen der Studienautoren insbesondere beim Bewegungsmangel und beim Rauchen bemerkbar. Im Rahmen der KiGGS-Studie (Studie zur Gesundheit von Kindern und Jugendlichen in Deutschland)[13] zeigte sich zudem, dass sich Kinder aus Familien mit niedrigem Sozialstatus besonders wenig bewegen und häufig an Adipositas leiden.[14] Umgekehrt kann aber auch Übergewicht wegen der Gefahr der Stigmatisierung Schulerfolge negativ beeinflussen.[15] Aus einer evolutionsbiologischen Perspektive betrachtet, sollte man davon ausgehen, dass Menschen ihre Lernfähigkeit dazu einsetzen, einen möglichst gesunden Lebensstil zu wählen, diente doch Lernen ursprünglich dazu, die Überlebenschancen eines Individuums zu verbessern. Das kollidiert mit Bequemlichkeiten, Gewohnheiten und Genuss. Die meisten Raucher wissen, dass ihr Laster ungesund ist. Das Rauchen aufzugeben, gelingt vielen trotzdem nicht. In anderen Bereichen fehlen Wissen und passende Vorbilder.

Das macht deutlich, dass die Gesellschaft auch aus gesundheitspolitischen Gründen für gleichwertige Bildungschancen für Kinder aus allen Schichten sorgen muss. Gleichzeitig sollten Bildungseinrichtungen wie Schulen und Kindergärten sich für die Gesundheitserziehung engagieren. Wenn bereits die Kleinsten einen gesünderen Lebensstil lernen, ist das der wichtigste Schritt zu einer verbesserten Gesamtgesundheit der nächsten Generation. Die Freude an Bewegung und die Lust auf gesunde Nahrungsmittel müssen zu zentralen Lernzielen werden. Dabei hilft etwa gesundes Essen in Schulkantinen, damit Kinder den Geschmack frisch zubereiteter Lebensmittel kennen und idealerweise lieben lernen.

Für den Erfolg entscheidend ist, dass solche Bildungsangebote nicht mit erhobenem Zeigefinger erfolgen. Vielmehr müssen Kinder und Jugendliche die Chance bekommen, über eigene Erfahrungen zu lernen, damit der Lernstoff durch das Erleben an Bedeutung für den Einzelnen gewinnt und sich auch für die Zukunft positiv besetzte Verknüpfungen im Gehirn der Schüler bilden können.

Die Gesundheitsformel für ein neugieriges Gehirn

Gesundheit	Biologie
Nervensystem und Körper entwickeln sich als eine Einheit und bleiben es während des ganzen Lebens. Kleine Kinder lernen von Geburt an den ganzen Tag – mit Begeisterung und Freude. So werden in ihrem Gehirn Lernen und Lust miteinander verknüpft. Das spornt zu weiterem Lernen an. Kinder, die ihren Entdeckergeist ausleben dürfen, verkörpern den Idealfall des menschlichen Lernens. Das menschliche Gehirn ist für lebenslanges Lernen gemacht und grundsätzlich ist der Mensch dazu auch bereit und willens. Diese Fähigkeit hat den Erfolg des Menschen in der Evolution und seine Vormachtstellung auf der Erde begründet. Natürliches, »gesundes« Lernen erfolgt aus einem inneren Antrieb heraus, ist selbstorganisiert, darf sich frei entfalten und lässt Fehler zu. Tatsächlich lernt man aus Fehlern am besten. Der Stand der Bildung des einzelnen und in einer Bevölkerung hat die beste Vorhersagekraft für Gesundheit verglichen mit allen anderen Faktoren.	Lernen ermöglicht, veränderte Umweltbedingungen wahrzunehmen und darauf zu reagieren – auch in der Vorausschau. Lernen ist eine Überlebensstrategie. Bereits einfachste Organismen »merken« sich gute und schlechte Bedingungen um bessere anzustreben. Das Gehirn des Menschen ist außerordentlich groß und plastisch. Der Neocortex im Stirnhirn, wo abstraktes Denken stattfindet, ist besonders ausgeprägt. Dadurch ist der Mensch in der Lage, neue Situationen experimentell zu erfinden, auf Sinnhaftigkeit auszuprobieren und erfolgreiche Strategien in sein Verhalten zu übernehmen. Erst spät in der Evolution ist der Assoziationscortex entstanden, den man nur bei Primaten kennt. Seine auffällige Ausdehnung im menschlichen Stirnhirn korreliert mit der Fähigkeit, das Verhalten anderer bewusst wahrzunehmen, zu interpretieren und Reaktionen des Gegenübers vorauszuahnen.

Umwelt	Verhalten
Der Mensch will lernen und hat Freude daran. Die Selbsterfahrung des Babys, das Kennenlernen des eigenen Körpers, die Wahrnehmung der Mutter, der Familie und der gegenständlichen Umgebung sind die ersten Auseinandersetzungen mit der Umwelt und prägend für das ganze Leben in mentaler und körperlicher Sicht. Später kommen unsere Bildungssysteme als gesellschaftliche Errungenschaft dazu. Nicht immer entsprechen diese der menschlichen Neugier und dem Entdeckertrieb. Einbeziehung evolutionärer Erkenntnisse in das Erziehungs- und Schulsystem setzt sich erst langsam durch, würde aber verhindern, dass lernen als Arbeit und damit als Last gesehen würde. Geeignete Unterrichtsformen unterstützen das freie und selbstorganisierte Lernen, etwa durch Gruppen- und Projektarbeit. Wer selbst Lösungsansätze erarbeitet und seine Fehler korrigieren darf, lernt aus eigener Erfahrung.	Negative Lernerfahrungen prägen sich ein und blockieren späteren Lernerfolg. Sie lassen sich aber auch durch positive Erfahrungen überschreiben. Jeder lernt am besten Dinge, die ihm am Herzen liegen und die ihm aus eigenem Antrieb heraus wichtig erscheinen. Wer sich weiterbilden will, sollte sich daher auf Inhalte konzentrieren, die ihn interessieren und die vor dem Hintergrund seiner persönlichen Situation und für seine Ziele relevant sind. Wer merkt, dass er durch Lernen das eigene Leben verbessern kann, wird mehr Zeit und Energie investieren, als wenn das Gefühl dominiert, für den Arbeitgeber oder den Partner zu lernen. Wer seine Kinder beim Lernen unterstützen möchte, muss Vorbild sein. Kinder lernen beispielsweise einen gesunden Lebensstil leichter, wenn sie ihre Eltern dabei beobachten und nachahmen können, sie bei der Freude an der Bewegung erleben und wenn sie beim Zubereiten gesunder, schmackhafter Mahlzeiten mithelfen dürfen.

Sich gesund schlafen

Ein Drittel unserer Lebenszeit verbringen wir im Schlaf. Das ist eine Menge scheinbar ungenutzter Zeit. Wir sind nicht produktiv, treffen uns nicht mit unseren Freunden, lesen unseren Kindern nicht vor. Wir können nicht einmal auf uns selbst aufpassen, während wir schlafen. »Wenn der Schlaf nicht eine absolut lebenswichtige Funktion hat, dann ist er der größte Fehler, der dem Evolutionsprozess je unterlaufen ist«, befand daher der US-Schlafforscher Allan Rechtschaffen schon 1978.

Die Hypothese, dass Schlaf vor allem der Energieersparnis dient, gilt als widerlegt. Zwar verbraucht eine Person, die wach im Bett liegt, etwas mehr Energie, als wenn sie schläft. Bei einem 68 Kilogramm schweren Menschen entspricht der Unterschied etwa der Energiemenge von zwei Scheiben Brot.[1] Doch die Energieersparnis allein rechtfertigt nicht die Entstehung des Schlafs, der ja auch auf Kosten der Sicherheit, der Produktivität und in gewisser Weise auch der Fortpflanzung geht. Tatsächlich belegt eine Reihe von Studien, dass der Schlaf sowohl das Langzeit- als auch das Kurzzeitgedächtnis unterstützt.[2] Außerdem stärkt Schlaf das Immunsystem[3] und fördert die Wundheilung[4]. Zu wenig Schlaf erhöht zudem das Risiko für Übergewicht.

Auch wenn die Funktion des Schlafs bis heute nicht ganz aufgeklärt ist, darf man davon ausgehen, dass die Evolution hier keineswegs einen Fehler gemacht hat. Zu wichtig ist der Schlaf für den Körper, und zu weit ist das grundlegende Prinzip, der Wechsel zwischen aktiven Phasen und Ruheperioden, in allen Domänen des Lebens verbreitet. Man weiß, dass alle Tiere schlafen müssen, egal, ob Menschenaffe, Delfin oder Fruchtfliege. Und selbst Pflanzen und einzellige Algen wechseln zwischen Ruhezeiten und aktivem Zustand.

Tödlicher Schlafentzug

Noch immer ist der Schlaf rätselhaft und seine Funktion noch lange nicht vollständig geklärt. Wir wissen aber sicher, dass Schlaf nicht nur der inaktive Gegenpol zum Wachsein ist oder gar eine unzumutbare Unterbrechung der produktiven Zeit. Vielmehr: Wer nicht schläft, wird schnell krank und stirbt.[5]

Das stellte der US-Schlafforscher Allan Rechtschaffen 1983 bei Ratten fest.[6] Er setzte seine Versuchstiere auf Drehteller über einem Wasserbehälter. Schliefen die Ratten ein, begannen die Teller, zu rotieren, so dass die Nager laufen – und wach bleiben – mussten, um nicht ins Wasser zu stürzen. Binnen weniger Wochen starben Rechtschaffens Versuchstiere. Der Grund dafür, so die Schlussfolgerung des Schlafforschers nach der Obduktion, war der Schlafentzug.

Schlafentzug gilt als Foltermethode und war im alten China sogar eine Hinrichtungsform. Beim Menschen kennt man die letale familiäre Insomnie, die tödliche familiäre Schlaflosigkeit, eine äußerst seltene Erbkrankheit, von der weltweit nur etwa 50 bis 60 Familien betroffen sind. Sie zählt genau genommen nicht zu den Schlafstörungen, sondern, wie BSE und die Creutzfeldt-Jakob-Krankheit, zu den Prionen-Erkrankungen. Sie beginnt mit Ein- und Durchschlafstörungen und damit einhergehender Schläfrigkeit am Tag. Irgendwann schlafen die Betroffenen gar nicht mehr. Mit fortschreitendem Schlafentzug treten vegetative Symptome auf wie Herz-Rhythmus-Störungen, Schwankungen der Körpertemperatur und Störungen des Blutdrucks. Die Patienten leiden unter Halluzinationen und können nicht mehr zwischen Traum und Realität unterscheiden. Mehrere Organsysteme brechen zusammen. Tödlich ist schließlich meist eine Infektionskrankheit, die das geschwächte Immunsystem nicht mehr bekämpfen kann. Die Betroffenen sterben ein bis eineinhalb Jahre nach Ausbrechen der Krankheit.

Schlaf ist ein grundlegendes Prinzip bei Tier und Mensch. Einen Hinweis auf die frühe Entstehung gibt etwa die Taufliege *Drosophila*, deren Schlaf dem menschlichen in vielem ähnelt. Sie schläft mit Unterbrechungen rund 10 Stunden am Tag, bevorzugt am Nachmittag und während der Nacht. Bekommt sie zu wenig Schlaf, zeigt sie Symptome der Übermüdung und versucht, das Versäumte bei nächster Gelegenheit nachzuholen. Koffein wirkt bei der Taufliege wie beim Menschen stimulierend und hält sie wach.

Beim Fadenwurm *Caenorhabditis elegans* identifizierten US-amerikanische Schlafforscher um David M. Raizen im Jahr 2008 ebenfalls schlafähnliche Zustände.[7] Beide Beispiele legen nahe, dass der Schlaf entstanden sein muss, bevor sich Wirbellose (Invertebraten) und Wirbeltiere (Vertebraten) vor mehr als einer halben Milliarde Jahren in der Evolutionsgeschichte getrennt haben.

Das grundlegende Prinzip, der Wechsel zwischen aktiven Zeiten und Ruhephasen, ist aber noch deutlich älter und existiert bereits bei einfachsten Lebewesen. Die marine Geißelalge *Gonyaulax polyedra* steigt jeden Tag an die Wasseroberfläche auf, um dort das Tageslicht für die Photosynthese, also zur Energiegewinnung, zu nutzen. Dann gleitet sie wieder hinab – um zu »schlafen«.

Rhythmische Veränderungen spielten eine große Rolle für die Entwicklung des Lebens auf der Erde. Der Takt ist vorgegeben durch die Erdrotation und den damit einhergehenden Wechsel von Hell und Dunkel. Tag- und Nachtlänge, Temperatur und Niederschläge ändern sich mit der Jahreszeit, Ebbe und Flut lösen sich gegenseitig ab. Mit den wechselnden Umweltbedingungen verändern sich Nahrungsangebot und Gefahren, etwa durch Fressfeinde.

Das Leben auf der Erde passte sich dieser Rhythmik an – um zu überleben und die vorhandenen Möglichkeiten für sich zu nutzen. Photosynthese zur Energiegewinnung entstand bereits vor drei Milliarden Jahren. Sie ist abhängig vom Licht. Entsprechend richten Organismen, die Photosynthese betreiben, ihre aktive Zeit am Tag-Nacht-Rhythmus aus.

Dabei reagieren sie sich nicht ausschließlich auf das Licht oder andere Umweltfaktoren. Die Geißelalge *Gonyaulax polyedra* steigt schon eine Stunde vor Sonnenaufgang zur Meeresoberfläche auf. Sie muss demnach unabhängig von der Helligkeit »wissen«, dass es Tag wird und ihre aktive Zeit beginnt. Die meisten Organismen besitzen innere Zeitgeber, so genannte circadiane Uhren (von Latein *circa dies*, ungefähr ein Tag). Dadurch können sie sich bereits vorher auf periodisch wechselnde Umweltbedingungen einstellen. Das erwies sich im Laufe der Evolution als Vorteil.[8]

Die innere Uhr

Erste Hinweise auf die Existenz einer solchen inneren Uhr stammten 1729 von Pflanzen. Der französische Geophysiker Jean Jacques d'Ortous de Mairan beobachtete Mimosen. Diese Pflanze stellt tagsüber ihre Blätter auf und senkt sie nachts. Augenscheinlich reagieren die Blätter der Mimose reflexartig auf das Sonnenlicht. Als de Mairan jedoch einige Mimosen in einen Schrank stellte und so vom Tageslicht abschirmte, hielten sie ihren Rhythmus aufrecht und hoben und senkten weiterhin ihre Blätter. De Mairan hatte damit als Erster die innere Uhr eines Organismus beobachtet, eine zyklische Verhaltensänderung, die auch unabhängig von äußeren Reizen erfolgt. Wirklich erkannt hat den Zusammenhang allerdings erst gut hundert Jahre später der Schweizer Botaniker Augustin de Candolle. Er hatte Pflanzen dauerhaft künstlichem Licht ausgesetzt und festgestellt, dass diese trotz Dauerbeleuchtung nach durchschnittlich 22,5 Stunden ihre Blätter senkten.

Weitere 100 Jahre später erbrachte der deutsche Biologe Erwin Bünning den Beweis, dass circadiane Uhren genetisch gestellt sind. Er kreuzte Pflanzen, bei denen die Periode des Wechsels zwischen aktiver und passiver Phase unterschiedlich lang war. In der nächsten Generation lag die Periodenlänge zwischen denen der Elterngeneration.[9] Gut 30 Jahre später folgte der Beweis für die genetische Veranlagung der inneren Uhr auch bei Insekten.[10] Mittlerweile kennt man sowohl bei Fruchtfliegen als auch bei Säugetieren eine ganze Reihe von Genen, die die Eigenschaften der inneren Uhr eines Lebewesens bestimmen.

Auch der Mensch besitzt eine solche innere Uhr. Genau genommen sind es sogar Milliarden von inneren Uhren. Jede Zelle hat ihren eigenen Zeitmesser, in Organen finden sich sogar ganze Gruppen von Uhren. Körpertemperatur, Blutfluss, Stoffwechsel, Harnproduktion, Hormonkonzentration und Haarwachstum und Stoffwechsel – die meisten physiologischen und biochemischen Prozesse im Körper richten sich an Tag-und-Nacht-Rhythmen aus.

Damit alle Uhren im Körper denselben Takt halten, stehen sie in ständigem Austausch miteinander. Außerdem existiert eine Hauptuhr, die im Gehirn verortet ist und die Nebenuhren dirigiert. Diese Aufgabe übernehmen die suprachiasmatischen Kerne (suprachiasmatische Nuclei, SCN), zwei winzige Nervenzellgruppen im Hypothalamus des Hirns. Entfernt man bei Hamstern im Experiment den SCN, so gehen jegliche Rhythmen verloren. Transplantiert man den Tieren anschließend SCN von anderen Hamstern, so spielt sich der natürliche Takt nach ungefähr einer Woche wieder ein.[11]

Isoliert man Nervenzellen des SCN und züchtet sie anschließend in einer Zellkulturschale, so behalten sie ihren 24-Stunden-Rhythmus bei. Das gilt für die Nervenzellaktivität ebenso wie beispielsweise für die Proteinsynthese und den Stoffwechsel. Demnach stellen die SCN-Zellen selbst die innere Uhr dar. Wie sie das bewerkstelligen, ist jedoch noch nicht im Detail geklärt.

Bekannt ist aber, dass die SCN-Zellen im Normalfall, also im Gehirn, nicht unabhängig vom Licht agieren. Ihr innerer Rhythmus entspricht ungefähr einem 24-Stunden-Tag. Die innere Uhr muss sich daher jeden Tag erneut stellen und orientiert sich dabei am Licht als äußerem Zeitgeber. Dazu leitet das Auge Lichtsignale direkt an den SCN weiter. 1999 entdeckte der britische Neurobiologe M.R. Ralph im Säugetierauge spezielle Lichtrezeptoren, die – anders als die bekannten Stäbchen und Zäpfchen – nicht zum eigentlichen Sehvorgang beitragen. David Berson von der Brown University in Providence erkannte 2003, dass diese Zellen das Lichtsignal direkt an den SCN weiterleiten und so die circadiane Uhr stellen.[12]

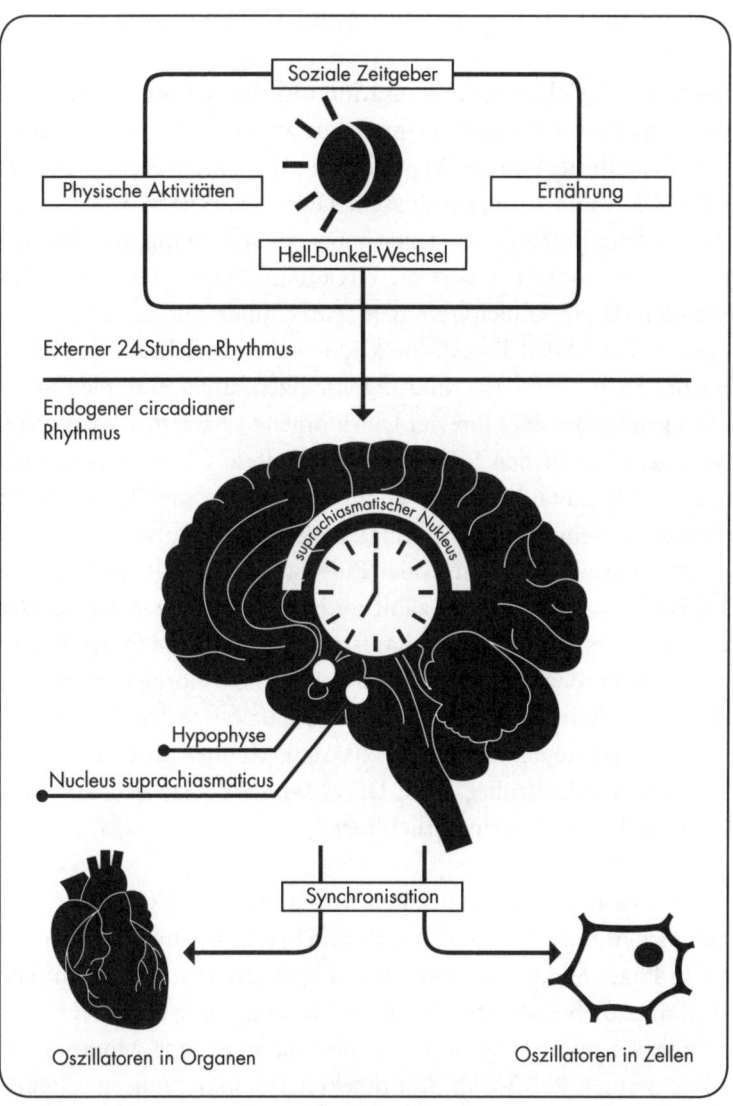

Jede Zelle und jedes Organ des Menschen verfügen über eine innere Uhr (Oszillatoren). Sie werden zentral gesteuert vom »suprachiasmatischen Nucleus« im Gehirn. Die wichtigsten äußeren Taktgeber der inneren Uhr sind das Tageslicht und andere Menschen (soziale Zeitgeber).

Lerche und Eule – verschiedene Chronotypen

Trotz der täglichen Synchronisation mit dem 24-Stunden-Rhythmus laufen die circadianen Uhren einzelner Personen unterschiedlich schnell. Bei einigen Menschen ist der innere Zyklus bereits nach 23 Stunden abgeschlossen. Diese »Lerchen« werden am Abend früh müde und wachen morgens sehr zeitig auf. Bei den meisten Menschen dauert die circadiane Periode 24,5 bis 25,5 Stunden. Diese »Eulen« werden später müde und schlafen morgens entsprechend länger. Sie können womöglich um zwei Uhr nachts noch die Steuererklärung erledigen. Einer extremen »Lerche« gelingt das eher um vier Uhr morgens – nach dem Aufstehen. Von der eigentlichen Schlafdauer sind diese Chronotypen, Eule und Lerche, unabhängig. Wer morgens lange schläft, hat nicht zwingend mehr Stunden geschlafen als ein Frühaufsteher.

Ob jemand eher Lerche oder Eule ist, wird durch verschiedene Faktoren bestimmt. Dazu zählt unter anderem das Alter. Kinder und alte Menschen sind Frühaufsteher, Jugendliche in der Pubertät schlafen dagegen spät ein und kommen morgens nicht aus dem Bett. Bei ihnen tickt die innere Uhr besonders langsam.[13] Frauen sind ungefähr ab dem 20. und Männer ab dem 21. Lebensjahr wieder früher dran. Diese Tendenz setzt sich über den Rest des Lebens kontinuierlich fort.

Beim Erwachsenen bestimmen vor allem die Gene über den Schlafrhythmus. Ein extremes Beispiel ist das Familial Advanced Sleep Phase Syndrome, eine erblich bedingte Störung. Betroffene sind abends bereits um 18 Uhr müde und dafür gegen vier Uhr morgens schon wieder wach. Grund dafür ist eine Mutation im so genannten PER2-Gen. Ein defekter Rückkopplungsmechanismus bewirkt, dass die innere Uhr deutlich schneller läuft als die äußere Tageszeit.

Mittlerweile kennt man mehr als 20 Gene, die die innere Uhr beeinflussen, und sehr wahrscheinlich sind noch längst nicht alle entdeckt. Aufgrund der Vielzahl der beteiligten Faktoren ist die Bandbreite der Schlaftypen groß. Extreme Lerchen und Eulen

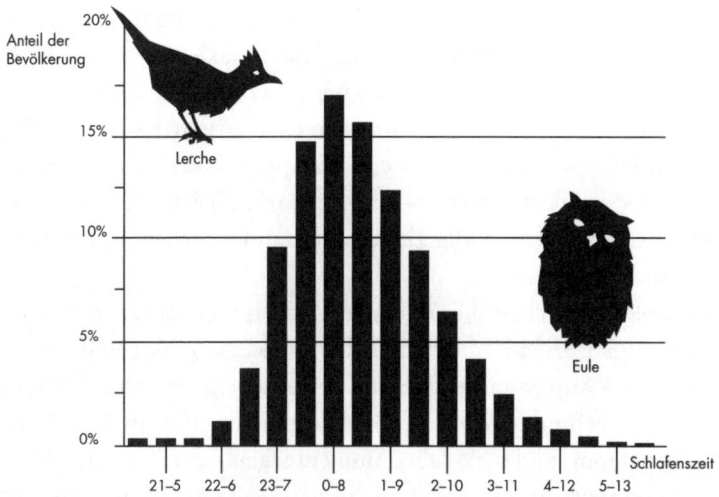

Ob ein Mensch gerne bis spät in die Nacht wach bleibt (Eule) oder früh auf-
steht (Lerche), ist genetisch bedingt. Die meisten Menschen (17 Prozent) gehen
um Mitternacht zu Bett und stehen um acht Uhr morgens auf – wenn sie es sich
aussuchen dürfen, etwa am Wochenende.

sind selten; die meisten Menschen schlafen zwischen zwölf Uhr
nachts und acht Uhr morgens.

Die Genetik zeigt, dass sich niemand seinen Schlaftyp selbst
aussucht. Und er lässt sich auch nicht umerziehen oder trainieren.
Allenfalls kann man Menschen dazu zwingen, sich entgegen ihrer
Biologie dem Schlafrhythmus der Gesellschaft anzupassen. Der
Schlaf ist dabei aber schlechter, und es baut sich ein Schlafdefizit
auf, das später, etwa am Wochenende, ausgeglichen werden muss.

Für den frühen *Homo sapiens* spielte es wahrscheinlich keine
große Rolle, dass manche Menschen früher schlafen mussten und
andere morgens später aufwachten. Möglicherweise zogen sie sogar einen Vorteil daraus, dass nicht alle gleichzeitig schliefen –
etwa indem Spätschläfer nachts über die Gruppe wachten, bis die
ersten Frühaufsteher übernahmen.

Doch wahrscheinlich waren die Unterschiede zwischen den
verschiedenen Chronotypen in den Frühzeiten der Menschheit
gar nicht so gravierend. Experimente zeigten: Wenn Menschen

387

ihren Schlafrhythmus ohne Einfluss von Gesellschaft und künstlichem Licht einpendeln dürfen, ähnelt sich der individuelle Schlafrhythmus einzelner Personen plötzlich viel mehr. Diesen Effekt beobachtete der US-Forscher Ken Wright bei seinen Studenten bereits nach einer Woche Camping in den Rocky Mountains.[14] »Soziale Taktgeber« sind so stark, dass nach einer Weile des Zusammenlebens alle gleichzeitig müde werden und gemeinsam zu Bett gehen.

Probleme machen die unterschiedlichen Chronotypen erst seit dem Industriezeitalter, als sich die menschliche Arbeitskraft an Maschinen anpassen musste und feste Arbeitszeiten und Nachtschichten erfunden wurden. Seither müssen alle im Gleichtakt funktionieren, und viele leben nun entgegen ihrer inneren Uhr.

Erfindungen wie die Sommerzeit[15] und künstliches Licht verstärken die Problematik noch. Wer sich tagsüber viel in geschlossenen Räumen, wie etwa Schulen, Büroräumen oder Fabrikhallen aufhält, bekommt zu wenig Tageslicht. Abends wird es dann für viele dank Lampen, Fernseher, Computermonitor oder grell beleuchteter Fabrikhallen und Krankenhausflure nicht richtig dunkel. Dadurch geht die klare Unterscheidung zwischen Tag und Nacht verloren, der äußere Zeitgeber wird geschwächt. Die innere Uhr kann sich nicht mehr justieren und geht zunehmend nach. Wird dann im März die soziale Uhr auf Sommerzeit umgestellt, verliert die innere Uhr gegenüber dem gesellschaftlich vorgegebenen Takt eine weitere Stunde.

Der Chronobiologe Till Roenneberg, Professor am Institut für Medizinische Psychologie an der Ludwig-Maximilians-Universität München, spricht in diesem Zusammenhang vom »Sozialen Jetlag«. Die Bevölkerung leidet unter einem chronischen Schlafdefizit. Das zeigt sich unter anderem daran, dass über 80 Prozent der Deutschen morgens nur mit Hilfe des Weckers aufstehen können. Die meisten möchten länger schlafen – dürfen aber nicht.

Erzwungene Schlafzeiten haben gravierende Folgen für die Gesundheit. So erhöht Schichtarbeit das Risiko für bestimmte Krebsarten, etwa Brustkrebs bei Frühtypen, die häufig in der Nacht arbeiten müssen. Ein Leben gegen die innere Uhr wird außerdem mit Adipositas[16] und Depressionen[17] in Zusammenhang gebracht und erhöht das Risiko für Typ-2-Diabetes und Herz-Kreislauf-Erkrankungen.

Man weiß heute, dass bis zu 15 Prozent der Gene einer Zelle nur zu bestimmten Zeiten aktiv sind.[18] Sie werden regelrecht an- und abgestellt, weil der Körper – je nach Tageszeit – andere Bedürfnisse hat. Abends werden beispielsweise vermehrt Schlafhormone ausgeschüttet, morgens dafür mehr Stresshormone. Alkohol vertragen die meisten Menschen am besten abends, weil die Leber den Stoff dann schneller abbaut.

Epigenetische Modifikationen, dem eigentlichen Genom übergeordnete Merkmale, steuern die Genaktivität (siehe Epigenetik S. 248). Diese Muster verändern sich offensichtlich in fast allen Zellen innerhalb von 24 Stunden. Der US-Endokrinologe Dan Feng beobachtete 2011 bei Mäusen, dass in Leberzellen tagsüber, während der Ruhephase der Tiere, weite Teile des Genoms ausgeschaltet werden. Nachts werden sie wieder aktiviert. Feng unterbrach dieses sensible System experimentell, so dass die Gene auch tagsüber aktiv blieben. In der Folge entwickelten die Mäuse Stoffwechselstörungen und eine Fettleber. Das könnte laut Feng erklären, wie gestörte Wach-Schlaf-Rhythmen etwa bei Schichtarbeitern zu Stoffwechselproblemen und Herz-Kreislauf-Erkrankungen beitragen.[19] Umgekehrt bedeutet dies: Ein Leben entsprechend dem eigenen Chronotypen würde Gesundheit und Lebensqualität des Einzelnen verbessern.

Um dahin zu kommen, hilft vor allem mehr Individualisierung. Erwachsene Arbeitnehmer – und entsprechend ihre Arbeitgeber – profitieren von gleitenden Arbeitszeiten, die die Chronobiologie des Einzelnen berücksichtigen. Dafür müsste sich die Gesellschaft von der falschen Vorstellung verabschieden, dass faul ist, wer länger schläft. Arbeitgeber sollten sich stattdessen freuen, dass ein »Eulentyp« ihnen wertvolle Tageszeit schenkt, wenn er später zur Arbeit kommt, also dann, wenn er fit und leistungsfähig ist. Auch Schichtarbeit ließe sich laut Roenneberg entsprechend den Chronotypen aufteilen. Lerchen übernehmen die Frühschicht, Eulen die Nachtschicht. Und die Spätschicht kommt nach Überzeugung des Münchner Chronobiologen ohnehin den meisten Menschen entgegen.

Roenneberg ebenso wie der Schlafforscher Jürgen Zulley von der Universität Regensburg fordern schon lange, die Schulzeiten an die Chronobiologie der Schüler anzupassen. Während die Unterstufe bereits ab acht Uhr lernen kann, sollte der Schulbeginn für die Mittelstufe auf neun, für die Oberstufe sogar auf zehn Uhr verschoben werden.

Die Sommerzeit gehört abgeschafft. Nach der Umstellung geht nicht nur die innere Uhr gegenüber der gesellschaftlichen um eine weitere Stunde nach. Zusätzlich bedeutet das für viele Menschen, dass sie morgens über einige Zeit im Dunkeln zur Schule oder zur Arbeit müssen. Das verschärft die Problematik des schwachen äußeren Zeitgebers.

Städteplaner und Architekten könnten die innere Uhr unterstützen, indem sie Gebäude realisieren, deren Räume viel Tageslicht von oben bekommen – etwa indem man das Licht über Spiegel bündelt und dann durch die Decke fluten lässt.

Aber auch der Einzelne kann handeln. Indem er auf Auto oder öffentliche Verkehrsmittel verzichtet – wo er sich wieder in geschlossenen Räumen aufhalten würde – und sich zu Fuß oder mit dem Fahrrad zur Arbeit begibt. Gerade morgens hilft das Tageslicht, die innere Uhr zu justieren.

Am Abend wäre weniger Licht ratsam. Wer abends noch am Bildschirm sitzen muss oder will, kann sich mit einer App namens f.lux behelfen. Sie regelt den störenden Blaulichtanteil der Monitore bei Sonnenuntergang herunter.

Guter Schlaf, schlechter Schlaf

»Gut schläft, wer gar nicht merkt, dass er schlecht schläft«, sagte der römische Mimenautor Publilius Syrus. Das entspricht im Prinzip dem heutigen Stand der Schlafmedizin, die gesunden Schlaf als erholsamen Schlaf definiert. Entscheidend ist, ob wir uns mor-

The Human Sleep Project

Wie viel Schlaf ist optimal? Wie lässt sich die Schlafqualität messen? Wofür ist Schlaf überhaupt gut? »Noch fehlen uns Antworten auf die grundlegendsten Fragen«, schreibt Till Roenneberg in einem Kommentar in der Fachzeitschrift *Nature*. Ein Großteil des Faktenwissens über den Schlaf stammt aus Laboren – von Tierexperimenten oder Untersuchungen mit Menschen, die die Nacht unter definierten Bedingungen im Schlaflabor verbringen. Mit natürlichem menschlichem Schlaf hat das möglicherweise nicht viel zu tun. Zudem ist der Schlaf, so wie wir ihn kennen, kulturell und gesellschaftlich geprägt. Wir passen unser Schlafverhalten den Lebens- und Arbeitsbedingungen an. Aus diesem Grund bekommen Menschen in vielen Ländern eine bis zwei Stunden weniger Schlaf als ihre Vorfahren noch vor 50 bis 100 Jahren.

Vor diesem Hintergrund initiierte Roenneberg 2013 mit seinem Team an der Ludwig-Maximilians-Universität München das »Human Sleep Project«. Geplant ist, Millionen von Freiwilligen aus aller Welt mit Hilfe von Online-Fragebögen zu ihren Schlafgewohnheiten zu befragen. Bei einem Teil der Probanden wollen die Münchner Wissenschaftler zusätzlich DNS-Proben sammeln, um den genetischen Hintergrund des jeweiligen Schlafverhaltens zu erforschen.

Besonderes Augenmerk legt Roenneberg bei seiner groß angelegten Studie darauf, Menschen in ganz unterschiedlichen Lebenssituationen zu untersuchen und beispielsweise Großstädter mit Menschen zu vergleichen, die fernab jeglicher moderner Zivilisation und Elektrizität leben. So hat er bereits begonnen, in Zusammenarbeit mit Kollegen vom Universitätskrankenhaus in Porto Alegre, Brasilien, die afrobrasilianische Volksgruppe der Quilombos zu untersuchen.

Von seinem »Human Sleep Project« erhofft sich Till Roenneberg nicht nur neue Fakten zum Schlaf. Er ist überzeugt davon, dass mehr Wissen über den Schlaf Millionen von Menschen zu einer verbesserten Gesundheit und Lebensqualität verhelfen kann.

gens frisch und ausgeruht fühlen. Die Dauer und ob wir wirklich durchgeschlafen haben, ist für die Schlafqualität nachrangig.

Dass Schlafmediziner sich mit messbaren Parametern für gesunden Schlaf zurückhalten, liegt auch daran, dass bislang niemand mit Sicherheit sagen kann, wie guter oder besser gesagt: natürlicher Schlaf aussieht. Wir kennen nur den modernen Schlaf, der geprägt ist von Kultur und Arbeitswelt. Vor diesem Hintergrund initiierte der Chronobiologe Roenneberg das »Human Sleep Project«.[20] Die groß angelegte Studie hat zum Ziel, den menschlichen Schlaf genauer zu untersuchen.

Es ist unwahrscheinlich, dass der frühe *Homo sapiens* oder noch ältere Vertreter der Gattung *Homo* den Anspruch hatten, Nacht für Nacht acht Stunden durchzuschlafen. Evolutionär gesehen wäre es sogar eine äußerst seltsame Vorstellung, dass eine ganze Gruppe Frühmenschen stundenlang tief und fest geschlafen hätte – der Umwelt und möglichen Feinden völlig schutzlos ausgeliefert.

Tatsächlich ist es so, dass wir selbst in unseren entspanntesten Nächten nicht durchgehend im Tiefschlaf sind. Vielmehr wechseln sich tiefer Schlummer und wachere Phasen ab. Nach der Einschlafphase, auch Halbschlaf genannt, entspannt sich der Körper über drei verschiedene Schlafphasen – vom leichten Schlaf bis zum leichten Tiefschlaf – immer mehr. Das Gehirn fährt seine Aktivität stufenweise herunter, und der Muskeltonus erschlafft. Schließlich tritt der Tiefschlaf ein. Anschließend wird der Schläfer sukzessive wieder etwas wacher, bis der sogenannte REM-Schlaf eintritt. In dieser Phase erinnern die Gehirnaktivitäten eher an den Wachzustand als an den Schlaf. Typisch für diese Phase sind die starken Augenbewegungen, die ihr auch den Namen eingebracht haben: Rapid Eye Movement, kurz REM.

Der gesamte Schlafzyklus dauert rund 90 Minuten und läuft mehrmals in der Nacht nach einem ähnlichem Muster ab. Allerdings sinken wir nur in den ersten beiden Runden wirklich in den Tiefschlaf. Die wichtigste Zeit nach dem Einschlafen sind demnach die ersten vier bis fünf Stunden. Hier finden wir die meiste Erholung.

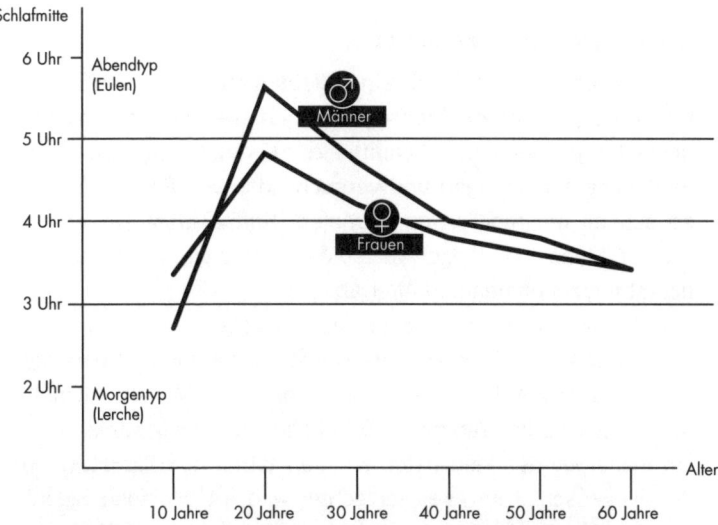

Ob ein Mensch eher Frühaufsteher (Lerche) oder Langschläfer (Eule) ist, ändert sich mit dem Alter. Kinder sind meist Lerchen, werden im Laufe der Pubertät zu Eulen, bevor sich die Schlafenszeit (hier mit der Schlafmitte dargestellt) wieder nach vorne verlagert.

Das heißt aber nicht, dass alle nur noch fünf Stunden schlafen sollen. Das Schlafbedürfnis des Einzelnen ist so individuell wie seine Chronobiologie. Während extreme Kurzschläfer tatsächlich mit diesem Minimum auskommen, benötigen manche Langschläfer zehn Stunden, um sich am nächsten Morgen fit zu fühlen. Alles dazwischen gilt als normal, wobei der Durchschnittsdeutsche rund sieben Stunden schläft – Frauen tendenziell etwas mehr als Männer.

Für den Schlafbedarf spielt das Alter eine wichtige Rolle. Babys, Kinder und Jugendliche brauchen mehr Schlaf, bei Älteren sinkt der Bedarf. Das sind Trends, die Wissenschaftler selbst bei der Taufliege *Drosophila melanogaster* beobachten. Dass sich das Schlafbedürfnis mit den Jahren wandelt, ist demnach evolutionsgeschichtlich ein uraltes Phänomen.[21]

In erster Linie bestimmen jedoch unsere Gene darüber, wie lange wir schlafen müssen. Genau wie bei der inneren Uhr sind

Alte Fliegen schlafen schlecht

Die Taufliege Drosophila ist ein beliebtes Modelltier der Schlafforschung. Genau wie Menschen schläft sie vor allem nachts und ist tagsüber aktiv. Schläft sie zu wenig, zeigt sie Übermüdungserscheinungen und versucht, den versäumten Schlaf so schnell wie möglich nachzuholen. Kaffee lässt sie, genau wie den Menschen, länger wach bleiben. Und ihre Schlafqualität nimmt mit zunehmendem Alter ab.

Wie oft die Fliegen aufwachen, gilt im Labor als Maß für die Schlafqualität. Je älter die Tiere werden, umso öfter ist dies der Fall. Wissenschaftler um Linda Partridge vom Max-Planck-Institut für Biologie des Alterns in Köln haben jetzt festgestellt, dass ein Signalweg des Insulinstoffwechsels daran beteiligt ist, wenn der Fliegenschlaf im Alter schlechter wird. Über diesen Signalweg reguliert der Organismus sowohl die Tagaktivität als auch den Nachtschlaf. Zentral ist dabei ein Eiweißmolekül namens TOR, dessen Aktivität im Alter zunimmt und das mitverantwortlich ist, dass der Schlaf schlechter wird. Das bewiesen die Kölner Wissenschaftler, indem sie TOR durch den Wirkstoff Rapamycin blockierten. Die so behandelten Fliegen schliefen umgehend besser. TOR ebenso wie der zugehörige Signalweg haben sich evolutionär nicht weiterentwickelt. Sie liegen daher in ähnlicher Form wie bei der Fliege auch beim Menschen vor, so dass man davon ausgehen kann, dass bei uns ähnliche Mechanismen eine Rolle spielen, wenn der Schlaf im Alter schlechter wird. Dass die Schlafqualität mit den Jahren abnimmt, scheint demnach eine natürliche Begleiterscheinung des Alters zu sein. Außerdem zeigen die Ergebnisse der Kölner einen Weg auf, wie sich altersbedingte Schlafstörungen in Zukunft vielleicht vermeiden oder zumindest lindern lassen. Rapamycin kommt dafür beim Menschen allerdings nicht infrage, da der Wirkstoff das Immunsystem unterdrückt.

hier eine ganze Reihe von Erbfaktoren beteiligt, was die enorme Variabilität des menschlichen Schlafbedürfnisses erklärt. 2009 identifizierte ein internationales Forscherteam eine Mutation im so genannten DEC2-Gen, die zu extremem Kurzschlaf führt. Entdeckt hatten sie die Mutation bei zwei Frauen, die regelmäßig um vier Uhr morgens nach nur sechs Stunden Schlaf aufwachten. Gentechnisch veränderte Mäuse mit dieser Mutation schlafen ebenfalls weniger als ihre Artgenossen.[22]

Noch weniger Schlaf soll die einstige britische Premierministerin Margaret Thatcher gebraucht haben. Vier Stunden Schlaf pro Nacht reichten ihr angeblich aus. Auch Napoleon soll sich mit einem ähnlich niedrigen Schlafpensum gebrüstet haben. Und er forderte von seinen Mitmenschen, es ihm gleichzutun. »Vier Stunden schläft der Mann, fünf die Frau, sechs ein Idiot«, soll er gesagt haben. Tatsächlich scheinen Kurzschläfer oftmals zu den besonders leistungsstarken Mitgliedern der Gesellschaft zu zählen, haben sie doch effektiv viel mehr Zeit, die sie in ihre Projekte investieren können. Doch ist hier Vorsicht geboten: Nur ein bis drei Prozent der Bevölkerung gehören tatsächlich zu den genetisch bedingten Kurzschläfern. Alle anderen, die ihren Schlaf der Effektivität opfern, schlafen schlicht zu wenig. Entsprechend soll auch Napoleon selbst tagsüber auf dem Pferd immer wieder eingenickt sein.

Ein regelrechtes Langschläfergen ist inzwischen auch schon gefunden: Eine Variante des ABCC9-Gens sorgt dafür, dass manche Menschen mehr Schlaf brauchen als der Durchschnitt.[23] Das könnte damit zusammenhängen, dass ABCC9 den Bauplan für einen Energiesensor in den Zellen verschlüsselt. Möglicherweise signalisiert die Variante dem Gehirn einen erhöhten Erholungsbedarf. Das Forscherteam, das ABCC9 untersucht, ist davon überzeugt, dass allein diese Genvariante fünf Prozent der Variabilität bei der benötigten Schlafdauer erklären kann.

Wozu die unterschiedlichen Schlafphasen im Einzelnen dienen, ist noch nicht ganz geklärt. Doch sie scheinen etwas mit unserem Gehirn zu tun zu haben. Und sie sind eine verhältnismäßig neue Errungenschaft der Evolution. Denn während alle Tiere in irgendeiner Weise schlafen oder ruhen, lassen sich nur bei Säugetieren und Vögeln Phasen von Tief- und REM-Schlaf unterscheiden. Die große Gemeinsamkeit beider Gruppen ist das im Verhältnis zum restlichen Körper große Gehirn. Möglicherweise unterstützen die unterschiedlichen Schlafphasen das Denkorgan. So ist belegt, dass sie für das Gedächtnis von Bedeutung sind. Während das Gehirn im Tiefschlaf eher Faktenwissen ablegt, speichert es im REM-Schlaf visuelle und motorische Fähigkeiten sowie emotionale Erlebnisse.[24] Wer beispielsweise den ganzen Tag ein Musikstück auf dem Klavier geübt hat, spielt dieses am nächsten Tag, nachdem die erlernte Motorik sich über Nacht im Gehirn umsortiert hat, leichter als direkt nach der Übungseinheit.

Volksgruppen, die fernab der Großstadtzivilisation leben, schlafen anders als wir. Quilombos, Nachfahren afrikanischer Sklaven in Brasilien, die ohne Elektrizität weitab im Dschungel leben, schlafen ein paar Stunden am Stück, dann sind sie eine Zeit lang wach, dann wird wieder geschlafen. Ähnliches beschreibt die Ethnologin Carol Worthman von der Emory University in Atlanta von den !Kung in Botswana oder den Efe im Kongo. Auch sie stehen nachts immer wieder auf. Dafür schlafen sie schon mal tagsüber ein wenig.

Vermutlich schliefen Menschen bis zum Ende der frühen Neuzeit in zwei längeren Zeitabschnitten, unterbrochen von mindestens einstündigen Wachphasen. Der Anspruch durchzuschlafen, ist demnach eine Erfindung unserer Zeit. Er ist einer Gesellschaft geschuldet, die uns die Arbeitszeiten diktiert und in der das Nickerchen am Nachmittag eher verpönt ist.

Andererseits waren unsere Vorfahren nach getaner Arbeit abends körperlich erschöpft. Kilometerweit durch die Umgebung zu streifen, um zu jagen oder nach essbaren Pflanzen zu suchen, verbraucht ebenso wie Feldarbeit und viele handwerkliche Tätigkeiten große Mengen an Energie. Viele moderne Menschen verbringen ihre Arbeitstage am Schreibtisch. Nutzen sie dann noch für den Weg zur Arbeit das Auto oder öffentliche Verkehrsmittel und nehmen sich in ihrer Freizeit keine Zeit für Sport, kommt die körperliche Aktivität oft zu kurz. Der Körper ist am Abend einfach noch nicht müde.

Schlafstörungen

Durch ihren aktiven Lebensstil litten unsere Vorfahren auch selten an Übergewicht – eine der häufigsten Ursachen für Schlafapnoe, einer schwerwiegenden Schlafstörung, bei der kurze Atemunterbrechungen den Schlummer stören. Der Sauerstoffgehalt im Blut sinkt gefährlich ab, der Körper schlägt Alarm, und die Betroffenen wachen kurz auf, um nach Luft zu schnappen. Daran können sie sich am nächsten Morgen in der Regel gar nicht erinnern. Dennoch fühlen sie sich tagsüber schlapp und müde, so dass sie manchmal sogar kurz wegdämmern. Das ist besonders im Straßenverkehr oder beim Umgang mit Maschinen gefährlich. Grund für die nächtlichen Atemaussetzer sind meist verengte Atemwege. Das kann unterschiedliche Ursachen haben. Aber tatsächlich sind 80 Prozent der Betroffenen übergewichtig, so dass das Gewicht bei Menschen mit Sicherheit eine große Rolle spielt.

Mit rund vier Prozent Betroffenen in der Allgemeinbevölkerung ist die Schlafapnoe die zweithäufigste Schlafstörung. Auf Platz eins liegt die Insomnie, also Ein- und Durchschlafstörungen. Epidemiologischen Studien zufolge sind weltweit 10 bis 30 Prozent der Bevölkerung betroffen.[25] Eine Kölner Kinderschlafstudie kam zu dem erschreckenden Ergebnis, dass bereits jedes fünfte Grundschulkind nicht richtig ein- oder durchschlafen kann.[26]

Schlafstörungen ziehen massive Folgen für die Gesundheit nach sich. So steht die Schlafapnoe im Zusammenhang mit einem erhöhten Risiko für Schlaganfälle.[27] Und Menschen, die unter Schlaflosigkeit leiden, erkranken im weiteren Leben doppelt so häufig an einer Depression.[28] Andere Studien belegen, dass sowohl Menschen, die auffallend viel oder besonders wenig schlafen, gefährdet sind, früher zu sterben. Das hängt – zumindest bei den Wenigschläfern – unter anderem damit zusammen, dass die Betroffenen als Folge ihres Schlafmangels häufiger unter Übergewicht, Bluthochdruck und dem metabolischen Syndrom leiden.[29]

Bereits ein regelmäßig um zwei Stunden verkürzter Schlaf macht sich negativ bemerkbar, wie ein US-amerikanisches Forscherteam um Hans Van Dongen von der University of Pennsylvania Medical School 2003 erkannte.[30] Ihre freiwilligen Versuchsteilnehmer durften über einen Zeitraum von zwei Wochen nur sechs Stunden pro Nacht schlafen. Danach waren ihre kognitiven Leistungen ähnlich schlecht wie die von Probanden, die eine, zwei oder gar drei Nächte überhaupt nicht geschlafen hatten.

Auch die volkswirtschaftlichen Kosten von Schlafstörungen sind immens. So beziffert eine kanadische Studie die indirekten Kosten der Insomnie in der Provinz Quebec auf rund ein Prozent des Bruttosozialprodukts. Besonders fallen dabei Krankheitsfehltage, Leistungsabfall und Produktivitätsverlust ins Gewicht.[31]

Zwar ist von einer chronischen Schlafstörung erst die Rede, wenn die Schlafprobleme samt ihren Folgen wie Übermüdung und eingeschränkte Leistungsfähigkeit über einen Zeitraum von mindestens vier Wochen anhalten. Doch das Leiden des Einzelnen lässt sich nicht immer in diagnostischen Parametern erfassen. Eine US-amerikanische Studie Anfang 2014 ergab, dass allein die Annahme, man habe schlecht geschlafen, die geistige Leistungsfähigkeit mindert.[32]

Es lohnt sich also, sich um besseren Schlaf zu kümmern – für den Einzelnen ebenso wie für die Gesellschaft. Der wichtigste Schritt ist dabei eine verbesserte Schlafhygiene.

Erholsamer Schlaf

Dazu gehört etwa ein regelmäßiger Tagesablauf. Aktivitäten und Ruhephasen, aber vor allem die Mahlzeiten sollten möglichst immer zur gleichen Zeit erfolgen. Dann kann sich der Körper am Abend besser auf den Schlaf einstellen. Bewegung hilft, um körperlich müde zu werden. Am Abend sollte es aber kein Marathonlauf oder Extremsport mehr sein. Das würde den Körper aufputschen.

Die innere Uhr steht am frühen Nachmittag auf Erholungsphase. Ein Mittagschläfchen ist dann eine gute Idee. Das sollte allerdings nicht länger als 10 bis 30 Minuten dauern, sonst ist man am Abend nicht müde genug, um in den Schlaf zu finden. Vor dem Schlafengehen auf schwere Speisen verzichten und möglichst auch auf Alkohol. Beides belastet den Organismus und stört den Schlaf. Zigaretten sind bei Einschlafstörungen ebenfalls tabu, da Nikotin anregt und so am Einschlafen hindert. Mindestens 30 Minuten vor dem Schlafengehen sollte man zur Ruhe kommen. Also nicht mehr fernsehen oder gar mit dem Partner Probleme wälzen. Entspannend sind jetzt ein kurzer Spaziergang, positive Gespräche oder ruhige Musik.

Ruhephasen und Aktivität sollten räumlich getrennt werden. Wer Schlafprobleme hat, sollte insbesondere im Bett auf Aktivitäten wie Essen, Lesen, Fernsehen oder gar Arbeiten verzichten. So bringt das Gehirn das Bett immer mit Schlafen in Verbindung.

Vielen würde etwas mehr Gelassenheit helfen. Wer nachts öfter aufwacht, sollte sich klarmachen, dass es sich dabei um eine natürliche Schlafunterbrechung handelt. Das nimmt den »Durchschlafdruck« und sorgt stattdessen für mehr Entspannung und somit auch für besseren Schlaf.

Wer in der REM-Phase aufwacht, fühlt sich frischer und ausgeruhter, als wenn er aus einer tieferen Schlafphase gerissen wird. Spezielle Schlafphasenwecker wecken nur bei einer entsprechenden Bewegungshäufigkeit und unterstützen so einen besseren Start in den Tag.

Die Gesundheitsformel für erholsamen Schlaf

Gesundheit	Biologie
Gesunder Schlaf ist erholsamer Schlaf. Entscheidend ist nicht die Länge oder ob man durchschläft. Vielmehr kommt es darauf an, ob wir uns am nächsten Morgen frisch und ausgeruht fühlen. Ausreichender, regelmäßiger und erholsamer Schlaf: • dient der allgemeinen körperlichen und seelischen Regeneration, • stärkt das Immunsystem, schützt vor Infektionen und fördert die Wundheilung, senkt das Risiko für Herz-Kreislauf-Erkrankungen, Schlaganfälle, Herzinfarkt und Durchblutungsstörungen. Der Blutdruck sinkt, ebenso die Wahrscheinlichkeit, ein Metabolisches Syndrom zu entwickeln (Fettstoffwechselstörung, Hochdruck, Diabetes), • schützt vor Übergewicht, • fördert das Gedächtnis, • stabilisiert die Psyche, schützt vor Depressionen, Angsterkrankungen und den negativen Folgen von Stress.	Alle Tiere schlafen, selbst Einzeller und Pflanzen haben aktive und passive Phasen. Schlaf ist in der Evolution schon zu einem frühen Zeitpunkt entstanden und ein fundamentales Prinzip des Lebens auf unserem rotierenden Planeten. Jede Zelle, jedes Organ hat eine innere Uhr zur Steuerung der Aktivität im Tagesverlauf. Sämtliche Regelkreise des Stoffwechsels unterliegen so einem circadianen Rhythmus. Der suprachiasmatische Nucleus im Gehirn gibt den Takt vor wie ein Dirigent. Als äußere Zeitgeber dienen spezielle Lichtsinneszellen des Auges und auch soziale Faktoren. Mehrere Gene bestimmen, ob wir Langschläfer sind oder mit weniger Schlaf auskommen. Die persönlich präferierte Schlafdauer und der Schlafzeitpunkt sind genetisch festgelegt und können nicht »umtrainiert« werden. Schlafgewohnheiten ändern sich jedoch mit dem Alter. Wer unter Zwang beispielsweise unter der Woche früher aufsteht, als ihm lieb ist, muss das erworbene Schlafdefizit am Wochenende ausgleichen.

Umwelt	Verhalten
Die globale Gesellschaft moderner Industrienationen verlangt, dass alle im selben Rhythmus schlafen und arbeiten. Viele Menschen leben deswegen entgegen ihrem natürlichen Rhythmus. Schichtarbeit, Sommerzeit und künstliches Licht verstärken das Problem. Sie stören den Abgleich zwischen innerem und äußerem Zeitgeber. Besonders betroffen sind Pubertierende, deren innere Uhr langsamer läuft. Die Folgen sind »sozialer Jetlag« und Schlafmangel.	Folgende Gewohnheiten verbessern die Schlafqualität erheblich:
• Arbeitszeiten müssen sich dem Schlafrhythmus anpassen, nicht umgekehrt. Helfen könnte Gleitzeit, bei der jeder während seines Leistungshochs arbeitet.	• den eigenen Schlaftyp akzeptieren und Arbeit und Sozialleben daran anpassen,
• Die Schule sollte ab der Mittelstufe später beginnen.	• ein regelmäßiger Tagesablauf mit festen Mahlzeiten sowie Aktiv- und Ruhephasen,
• Die Sommerzeit gehört abgeschafft.	• Mittagsschlaf kann sehr erholsam sein, sollte aber nicht länger als 10 bis 30 Minuten dauern,
• Architekten und Städteplaner können die innere Uhr unterstützen, indem öffentliche Gebäude, Klassenzimmer und Büros ausreichend Tageslicht von oben bekommen.	• räumliche Trennung von Schlaf und Aktivität,
• Schicht- und Nachtarbeit muss begrenzt werden.	• mehr Bewegung, auch am Abend,
	• vor dem Schlafengehen auf schwere Speisen und möglichst auf Alkohol und Nikotin verzichten,
	• mindestens 30 Minuten vor dem Schlafen zur Ruhe kommen (nicht vor dem Fernseher!),
	• morgens mehr und abends weniger Licht unterstützt die innere Uhr und den Schlaf,
	• Schlafstörungen nicht mit Schlafmitteln bekämpfen,
	• Schlafphasen-Wecker helfen, zur physiologisch günstigsten Zeit aufzustehen.

Gesundheitsfaktor Sex

Die Natur kennt verschiedene Formen der Vervielfältigung oder Reproduktion. Zellen etwa vermehren sich durch einen Mitose genannten Teilungsvorgang. Doch wenn sich Organismen einfach durch Vervielfältigung, also durch Klonen, vermehren können, worin liegt dann der Vorteil von geschlechtlicher Fortpflanzung? Schließlich ist die Kombination zweier Genome durch Sex äußerst energieaufwändig. Der evolutionär wichtigste Vorteil ist, dass bei jeder Verschmelzung von Samen- und Eizelle neue Genkombinationen entstehen. Dadurch wird die Voraussetzung für eine größere Variabilität des Genpools und für die Entstehung einer größeren Vielfalt geschaffen. Zusammen mit auftretenden Mutationen ist jedes Individuum und jeder Mensch einzigartig. So haben es Krankheitserreger und Parasiten schwerer, neue Wirte zu befallen. Denn bei jedem neuen Wirt müssen die Angreifer andere Abwehrmechanismen überwinden. Die Evolution ist ein ständiger Wettkampf um Vorteile. Würde eine sich sexuell fortpflanzende Art auf Klonen umstellen, sänke die genetische Vielfalt rapide, und Krankheitserreger könnten sich schneller ausbreiten.[1]

Um sich erfolgreich fortzupflanzen, also gesunden und kräftigen Nachwuchs zu zeugen, ist es deshalb wichtig, einen Partner zu finden, dessen Erbgut sich vom eigenen deutlich unterscheidet. So entstehen möglichst viele neue Genkombinationen, und eventuell vorhandene Defekte werden ausgeglichen. Doch wie findet man den idealen Partner? In der Regel erfolgt die Partnerwahl auch beim Menschen über den Geruch. In der biologischen Partnerwahl unterscheiden wir uns nicht von der Maus, die unbeeindruckt vom weichsten Fell, den kleinsten Ohren und den glänzendsten Mäuse-Augen sich mit jener Maus zur Paarung zusammenfindet, die möglichst ganz anders duftet. Damit wir jemanden »riechen können«, muss sein Geruch sich möglichst stark von unserem eigenen Körpergeruch unterscheiden. Dies wird zwar zumeist nur unbewusst wahrgenommen, liefert aber wichtige Informationen über die genetische Ausstattung unseres Gegenübers. Aufgrund dieser Information fällt unsere Wahl auf einen Partner, der immunologisch sehr weit von unseren Erbanlagen entfernt ist und diese komplementär ergänzt.[2]

Von der Fortpflanzung zum Vergnügen

Der biologische Sinn von Sex ist die Fortpflanzung. Aus Sicht der Evolution ist derjenige erfolgreich, der viele Nachkommen hat und somit seine Gene möglichst häufig erfolgreich weitergeben kann. Der Instinkt, sich zu vermehren und dadurch seine Art zu erhalten, ist bei allen Lebewesen ausgeprägt. Sonst wären sie schnell wieder vom Erdball verschwunden. Der Sexualtrieb ist sogar so stark, dass er die Wahrnehmung einer Situation beeinflusst und andere Instinkte ausschaltet. So »übersieht« ein brunftiger Hirsch zum Beispiel eine lauernde Raubkatze, weil er den Duft einer Kuh intensiver riecht als den des Räubers und auch eventuell warnende Geräusche im Liebesrausch nicht hört.

Die Menschen der westlichen Welt haben sich von der Vorstellung von Sex als reinem Zeugungsakt weit entfernt. Durch die ihnen vielfältig zur Verfügung stehenden Verhütungsmethoden ist das Thema nicht mehr zwangsläufig mit einer Familiengründung und Kindern verknüpft. Sex fördert die Zufriedenheit unmittelbar. Die dabei freigesetzten Hormone wirken ausgleichend und somit stressreduzierend. Sex ist die intimste Form der Kommunikation. Die körperliche Nähe festigt Bindungen, baut Vertrauen auf und Aggressionen ab. Die mit uns Menschen nah verwandten Bonobo-Zwergschimpansen etwa lösen beinahe alle Situationen, in denen es zu Spannungen zwischen Gruppenmitgliedern kommen könnte, durch sexuelle Handlungen. Und auch Paare unserer Spezies sprechen häufig von Versöhnungssex nach einem Streit.

Die Entstehung von Geschlechtszellen (Meiose) und ihre Verschmelzung (Befruchtung)

Normale Körperzellen haben einen doppelten Chromosomensatz. Geschlechtszellen, also Eizellen und Spermien, benötigen hingegen nur einen einfachen Chromosomensatz, damit nach der Befruchtung (Verschmelzung) jede Information wieder nur doppelt und nicht vierfach vorliegt. Deshalb läuft bei der Bildung von Geschlechtszellen eine Reduktion des Genoms ab. Dieser Vorgang heißt Meiose. Verläuft er fehlerhaft, wird das daraus entstehende Kind mit genetischen Anomalien wie Trisomie 13 (Pätau-Syndrom), 18 (Edwards-Syndrom) oder 21 (Down-Syndrom) geboren.

Erst kürzlich konnten Wissenschaftler beweisen, dass sich die Meiose in der Geschichte der Evolution als Vervielfältigungstechnik nur einmal entwickelte und sich erst später in den Arten differenziert hat. Sexuelle Fortpflanzung ist demnach vermutlich schon vor mehr als 600 Millionen Jahren entstanden.[3]

Wann ist ein Mann ein Mann?

Männer und Frauen unterscheiden sich in einem einzigen Chromosom: Das männliche Geschlecht besitzt ein Y-, das weibliche ein X-Chromosom. Da jeweils eine Erbanlage vom Vater und eine von der Mutter weitergegeben wird und somit jede Information doppelt vorliegt, haben Männer die Kombination XY und Frauen XX.

Seit wann es zwei Geschlechter gibt, wurde erst kürzlich geklärt: Y-Chromosomen, und damit männliche Wesen, tauchten vor etwa 180 Millionen Jahren auf. Das X- und das Y-Chromosom gehen auf ein gemeinsames Vorläuferchromosom zurück. Nach der Teilung verlor das Y-Chromosom jedoch sehr rasch einen Großteil seiner Erbinformationen. Es besitzt heute nur noch etwa 20 Gene, das X-Chromosom hingegen mehr als 1000. Der Informationsverlust auf dem männlichen Geschlechtschromosom stoppte jedoch vor etwa 25 Millionen Jahren, und die noch gespeicherten Erbanlagen blieben relativ konstant erhalten.[4]

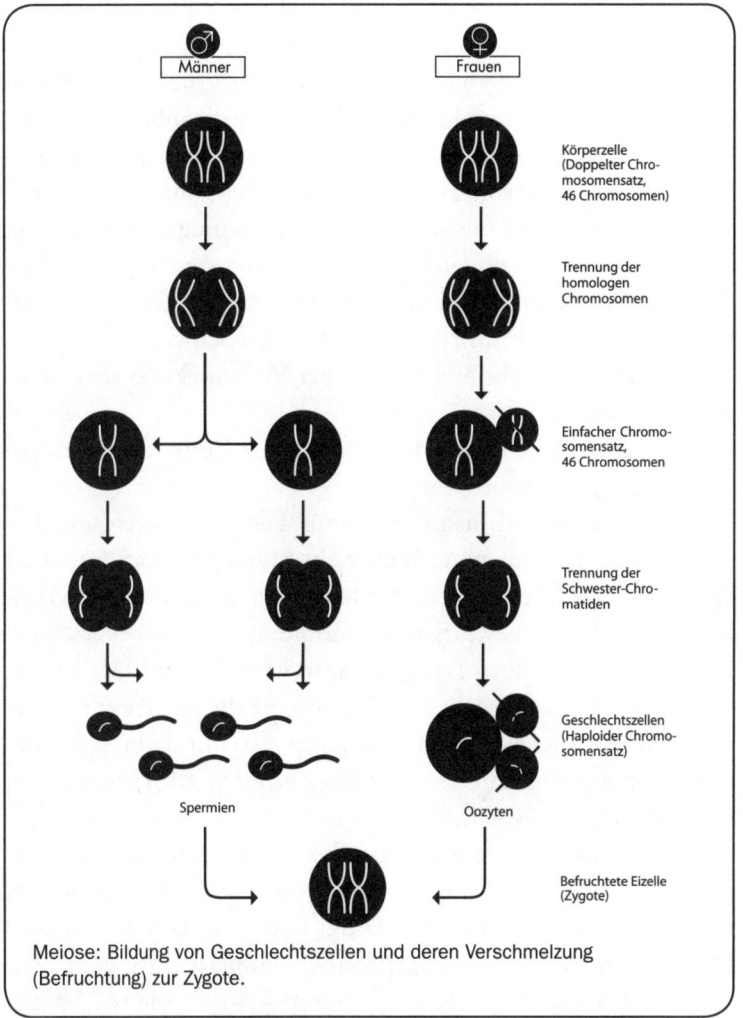

Männer

Frauen

Körperzelle
(Doppelter Chro-
mosomensatz,
46 Chromosomen)

Trennung der
homologen
Chromosomen

Einfacher Chromo-
somensatz,
46 Chromosomen

Trennung der
Schwester-Chro-
matiden

Geschlechtszellen
(Haploider Chromo-
somensatz)

Spermien

Oozyten

Befruchtete Eizelle
(Zygote)

Meiose: Bildung von Geschlechtszellen und deren Verschmelzung
(Befruchtung) zur Zygote.

Durch den Sex bestätigen sich die Partner gegenseitig ihre Zusammengehörigkeit.

Welche sozialen Aufgaben der körperliche Akt und Kinder bei der Paarbindung und in Partnerschaft erfüllen, lesen Sie im folgenden Kapitel, S. 412 ff.

Sex zählt zu den Grundbedürfnissen des Menschen. Grundsätzlich lebensnotwendig ist er aber nicht. Katholische Priester etwa verzichten wegen des Zölibats ganz auf Sex. Dass sie deswegen kränker wären, ist nicht belegt. Im Gegenteil ergab die Auswertung der Sterbetafeln von zwölf bayrischen Klöstern eine längere Lebenszeit der dort wohnenden Mönche gegenüber der Allgemeinbevölkerung. Sie reichte in etwa an die höhere durchschnittliche Lebensdauer von Frauen heran.[5] Eine Langzeitstudie mit 600 Nonnen eines US-amerikanischen Lehrerinnen-Ordens zeigte keine Unterschiede in der Lebenserwartung. Als Folge der Kinderlosigkeit und entsprechend mehr Ovulationszyklen und Hormonschwankungen ist Brustkrebs unter den Schwestern häufiger, Gebärmutterhalskrebs (der Folge einer Virusinfektion sein kann) dafür seltener.

In kleineren Studien wurden folgende der Gesundheit zuträgliche Sex-Effekte beschrieben:

Sex ist Sport und insofern gut für Herz und Kreislauf. Für Trainingserfolge müsste dazu aber ein Mindestmaß an Intensität erreicht werden. In Studien wurde ein durchschnittlicher Maximalpuls während des Orgasmus ermittelt, wie er bei leichtem Ausdauertraining oder Treppensteigen erreicht wird. Als einzige sportliche Tätigkeit reicht Geschlechtsverkehr zur Risikominderung von Herz-Kreislauf-Erkrankungen also nur dann, wenn der Orgasmus auf eine halbe Stunde ausgedehnt werden könnte – an fünf Tagen in der Woche.[6]

Auch Herzkranke müssen auf Sex nicht verzichten. Der berühmte »Mors in coitu«, der Tod beim Liebesspiel, ist selten. Eine entsprechende Untersuchung fand ein gering erhöhtes Sterberisiko nur bei fremdgehenden Männern oder beim Zusammensein mit einer neuen Partnerin. Männer, die regelmäßig Sex haben (öfter als zweimal pro Woche), trugen in einer Langzeitbeobachtung von knapp 1000 Männern einer Kleinstadt in Wales, Großbritannien, nur ein etwa halb so hohes Infarktrisiko wie gleichaltrige Männer mit weniger als einem Sexkontakt pro Monat. Das Risiko von Schlaganfällen war unabhängig von der Sexfrequenz.[7]

Es scheint einleuchtend, dass beim intimen Kontakt zweier Menschen auch reichlich – meist harmlose – Bakterien ausgetauscht werden, die das Immunsystem des jeweils anderen auf Trab halten. Tatsächlich fand eine Studie im Speichel von sexuell aktiven US-amerikanischen Studenten um ein Drittel höhere Konzentrationen des Immunglobulin A, eines Abwehrmoleküls, im Vergleich zu Mitstudenten ohne Sex.[8] Ob sich daraus aber auch eine gesteigerte Abwehr etwa gegenüber einer Erkältung ableiten lässt, ist ungeklärt.

Die gefühlte Gesundheit zumindest steigt durch Sex nachweislich an. In Umfragen[9] bewerten diejenigen ihre Verfassung häufiger als »gut« oder »sehr gut«, die in der zurückliegenden Woche sexuell aktiv waren.

Wenn Nähe krank macht

Der intensive Körperkontakt beim Sex bietet nicht nur schöne Gefühle, sondern leider auch Krankheitserregern eine gute Möglichkeit, neue Wirte zu erreichen.

Manche Menschen erkranken sehr schnell durch bestimmte Keime, andere hingegen gar nicht. Der Unterschied bei der Anfälligkeit begründet sich in der eigenen Krankengeschichte, eventuell auch der der Vorfahren. Mit welchen Keimen gab es bereits Kontakt, und gegen welche Keime konnten Abwehrmechanismen entwickelt werden? Immunitäten können nicht nur selbst erlangt und geimpft, sondern auch vererbt werden. Wer hingegen auf Keime stößt, die seinem Immunsystem gänzlich fremd sind, hat schlechte Karten.

Dies trifft auch auf Geschlechtskrankheiten zu, zum Beispiel auf Aids. Sogar gegen das HI-Virus sind offenbar einige Menschen immun. Sie erkranken trotz Viruskontakts nicht an Aids. Das entsprechende Gen ist mittlerweile identifiziert (CCR5). Sein Vorkommen ist ungleichmäßig verteilt: Mit einem Anteil von bis zu 15 Prozent der Bevölkerung ist es in Nordeuropa am weitesten verbreitet. In den von Aids besonders betroffenen Gebieten Afrikas und Asiens hingegen kommt CCR5 so gut wie gar nicht vor. Entstanden ist das vor HIV schützende Gen vermutlich vor

700 bis 1000 Jahren. Eventuell bot es ursprünglich Schutz vor anderen Infektionskrankheiten wie Pest oder Pocken.[10] Versuche, die natürliche Immunität eventuell durch eine Gentherapie gezielt und zuverlässig auch auf andere Menschen zu übertragen, stehen noch ganz am Anfang.[11]

Die Renaissance von Syphilis und Co.

Geschlechtskrankheiten sind seit der Jahrtausendwende weltweit wieder verstärkt auf dem Vormarsch. Auch solche, die in den westlichen Industrieländern längst als besiegt galten. Sie gelangen oft als »Reisemitbringsel« nach Westeuropa und Nordamerika. Die WHO geht global von mehr als 340 Millionen Fällen sexuell übertragbarer Neuerkrankungen pro Jahr aus.

Betroffen sind Heterosexuelle ebenso wie Homosexuelle. Die Infektionsraten der sexuell unterschiedlich orientierten Gruppen variieren nur in der Art der Erkrankungen. Die meisten Erreger befallen die Lymphbahnen und Weichteile des Genitalbereichs. Manche Infektionen verlaufen heute in den Anfangsstadien anders, oft schwächer, als früher. So entgeht die Infektion häufiger ihrem Träger, der sie ahnungslos weiterverbreitet. Die Erreger haben sich an uns und unsere Lebensgewohnheiten angepasst, was Koevolution genannt wird, und dadurch ihr Fortbestehen gesichert.

Antibiotika können gegen viele der sexuell übertragbaren Krankheiten helfen. Eine vorbeugende Einnahme ist allerdings nicht möglich.

Die Mittel würden auch ohne Not den natürlichen, gesunden Bakterienkosmos empfindlich stören. Krankheitserreger hätten es dann sogar noch leichter, uns zu infizieren. So kann die unnötige Einnahme von Antibiotika dazu führen, dass man sich überhaupt erst eine Infektion einhandelt. Etwa wenn die Lactobazillen, die für das saure Scheidenmilieu der Frau und damit für das gesunde Gleichgewicht der Genitalflora verantwortlich sind, geschädigt werden und sich nachfolgend Darmbakterien oder sexuell übertragbare Krankheiten wie zum Beispiel Pilze in der Vagina ausbreiten (siehe auch S. 108 ff.).

Die Gesundheitsformel fürs Sexualleben

Gesundheit	Biologie
Sexualität gehört zu den Grundbedürfnissen des Menschen. Sie dient der Fortpflanzung, fördert aber auch die Zufriedenheit. Die dabei freigesetzten Hormone wirken ausgleichend und somit stressreduzierend. Sex stabilisiert Bindungen und senkt den Aggressionspegel. Gesunder Sex ist erfüllend. Es gibt keine Standards und Zwänge, sondern ein Höchstmaß an Freiheit in der einvernehmlichen Praxis und der Häufigkeit. Die Neukombination der Erbanlagen sichert die genetische Vielfalt und schützt vor Erbkrankheiten. Zudem erschwert die Einzigartigkeit jedes Individuums Krankheitserregern und Parasiten, in den Organismus einzudringen. Wären alle Menschen gleich, hätten derartige Angreifer ein leichtes Spiel, sobald sie einmal den Abwehrmechanismus entschlüsselt hätten. So stehen sie vor immer neuen Hürden. Allerdings sind sexuelle Handlungen energieaufwändig, können Verletzungsrisiken bergen, und über einen Partner droht die Ansteckung durch sexuell übertragbare Krankheiten.	Durch die Sexualität wurde der Austausch von genetischem Material möglich, und es entstand eine Vielfalt, die auf lange Sicht Vorteile im Existenzkampf brachte, indem sie die Masse der Lebewesen widerstandsfähiger machte, auch wenn andere Organismen wie Krankheitserreger und Parasiten sich durch Teilung schneller und damit häufiger vermehren können. Denn die Quantität ist bei Nachkommen nicht gleich der Qualität, vor allem bei höheren Lebewesen. Hier zählt auch, wie flexibel sie sich an wechselnde Umweltbedingungen anpassen können und wie widerstandsfähig sie gegen neu auftretende Gefahren sind. Ursprünglich als Fortpflanzungsakt entwickelt, übernahm der Sex im Laufe der Evolution viele soziale Funktionen und geht heute beim Menschen über den eigentlichen Zeugungsvorgang weit hinaus. Der moderne Mensch verfügt durch Verhütungsmittel über die Freiheit, den Akt losgelöst von seiner ursprünglichen Bestimmung für sich zu nutzen.

Umwelt	Verhalten
Freie Sexualität setzt Toleranz voraus. Egal, in welche Richtung ein Mensch tendiert und wen er sich als Partner wählt, er sollte vom Umfeld, Freunden und Familie akzeptiert werden. Diskriminierungen dürfen keinen Platz haben, auch wenn die Mehrheit der Gesellschaft andere Vorlieben hegt. Erlaubt ist grundsätzlich, was gefällt – solange die Sexualpartner volljährig und alle Beteiligten einverstanden sind. Wobei der jeweilige Kulturkreis diese Vorstellungen stark prägt. Die Mobilität vieler Menschen sorgt heute für eine Renaissance diverser Geschlechtskrankheiten, die in der westlichen Welt eigentlich als ausgerottet galten. Auch neue Infektionsfelder haben sich die Erreger erschlossen. Einige besiedeln die Schleimhäute im Mund- und Rachenraum oder den Enddarm. Erleichtert wurde ihnen die Eroberung neuen Lebensraums durch die veränderten Sexualpraktiken heutiger Partner, bei denen wesentlich häufiger auch Oral- und Analverkehr ausgeübt werden.	Wer ein gesundes, erfülltes Sexleben haben möchte, sollte • sich gut über die Biologie informieren und seinen eigenen Körper und dessen Reaktionen kennen, • seinen Gefühlen folgen und deutlich äußern, was er möchte und wo seine Grenzen liegen, • Partner immer sorgfältig auswählen und auf möglichst umfassenden Schutz durch Kondome und Ähnliches (den Praktiken entsprechend) achten, • bei Auffälligkeiten im Genitalbereich, etwa Entzündungen, verstärktem Ausfluss, ungewöhnlichem Geruch, einem Brennen oder gar Schmerzen beim Wasserlassen, schleunigst einen Arzt aufsuchen, • sich nicht durch Kommentare verunsichern oder gar einschränken lassen, • in Partnerschaften immer nur in Absprache handeln.

Soziale Kontakte
mit Therapiewirkung

In Bezug auf das stets reizvolle Thema, wer es mit wem treibt, herrscht Vielfalt in der Natur. Die meisten Tiere sind polygam, das heißt, sie haben viele Sexualpartner – nacheinander oder gleichzeitig, das spielt keine Rolle. Einige wenige leben monogam, sie bleiben also ihr Leben lang einem Partner treu. Wer welche Partnerstrategie bevorzugt, hängt nicht unbedingt von der Entwicklungsstufe ab. So bilden männliche und weibliche Präriewühlmäuse lebenslange, treue Partnerschaften. Ihre engen Verwandten hingegen, die Bergwühlmäuse, wechseln häufig die Partner. Meist sind die unterschiedlichen Lebensräume und die darin herrschenden Bedingungen für die unterschiedlichen Fortpflanzungsstrategien verantwortlich. So erstaunt es nicht, dass manche Arten auch munter wechseln und sich keineswegs festlegen: Weibliche Rotschnabelmöwen sind monogam, wenn ihr Partner sie während der Balz ausreichend mit Futter versorgt. Ist dies nicht der Fall, lassen sie sich auch mit anderen Männchen ein. Rein monogam leben nur wenige Säugetiere, etwa der Katzenbär (Kleiner Panda) oder die Tamarine, eine Affenart. Bei den Vögeln gingen Forscher lange davon aus, dass bis zu 90 Prozent der Arten treu sind. Genetische Untersuchungen belehrten sie jedoch eines Besseren. Demnach zeigten sich nur etwa 15 Prozent der Vogelarten als sexuell treu. Häufig fanden sich »Kuckuckskinder« in den Nestern, also Nachwuchs, der genetisch nicht mit dem brütenden väterlichen Tier verwandt war.

Auch Primaten pflegen eine ausgeprägte Polygamie. Die Weibchen verpaaren sich regellos, wie es scheint, mit Männchen. Analysen von Feldforschern konnten indes belegen, dass ranghohe Männchen weitaus häufiger bei den Weibchen zum Zuge kommen als rangniedrige Clanmitglieder. Die Männchen nutzen ihre hohe Stellung in der Hierarchie, um ihren Fortpflanzungserfolg zu steigern. Primatenforscher berichten sogar von Infantiziden unter den Herrentieren, etwa den Schimpansen. Übernimmt ein neues Alpha-Tier die oberste Stelle der Rangordnung, kann es sein, dass es hilflose Jungtiere tötet. Sein Ziel ist nicht nur, das unerwünschte Genmaterial seines Vorgängers zu beseitigen, wie Biologen vermuten, sondern die Weibchen wieder in einen Zustand der Empfängnisbereitschaft zu versetzen.

Unter männlichen Schimpansen – die zu den engsten Verwandten des Menschen im Tierreich zählen – herrscht ein starker Auslesedruck vor: Sie konkurrieren um den Zugang zu den Weibchen. Dieses Verhalten lässt sich auch an körperlichen Merkmalen ablesen. Die Männchen haben lange Eckzähne, die sie als gefährliche Waffen einsetzen, aber auch als Drohgebärde, wenn sie die Zähne fletschen. Die Männchen sind zudem deutlich stärker und größer als die Weibchen, in der Fachsprache als Geschlechtsdimorphismus bezeichnet. Die sexuelle Konkurrenz hat evolutionär zudem zu einer Vergrößerung der Hoden geführt. Biologen gehen von einer Spermienkonkurrenz aus. Nicht nur derjenige, der häufiger Sex hat, sondern auch derjenige, der dabei mehr Geschlechtszellen produziert, wird mehr Erfolg bei der Fortpflanzung haben.

Gemeinsame Kinderfürsorge vor 4,4 Millionen Jahren

Und wie ist es beim Menschen? Ist er eher monogam, wie es Kirche und Gesellschaft erwarten, oder eher polygam wie seine haarigen (und lustvollen) Verwandten? Aufschlussreiche Antworten zur Paarforschung liefern die Relikte eines Urahns, den Anthropologen 2009 der Öffentlichkeit präsentierten. Sein Gehirn lag mit 300 Kubikzentimetern in der Größenordnung der Schimpansen. Doch die Eckzähne dieses Vormenschen, der vor 4,4 Millionen Jahren im heutigen Äthiopien lebte, waren nicht mehr so groß wie bei Schimpansen oder Gorillas, sondern deutlich verkleinert.

Anthropologen werten dies als Zeichen dafür, dass dieser 50 Kilogramm schwere, 1,20 Meter große und behände aufrecht gehende Vorfahr mit dem Namen *Ardipithecus ramidus* solide Paarbeziehungen zwischen Männern und Frauen entwickelt hatte.

Wenn sich Primaten um ein Weibchen streiten, drohen sie gewöhnlich, indem sie ihre Eckzähne zur Schau stellen. Ist die Konkurrenz zwischen den Männern indes nicht mehr so ausgeprägt, verliert die Gebärde an Bedeutung, mächtige Zähne werden überflüssig und verkleinern sich. Zwei weitere Kriterien am Skelett von *Ardipithecus* deuten darauf hin, dass die Rückbildung kein Zufall war. So wuchsen die beiden Geschlechter in etwa zur gleichen Körpergröße heran. Außerdem besaß *Ardipithecus* relativ breite Wangenknochen, was die Forscher als ein von den Frauen geschätztes Schönheitsmerkmal deuten.

Neben den kleinen Eckzähnen weisen diese beiden Indizien darauf hin, dass die Konkurrenz zwischen den Männern verringert war. Die *Ardipithecus*-Frau suchte sich einen Partner, der gewillt war, bei ihr zu bleiben und sich fürsorglich um die gemeinsamen Kinder zu kümmern. Den Weibchen ging es offenbar mehr um Attraktivität und weniger um Aggressivität. Die Entscheidung, ob es sich um Weibchen oder Frauen handelte, bleibt jedem selbst überlassen. Trifft die Argumentation zu, haben wir ein Datum für die erste Paarbindung unter den Menschen: 4,4 Millionen Jahre vor unserer Zeit.

Dieser Zeitpunkt liegt relativ nahe an der Trennung der Pan- und der Homo-Linie, die vor sechs bis acht Millionen Jahren erfolgte. Außerdem überrascht, dass rund eine Million Jahre später Vormenschen belegt sind, die wieder deutliche Unterschiede zwischen beiden Geschlechtern aufweisen. Die mit dem berühmten, 3,2 Millionen Jahre alten Fossil namens Lucy verbundenen Relikte lassen stärkere körperliche Unterschiede zwischen Männern und Frauen erkennen. Dem gleichen Trend folgten offenbar die Neandertaler, die womöglich polygam lebten. Darauf verweist das Verhältnis von Zeige- zu Ringfinger, das als Biomarker für vorgeburtliche Geschlechtshormon-Einwirkung bekannt ist. Männern mit im Vergleich zum Zeigefinger längerem Ringfinger wird unter anderem ein betont männliches Verhalten, Potenz und höhere Aggressivität zugeschrieben. Womöglich haben monogame Arten eher kurze Ringfinger, polygame Spezies dagegen längere. Der *Homo sapiens* liegt nach dieser Einteilung in etwa dazwischen.[1]

Zusammenleben hat gesundheitliche Vorteile

Doch was hält Paare überhaupt zusammen? Es ist das psychosoziale Grundbedürfnis nach Zugehörigkeit und »Angenommenwerden«.[2]

Der körperliche Akt ist für Paare neben dem Lustgewinn die Bestätigung einer tieferen Bindung, wobei die Beziehung aus mehr als sexueller Aktivität besteht. Alleinsein bedeutet verstärkt Stress – das ist am Blutdruck abzulesen. Bei sehr einsamen Menschen liegt er um 10 bis 30 mmHg höher. Einsame sterben früher, sie leiden gut doppelt so häufig unter Erkrankungen des Herzens. Haben sie bereits einen Infarkt erlitten, weisen sie ein dreimal so hohes Risiko auf, daran zu sterben, wenn ihnen Menschen fehlen, auf deren Unterstützung sie bauen können. Eine Studie in Dänemark brachte vor allem Defizite im Muskel- und Skelettsystem zutage. Männer besaßen eine um 24 bis 150 Prozent erhöhte Wahrscheinlichkeit für Schmerzen an Rücken und Schultern, wenn sie einsiedlerisch lebten. Eine niederländische Studie zeigte, dass Männer, die enge Freundschaften zu anderen pflegten, sich dreimal häufiger bei guter oder sehr guter Gesundheit befanden als solche mit zurückgezogenem Lebensstil.

Einsame Menschen konsumieren mehr Alkohol als gesellig lebende, und sie haben mehr Schwierigkeiten, zu einem ausgewogenen Maß zurückzufinden. Sie essen weniger Obst und Gemüse und bewegen sich weniger. Sie schlafen in der Regel schlechter, Verletzungen oder Wunden heilen bei ihnen langsamer.

In einer Studie mit Studenten zeigte sich: Wer wenig soziale Kontakte hatte, bildete nach einer Grippeimpfung sogar weniger Antikörper als Kommilitonen, die angaben, sozialen Rückhalt zu genießen. Eine andere Untersuchung offenbarte, dass Menschen mit keinen oder wenigen Freunden ein erhöhtes Risiko aufweisen, an Depressionen zu erkranken. In einer australischen Langzeituntersuchung über zehn Jahre hinweg starben alte Menschen deutlich seltener, wenn sie einen großen Freundeskreis hatten. Soziale Einbettung stellt also so etwas wie eine Lebensversicherung dar. Umgekehrt ist Einsamkeit, das stellten Epidemiologen schon Ende der 1980er Jahre fest, als einzelner Faktor genauso schädlich wie sonst nur das unter Medizinern arg geächtete Rauchen.

Falls sich Ehepaare nicht gerade gegenseitig bekriegen, so wirkt die Partnerschaft als wahrer Gesundbrunnen – zusammen geht es Mann und Frau besser, sie leben länger und bleiben statistisch häufiger von Krankheiten verschont. Unter Geschiedenen und Verwitweten liegt das Risiko für Herzerkrankungen, Diabetes, Krebs und andere chronische Leiden um 20 Prozent höher als bei Verheirateten. Wie die erhobenen Daten ebenfalls zeigen, verbesserte eine erneute Heirat die Situation, konnte sie aber nicht wieder auf das optimale Niveau zurückführen. Um immer noch 12 Prozent war das Risiko für chronische Krankheiten auch bei den Wiederverheirateten erhöht. Anders formuliert: Unter den aktuell Verheirateten ging es den zuvor Geschiedenen statistisch deutlich schlechter. Eine Trennung ist also eine so einschneidende Erfahrung, dass die Gesundheit offenbar dauerhaft beeinträchtigt blieb.

Wohliges Händchenhalten und Mannschaftseuphorie

Einsamkeit führt vermehrt zur Ausschüttung von Stresshormonen wie etwa Cortisol und schwächt das Immunsystem. Umgekehrt steigern soziale Kontakte die Ausschüttung eines Stoffes, des Tumor-Nekrose-Faktors Alpha, der ein Bestandteil der Krebsabwehr des Körpers ist. Das konnten Forscher an Patientinnen mit Brustkrebs belegen.

Betrachteten Probanden Bilder geliebter Mitmenschen, kam es zur Ausschüttung von Dopamin, einem Botenstoff, der Wohlgefühl vermittelt und ein Bestandteil des körperlichen Belohnungssystems ist. Menschliche Kontakte – zumal zu Vertrauten – werden daher als ähnlich positiv erlebt wie etwa Schokolade, Sex oder gar Suchtmittel wie Alkohol oder Nikotin. Der Mensch verlangt nicht nur nach materiellen Reizen wie etwa Nahrung, sondern ebenso nach sozialen. Fehlen sie, geht dem System sozusagen die Freude verloren – mit den bekannten negativen Folgen für das Wohlbefinden. Man mag also mit Fug und Recht sagen, dass soziale Kontakte ein Grundbedürfnis des Menschen darstellen wie sonst nur Nahrung oder vielleicht Sex.

Der Partner wirkt schmerzlindernd

Das enge Miteinander wirkt auf eheliche Partner stressabbauend und schmerzlindernd – dafür genügen bereits die Anwesenheit des Vertrauten und sich gegenseitig die Hand zu halten. Diese verblüffende Entdeckung machten Hirnforscher um James Coan von der University of Virginia. Sie untersuchten 16 verheiratete Frauen in einem Magnetresonanztomografen (MRT). An der Ferse der freiwilligen Probandinnen befestigten die Psychologen einen Kontakt, durch den sie milde Stromstöße schicken konnten. Daneben saß entweder der Ehemann oder ein Fremder, um nichts weiter zu tun, als der Frau die Hand zu tätscheln. Oder die Probandin blieb alleine mit ihrem Schock-Stress.

Die Handreichung hatte einen umfassend beruhigenden Einfluss. Am besten wirkte der zärtliche Griff des Gatten, der im Gehirn viele Regionen still verharren ließ, die in bedrohlichen Situationen normalerweise heftig aktiv sind. Eine ähnliche, wenn auch abgeschwächte Wirkung kam den Trostversuchen der fremden Männer zu. Ganz ungebremst schlugen die kleinen Schocks bei den Frauen durch, die allein waren. Wie sich zudem herausstellte, war Händchenhalten nicht gleich Händchenhalten – auch nicht innerhalb der Gruppe der Ehemänner. Verblüfft registrierten die Wissenschaftler, dass nicht alle Herren entspannend auf ihre Ehefrauen wirkten. Ihre Fähigkeit zu trösten hing offenbar eng mit der Qualität der Beziehung zusammen. Je besser beide Partner ihre Ehe einschätzten, desto mehr taugte der Gatte zur Beruhigung. Doch das Sprichwort vom geteilten Leid, das nur noch das halbe Leid ist – es scheint wohl subjektiv wirklich wahr zu sein.

Selbst Körpergewicht und Glück sind ansteckend

Wer seine Pfunde verlieren oder mit dem Rauchen aufhören will, der schafft das am besten, indem er möglichst vielen Mitmenschen davon erzählt. Der soziale Druck vermag das Durchhalten weitaus effektiver sicherzustellen als etwa die eigene Disziplin oder das schlechte Gewissen. Allerdings können Freunde sich entsprechend auch als abträglich für die eigenen Ziele erweisen: Ist jemand dick und hält sich meist in Gesellschaft seiner ebenfalls übergewichtigen Freunde auf, wird er oder sie dauerhaft wenig Chancen haben, seine Polster um Hüfte und Bauch zu verlieren. Wie sich in einer Studie mit mehr als 12 000 Teilnehmern mit 38 600 beobachteten sozialen Beziehungen zeigte, besitzt hierbei vor allem der engste Freund oder die engste Freundin großen Einfluss. Legt er oder sie an Gewicht zu, ereilt selbst meist dasselbe Schicksal – und umgekehrt. Genau beziffert liegt das statistische Risiko bei 71 Prozent. Geschwister und Ehepartner sind beim Abnehmen oder Zunehmen dagegen bei Weitem weniger wichtig.

Dieselben Zusammenhänge gelten fürs Rauchen. Wer aufhören will, aber in jedem Augenblick von seinen Kumpel eine Zigarette angeboten bekommt, der wird von seinem Vorsatz nicht nur abrücken, sobald er einen eigenen schwachen Moment erlebt, sondern besonders deswegen, weil das Rauchen in seiner Umwelt sozial erlaubt ist, völlig normal und akzeptiert und nur ein Nichtraucher auffallen würde. Der Konsum von Alkohol wäre ein weiteres Beispiel, das den Regeln der sozialen Ansteckung unterliegt. Daraus lässt sich ein wichtiger Schluss ziehen: Wer an seinem eigenen Verhalten wirklich etwas ändern will, muss entweder seine Freunde ebenfalls überzeugen oder sich andere Freunde suchen – so schwer das sein mag.

Schließlich unterliegen nicht nur das Suchtverhalten und der Körperumfang der sozialen Konformität, sondern selbst weniger klar Fassbares wie etwa Gefühle des Glücks und des Wohlbefindens. Das belegen aktuelle wissenschaftliche Arbeiten. Enge Freunde in der Nachbarschaft, die meist optimistisch sind, heben die eigene Stimmung nachhaltig. Der direkte Nachbar vermag sie ebenfalls zu beeinflussen, Arbeitskollegen dagegen sind für das Gemüt eher irrelevant. Verblüffend ist, dass die emotionale Ansteckung selbst über mehrere Zwischenschritte zu funktionieren scheint. Weiter entfernte Freunde oder Nachbarn können mit ihrer guten Laune ebenfalls positiv auf die eigene Gemütslage einwirken. Die sozialen Netzwerke des Menschen, und was in ihnen transportiert wird, scheinen ein genauso faszinierendes wie fruchtbares Forschungsgebiet zu sein.

Das hormonelle Bindemittel Oxytocin

Bei engem Körperkontakt wie dem Kuscheln schüttet die Hirnanhangdrüse das Hormon Oxytocin aus. Es ist ein Botenstoff unseres körpereigenen Belohnungssystems und löst Wohlgefühle aus. Ob jemand Vertrauen zu einer anderen Person fasst oder nicht, ist maßgeblich vom Oxytocin abhängig. Es gilt als Bindungs- und Treuehormon und begleitet den Menschen und viele andere Lebewesen das ganze Leben lang.

Dieses sozial wirksame Hormon wird in der Hirnanhangdrüse, im Hypophysenhinterlappen, gebildet. Es gehört zur Gruppe der Neuropeptide und ist nah mit dem Hormon Vasopressin verwandt, das den Wasserhaushalt und die Temperatur im Körper regelt, aber auch Emotionen und Stressantworten steuert. Der Botenstoff kontrolliert außerdem die Verarbeitung von Duftstoffsignalen und entscheidet somit darüber, ob wir jemanden »gut riechen« können oder eben auch nicht.

Beide Hormone, Oxytocin und Vasopressin, lassen sich in vielen höher entwickelten Spezies finden, bei Wirbeltieren, zu denen auch der Mensch zählt, sind sie mit für die Reproduktion (Vermehrung) zuständig. Primitivere Lebensformen produzieren hingegen nur ein einziges derartiges Hormon, das Vasotocin. Dessen Struktur unterscheidet sich in nur einer Aminosäure vom Oxytocin und Vasopressin, die untereinander jedoch in zwei Aminosäuren voneinander abweichen. Die Hormone haben also einen gemeinsamen Ursprung, der circa 700 Millionen Jahre zurückliegt. Diese Hormonstruktur kommt in sehr ähnlichen Abwandlungen bei den meisten heute lebenden hochentwickelten Arten vor – in Knochenfischen, Reptilien, Amphibien, Vögeln und Säugetieren.[3] Das spricht für ihre grundsätzliche Bedeutung.

Auch beim Menschen spielt das Kuschelhormon eine wichtige Rolle. Es wird etwa bei der Geburt aus der Hirnanhangdrüse oder Hypophyse ausgeschüttet und stärkt die Bande zwischen Mutter und Kind. Beim Stillen wird es ebenfalls frei und fördert dann nicht nur die soziale Nähe, sondern bewirkt das Einschießen der Milch in die Milchkanäle, so dass das Kind Nahrung erhält. Spielen Mutter und Kind miteinander, produzieren beide mehr Oxytocin, als wenn sie allein blieben. Traumatische Erlebnisse, wie etwa der Verlust der Eltern, scheinen indes die Ausschüttung des Hormons dauerhaft zu verhindern. Schließlich wird das Hormon bei Partnern, die miteinander Sex haben, just auf dem Höhepunkt frei (siehe S. 402 ff.). Es

---

Die unschöne Seite des Oxytocins

Unterdessen zeigt sich aber auch eine negative Seite des viel gelobten und geliebten Hormons. Bei Computerspielen verhielten sich Probanden zwar altruistischer ihren Teamkollegen gegenüber. Gleichzeitig neigten sie aber eher dazu, ihre Gegner präventiv zu bestrafen. In einer weiteren Untersuchung fanden Forscher Hinweise dafür, dass Probanden unter dem Einfluss von Oxytocin ihre eigene ethnische Gruppe bevorzugten und Fremde stärker ablehnten. Das Hormon scheint also zwei Gesichter zu besitzen: Das eine ist freundlich und bewirkt einen intensiven sozialen Anschluss. Allein logisch folgt daraus das zweite Gesicht: Wer sich manchen anderen vertrauensvoll anschließt, tut das zwangsläufig auf Kosten von Außenstehenden.

löst Ängste, lässt Spannungen abrupt abflauen und führt den Eindruck der Vertrautheit herbei. Alle Anstrengung scheint sich nun in den großen Fluss des Glücks zu ergießen. Die zuvor noch wild werkelnden Partner verlieren jede Scheu vor dem Miteinander. Ein Gefühl macht sich breit, das zu sagen scheint: Liebe Welt, wieso soll ich dich erobern, wenn ich dich umarmen kann?

Das Hormon scheint bei vielerlei Arten von kameradschaftlichen Beziehungen im Verborgenen Regie zu führen und kittet nicht nur Mutter und Kind sowie Sexualpartner aneinander. Das wohlige Gefühl, das bei freundschaftlichen Berührungen oder beim Streicheln entsteht, und die daraus resultierende Nähe rühren ebenfalls von der Freisetzung von Oxytocin. Hundebesitzer etwa scheiden mehr von dem Stoff in ihrem Urin aus, nachdem sie zuvor mit ihrem geliebten Haustier gespielt haben. Solches Miteinander vermindert Angstzustände und löst Stress auf – was im Gehirn etwa daran ersichtlich ist, dass der Mandelkern, ein Teil des emotionalen Systems, in seiner Aktivität stark reduziert ist. Oxytocin wird daher auch bei der Therapie von Angststörungen angewendet. Selbst bei dem Anschein nach rein wirtschaftlichen Interaktionen ist das Hormon im Spiel. Bringt ein Investor in einem ökonomischen Spiel seinem Partner mehr Vertrauen entgegen, sprich: spendet ohne Zwang mehr Geld, so wirkt sich das bei dem Empfänger mit einer deutlichen Erhöhung des Hormonspiegels aus.

Vertrauen und Geselligkeit befördern also den Oxytocinausstoß, doch wie sich zeigte, gilt der Zusammenhang auch umgekehrt. Gaben von Oxytocin stärken das Vertrauen auch wildfremder Menschen zueinander. Wobei es offenbar egal ist, ob diese überhaupt dazu bereit sind oder nicht. Wie es scheint, gibt es vor Oxytocin kein Entrinnen, und es kommt zur vertrauensvollen Kooperation, wenn der Stoff zum Beispiel einfach in Form eines Nasensprays verabreicht wird.[4]

Forscher unternehmen derzeit mehrere Dutzend neuropsychiatrische Studien mit dem Hormon. Es geht dabei um Autismus oder Schizophrenie. Bei Letzterer gibt es Hinweise, dass Oxytocin psychotische Symptome dämpfen und die soziale Kognition verbessern kann.

Die Gesundheitsformel fürs Miteinander

Gesundheit	Biologie
Die Einbettung in funktionierende und aktiv gestaltbare soziale Gemeinschaften ist für die Gesundheit des Menschen eine Grundvoraussetzung. Bei einer sozialen Gemeinschaft kann es sich um einen festen Lebenspartner handeln oder um Gruppen, die gemeinsame Interessen teilen. Denn sie erlauben unkomplizierte soziale Kontakte, gegenseitige Hilfe und eine interessierte und aktive Teilnahme am Leben der Mitmenschen. Nichts ist für einen Menschen wichtiger, interessanter und damit gesünder als andere Menschen. Alleinsein macht dagegen krank, indem es etwa den Blutdruck erhöht, das Risiko einer Depression steigert und die Lebenserwartung senkt.	Das Gehirn des Menschen entstand in der und durch die Gruppe. Es ist darauf spezialisiert, Theorien darüber zu entwickeln, was andere in der sozialen Gemeinschaft denken oder fühlen und wie Interaktionen und Beziehungsgeflechte anderer Gruppenmitglieder zueinander gestaltet sind. Hierbei spielen die Kommunikation, die Sprache, die soziale Hierarchie und die eigene Stellung darin eine entscheidende Rolle. Diese Ausrichtung des Gehirns steht eng mit dem Fortpflanzungserfolg des *Homo sapiens* in Zusammenhang. Nach biologischen Kategorien ist der Mensch ein kooperativer Brüter: Nicht nur die Frau kümmert sich um die Aufzucht des Nachwuchses, sondern auch der Mann, Tanten, Großmütter – und am Ende die gesamte Sippe. Diese Strategie hat zwei Effekte: 1. Sie erhöht die Fruchtbarkeit von Menschen. 2. Sie erlaubte ein stärkeres Wachstum des Gehirns mit seiner sozialen Spezialisierung.

Umwelt	Verhalten
Staatliche Anstrengungen sollten alle Projekte unterstützen, die dem Menschen das Leben in einer sozialen Gemeinschaft ermöglichen. Dies betrifft vor allem auch neuartige Wohnprojekte für Ältere, die Eigenständigkeit und medizinische oder pflegerische Versorgung ebenso erlauben wie die Möglichkeit zum Kontakt mit anderen. Dies gilt auch für jüngere Menschen: Im Jahr 2012 lebten rund 22 Millionen Bundesbürger in Single-Haushalten. Die Stadtplanung und die Architektur sollten sich den Herausforderungen stellen, den Alleinstehenden dennoch eine Umwelt mit zahlreichen Sozialkontakten zu ermöglichen. Dazu zählen auch Vereine, Begegnungshäuser, Selbsthilfegruppen und ehrenamtliche Helfer. Sie leisten wichtige Beiträge für ein gemeinschaftliches Leben und sind als wichtige Elemente einer funktionierenden Zivilgesellschaft gezielt zu fördern.	Für jeden Menschen ist es wichtig, in einer sozialen Gemeinschaft zu leben. Dazu zählen ein fester oder vorübergehend fester Partner, Familie sowie vertrauensvolle Beziehungen zu anderen zu haben. Das Internet und soziale Netzwerke, wie etwa Facebook oder Diskussionsforen, können helfen, Sozialkontakte anzubahnen und zu pflegen – diese aber nicht ersetzen. Auch Dörfer, Nachbarschaften oder Stadtteile mit ihrer Infrastruktur an Sportvereinen und Begegnungsstätten stillen das menschliche Bedürfnis nach Miteinander. Wer auf der Straße Menschen trifft, die er kennt, hat das Gefühl, eingebettet zu sein. Jeder sollte sich eine Umgebung schaffen, in der das möglich ist. Es lohnt sich, in Beziehungen, Familie und Freundschaften zu investieren, anderen zu helfen, sie zu unterstützen – auch aus ganz egoistischen Gründen.

Fitte Gehirne

Im Gehirn befinden sich 100 Milliarden Nervenzellen, ebenso viele, wie es Sterne in unserer Galaxis gibt. Das ist eine unvorstellbar große Zahl. Das menschliche Gehirn, da sind sich Evolutionsforschung und Neurowissenschaft einig, ist ein soziales Organ. Es ist nicht zu solcher Größe herangewachsen, weil der Mensch so klug oder gar vernünftig ist. Wir besitzen ein so großes Gehirn, um den komplexen Verhältnissen innerhalb der sozialen Gemeinschaft gerecht werden zu können. Denn nichts ist für den Menschen eine größere Herausforderung als seine Mitmenschen. Und zweifellos ist das Gehirn jenes Gewebe, das die Eigenschaften des Menschen am stärksten prägt: sein Bewusstsein, sein Ich-Gefühl, seine religiösen Gefühle, sein Kommunikationsvermögen, sein sprachliches Gedächtnis, das kollektiv Zehntausende von Jahren umfassen kann. Und nicht zuletzt sein ausgeprägtes Kooperations- und Sozialverhalten.

Eine einzelne Nervenzelle stellt die kleinste Einheit des Gehirns dar. So lässt sich sagen, dass die Erfindung der Nervenzelle eine Sternstunde in der Entwicklung zum Menschen und seiner Zivilisation bildete. Umso erstaunlicher ist: Wann die erste spezialisierte Nervenzelle, eine, die diesen Namen auch verdient hätte, in der bisher gut 3,5 Milliarden Jahre andauernden Geschichte des Lebens auftauchte, ist unbekannt. Es existieren keine Befunde aus Fossilien, die Neuronen tragen würden, vermutlich weil diese Gebilde zu fein sind, um Spuren im fossilen Befund zu hinterlassen. Alle Tiere besitzen eine Art Nervensystem. Da die Nervenzellen bei Wirbeltieren und Wirbellosen sehr ähnliche elektrische und chemische Eigenschaften aufweisen, gehen Biologen davon aus, dass Nervenzellen bereits »erfunden« waren, als sich die Wege der beiden Tierklassen trennten. Im frühen Kambrium, vor etwa

550 Millionen Jahren, muss die Nervenzelle bereits in einem Lebewesen ihre Signale übermittelt haben.

Die ersten Gehirne

Verknüpfen sich mehrere Nervenzellen, um Informationen untereinander weiterzugeben, so entsteht ein Nervensystem. Die einfachsten Nervensysteme sehen Biologen bei Hohltieren verwirklicht, zu denen die im Wasser lebenden Korallen und Polypen gehören. Sie besitzen ein diffuses, kreuz und quer verlaufendes Netz an Neuronen, die noch keine bevorzugte Leitungsrichtung und auch keine Spezialisierung aufweisen müssen – aber können. Bei der Ohrenqualle *Aurelia* etwa verläuft unmittelbar unter der Oberfläche ein Netz aus Nervenzellen, das mit Sinneszellen auf der Haut in Verbindung steht und ihre Bewegungen zur Nahrungsaufnahme steuert. Davon unabhängig arbeitet ein zweites Netzwerk, das mit der Ring- und Radiärmuskulatur Kontakt hat und die rhythmische Kontraktion der Schwimmbewegung auslöst.

Ein nächster Schritt in der Gehirnevolution bestand darin, dass sich Neuronen zusammenlagerten, wie bei den höher entwickelten Hohltieren. Eine solche Ansammlung von Nervenzellen heißt Ganglion und besteht aus den Zellkörpern der Neurone. Deren Fortsätze, die Axone, sind zu Kabeln, also Nerven, gebündelt und verbinden die Ganglien miteinander. In diesem Stadium tritt ein neuer Typus von Nervenzellen auf, nämlich Interneurone, die Verschaltungen zwischen zwei Neuronen herstellen und so erste und einfache Verrechnungen innerhalb eines Ganglions ermöglichen. Primitive Nervensysteme sind nach Art einer Strickleiter organisiert: Die Knoten repräsentieren die Ganglien, und die Längs- und Querstricke dazwischen stehen für die Nerven. Würmer, aber auch Insekten besitzen solche Strickleiternervensysteme. In dieser einfachen Form erfüllt jedes Ganglion sehr ähnliche Aufgaben.

In höher entwickelten Stufen kommt es zu einer weiteren Spezialisierung. Am vorderen Körperende liegende Ganglien verschmelzen zu Superganglien, erste Gehirne entstehen. Diese sind wesentlich komplexer als die weiter hinten liegenden Ganglien und üben über diese eine Art Kontrolle aus. Die Dominanz beruht auf dem hohen Anteil an Sinnesinformationen, die von den im Kopfteil liegenden Rezeptoren stammen. Die einfachen Nervensysteme von Wirbellosen besitzen noch relativ wenige Zellen. Bei der Meeresschnecke *Aplysia* zählten Forscher wenige 100 Neuronen pro Ganglion, die dafür jedoch bis zu einem Millimeter groß und somit mit dem bloßen Auge erkennbar sind. Auch solche einfachen Netzwerke sind in der Lage, auf Reize zu reagieren und zu lernen, wie der Nobelpreisträger Eric Kandel in seinen Forschungen zu den molekularen Vorgängen des Lernens bei *Aplysia* nachweisen konnte. Das größte Nervensystem der Wirbellosen besitzt der Oktopus, dessen Gehirn schätzungsweise 10 Millionen Neuronen besitzt.

Die Entwicklung, dass sich am vorderen oder am Kopfende eines Tieres die Nervenzellen und Ganglione zusammenballen, ist bei Wirbellosen und Wirbeltieren gleichermaßen zu beobachten. Eine zweite evolutionäre Tendenz geht dahin, dass die entstehenden Gehirne immer größer werden. Im Vergleich von Fischen, Fröschen, Vögeln und Menschen fällt vor allem das zunehmende Hirnvolumen auf. Beim Menschen kommt die stark gefaltete Großhirnrinde hinzu, die wie ein Mantel die stammesgeschichtlich älteren Hirnteile umgibt und überlagert.

In Bezug auf die Hirngröße sind selbst unter den engsten Verwandten des Menschen im Tierreich deutliche Unterschiede festzumachen. Zwischen 400 und 500 Kubikzentimeter umfasst das Gehirn von Schimpanse oder Bonobo im Durchschnitt. Das ist sehr viel im Vergleich zu anderen Säugetieren und auch zu anderen Affen. Aber es ist doch wenig im Vergleich zum Menschen. Seine Nervenmasse im Kopf benötigt statistisch einen Raum von 1300 Kubikzentimetern. Genetisch sind der *Homo sapiens* und seine nächsten Verwandten sich zwar extrem ähnlich, doch das menschliche Gehirn ist fast dreimal so groß. Dies ist umso erstaunlicher, als ein aktives Nervengewebe enorme Unterhaltskosten aufweist. Es muss dauerhaft mit Energie versorgt werden. Beim Menschen etwa verschlingt das Gehirn 20 Prozent der benötigten Gesamtenergie, macht aber nur zwei Prozent der Körpermasse aus. Für einen so kostspieligen Kopf sollte es einen guten Grund geben.

Der wissende Mensch mit sozialem Gehirn

Die Frage danach, was das Gehirn des Menschen so »aufgeblasen« hat, beantwortete der Psychiater Leslie Brothers Anfang der 1990er Jahre so: »Der Mensch selbst!« Schon der Anthropologe Loren Eiseley hatte die externen Lebensbedingungen als Faktor der Hirnentwicklung benannt. Den ersten »wissenden Menschen« interessiert nicht nur, was wo wächst und läuft, sondern wie der andere über ihn denkt, ob er sein Freund ist oder Feind. Brothers' Idee ist unter dem Begriff »das soziale Gehirn« bekannt. Musterbeispiele sind die Gehirne der Primaten und besonders das menschliche.

Das Gemeinschaftsleben fordert das Gehirn auf besondere Weise. Es gilt zu wissen, um wen es sich bei dem Gegenüber handelt, Mann, Frau, Kind, Verwandter oder Fremder. Doch lediglich das Erkennen dieser grundlegenden Kategorien genügt kaum – das gesellschaftliche Parkett ist bekanntermaßen rutschig und dürfte es immer schon gewesen sein. Es ist notwendig, einzelne Personen unterscheiden zu können, zu wissen, ob man mit ihm oder ihr schon einmal zu tun hatte und was dabei passierte. Welche Besonderheiten weist er oder sie auf, wie hat sie sich in der Vergangenheit benommen, oder welche Stellung in der Rangordnung hat er inne? Aufschlussreich dürfte weiter auch die Kenntnis des aktuellen Zustands sein, in dem sich das Gegenüber gerade befindet. Voller Freude oder ängstlich erregt? Beschämt oder angewidert? Aggressiv oder besänftigend?

Selbst Emotionen sind noch nicht für ein gedeihliches Gruppenleben ausreichend. Ebenso relevant ist es, die Situation zu berücksichtigen, in der eine Begegnung stattfindet. Öffentlich, unter wenigen Vertrauten oder intim? Von einer Menge beachtet oder als Teilnehmer darin? Und wer Erfolg haben will unter dem vielen Wünschen und Wollen, der wird gut daran tun, einzuschätzen, was der andere oder die andere demnächst vorhat, wie er oder sie über einen selbst womöglich denkt. Damit immer noch nicht genug der Anforderungen, denn denkbar ist ja, dass man das, was der Mitmensch signalisiert, falsch verstanden hat. Dass er gemeiner- oder ironischerweise es gar nicht so gemeint hat, wie zuvor von ihm signalisiert. Vielleicht sucht er etwas zu verbergen, hegt ganz andere Pläne, ist von Emotionen geleitet, die er nicht offenbaren will.

Was soll man davon halten? Und noch schwieriger: Wie reagieren, was tun? Am Ende wird die eigene Position in dem Gefüge zu beachten sein und welche Handlungsoptionen daraus erwachsen können. Muss ich berücksichtigen, was er oder sie vorschlägt oder anordnet bzw. vorgibt, vorzuschlagen oder anzuordnen? Oder kann ich vorgeben, etwas zu tun, etwas zu meinen, etwas zu fühlen? Oder gelingt es mir, einfach darüber hinwegzugehen, so zu tun, als würde ich nicht verstehen?

In der Gruppe wird derjenige evolutionäre Vorteile haben, der Fähigkeiten besitzt, die Neurowissenschaftler und Philosophen als »Theory of Mind« bezeichnen: Eine Vorstellung davon zu entwickeln, wie die Perspektive oder die Gedankenwelt des anderen aussieht. Im Deutschen wird der Zusammenhang häufig mit dem aus der Psychologie stammenden Begriff der Mentalisierung bezeichnet.

Gefordert sind aber auch die Zentren des Gehirns, die sich mit der Ausübung einer Handlung und deren Kontrolle beschäftigen. Schließlich ist da die gesprochene oder geschriebene Sprache, die der Organisation des Miteinanders dient. Über all den Pflichten steht das Gehirn unter dem Gebot der Schnelligkeit. Die Berechnungen, Analysen und Abschätzungen haben rasch zu erfolgen, um sich mit dem Wesentlichen zu beschäftigen.

Tatsächlich ist jedoch das Körpergewicht der wichtigste Einflussfaktor für die Gehirngröße. Dies ergibt der umfangreiche Vergleich von 1168 Säugetieren. In einem Koordinatensystem ergibt die Relation von Körper- zu Gehirngewicht eine fast perfekte Gerade mit einer Steigung von 0,768 Grad. Große Tiere haben relativ gesehen also etwas kleinere Gehirne, als aufgrund ihres Körpergewichts zu erwarten wäre. Beleibte Tiere haben viel Gehirnmasse, intelligenter sind sie deswegen aber nicht unbedingt. Angesichts der Menge der Daten kann man hier durchaus von einem evolutionären Trend sprechen. Der Mensch findet sich in dem Bild als größter Ausreißer nach oben mit dem größten Hirngewicht relativ zum Körpergewicht, die Primaten liegen unter ihm, aber immer noch oberhalb der beschriebenen Geraden.

Die Regeln des Zusammenlebens

Soziale Gemeinschaften sind bekanntlich eine delikate Angelegenheit. Einerseits braucht man sich gegenseitig, weil man in der Gemeinschaft besser aufgehoben ist, etwa zum Schutz vor Fressfeinden oder zur Überbrückung von Engpässen bei der Nahrung. Andererseits intensiviert der ständige und enge Kontakt mit den Artgenossen die Konkurrenz und befördert den Stress. Die vom britischen Anthropologen Robin Dunbar von der Universität Oxford für den Menschen ermittelte Dunbar-Zahl (siehe Kasten S. 430) zeigt, dass die Gruppengröße einer Gemeinschaft begrenzt ist.

Als Ausweg aus dem Stress, den Gruppen auslösen, setzen Primaten auf Besänftigung und Verständigung. Man tut sich gegenseitig Gutes, wozu die Fellpflege das Mittel der Wahl ist. Zwei setzen sich zusammen, der eine durchsucht den Pelz des anderen auf Parasiten, danach werden die Rollen getauscht. Als Nebeneffekt werden die beiden mehr oder weniger gute »Freunde«. Nimmt die Gruppengröße jedoch zu, genügt plötzlich die bisher eingesetzte Zeit für derlei intensive Freundschaftspflege nicht mehr. Spannungen können nicht mehr abgebaut werden, sie nehmen überhand,

Die Dunbar-Zahl

Robin Dunbar erforschte, wo das soziale Gehirn sitzt. Er verglich die typische Größe von Primatensippen, beispielsweise von Schimpansen, Orang-Utans oder Pavianen, mit den Ausmaßen ihres Großhirns. Speziell interessierte ihn das Verhältnis des Großhirns, Kortex, zur Größe des restlichen Gehirns. Dabei kam zutage: Je mehr Mitglieder die Affengemeinschaft umfasste, umso ausgedehnter zeigte sich auch das Neuronengewebe. Das Hirn wächst also, je mehr Artgenossen sich um ein Wesen tummeln. Bei Schimpansen umfasst die eigene Sippe zumeist 50 bis 60 Mitglieder. Werden es mehr, trennt sich die Horde in zwei kleinere Gruppen auf. Die Gruppengröße hängt sicher mit der Verfügbarkeit von Nahrung oder anderen Umweltfaktoren zusammen, wie dem Druck durch Fressfeinde. Die Gruppengrößen variieren je nach Lebensraum. Auf der anderen Seite sind sie aber für jede Spezies typisch. Verantwortlich dafür ist, laut Dunbar, das Gehirn, speziell das Großhirn. Es hat die Aufgabe, die komplizierte Beziehungsstruktur der Gruppenmitglieder zu organisieren. Man unterhält Verbindungen miteinander, kennt sich, bildet Koalitionen oder rivalisierende Fronten und merkt sich nicht nur die eigenen Verhältnisse, sondern auch, wer es in der Gruppe mit wem hält. Kurz, es geht darum, sich die anderen ein Stück weit vom Leib zu halten, sie aber nicht zu stark zu verschrecken, so dass sie in der Nähe bleiben.

Für den Menschen lieferten Dunbars Überlegungen eine weitere Erkenntnis. In seine Darstellung aus Gruppengröße in Relation zur Hirngröße konnte er den entsprechenden Wert des *Homo sapiens* eintragen und so die für uns typische, die »archaische« Gruppengröße ermitteln. Sie lag bei 150 Köpfen. In der Forschung ist sie als Dunbar-Zahl bekannt.

und die Gruppe zerfällt in kleinere Einheiten, in der sich die Mitglieder wiederum stärker einander widmen können. Die Zeit, die man füreinander aufbringt, stellt somit einen begrenzenden Faktor dar.

Eine einfache Rechnung verdeutlicht die Schwierigkeit der

Laus-Verhältnisse. Altweltaffen, zu denen auch die Schimpansen gehören, verbringen nie mehr als 20 Prozent ihrer Zeit mit der Fellpflege. Würde ihre Gruppengröße auf 150 Mitglieder anwachsen, müsste jeder Einzelne bereits 43 Prozent seiner täglichen Aktivität auf die soziale Integration verwenden. Für eine auf gegenseitiges Lausen gegründete Gemeinschaft hieße das, dass immer mehr Zeit für die Pflege der sozialen Beziehungen erforderlich wäre. Bei 200 Individuen wäre ihr Anteil bereits auf 57 Prozent gestiegen.

Sozial gesehen ginge es den Tieren dabei noch gut. Für die Futtersuche, das Fressen und all die anderen Aktivitäten eines Affentages bliebe aber nicht mehr genug Zeit, und die Sippe würde bald vor Hunger sterben. Zudem würden die mentalen Anforderungen extrem steigen. Eine Gruppe aus 50 Köpfen kann 1225 Zweierbeziehungen umfassen, die Forscher sprechen von dyadischen Kontakten (von griechisch dýas = Zweiheit). Bei einem Kollektiv aus 150 Individuen sind es bereits 11175 Dyaden – deutlich zu viele für einen Schimpansen.

Dunbar hat aus seinen Forschungen drei wichtige Prinzipien formuliert: 1. Die soziale Kommunikation ist für den Zusammenhalt einer Gruppe von besonderer Bedeutung. 2. Die Art und Weise, wie sie gestaltet werden kann, beeinflusst die maximale Gruppengröße. 3. Die Kapazität des Großhirns ist dabei ein entscheidender Einflussfaktor.

Dunbar versuchte, für die ermittelte Gruppengröße von 150 Menschen Hinweise zu sammeln. 150 Personen, führte er aus, das liege irgendwo in der Mitte zwischen der 30 bis 50 Köpfe umfassenden Sprengelstärke, in der etwa jagdtreibende Völker ein vorübergehendes Nachtlager beziehen, und auf der anderen Seite den 1500 bis 2000 Angehörigen eines typischen Jäger- und Sammlerstammes. Das Beziehungsnetz eines Menschen besteht seiner Ansicht nach aus drei Gruppen: Fünf enge Vertraute, 15 gute Freunde und 150 Bekannte, mit denen man gern in Kontakt steht. 150 Menschen, das umfasse in etwa jene Menge, mit der ein Einzelner noch persönliche Beziehungen unterhalten kann, über die er recht gut Bescheid weiß, was Vorlieben, Charakterzüge, Einzelheiten der familiären oder beruflichen Geschichte oder aktuelle Geschehnisse angeht. Diese Gruppe sei äquivalent mit jenen Sympathisanten, die man um einen Gefallen bitten kann, welcher mit einer gewissen Sicherheit gewährt wird.

Vorindustrielle Dorfgemeinschaften, gibt Dunbar an, wiesen typischerweise um die 150 Angehörige auf. Die militärische Einheit Kompanie besteht aus 130 bis 150 Soldaten. Ein Unternehmen wird sich womöglich hierarchisch anders organisieren, wenn es mehr als 200 Mitarbeiter aufweist als unter 100. Die Grenze könnte gerade die Zahl 150 darstellen.

Aber hierin eine Art natürliche Grenze zu erkennen, jenseits derer das Seelenleben des heutigen Menschen, das sich noch in der Steinzeit befindet, Schaden leidet, erscheint ziemlich unsinnig. Soziale Konflikte sind vermeidbar, auch wenn der Erdenbürger tagtäglich vielen anderen begegnet, die nicht Teil jener 150 sind, die er persönlich und mit Namen kennt. Der Mensch vermag durchaus, größere soziale Netzwerke zu unterhalten.

Sprache als soziale Kommunikation

Die Entstehung der Sprache könnte einst diesen Gesetzen der Vereinfachung, der Rationalisierung gefolgt sein, wie Dunbar vermutet. Plausibel erscheint der Gedanke. Sprache ist demnach nichts anderes als »verbales Lausen«. Wie Messungen bei sieben verschiedenen Bevölkerungsgruppen ergaben, verwendet der Mensch genau jene 20 Prozent seines Alltags darauf, mit seinen Mitmenschen Konversation zu betreiben, die auch Altweltaffen maximal fürs Kraulen investieren.

Dunbars Vorstellung nach besitzen die akustischen Serviceleistungen gegenüber den körperlichen einige Vorteile: In einer Zusammenkunft von Menschen (egal, ob geplant oder spontan) können sie mehreren oder gar sehr vielen, manchmal auch der gesamten versammelten Menge zugleich zuteilwerden. Dies ist eine Art Vervielfältigung. Sprechen statt kraulen spart zudem Zeit, weil man nebenher etwas ganz anderes erledigen kann, etwa gehen, arbeiten oder Kinder füttern. Drittens steckt in der Kommunikation ein Gehalt, den der heutige Mensch als ihren Hauptzweck ansieht, den sie ursprünglich aber sicher nicht hatte: Information. Sprache dient dem Austausch von Kenntnissen, Einschätzungen und Geschehnissen, die außerhalb des direkten Erlebens des Gesprächspartners liegen. Was Tiere nicht mit eigenen Augen sehen, von dem wissen sie nichts. Primaten geht es nicht anders. Menschen jedoch sind durch das Mittel der Sprache in der Lage, auch Kenntnisse zu erwerben, die außerhalb ihres eigenen Erlebens stattfanden. Dies hilft ihnen, auch in größeren sozialen Netzwerken den Überblick zu behalten. So wird verständlich, warum Informationen über andere Menschen für den *Homo sapiens* eine solche Bedeutung haben: Klatsch und Tratsch hält die Gruppe zusammen.

Intelligenz ist teuer erkauft

Der Mensch hat sein Gehirn vergrößert. In der Evolution war das jedoch mit Schwierigkeiten verbunden – und ist es bis heute. Indem es ganz auf soziale Denkleistung setzt, handelt sich ein Wesen eine Reihe von biologischen Problemen ein. Diese sind eng mit der Energieversorgung der wachsenden Neuronenmasse verknüpft. Zur Erinnerung: 20 Prozent der aus der Nahrung gewonnenen Kraft zieht das Gehirn ab. Problematisch daran ist aber nicht allein die schiere Menge. Leber und Herz verbrauchen genauso viel, die Nieren sogar fast doppelt so viel. Anders als die inneren Organe lässt sich das Gehirn jedoch nicht vorübergehend auf Sparflamme setzen, um so Zeiten des Mangels zu überbrücken. Es will immer seinen Anteil haben. Das kann bedeuten, dass ein Individuum mit großem Gehirn stirbt, wenn die Versorgung schlecht ist. Noch empfindlicher kann sich ein Verpflegungsengpass bei Jungtieren auswirken. Fehlende Nahrung während der Entwicklung kann leicht zu dauerhaften Schädigungen und kognitiven Defiziten führen – und all die schönen Vorteile des Gruppenlebens wären dahin. 13 Millionen Kalorien sind zum Beispiel erforderlich, um ein Baby von seiner Geburt bis zum 18. Lebensjahr zu versorgen. Anzunehmen ist daher, dass jede Tierart jeweils das größte Gehirn hat, das es sich energetisch gerade noch leisten kann.

Die Menschenaffen reagierten auf die neue Anforderung, indem sie die Zahl der gleichzeitig zu versorgenden Jungtiere reduzierten. Schimpansen zum Beispiel bringen immer nur ein Baby zur Welt. Dieses bleibt relativ lange, nämlich vier bis sieben Jahre, von der Mutter abhängig. Bei Gorillas und Orang-Utans ist die Stillzeit ebenso lang. Lieber nur ein Kind, um das man sich gut kümmert, scheint die dahinterstehende Strategie zu lauten. Ein Nachkomme pro Weibchen genügt aber nicht, um in der Wildnis die eigene Art überleben zu lassen. Krankheiten, Unfälle, der Druck von Feinden oder gar Kindstötungen, Infantizide, durch Individuen der eigenen Gruppe fordern Opfer unter den Kleinen. Überlebte jedes zweite die ersten Jahre, wäre das schon ein extrem guter Wert. Die Kinder können jeweils nur nacheinander aufgezogen werden. Und wenn ein Kind schon Jahre benötigt, um selbstständig zu werden, vermag die Reihenproduktion nur zu funktionieren, wenn sich gleichzeitig die Lebensspanne der Weibchen erhöht. Es genügt nicht mehr, 10 oder 15 Jahre alt zu werden. Erst 20 oder 40 Lebensjahre erhalten die Population.

Die Lebensdauer von Tieren mit einem großen Gehirn – wir reden von Säugetieren, insbesondere von Primaten – steigt an, um das Gesamtergebnis der Fruchtbarkeit zu erhalten. Die Arten leben langsamer und schaffen es so, über einen vergleichsweise langen Zeitraum von mehreren Jahrzehnten Nachwuchs zur Welt zu bringen. Dieser Strategie sollte biologisch nichts im Weg stehen, denn wer einen großen Denkapparat hat, wird spätestens als erwachsenes Tier höhere Überlebensraten aufweisen.

Energiekosten, Gehirngröße, Lebensverlauf und Fruchtbarkeit bilden ein sich beeinflussendes Viereck. Und es ist unmöglich, an der einen Stellschraube ein Stückchen zu drehen, ohne damit das ganze Gebilde aus dem Gleichgewicht zu bringen und an anderer Stelle nachjustieren zu müssen. Die Evolution ist wie ein Tisch mit vier Beinen, dessen Platte waagerecht stehen soll: Wer sein Gehirn vergrößert, handelt sich Energieschulden ein und muss den Lebenslauf verlangsamen. Soll die Fruchtbarkeit in etwa gleich bleiben, was ohnehin die Grundvoraussetzung der Arterhaltung ist, muss die Lebenszeit erhöht werden. Vergleichende Studien von Carel van Schaik von der Universität Zürich an Säugetieren konnten die gegenseitige Abhängigkeit der vier Faktoren und die Gültigkeit dieses »energetischen Ansatzes« empirisch sehr gut bestätigen.

In der Praxis ist das Dilemma noch deutlicher als auf dem Papier. Denn wie es aussieht, vermögen die getroffenen Gegenmaßnahmen das Ruder nicht ganz herumzureißen. Die Fruchtbarkeit der Tiere mit großem Gehirn bleibt ein kleines Stück geringer als bei vergleichbaren Säugetieren. Die Kompensation der reduzierten Fortpflanzungsrate durch ein verlängertes Leben reicht nicht aus, und Arten mit relativ großen Hirnen weisen ein vermindertes Reproduktionspotenzial auf.

Das ist bei den großen Menschenaffen festzustellen, besonders bei Orang-Utans, Gorillas und Schimpansen. Sie besitzen die relativ gesehen größten Gehirne im Tierreich und weisen ein sehr geringes Populationswachstum auf. Dezimierte Populationen erholen sich selbst unter optimalen Bedingungen nur sehr langsam. Die Zerstörung der afrikanischen und indonesischen Urwälder sowie der Klimawandel, beides vom Menschen verursacht, gefährden daher das Überleben der Tiere besonders stark. Biologisch standen sie ohnehin auf der Kippe.

Über lange Zeiträume hinweg tendieren Arten, die auf die Strategie der Gehirnvergrößerung setzten, dazu, auszusterben. Ihr Defizit auf der Seite der Fruchtbarkeit kann sich in Notzeiten fatal auswirken, sie erholen sich zu langsam. Außerdem existiert eine Art Grenze oder »gläserne Decke«, jenseits derer der Denkapparat nicht noch mehr wachsen kann. Es ist besser, darunter zu bleiben, andernfalls würde sich die Art zu viele Schulden einhandeln – wiederum in Bezug auf die Fruchtbarkeit. Die Menschenaffen sind ein Beispiel dafür.

Beim Menschen begleiteten, wie bei den anderen Primaten, die typischen Änderungen der Lebensgewohnheiten die extreme Vergrößerung des Gehirns. Was seine lange Lebensdauer angeht, die umfangreiche Zeit, die Kindheit und Jugend in Anspruch nehmen – all diese Parameter fügen sich sehr gut in den Rahmen des biologisch-theoretisch Erwartbaren.

In zweierlei Hinsicht jedoch bildet der Mensch im Vergleich zu seinen Verwandten eine Ausnahme: Er besitzt eine weitaus höhere Geburtenrate als etwa der Gorilla oder der Schimpanse. Frauen können direkt nach der Geburt eines Kindes erneut schwanger werden. Dies ist umso überraschender, als das Wachstum und die Reifung eines Menschenbabys noch einmal so extrem verlangsamt sind, dass es knapp zwei Jahrzehnte benötigt, um als erwachsen zu gelten.

Hinzu kommt, dass Frauen die einzigen weiblichen Wesen in der Primatenriege sind, die überleben, selbst wenn sie nicht mehr fruchtbar sind. Wie es scheint, ermöglichte die Menopause der Frauen dem *Homo sapiens*, sein Gehirn auf 1300 Kubikzentimeter auszuweiten, fast dreimal mehr als die biologische Familie, zu der er gehört, und so die »gläserne Decke« zu durchstoßen. Frauen leisteten die Versorgung der Kinder nicht länger allein. Sie verteilten sie auf noch nicht oder nicht mehr reproduzierende Helferinnen, sprich auf Großmütter, und schließlich auf die gesamte Gruppe. So gelang es den Menschen – gemeint sind alle zusammen, jung, alt, Männer, Frauen –, ihre Fruchtbarkeit zu steigern. Das ist die Theorie von der Erfindung der Großmutter. Die faszinierenden Befunde dazu liefert Kristen Hawkes, Anthropologin an der Universität von Utah in Salt Lake City. In Feldstudien bei afrikanischen Jäger- und Sammlergesellschaften konnte sie belegen, dass Großmütter und Großtanten den größten Beitrag zur Versorgung der Kinder leisteten. Keineswegs also nahmen sie das Wort vom Ruhestand wörtlich und genossen ihre Zeit, sondern sie arbeiteten mehr denn je.

Anders als Schimpansenkinder, denen ihre Mütter noch während der Pflegezeit die Nahrungsteilung verweigern und die sich daher selbst um ihr Essen kümmern müssen, sind abgestillte Menschenkinder sehr lange von der Versorgung durch andere abhängig. Dafür ist die typische menschliche Nahrung einfach zu schwierig zu bekommen. Sobald die Mutter sich nicht selbst um den Unterhalt kümmern muss, sondern Großmütter oder ältere Frauen dies übernehmen, hat die fruchtbare Frau wieder eine Hand frei. Sie kann sich ihrem nächsten Sprössling widmen, dem Neugeborenen, das sie auf dem Arm mit sich herumtragen muss, weil es extrem abhängig ist. Bei Schimpansen gibt es keine solchen »funktionalen Großmütter«, also Frauen, die selbst nicht mehr reproduktiv sind und anderen in der Sippe bei der Aufzucht der Jungen helfen. Das Ende der Fruchtbarkeit der Schimpansinnen fällt fast immer mit dem Tod der Tiere zusammen.

Homo sapiens ist ein kooperativer Brüter. Die gemeinschaftliche Jungenfürsorge hat ihm geholfen, die »gläserne Decke« der Gehirngröße zu durchstoßen. Dass Menschen die Pflege ihrer Kleinen in die Obhut der Gesellschaft legen, ist daher keine neue Errungenschaft, sondern vermutlich einige Millionen Jahre alt. Kinderhorte, Tagesstätten und bezahlte Pädagogen sind nichts weiter als die moderne Institutionalisierung einer Arbeitsteilung, die vor Urzeiten ihren Ausgang nahm und einen Überlebensvorteil darstellte. Für Kinder ist es daher nicht unbedingt etwas Ungewöhnliches, von anderen Personen als ihrer eigenen Mutter aufgezogen zu werden. Von Frauen zu verlangen, sie müssten sich wieder mehr auf ihre »angestammten Aufgaben« konzentrieren, nämlich ihre Sprösslinge aufzuziehen, ist daher wenig fundiert und zeugt von Unkenntnis. Kinder nehmen keinen Schaden, wenn sie ab einem bestimmten Alter nicht fortwährend engen Kontakt mit ihrer Mutter haben. Sie sind bestens daran angepasst, sich mit weiter entfernt stehenden Versorgern oder Bezugspersonen auseinanderzusetzen. Gerade das kooperative Brüten, das Übertragen der Aufgaben der Fürsorge auf die soziale Gemeinschaft, begründet den evolutionären Erfolg des Menschen.

Das Gehirn im Alter – Alzheimer und Demenz

Die Kooperation und die Kommunikation, das »Wir« ist also die zentrale Grundeinstellung unseres sozialen Gehirns. Unser Leben sind unsere sozialen Beziehungen und unsere durch sie geprägte Persönlichkeit. Umso größer und unmittelbarer die Beeinträchtigung, wenn die Leistungsfähigkeit des Gehirns nachlässt oder gestört ist. Krebs ist immer noch die Erkrankung, die die Deutschen am meisten fürchten. Doch mittlerweile macht eine unwiederbringliche Zerstörung ihres Gehirns – Alzheimer- und Demenzerkrankungen – immer mehr Menschen Angst. Zurzeit leiden mehr als 1,2 Millionen Menschen in Deutschland an einer Hirnleistungsstörung, 80 Prozent von ihnen an einer Alzheimer-Demenz. Bis ins Jahr 2050 soll sich die Anzahl der Patienten verdoppeln, denn die Menschen werden immer älter: Bei 80- bis 90-Jährigen ist jeder Vierte betroffen.

Die meisten Patienten erkranken nach ihrem 60. Lebensjahr. Auch wenn die Ursachen für Alzheimer nicht bekannt sind, machen Wissenschaftler zunehmend Risikofaktoren dafür verantwortlich, die zumindest teilweise im Lebensstil der Patienten zu finden sind. Dazu gehören etwa Bluthochdruck, Übergewicht, Diabetes und die Ernährung. Aber auch mangelnde Bewegung und zu geringe geistige Herausforderungen. Im Umkehrschluss bedeutet das: Der Verlust der Gehirnfunktionen ist nicht unbedingt Schicksal. Untersuchungen zeigen, dass es jeder Einzelne jedenfalls zum Teil selbst in der Hand hat, sein Alzheimer-Risiko zumindest zu senken. Zahlreiche epidemiologische und klinische Studien legen nahe, dass neben biologischen Einflussgrößen und der Umwelt auch persönliche und soziale Faktoren zum Risiko einer Demenz beitragen. Ein Gehirn muss beansprucht und trainiert werden, wie alle anderen Körperorgane auch.

Mehr als hundert Studien belegen, dass viel Bewegung und eine gesunde Ernährung sowie die Einnahme spezifischer Medikamente das Krankheitsrisiko senken. US-Gesundheitsinstitute merk-

Alzheimer/Demenz

Bei den Alzheimer-Patienten bilden sich im Gehirn Eiweißmoleküle namens A-beta. Im Verlauf der Erkrankung verklumpen sie zu Amyloid-Plaques, jenen typischen Ablagerungen, die der Pathologe Alois Alzheimer im Jahre 1901 als Erster im Gehirn Verstorbener beschrieben hat. Die Amyloid-Plaques führen zum Absterben der Nervenzellen. Dies äußert sich in weitreichenden Funktionsverlusten des Gehirns, die mit leichten Gedächtnisschwächen beginnen und schließlich zum Verlust des Ichs, zur Bettlägerigkeit und zum Tod führen. Die Überlebenszeit nach der ersten sicheren Prognose ist individuell sehr verschieden, lässt sich nicht voraussagen und beträgt zwischen 5 und 20 Jahre.

Die Behandlungsmöglichkeiten sind noch nicht zufriedenstellend. Derzeit stehen lediglich zwei Medikamentengruppen zur Verfügung. Eine Vielzahl von neuen Wirkstoffen wird in weltweit rund 30 großen klinischen Studien mit Patienten untersucht. Allerdings zeichnet sich noch kein Erfolg ab. Wissenschaftler konzentrieren sich jetzt stärker auf die Prävention von Alzheimer. Denn setzte die Krankheit nur fünf Jahre später ein, könnte die Anzahl der Patienten insgesamt halbiert werden. In Deutschland existiert allerdings noch keine systematische Präventionsforschung, sie wird aber immer stärker eingefordert.

Die Präventionsstrategie steht auf zwei Säulen: frühzeitiges Erkennen der Krankheit vor der Manifestation und Aufklärung der Bevölkerung über Risikofaktoren.

Noch ist die eigentliche Ursache von Alzheimer nicht klar. Es gibt Menschen, die an einer vererbten Form der Krankheit leiden. Bei ihnen beginnen die Symptome wie Vergesslichkeit und Verwirrtheit früh im Leben, nämlich bis zum oder gar weit vor dem 50. Lebensjahr. Diese Personen weisen Mutationen in den Alzheimer-Genen Amyloid Precursor Protein (APP), Presenilin-1 und -2 (PS-1 und -2) auf. Auch das Down-Syndrom ist ein Risikofaktor, denn bei den Betroffenen liegt das Chromosom 21 in dreifacher Ausführung vor. Dieses Chromosom trägt auch das AP-Gen, das die Vorlage zur Bildung des Amyloid Precursor Proteins darstellt. Die drei Kopien des Gens gelten als Grund dafür, dass die

Zellen zu viel Amyloid-Plaques produzieren und Menschen mit Down-Syndrom nach ihrem 40. Lebensjahr sehr häufig an einer Demenz vom Alzheimer-Typus leiden. Genetische Risikofaktoren liegen nur bei 1 Prozent der Patienten vor.

ten zwar zuletzt im Juli 2010 in einer Stellungnahme an, dass diese Studien nach den Regeln der Statistik einen ursächlichen Zusammenhang nicht eindeutig belegen. Vielen Forschern aber sind die Erkenntnisse längst Grund genug, Empfehlungen auszusprechen. Eine Kombination verschiedener Methoden soll gesunde Senioren beim Erhalt der geistigen Fitness und der kognitiven Gesundheit im Alter unterstützen. Wie, das untersuchen Forscher an der Universität Frankfurt/M. in der Studie »Aktive kognitive Stimulation: Vorbeugung im Alter«, kurz AKTIVA.[1] Hier wird untersucht, wie sich die Wahrscheinlichkeit einer späteren Demenzerkrankung senken lässt.

Das »Anti-Demenz-Rezept« der Frankfurter Gerontopsychiater beruht auf drei Säulen:

1. regelmäßige körperliche Aktivität,
2. geistige Betätigungen, die Spaß machen,
3. eine gesunde, an die Mittelmeerkost angelehnte Ernährungsweise (siehe S. 268 ff.).

Bis ins hohe Alter kann das menschliche Gehirn in bestimmten Gebieten neuronale Stamm- und Vorläuferzellen bilden. In der für das Gedächtnis wichtigsten Region, dem Hippocampus, kann dieser Prozess am stärksten durch körperliche Aktivität und ein Leben in anregender Umgebung stimuliert werden. In der Canadian Study of Health and Aging von 2001 gelang es, das Auftreten von Alzheimer-Demenz und deren möglicher Vorstufe »Mild Cognitive Impairment (MCI)« bei 4615 Senioren über fünf Jahre lang zu verfolgen. In diesem Zeitraum erkrankten körperlich aktive Senioren nur halb so oft an Alzheimer und wurden um 42 Prozent seltener mit MCI diagnostiziert als jene, die sich am wenigsten bewegt hatten. Dass man kein Spitzensportler sein muss, um sein Demenzrisiko zu senken, zeigen die Ergebnisse des »Intervention Project on Cerebrovascular Diseases and Dementia in the Community of Ebersberg«. An dieser INVADE genannten Studie nahmen 3903 über 55-jährige AOK-Mitglieder teil. Es zeigte sich: Weniger als drei Stunden Training pro Woche genügten, um eine um 43 Prozent verringerte Demenzrate zu erreichen. Damit war die Risikoreduktion fast ebenso groß wie jene 46 Prozent, die Studienteilnehmer mit mehr als drei Stunden Training wöchentlich erreichten.

Darüber hinaus scheint Bluthochdruck und seine Senkung ein Schlüsselfaktor bei Alzheimer zu sein. Das ist einleuchtend, denn hoher Blutdruck schädigt die Blutgefäße im Gehirn und führt damit zu einen schlechteren Versorgung mit Sauerstoff und Nährstoffen. Nicht selten führen solche Gefäßschäden auch zu kleinen oder größeren Schädigungen der Gehirnzellen bis hin zum Hirnschlag.

Wenn Sport und Diät nicht ausreichen, um den Blutdruck zu senken, können Medikamente einen positiven Effekt erzielen. Dies wies eine europäische Studie im Jahr 2002 nach, bei der das Risiko einer Demenzerkrankung binnen acht Jahren von 7,4 auf 3,3 Fälle pro 1000 Patientenjahren zurückging. Da in Deutschland nur etwa 30 Prozent aller Patienten mit Bluthochdruck ausreichend behandelt werden, könnten eine konsequente Therapie und eine bessere Aufklärung der Betroffenen einen signifikanten Beitrag zur Demenzreduktion leisten. Auch erhöhte Blutfettwerte, Übergewicht und Typ-2-Diabetes steigern das Risiko für die Alzheimer-Krankheit. Im Umkehrschluss reduziert deshalb womöglich sein Demenzrisiko, wer seine kardiovaskulären Risikofaktoren senkt. Bei besonders gefährdeten Personen könnten Medikamente, beispielsweise mit Statinen, gerechtfertigt sein, um die Blutfettwerte zu senken.

Auf einen anderen Ansatz verweist der Neurologe und Psychiater Hans Förstl. Der Direktor der Klinik für Psychiatrie und Psychotherapie der Technischen Universität München am Klinikum Rechts der Isar hebt die Bedeutung der »Gehirn-Reserve-Kapazität« hervor. Dahinter steckt die Beobachtung, dass Menschen mit hohem Bildungsgrad über eine Art geistige Reserve verfügen. Diese erlaubt es, Schäden am Gehirn länger auszugleichen und länger selbstständig zu bleiben bzw. sich selbst und seine Umgebung über die tatsächlich schon vorhandenen Einschränkungen der Hirnleistung zu täuschen. Viele ältere Akademiker verteidigen ihre Unabhängigkeit an der Schwelle zur Alzheimer-Demenz besser als weniger Gebildete. Es ist plausibel, dass nicht nur körperliches Training, sondern auch rege geistige Tätigkeiten helfen, eine kognitive Reserve aufzubauen.

Geselligkeit ist ein weiterer Trumpf. Menschen mit regem Sozialleben haben seltener oder erst in höherem Alter Probleme mit dem Gedächtnis. Eine anregende Freizeitgestaltung kann einiges wieder wettmachen, was im Job zu kurz kommt. Das kann durchaus auch die Diskussion am Stammtisch und das gemeinsame Schimpfen über die Politik sein (siehe S. 412 ff.).

Schließlich stärkt auch eine bewusste Ernährung die Funktion des Gedächtnisses. Tierversuche legen ein einfaches Rezept nahe: Wer weniger isst, senkt damit sein Alzheimer-Risiko. Da den meisten Menschen langes Fasten jedoch schwerfällt, scheint ein anderer Weg nicht nur ratsamer, sondern auch schmackhafter: die Mittelmeerdiät. Für die medizinische Wirksamkeit dieser Präventionsform gibt es gute Belege. So erkrankten in einer 2009 veröffentlichten Studie mit 1800 älteren New Yorkern nach mehr als fünfjähriger Beobachtungszeit diejenigen seltener an Alzheimer, die viel Gemüse, Obst und Fisch gegessen und dazu gelegentlich ein Glas Wein getrunken hatten.

Während viele Präventionsprojekte auf Lebensstilfaktoren abzielen, wächst ein weiterer Forschungszweig: das Erkennen der Krankheit über Biomarker, lange bevor Symptome auftreten. Dafür suchen Forscher Proteine, die Hochrisikopersonen identifizieren. So konnte eine Gruppe um Daniel Johnston von der University of Newcastle in Australien eine Protein-Signatur im Blut identifizieren, die zu 90 Prozent eine sichere Alzheimer-Diagnose gestattet. Dies wäre ein neuer Ansatz hin zu einer frühen Diagnostik und einer entsprechend rechtzeitigen präventiven Therapie, um die Krankheit möglichst lange hinauszuzögern.

Die Gesundheitsformel zum Schutz vor Depression und Demenz

Gesundheit	Biologie
Ein funktionierendes Gehirn ist für alle Lebensvorgänge unabdingbar: Die verschiedenen Formen des Gedächtnisses (Kurzzeit-, Langzeit-, Faktengedächtnis, autobiografisches Gedächtnis) erlauben die Orientierung in der eigenen Umwelt und stellen die Integrität und Identität einer Person her. Gehen diese Funktionen verloren, so verliert sich auch das Ich. Im Gehirn kommt es zu Ablagerungen von B-Amyloid, der so genannten Alzheimer-Plaque. Die Nervenzellen werden dadurch zerstört und die Gehirnmasse nimmt ab. Eine Verminderung bestimmter Botenstoffe führt zu einer allgemeinen Leistungsschwäche des Gehirns. Verworrenheit und Verwirrtheit gehören zu den ersten Auffälligkeiten bei einer Erkrankung, erst später folgt der Verlust des Gedächtnisses. Bei Ausfall grundlegender Steuerungsfunktionen stirbt der Patient.	Bei den allermeisten Patienten liegen keine genetischen Risikofaktoren vor. Sie erkranken erst nach ihrem 60. Lebensjahr. Etwa 1 Prozent der Alzheimer-Patienten leidet an einer vererbten Form. Bei ihnen beginnen die Symptome wie Vergesslichkeit und Verwirrtheit früh im Leben, nämlich bis zum oder gar weit vor dem 50. Lebensjahr. Bei 5 bis 10 Prozent aller Alzheimer-Patienten erkranken auch Familienmitglieder häufiger. Die Lebenszeit nach der ersten sicheren Prognose beträgt in der Regel 7 bis 10 Jahre, in Ausnahmefällen können es nur 5 oder sogar bis zu 20 Jahre sein.

Umwelt	Verhalten
Bis 2050 wird sich die Anzahl der Patienten verdoppeln. Bei Alzheimer ist Zeit fast alles. Eine Verzögerung des Ausbruchs der Krankheit um fünf Jahre bedeutete eine Halbierung der Patientenzahl. Hier ist mehr Forschung nötig, sowie eine stärkere Aufklärung der Bevölkerung. Für die hohe Anzahl an Alzheimer-Patienten, die zu erwarten sind, sollten besondere, fördernde Pflegekonzepte erarbeitet werden. Präventionsprojekte, die auf eine Änderung des Lebensstils abzielen, müssen gefördert werden. Es sind im Wesentlichen solche, die durch mehr Bewegung auch vor Herz-Kreislauf-Krankheiten und Diabetes schützen. Durch bessere Früherkennung der Krankheit, bevor sie ihre Symptome zeigt, könnten individuelle Maßnahmen zur Prävention eingeleitet werden. Auch für Senioren sollte es Angebote für Bildung, Fortbildung und körperliche Betätigung geben.	Nach den neuen wissenschaftlichen Erkenntnissen, lässt sich der Beginn einer Alzheimer-Demenz durch einen geeigneten Lebensstil zumindest hinauszögern. Dazu gehören: • Regelmäßige körperliche Aktivität, mehr als drei Stunden pro Woche bedeuten eine Risikoreduktion von 46 Prozent. • Geistige Betätigungen, die Spaß machen, sollten bis ins hohe Alter beibehalten werden. • Eine gesunde, an die Mittelmeerkost angelehnte Ernährungsweise. • Eine Senkung des Bluthochdrucks. Dieser scheint bei Alzheimer ein Schlüsselfaktor zu sein. Wenn Sport nicht ausreicht, können Medikamente einen positiven Effekt erzielen. • Eine Kontrolle der anderen Risikofaktoren für Herz-Kreislauf-Krankheiten, insbesondere des Cholesterinwertes.

Die Zukunft der Medizin: Bildung ist der beste Schutz vor Krankheit

Wir haben in den vorangegangenen Kapiteln die biologische Evolution des Menschen sowie seiner Organe und Organsysteme betrachtet. Es wird dadurch leichter, ihre Funktionen zu verstehen. Es wird auch deutlich, dass die einzelnen Organismen auf bestimmte Anforderungen in unserer Umwelt hin ausgerichtet sind. Ändert sich die Umwelt, werden sie krank oder können nicht überleben – es sei denn, sie passen sich durch ihr Verhalten an diese Umwelt an. Das ist bei Menschen und Tieren jeder Art ganz ähnlich. Unsere Anfälligkeit für Krankheiten wird erst im Lichte der Evolution und ihrer Grundprinzipien verständlich: Variabilität, Überleben der an die Umwelt am besten angepassten Arten und Reproduktion. Diese ganzheitliche Sicht auf die Biologie, die Lebensräume und die Überlebensstrategie ist die Grundidee unserer Gesundheitsformel für den Menschen, der ein Geschöpf der Evolution ist:

Gesundheit = eine Funktion aus
- unserer Biologie,
- der Umwelt, in der wir leben, und
- dem Verhalten und Lebensstil, mit dem wir uns auf diese Umwelt einstellen.

$$G = f(B, U, V)$$

Eine bedeutende Kulturleistung der Menschen ist es, die eigene Umwelt aktiv und zielorientiert zu gestalten und mit Gesundheit und Krankheit bewusst und anders umzugehen als etwa Tiere es können. Auch unser Verhalten und unseren Lebensstil können wir bewusst verändern. Wir haben gelernt, Krankheiten zu vermeiden, zu behandeln und manchmal zu heilen. So hat sich die Medizin entwickelt und in den letzten hundert Jahren haben wir auf diesem Gebiet enorme Fortschritte gesehen. Über die Erfolge haben Sie in diesem Buch gelesen und Sie sehen sie täglich um sich herum, spüren sie vielleicht sogar am eigenen Leib. Die Gesundheit der Menschen in den reichen Ländern der Welt wird durch extrem gut ausgestattete Gesundheitssysteme gefördert, die Krankheiten wirksam und nach dem Stand der Wissenschaft bekämpfen. Viele von uns wären nicht mehr hier ohne Antibiotika, Impfungen und Chemotherapeutika. Viele wären eingeschränkt, ohne Brillen, Zahnersatz oder Prothesen. Viele der akuten, früher oft tödlich verlaufenden Erkrankungen sind heute besiegt. Und dennoch: Die große Gesundheitsrevolution der Zukunft wird nicht von dieser Reparaturmedizin ausgehen.

Wie viel die Forschung auch herausfindet, es kommt auf unser Verhalten an

Der medizinische Erkenntnisgewinn wächst exponentiell. Meilensteine im Verständnis unseres Körpers stehen zuhauf bevor. Vor erst elf Jahren wurde das komplette Genom eines Menschen im Rahmen des *Human Genome Project* analysiert. An fünf großen Forschungszentren arbeiteten damals 150 Mitarbeiter sieben Jahre lang daran, mit einem finanziellen Aufwand von drei Milliarden Dollar. Heute erledigen Gen-Sequenzierer der dritten Generation diese Aufgabe an einem Nachmittag zum Preis von unter 1000 Euro. Wir können so zukünftige Risiken für die Gesundheit aus der individuellen Genomanalyse für einzelne Personen mit einem zunehmenden Maß an Wahrscheinlichkeit vorhersagen.

Aber wir wissen auch: Die Gene sind nur die Informationsträger. Sie selbst tun gar nichts, müssen erst aktiviert und in Eiweiße »übersetzt« werden. Nur die Gene zu betrachten, reicht also nicht aus. Nicht das Genom entscheidet über Gesundheit und Krankheit. Andere komplexe Mechanismen sind dafür verantwortlich wie die zelluläre und epigenetische Regulation ihrer

Aktivität, die wiederum abhängig ist von Lebensstil, Ernährung, Stress, Bewegung, Umweltgiften oder der Tageszeit. Nach dem Genom wird jetzt die Herkunft und Wirkung der etwa 200 000 Gen-Produkte, der Proteine (Eiweiße) und deren Spaltprodukte, erforscht. Das *Human Proteome Project* wird diese nun katalogisieren und ein neues Feld eröffnen. Es soll eine vollständige Karte der molekularen Architektur der Eiweiße des menschlichen Körpers, jeder Zelle und jedes Gewebes gefertigt werden. Dann lässt sich die Gesamtheit der Eiweiße (das Proteom) von Kranken mit denen von Gesunden vergleichen, die von jungen mit denen von alten Menschen. Auch in Abhängigkeit von Lebensstil, Umwelteinflüssen und vielem mehr müssen Veränderungen des Proteoms untersucht werden.

Doch damit nicht genug. Das Metabolom, die Gesamtheit aller Stoffwechselprodukte des Menschen und deren Funktion, wird in gleicher Weise analysiert werden. Auf Aufklärung wartet auch das Mikrobiom: Zahl, Art, Aufgabe, Nutzen und Schädlichkeit sämtlicher Kleinstlebewesen, die in und auf uns leben, die sich mit uns gemeinsam entwickelt haben und als Teil unserer eigenen Physiologie zu verstehen sind. Das *Human Brain Project* schließlich hat zum Ziel, das menschliche Gehirn mit allen seinen 100 Milliarden Nervenzellen, Synapsen, Neurotransmittern und Hormonen zu kartographieren – und so besser zu verstehen.

Aber selbst diese immer noch tiefere Kenntnis der Biologie allein wird die Zivilisationskrankheiten nicht besiegen. Gesundheit ist eben mehr als Medizin. Wir können sie erst stärken, wenn die biologischen Erkenntnisse uns helfen, intelligente Konsequenzen zu ziehen und zum Beispiel unsere Umwelt gesünder zu gestalten und unser Verhalten in die richtige Richtung zu lenken.

In unserer Gesundheitsformel, $G = f(B, U, V)$, sind also die Gene und die darüber gesteuerte komplexe Biologie (B) und die geerbten Risiken für jede Person einzigartig und weitgehend unveränderbar. Die Gesundheit (G) lässt sich also hauptsächlich über die beiden für uns selbst unmittelbar beeinflussbaren Variablen Umwelt (U) und Verhalten (V) verbessern.

Personalisierte Medizin macht
auch persönlich verantwortlich

Jeder Mensch ist einzigartig, kein zweiter gleicht ihm, auch nicht ein Zwilling oder gar ein Klon. Nicht einmal eine Zelle im Körper gleicht exakt ihrer Nachbarzelle. Beim biologischen Vorgang der Zellteilung gibt es rein statistisch 12 x 100 Billionen Veränderungen verglichen mit der Ur-Zelle, jener befruchteten Eizelle, aus der wir entstehen. Das ist die Basis der genomischen Variabilität und ebenso der personalisierten Medizin.

Medikamente wirken wegen dieser Vielfalt des Genoms und der Physiologien nicht bei allen Menschen gleich gut. Eine in ihren Symptomen ähnliche Krankheit hat bei zwei Patienten vielleicht ganz unterschiedliche Ursachen und nimmt einen unterschiedlichen Verlauf. Bei genauerer Betrachtung aller ihrer genetischen, epigenetischen, mikrobiotischen, inneren und äußeren Einflussfaktoren, stecken hinter einer Erkrankung mehrere, womöglich hunderte voneinander unterscheidbare Einzelerkrankungen, die auch unterschiedlich therapiert werden müssten.

Chemotherapeutika beispielsweise bringen einen Tumor deshalb nur bei einem Teil der Patienten zum Verschwinden. Unter den enormen Nebenwirkungen leiden zwar alle, jedoch auch mehr oder weniger stark. Mit einer personalisierten Medizin wird es in Zukunft möglich sein, Krebspatienten nur mit solchen Medikamenten zu behandeln, die für ihre besondere Tumorart wirksam sind. Dafür werden die Tumoren auf das Profil ihrer Gene und Eiweiße untersucht und das passende Medikament ausgewählt. Schon jetzt lässt sich sagen, dass mit dieser Art von personalisierter Therapie die Erfolge größer werden. Am Deutschen Krebsforschungszentrum in Heidelberg arbeitet ein Forschungsteam daran, jedem Patienten ab 2015 die vollständige Erbgutanalyse seiner Krebszellen anbieten zu können und daraus Therapieempfehlungen abzuleiten. Auch wenn wir noch weit davon entfernt sind, den Krebs besiegt zu haben, wird er durch diese Fortschritte vielleicht von einer tödlichen, zu einer behandelbaren Erkrankung, mit der man lange leben kann. Die vorhandenen

Erfahrungen ermutigen zu dieser Aussage. Es ist aber auch wichtig, nicht zu früh zu große Hoffnungen bei den Betroffenen zu wecken, die auf schnelle Hilfe und Heilung warten.

Wie das Beispiel Krebs zeigt, wird es in Zukunft darum gehen, das Risiko für Krankheiten möglichst früh zu erkennen und dann vorbeugend tätig zu werden. Dazu müsste jeder Patient und jeder Tumor komplett analysiert, deren Daten gespeichert und mit denen möglichst vieler anderer Patienten verglichen werden.

Big Data in der Medizin
macht Krankheit »berechenbar«

Eine entfernte Zukunftsvision wäre es, ein digitales »Alter Ego« im Computer zu haben, eine Art digitalen Zwilling. Er könnte, wenn man die Gesundheitsformel konsequent weiter denkt, sämtliche Daten unseres Körpers, unserer Umwelt und auch unseres Verhaltens repräsentieren, inklusive aller Informationen über frühere Untersuchungen oder erfolgte Behandlungen. Sobald sich etwas ändert, werden die Daten aktualisiert. Und natürlich würde dann ein Arzt, routinemäßig bevor er ein Medikament verabreicht, einen Probelauf am »Daten-Zwilling« durchführen, um Wirkungen und Nebenwirkungen zu prüfen.

Der Datenstrom individueller Gesundheitsinformationen ins globale Netz oder zu einem virtuellen Zwilling ist heute noch ein Rinnsal, bald wird er jedoch zu einer wahren Datenflut anschwellen. Immer mehr Menschen tragen Sensoren für einzelne Vitalparameter am Körper. So genannte »Wearables«. »Aktivitäts-Tracker« dokumentieren jeden Schritt, jede Bewegung sowie die Schlafqualität, Waagen übertragen Gewichtsschwankungen an Ernährungsberater, Geräte am Handgelenk messen Blutdruck, Puls und Temperatur, winzige Implantate bestimmen bereits den Blutzucker von Diabetikern und senden die Werte via Smartphone an den Arzt. Keine Frage: Die Sensortechnik wird kleiner, rückt näher an den Patienten heran und schlüpft schließlich in ihn hinein. Implantierte Monitoring-Systeme werden einmal sämtliche Biomarker in Echtzeit messen, auswerten und entsprechende Handlungsempfehlungen oder Alarme geben können. Auch bei Gesunden. Nicht nur der derzeitige Zustand des Organismus wird so transparent, sondern auch seine (höchst-)wahrscheinliche Entwicklung unter den gegebenen Umständen, etwa der aktuellen Feinstaubbelastung oder des Pollenflugs.

Je mehr Daten dem »digitalen Zwilling« zufließen, desto genauer wird seine Vorhersagekraft. Wenn sämtliche gesundheitsrelevanten Daten vorhanden sind, aus der eigenen Biologie, der Umwelt und dem Lebensstil, und von Großrechnern in Risikomodellen bearbeitet werden, wäre Krankheit kein Schicksal mehr, sondern eine zu berechnende Entwicklung. Überspitzt gesagt: Das Datum des Herzinfarkts unter den gegebenen Umständen steht fest. Und es wird genau angegeben sein, wie viel Sport und wie viel Bewegung für eine individuelle Person nötig sind, um den Infarkt zu verhindern. Gesundheit wird dann zu einem berechenbaren Gut. Es liegt in der Hand jedes Einzelnen, auf das Konto einzuzahlen oder verschwenderisch mit dem eigenen Gesundheitskapital umzugehen. Die Verantwortung dafür verschiebt sich vom Arzt hin zu jedem selbst. Digitales »self-tracking« mit Sensoren versetzt ihn in die Lage seine »persönliche Performance« zu »monitoren«.

Es muss uns klar sein: Die Möglichkeiten wären gewaltig. Aber ebenso gewaltig sind die Herausforderungen für den Einzelnen und die Gesellschaft: Nicht nur unsere Selbstbestimmungs- und Freiheitsrechte stehen dem womöglich entgegen. Wir müssten vor wissenschaftlich ungeprüften und orakelnden Big-Data-Analysen geschützt werden. Wenn messbar wird, wer wie gesund oder wie gesundheitsschädlich lebt, kann der Einzelne anders belohnt oder zur Rechenschaft gezogen werden.

Selbstverantwortlichkeit hat Grenzen

Krankenversicherungsbeiträge wären womöglich niedriger für Menschen, die sich gesund verhalten. Das scheint nur gerecht. Vermeidbare, mit dem Lebensstil in Zusammenhang stehende Erkrankungen verursachen die meisten Kosten. Die Versicherten haben sich schon an entsprechende Rückzahlungen gewöhnt, etwa mit dem Bonusheft, das Rabatte einräumt, wenn alle Vorsorgeuntersuchungen eingehalten wurden. Günstige Tarife könnte es in Zukunft für Personen geben, die aktiv mithelfen, Herz-Kreislauf-Leiden durch Bewegung, das Halten ihres Normalgewichts und Rauchverzicht zu verhindern. Alle profitieren: Sie bleiben gesund, die Kasse spart.

Zum Nachweis Ihrer Mitarbeit erlauben Sie Ihrer Krankenkasse, die Daten Ihres Aktivitäts-Trackers einzusehen. Vertraglich vereinbart sind mehr als 10 000 Schritte pro Tag. Ob Sie bei Nikotin enthaltsam sind, überwacht Ihr Blutdrucksensor ohne Probleme, denn die bei Rauchern typischen periodischen Blutdruck-Spitzen bleiben aus. Und über das Gewicht wacht die internetfähige Badezimmerwaage.

Dann ist Gesundheit buchstäblich Gold wert. Und es geht noch günstiger! Wer mithilft, Rückenschmerzen zu vermeiden, erhält einen Sonderrabatt. Besuche im Fitnessstudio lassen sich leicht über Handy-Ortungsdaten nachvollziehen. Sie wollen noch mehr Rabatt? Dann verpflichten Sie sich doch, einem Fast-Food-Lokal nicht näher als fünf Meter zu kommen oder bei Inversionswetterlagen die von Feinstaub belasteten Innenstädte zu meiden.

Im Ergebnis kämen wir so zu einer Individualversicherung, die nur noch das eigene Risiko abdeckt. Aber was heißt das in der Folge: Wer das Wissen, das Geld und die Möglichkeit dazu hat, verabschiedet sich aus der Solidargemeinschaft und überlässt die Übrigen ihrem scheinbar selbstgewählten Schicksal? Wie viel Druck wird die Gesellschaft auf diejenigen ausüben, die sich gesundheitlich falsch verhalten?

So einfach geht es nicht, denn wer für seine Gesundheit voll verantwortlich gemacht werden soll, muss auch wirklich frei darüber entscheiden können. Wir haben im Kapitel Übergewicht dargelegt, dass 50 Prozent des Gewichtsunterschiedes zwischen zwei Menschen genetisch bedingt sind. Die Ernährung der Mutter, sogar der Großmutter spielt über epigenetische Gen-Regulation dabei eine Rolle. Der erblich Vorbelastete müsste sich viel mehr bewegen und weniger essen als der Schlanke mit den »guten Genen«. Auch das individuelle Mikrobiom, die Zusammensetzung der Darmbakterien, entscheidet über das Gewicht. Vielleicht steckt auch eine Depression oder Angsterkrankung hinter der Unlust Sport zu treiben oder eine Neurose hinter dem unbändigen Appetit.

Der Schlanke hatte vielleicht das Glück, von seinen Eltern einen gesunden Lebensstil vorgelebt bekommen zu haben oder in die richtigen sozialen Verhältnisse hineingeboren zu sein. Er hat Gesundheit gelernt und immer gelebt. Er war im Sportverein, hatte als Kind die Möglichkeit draußen zu toben und zu spielen. Bewegung ist ihm, ebenso wie eine Vorliebe für frisches Gemüse, schon früh ein ganz natürliches Bedürfnis geworden. Man braucht ihn nicht über Beitragssenkungen zu seinem Glück zu überreden.

Das Gesundheitsdiktat wird nie funktionieren

Ein gesunder Lebensstil lässt sich durch Sanktionen ohnehin nicht erzwingen. Wie wir im Kapitel über Motivation neurobiologisch dargelegt haben, ändern sich Haltungen nur aufgrund positiver Erfahrungen. Wer nie Freude an Bewegung empfunden hat, findet auch mit Drohungen nicht dazu – egal wie exakt die Berechnung des Infarktdatums auch sein mag. Um wie viel größer als er ohnehin schon ist, soll der Leidensdruck eines stark übergewichtigen Menschen denn noch gemacht werden? Niemand ist gern und freiwillig krank. Gerade die mit hohem Risiko bedürfen unserer Solidarität und Hilfe. Indem wir die Gesunden entlasten und die Ungesunden zurücklassen, wird die Gesundheit der Bevölkerung insgesamt nicht steigen.

Der Formel-Faktor Umwelt, also Politik und Zivilgesellschaft, kann die Gesundheit erhöhen, indem er die nötigen Voraussetzungen schafft. Es müssen mehr Angebote gemacht werden, die Lust an der Bewegung zu steigern. Von Kindesbeinen an. Es muss einfacher und günstiger sein, gesunde Nahrungsmittel zu essen. Die Freude an Ungesundem, wie es beim Rauchen ja bereits der Fall ist, sollte durch milliardenschwere Werbekampagnen gar nicht erst erzeugt werden dürfen.

Wir bleiben dabei: Wenn die Gesellschaft die gesundheitliche Selbstverantwortung von jedem ihrer Bürger fordert, so muss sie ihm diese auch ermöglichen. Und die Basis einer selbstbestimmten, klugen Gesundheitsentscheidung ist Information und Bildung. Durch Bildung erwirbt ein Mensch die Kompetenz, die Folgen seines Handelns richtig einzuschätzen. An den Schulen muss Gesundheit als wichtiges Schulfach etabliert werden. Lernerfolg im Fach Gesundheit, wo Biologie, Evolution, Umwelt und Verhalten in ihrem Zusammenwirken besprochen werden, wo gekocht und Sport getrieben wird, ermöglicht ein langes, freudvolles Leben. Verpasst ein Schüler diese Lernerfahrungen, wird er später vielleicht Hunderttausende Euro Kosten verursachen. Abstraktes Wissen über Gesundheit mag man sich auch später im Leben noch aneignen können – Gesundheit zu leben, lernt man als Kind am besten. Aber noch einmal, es geht auch darum, wie wir Gesundheitsbildung vermitteln. Diktate helfen nicht.

»Education is the best vaccination«: Gesundheitsbildung ist die einzige Medizin, die wir bezahlen können

Die Medizin macht rasante Fortschritte, gleichzeitig wird die Gesellschaft älter und Krankheiten nehmen dadurch zu. In den reichen Ländern kommen die Gesundheitssysteme bereits heute an ihre Grenzen, und ärmere Regionen können sich eine solch hoch entwickelte Medizin wohl noch längere Zeit nicht leisten. Um alle Menschen gleich zu behandeln, bräuchten wir ein universales Gesundheitssystem. Eine unrealisierbare Forderung, schon aus Gründen der Finanzierbarkeit, aber auch, weil weder die nötigen Infrastrukturen vorhanden sind, noch in vielen Ländern die politischen und gesellschaftlichen Voraussetzungen dafür herrschen.

Eine Medizin, die allen sieben Milliarden Menschen auf der Erde zugutekommt, muss gezwungenermaßen viel früher ansetzen. Mehr noch als in den entwickelten Ländern ist Prävention und damit Gesundheitsbildung global die wichtigste Maßnahme zur Erhöhung von Gesundheit. Denn Bildung ist der beste Impfstoff gegen alle Krankheiten.

Die Vereinten Nationen, die Weltgesundheitsorganisation und in Deutschland auch die »M8 Allianz von Akademischen Gesundheitszentren, Universitäten und National Akademien« und der Weltgesundheitsgipfel widmen sich diesem Thema. Weltmedizin verlangt Solidarität zwischen reichen und armen Ländern. Die Lebensbedingungen der Menschen müssen sich bessern, und hier geht es oft um ganz grundsätzliche Dinge wie den Zugang zu sauberem Wasser, sauberer Luft und ausreichend Nahrung. Um dies zu erreichen, ist ein Mindestmaß an Wohlstand notwendig – wiederum die Folge besserer Bildung.

Und selbst in Deutschland müssen wir die Frage der gerechten Verteilung der immer zu knappen Mittel für die Gesundheit der Gesamtbevölkerung stellen. In den öffentlichen Haushalten konkurrieren die Mittel für Bildung, Infrastruktur oder Nationale Sicherheit mit den Mitteln für die Gesundheitssysteme. In der Gesundheitsversorgung konkurrieren Pflege, Arzneimittel, Hochleistungsmedizin, Forschung und Lehre, Rehabilitation, Palliativmedizin und Prävention um die Budgets. Auf der individuellen Ebene geht es darum, welcher einzelne Patient zu welchen Möglichkeiten der medizinischen Versorgung Zugang hat.

Der Umfang der Finanzierung einer solidarischen Gesundheitsversorgung beruht schon jetzt auf Verteilungsentscheidungen: 11 Prozent des Bruttoinlandsprodukts werden in Deutschland derzeit für die Gesundheitsversorgung ausgegeben, 15,5 Prozent des Arbeitseinkommens fließen in die Beiträge der gesetzlichen Krankenversicherung. Steigerungen sind hier nur möglich, wenn diese Bereiche eine höhere Priorität gegenüber anderen öffentlichen Ausgaben bekommen.

Eine »Priorisierung« der öffentlichen Ausgaben und medizinischer Leistungen bedeutet gleichzeitig eine »Posteriorisierung« anderer Bereiche. Diese Diskussion wird auf verschiedenen Ebenen in fachlicher, ethischer, politischer und gesellschaftlicher Hinsicht geführt und ein andauerndes sich sogar verschärfendes Problem bleiben.

Eine solidarische Gesundheitsversorgung, wie wir sie in der Bundesrepublik zurzeit (noch) haben, muss durch die Konkretisierung der medizinischen Standards, die für alle gelten, erfolgen. Auch der tatsächliche Nutzen einer medizinischen Behandlung muss genauer als bisher bewertet werden.

Da der einzelne Patient einem Standard niemals exakt entspricht, ist der jeweilige behandelnde Arzt gefordert, die individuellen Besonderheiten seines Patienten zu berücksichtigen und mögliche Therapien als »nötig« oder »zu teuer« einzustufen. Der Arzt wird dadurch zum eigentlichen »Rationierer« im Gesundheitswesen.

Das Vertrauen in den Arzt und in das Gesundheitssystem ist in Deutschland eine wesentliche Grundlage der medizinischen Versorgung. Sollen Patienten in Zukunft das Gefühl haben müssen, dass ihnen hilfreiche Therapien vorenthalten werden?

Die »Magic Bullet«, die uns rettet, wird es nicht geben

Bezahlbare Gesundheit für möglichst viele Menschen bekommt nur, wer Gesundheit erhält und fördert, statt sie teuer wiederherzustellen. Wir müssen in gesündere Lebenswelten investieren. In den Industrienationen haben wir unsere Lebensbedingungen schon weitgehend selbst geschaffen und sind dabei unseren Wünschen nach Bequemlichkeit und Überfluss gefolgt. An beidem ist grundsätzlich nichts falsch, solange es einen Ausgleich gibt. Wo Bequemlichkeit zu Bewegungslosigkeit und Beziehungslosigkeit geführt hat, und Überfluss zu Übergewicht, werden die Menschen krank. Zivilisationskrankheiten wie Herzinfarkt, Gelenkschäden, Depression und Demenz lassen sich nur zurückdrängen, wenn es uns persönlich und als Gesellschaft gelingt, die schädigenden Einflüsse, die ihre Entstehung begünstigt haben, auszuschalten. Eine Einzelmaßnahme, die uns rettet, eine »Magic Bullet«, wird es nicht geben. An vielen Stellen sind Veränderungen nötig und sämtliche Lebensbereiche müssen auf ihre gesundheitlichen Folgen überprüft werden. Wir brauchen Anpassungen und Verbesserungen, möglichst überall: im Bildungssystem, beim Städtebau, im Verkehrswesen, in der Nahrungsmittelindustrie, in Arbeit und Familie. Das Produkt Gesundheit ist das Ergebnis aller auf uns einwirkenden Kräfte. Deswegen müssen sich alle gemeinsam dazu entschließen und daran arbeiten, die Bedingungen für Gesundheit zu verbessern.

Naturschutz ist gesund

Die fundamentalsten auf uns einwirkenden Umwelteinflüsse stammen von unserem Planeten selbst, seiner Atmosphäre, die wir atmen und die uns schützt, seinen Elementen und Nährstoffen, aus denen wir bestehen. Temperaturschwankungen, Verfügbarkeit und Salzgehalt von Wasser, wechselnde Flora und Fauna haben unsere Ahnenreihe unterschiedlichster Organismen im Laufe Hunderter Millionen Jahre zum Menschen geformt. Wir sind Teil der Natur und nur im Zusammenhang mit ihr vorstellbar. Pflanzen produzieren für uns Sauerstoff und wandeln Kohlendioxid aus der Atemluft zurück in Nährstoffe, die wir essen. Die Evolution hat funktionierende Kreisläufe geschaffen zwischen den Lebewesen und ihrer speziellen Umgebung. Verändert sich in diesem System eine grundlegende Konstante, etwa die Temperatur, zu schnell, um Anpassung zu ermöglichen, stirbt ein Biotop und alles Leben in ihm.

Die Biodiversität der Erde ist ein Schatz, den wir erhalten müssen und der unsere Lebensgrundlage ist. Ein Beispiel unter vielen für den konkreten Wert der Natur: Die Kegelschnecke *Conus magnus*. Sie lebt in tropischen Gewässern im Schutze der Korallenriffe und lähmt ihre Beute mit ihrem giftigen Stachel. Aus einem Eiweiß im Gift der Schnecke entwickelten Forscher das Schmerzmittel Ziconotid, das tausendfach stärker ist als Morphium, ohne abhängig zu machen. Es hilft Menschen mit chronischen Schmerzen, bei denen Opiate nicht mehr wirken.

Es gibt ungefähr 700 *Conus*-Schneckenarten, jede produziert zwischen 100 und 200 verschiedener Eiweiße für ihren Giftstachel. Das macht zusammen 140 000 toxische Peptide, die zu den potentesten Patenten der Natur zählen. Von den 700 Schneckenarten sind erst sieben und weniger als 0,1 Prozent ihrer Peptide genauer untersucht und befinden sich derzeit in klinischen Studien: gegen therapieresistente Epilepsie, zum Schutz von Nervenzellen nach einem Schlaganfall oder Herzmuskelzellen nach einem Infarkt.

Um zumindest die Hälfte der Korallenriffe weltweit bis zum Jahr 2030 zu erhalten, müsste die Erderwärmung beschränkt bleiben. Auf unter 1,5 Grad Celsius gegenüber dem vorindustriellen Zeitalter. Steigt die Temperatur um nur zwei Grad Celsius an, werden alle Korallenriffe der Korallenbleiche zum Opfer fallen.[1] Mit ihnen verlässt die Conus-Schnecke und 400 000 weitere Spezies, die das Riff als Lebensraum brauchen, für immer unseren Planeten.

Evolution lehrt wie alles miteinander zusammenhängt

Die Betrachtung der Evolution spielt in diesem Buch eine so zentrale Rolle, weil sie die Grundlage für unsere Biologie ist, aber eben in der direkten Auseinandersetzung mit der Umgebung, in der wir leben, und einem darauf ausgerichteten Verhalten. Unser Lebensstil ist natürlich etwas ganz Persönliches und muss es auch sein, da wir ja aus der naturgeschichtlichen Betrachtung wissen, dass jeder von uns einzigartig ist. Wir haben aber auch gesehen, dass eine wichtige Einheit der Evolution nicht nur das Individuum, sondern auch die arbeitsteilige Gemeinschaft sein kann. Die Ameisenstaaten und Bienenvölker sind dazu die Entsprechungen aus dem Tierreich. In der menschlichen Gesellschaft ist die Harmonie der Zusammenarbeit leider nicht immer so einfach zu erkennen.

Die Gesundheitsformel und unser Buch sind eine Einladung zum Dialog. Ein Anspruch auf Vollständigkeit besteht nicht und ist auch nicht beabsichtigt. Wir behaupten nicht in allem und für immer Recht zu haben. Und wie jedes gut gebildete Ordnungssystem muss auch die hier vorgestellte Formel $G = f(B \times U \times V)$ offen für Weiterentwicklung und Korrektur sein.

Die Formel soll helfen, neues Wissen einzuordnen und seine Bedeutung im größeren Zusammenhang für die Gesundheit zu betrachten. Die in diesem Buch beschriebenen Möglichkeiten, die eigene Gesundheit durch ein unserer Biologie und unserer Umwelt entsprechendes Verhalten, zu verbessern, mögen dazu befähigen, kluge, gebildete Entscheidungen zu treffen.

Wenn Sie, lieber Leser, bis hier gelesen haben, sind Sie ein anderer Mensch als vor der Lektüre. In Ihrem Gehirn haben sich neue Synapsen, Erregungsmuster und Einsichten gebildet. Vielleicht mehr – vielleicht weniger. Sie werden nun womöglich eine andere Wahl treffen, im Supermarkt, am Fuße einer Rolltreppe oder im Gespräch mit Ihrem Arzt.

Glauben Sie nicht einfach alles, was wir oder andere Ihnen über Ihre Gesundheit erzählen. Sie selbst kennen sich am besten. Üben Sie Kritik und sprechen Sie darüber! Bildung und Dialog helfen, weiterzukommen. Ihre gebildete Meinung wird auch Ihren Gesprächspartner gesünder machen.

Bildung ist ansteckend. Wir wünschen uns Bildung als die nächste globale Epidemie.

PS: Das war's – jetzt sind Sie dran!

Das Buch ist eine Einladung, sich über die eigene Gesundheit umfassend Gedanken zu machen. Sie haben viel über personalisierte Medizin gehört. Entwickeln Sie Ihre persönliche Gesundheitsformel, auf den nächsten beiden Seiten ist dafür Raum. Die persönliche Gesundheitsformel hilft Ihnen dabei, Ihre Stärken und Schwächen in ihrer Bedeutung für Ihre Gesundheit zu erkennen, und an einem gesundheitsfördernden Lebensstil Freude zu haben. Sie selbst sind Ihr bester Arzt!

Meine persönliche Gesundheitsformel

Gesundheit	Biologie
Notieren Sie hier, was Gesundheit für Sie persönlich bedeutet. Was ermöglicht Ihnen eine gute Gesundheit? Wie viel sind Sie bereit, für die Förderung und Erhaltung Ihrer Gesundheit zu investieren?	Welche Risikofaktoren oder erblichen Belastungen sind Ihnen bekannt? Leiden Sie bereits unter einer Erkrankung? Wo, glauben Sie, liegen die kritischen Stellen Ihrer Biologie? Wie hoch schätzen Sie Ihr Risiko für Herz-Kreislauf-Krankheiten oder Gelenkprobleme?

Umwelt

Welche Faktoren in Ihrer unmittelbaren Umgebung bestimmen mit über Ihre Gesundheit? Gibt es »gesunde Einflüsse«, die Sie noch stärken können? Was stresst Sie, macht Sie regelrecht »krank« und gehört abgeschafft? Welche äußeren Bedingungen müssten gegeben sein, damit Sie Ihre Gesundheits-Ziele erreichen können?

_____

_____

_____

_____

_____

_____

_____

_____

_____

_____

_____

_____

_____

_____

_____

_____

_____

Verhalten

Welche Ihrer Gewohnheiten fördert Ihre Gesundheit? Welche eher ungünstigen Verhaltensweisen möchten Sie lieber loswerden? Was bedeutet »gesunder Lebensstil« für Sie? Wann probieren Sie ihn aus?

_____

_____

_____

_____

_____

_____

_____

_____

_____

_____

_____

_____

_____

_____

_____

_____

_____

_____

_____

_____

Anmerkungen

Vorwort

1 Siehe auch www.worldhealthsummit.org

Die Gesundheitsformel

1 Kaufmann, F.-X. (2009): »Humanvermögen: Eine neue Kategorie der Sozial-staatstheorie«, in: *Wohlfahrtsstaatlichkeit in entwickelten Demokratien*, Obinger H., Rieger E. (Hg.), Frankfurt, New York, S. 95–117

2 Müller, R., Ganten, D., Larisch, J. (2014): »Gesundheit ist mehr als Medizin. Public Health als interdisziplinäre, transsektorale, gesellschaftliche Aufgabenstellung«, *Deutsches Ärzteblatt*

3 Duur, K. et al. (2014): »What cost mitochondria? The maintenance of functional mitochondrial DNA within and across generations«, *Phil. Trans. R. Soc.*, Vol. 369(1646), B 5 Juli, 20130438

4 Gruber, H. et al. (2014): »Telomere-independent ageing in the longest-lived non-colonial animal, Arctica islandica«, *Experimental Gerontology*, Vol. 51, S. 38–45

5 Vaupel, J.W. (2010): »Biodemography of human ageing«, *Nature*, Vol. 464 (7288), S. 536–542

6 Doblhammer, G., Kreft, D. (2011): »Länger leben, länger leiden? Trends in der Lebenserwartung und Gesundheit« [Live longer, suffer more? Trends in life expectancy and health], *Bundesgesundheitsblatt – Gesundheitsforschung – Gesundheitsschutz*, Vol. 54(8), S. 907–914

7 Liebermann, D.E. et al. (2004): »Effects of food processing on masticatory strain and craniofacial growth in a retrognathic face«, *Journal of Human Evolution*, Vol. 46, S. 655–677

8 Norton, H.L. (2008): »Evolution of Skin Pigmentation Differences in Humans«, *eLS*, 15 JUL 2008, doi: 10.1002/9780470015902.a002100

Rücken ohne Schmerzen

1 Harcourt-Smith, W.E.H., Aiello, L.C. (2004): »Fossils, feet and the evolution of human bipedal locomotion«, *Journal of Anatomy*, Vol. 204(5), S. 403–416

2 Vaughan, C.L. (2003): »Theories of bipedal walking: an odyssey. Keynote Lecture XVIIIth ISB, Zurich, Switzerland, 2001«, *Journal of Biomechanics*, Vol. 36, S. 513–523

3 Whitcome, K.K. et al. (2007): »Fetal load and the evolution of lumbar lordosis in bipedal hominins«, *Nature*, Vol. 450, S. 1075–1078

4 Haeusler, M. et al. (2011): »Rückenschmerzen sind keine Zivilisationskrank-

heit: Hinweise für Rückenprobleme bei Homo erectus«, *Bulletin der Schweizerischen Gesellschaft für Anthropologie*, Vol. 17(1–2), S. 105–109

5   Lampert, T. et al. (2012): »FG27 Gesundheitsberichterstattung, Robert Koch-Institut, Berlin: Körperlich-sportliche Aktivität bei Erwachsenen in Deutschland. Ergebnisse der Studie ›Gesundheit in Deutschland aktuell 2009‹«, *Bundesgesundheitsblatt, 55*, S. 102–110

Starke Knochen und Gelenke

1   Lee, M.S.Y. et al. (2013): »Rates of Phenotypic and Genomic Evolution during the Cambrian Explosion«, *Current Biology*, Vol. 23(19), S. 1889–1895

2   Ibler, B. et al. (2001): »Zoologische Verneigung vor dem Lanzettfischchen (Branchiostoma lanceolatum) (=Amphioxus lanceolatus) (Chordata, Urochordata)«, *Mitteilungsblatt des Zoovereins und des Zoos Schwerin*, Vol. 16(1), S. 28–31

3   Shubin, N.H. et al. (2004): »The Early Evolution of the Tetrapod Humerus«, *Science*, Vol. 304, S. 90–93

4   Weinkamer, R. (2005): »Der Umbauprozess im trabekulären Knochen«, Forschungsbericht des Max-Planck-Instituts für Kolloid- und Grenzflächenforschung

5   Ruff, C.B. et al. (2013): »Interpreting skeletal growth in the past from a functional and physiological perspective«, *Am. J. Phys. Anthropol.*, Vol. 150, S. 29–37

6   Robert-Koch-Institut, »Arthrose«, Heft 54

7   Bonmatí, A. et al. (2010): »Middle Pleistocene lower back and pelvis from an aged human individual from the Sima de los Huesos site, Spain«, *Proceedings of the National Academy of Sciences of the United States of America*, Vol. 107(43), 18386-18391

8   Robert Koch-Institut, »Arthrose«, Heft 54

9   Little, R.M.D. et al. (2013): »A 12-month incidence of exercise-related injuries in previously sedentary community-dwelling older adults following an exercise intervention«, bmiopen-2013-002831

10   Slemenda, C.W. et al. (1991): »Role of physical activity in the development of skeletal mass in children«, *J Bone Min Res*, Vol. 6(11), S. 1227–1233

Schutzsystem Haut

1   Willenbrock, H. et al. (2007): »Characterization of probiotic Escherichia coli isolates with a novel pangenome Microarray«, *Genome Biol.*, Vol. 8, S. R267

2   Lederberg, J. (2003): »Von Mikroben und Menschen. Infektionskrankheiten wie SARS lehren: Wir müssen mit den Erregern in uns kooperieren«, *Die Welt*, 29.4.2003

3   Smith, K.R., Thiboutot, D.M. (2008): »Thematic review series: skin lipids. Sebaceous gland lipids: friend or foe?«, *J Lipid Res.*, Vol. 49(2), S. 271–281

4   Pérez, V.I. et al. (2009): »Is the Oxidative Stress Theory of Ageing Dead?«, *Biochimica et Biophysica Acta 1790*, S. 1005–1014

5   Gibbs, W. (2014): »Biomarkers and ageing: The clock-watcher«, *Nature*, Vol. 508, April, S. 168–170, doi:10.1038/508168a

6 Krutmann, J. (2011): »Wie die Sonne unsere Haut altern lässt – The dermis as the driving force«, *Der Hautarzt*, Vol. 62(8), August, S. 588–590

7 Darvin, M.E. et al. (2010): »Radical production by infrared. An irradiation in human tissue«, *Skin Pharmacol. Physiol.*, Vol. 23(1), S. 40–46

8 Vierkötter, A. (2011): »Umweltverschmutzung und Hautalterung«, *Der Hautarzt*, Vol. 62(8), August, S. 577–581, doi: 10.1007/s00105-011-2135-8

9 Sigmundsdottir, H. et al. (2007): »DCs metabolize sunlight-induced vitamin D3 to ›program‹ T cell attraction to the epidermal chemokine CCL27«, *Nat. Immunol.*, Vol. 8(3), März, S. 285–293

10 Nürnberg, B. et al. (2008): »Progression of malignant melanoma is associated with reduced 25-hydroxyvitamin D serum levels«, *Exp. Dermatol.*, Vol. 17(7), Juli, S. 627

11 Mocellin, S., Nitti, D. (2008): »Vitamin D receptor polymorphismus and the risk of cutaneous melanoma: a systematic review and meta-analysis«, *Cancer*, Vol. 113(9), November, S. 2398–2407

12 Wilde, S. et al. (2014): »Direct evidence for positive selection of skin, hair, and eye pigmentation in Europeans during the last 5,000 years«, *Proceedings of the National Academy of Sciences (PNAS)*, 10. März 2014, doi: 10.1073/pnas.1316513111

13 Mead, M.N. (2007): »Sunny side of cancer prevention«, *Environ Health Perspect*, Vol. 115(8), August, A402–403

14 Smith, R. et al. (2008): »A pilot study to determine the short-term effects of a low glycemic load diet on hormonal markers of acne: a nonrandomized, parallel, controlled feeding trial«, *Mol Nutr Food Res.*, Vol. 52(6), S. 718–726

15 Pagel, M., Boomer, W. (2003): »A naked ape would have fewer parasites«, *Proc. Boil. Sci.*, Vol. 270(1), August, S. 117–119

16 Wyatt, T.D. (2009): »Fifty years of pheromones«, *Nature*, Vol. 457 (7227), S. 262–263

17 Preti, G. et al. (2003): »Male axillary extracts contain pheromones that affect pulsatile secretion of luteinizing hormone and mood in women recipients«, *Biol. Reprod.*, Vol. 68(6), S. 2107–2113

Der Kampf gegen die Keime

1 »Annual Reports of the Registrar-General of Births, Deaths, and Marriages in England [and Wales]. 1855«, zitiert nach: Krönert, S., Münz, R. (2008): »Sterblichkeit und Todesursachen«, *Online Handbuch Demografie*, Berlin-Institut für Bevölkerung und Entwicklung

2 Woodhouse, M.J. et al. (2002): »Biological and biomedical implications of the co-evolution of pathogens and their hosts«, *Nature Genetics,* Vol. 32, S. 569–577

3 Charisius, H., Friebe, R. (2014): *Bund fürs Leben – Warum Bakterien unsere Freunde sind*, München

4 »It's time to close the book on infectious disease.« www.nobi.ulm.nih.gov/pmc/articles/PMC3707092

5 Schönberger, K. et al. (2013): »Epidemiology of Subacute Sclerosing Pan-

encephalitis (SSPE) in Germany from 2003 to 2009: A Risk Estimation«, *PLoS ONE*, Vol. 8(7), e68909, doi:10.1371/journal.pone.0068909

6   Elmgren, L. et al. (2013): »A global regulatory science agenda for vaccines«, *Vaccine*, Vol. 18(31), Suppl. 2, S. 163–175

Allergien vorbeugen, Überreaktionen vermeiden

1   Witebsky E. et al. (1957) »Chronic thyroiditis and autoimmunization«, *J Am Med Assoc.* 164(13):1439–47.

2   Stefanova, I. et al. (2002): »Self-recognition promotes the foreign antigen sensitivity of naive T lymphocytes«, *Nature* 420(6914):429–34.

3   World Health Organization (2007): *Partners for Parasite Control. Action Against Worms*

4   Shivanada S. et al. (1996): »Incidence of inflammatory bowel disease across Europe: is there a difference between north and south? Results of the European Collaborative Study on Inflammatory Bowel Disease (EC-IBD)«, *Gut* 39, 690-697

5   Summers, R.W., Weinstock J.V. et al. (2005): »*Trichuris suis* therapy in Crohn's disease«, *Gut* 54, 87–90

6   Gevers et al. (2014): »The treatment-naive microbiome in new onset Crohn's Disease«, *Cell Host & Microbe*, Volume 15, Issue 3, S. 382–392

7   Weinstock, J. (2012): »The worm returns«, *Nature* Vol 491, 183–185

8   Jacobsen, L. et al. (2007): »Specific immunotherapy has long-term preventive effect of seasonal and perennial asthma: 10-year follow-up on the PAT study«, *Allergy* 62, 943–948

9   Diaz-Sanchez, D. et al. (2000): »Diesel exhaust particles directly induce activated mast cells to degranulate and increase histamine levels and symptom severity«, *Journal of Allergy and Clinical Immunology* 106 (6), 1140–1146.

Verdauungshelfer: Zähne, Magen, Darm und das Mikrobiom

1   Yatsunenko, T. et al. (2012): »Human gut microbiome viewed across age and geography«, *Nature*, Vol. 486(7402), Mai, S. 222–227, doi: 10.1038/nature11053

2   Benazzi, S. et al. (2013): »Unravelling the Functional Biomechanics of Dental Features and Tooth Wear«, *PLoS ONE*, 8(7), S. e69990, doi:10.1371/journal.pone.0069990

3   Wrangham, R. (2009): *Feuer fangen – Wie uns das Kochen zum Menschen machte*, München

4   Sharma, A. Somani, R. (2009): »Dermatoglyphic interpretation of dental caries and its correlation to salivary bacteria interactions: An in vivo study«, *J Indian Soc Pedod Prev Dent*; Vol. 27, S. 17–21.

5   Adler, Chr. et al. (2013): »Sequencing ancient calcified dental plaque shows changes in oral microbiota with dietary shifts of the Neolithic and Industrial revolutions«, *Nature Genetics*, Vol. 45, S. 450–455, doi:10.1038/ng.2536

6   Vierte Deutsche Mundgesundheitsstudie (DMS IV): http://www.bzaek.de/fileadmin/PDFs/presse/dms/brosch.pdf

7   S2-k-Leitlinie / Kurzfassung: »Fluoridierungsmaßnahmen zur Kariesprophy-

laxe der Deutschen Gesellschaft für Zahn-, Mund- und Kieferheilkunde«, April 2013

8   Walsh, T. et al. (2010): »Fluoride toothpastes of different concentrations for preventing dental caries in children and adolescents«, *Cochrane Database Syst Rev*, Vol. 20, CD007868

9   Lang, C. et al. (2010): »Specific Lactobacillus/Mutans Streptococcus Co-aggregation«, *Journal of Dental Research*, Vol. 89, Februar, S. 175–179

10 Desvarieux, M. et al. (2013): »Changes in clinical and microbiological periodontal profiles relate to progression of carotid intima-media thickness: the oral infections and vascular disease epidemiology study«, *Journal of the American Heart Association*, Vol. 2, S. E000254

11 Castro, F. et al. (2014): »Recurrent gene loss correlates with the evolution of stomach phenotypes in gnathostome history«, *Proceedings of the Royal Society*, B. 22 Vol. 281 (1775), Januar, S. 20132669, http://dx.doi.org/10.1098/rspb.2013.2669

12 Pandey, R. et al. (2010): »Helicobacter Pylori and Gastric Cancer«, *Asian Pacific Journal of Cancer Prevention*, Vol. 11, S. 583

13 Blaser, M. (2014): »Missing Microbes: How the Overuse of Antibiotics Is Fueling Our Modern Plagues«, *Henry Holt and Co.*; 1 edition (April 8, 2014)

14 Linz, B. et al. (2007): »An African origin for the intimate association between humans and Helicobacter pylori«, *Nature*, Vol. 445(7130), S. 915–918, doi:10.1038/nature05562

15 Blaser, M. (2012): »Equilibria of Humans and Our Indigenous Microbiota Affecting Asthma«, *Proceedings of the American Thoracic Society*, Vol. 9(2), Mai, S. 69–71, doi: 10.1513/pats.201108–048MS

16 Lebwohl, B. et al. (2013): »Decreased risk of celiac disease in patients with Helicobacter pylori colonization«, *American Journal of Epidemiology*, 178(12), Dezember, S. 1721–1730, doi: 10.1093/aje/kwt234

17 Hamer, H.M. (2008): »Review article: the role of butyrate on colonic function«, *Alimentary Pharmacology & Therapeutics*, Bd. 27, S. 104

18 Enders, G. (2014): *Darm mit Charme: Alles über ein unterschätztes Organ*, Berlin

19 Gershon, M. (2001): *Der kluge Bauch: die Entdeckung des zweiten Gehirns*, München

20 Schroeder, F.A. et al. (2007): »Antidepressant-like effects of the histone deacetylase inhibitor, sodium butyrate, in the mouse«, *Biological Psychiatry*, Vol. 62, S. 55

21 Häsler, R. et al. (2012): »A functional methylome map of ulcerative colitis«, *Genome Res.*, doi:10.1101/gr.138347.112

22 Suzanne Devkota, (2012): »Dietary-fat-induced taurocholic acid promotes pathobiont expansion and colitis in *Il10–/–* mice«, *Nature*, Vol. 487, S. 104

23 Neufeld, K.M. et al. (2011): »Reduced anxiety-like behavior and central neurochemical change in germ-free mice«, *Neurogastroenterology and Motility*, Vol. 23, S. 255

24 Messaoudi, M. et al. (2011): »Beneficial psychological effects of a probiotic formulation (Lactobacillus helveticus R0052 and Bifidobacterium longum

466

R0175) in healthy human volunteers«, *Gut Microbes*, Vol. 2(4), Juli/August, S. 256–261

25 Yamamoto, M.L. et al. (2013): »Intestinal Bacteria Modify Lymphoma Incidence and Latency by Affecting Systemic Inflammatory State, Oxidative Stress, and Leukocyte Genotoxicity«, *Cancer Research*, Vol. 73, S. 4222

26 Kondrashova, A. et al. (2013): »The ›Hygiene hypothesis‹ and the sharp gradient in the incidence of autoimmune and allergic diseases between Russian Karelia and Finland«, *APMIS*, Vol. 121(6), Juni, S. 478–493, doi: 10.1111/apm.12023

27 de Goffau, M. et al. (2014): »Aberrant gut microbiota composition at the onset of type 1 diabetes in young children«, *Diabetologia*, doi: 10.1007/s00125-014-3274-0

28 LeChatelier, E. et al. (2013): »Richness of human gut microbiome correlates with metabolic markers«, *Nature*, Vol. 500, S. 541

29 Cotillard, A. et al. (2013): »Dietary intervention impact on gut microbial gene richness«, *Nature*, Vol. 500, S. 585

30 Ridaura, V. K. et al. (2013): »Gut Microbiota from Twins Discordant for Obesity Modulate Metabolism in Mice«, *Science*, Vol. 341, S. 1079

31 Hao, Q. et al. (2011): »Probiotics for preventing acute upper respiratory tract infections«, *Cochrane Database Systematic Review*, Vol. 9, CD006895

32 Vrieze, A. et al. (2012): »Transfer of Intestinal Microbiota From Lean Donors Increases Insulin Sensitivity in Individuals With Metabolic Syndrome«, *Gastroenterology*, Vol. 143, S. 913

Schutz vor Krebs

1 DAK Gesundheit, »Demenz macht Deutschen immer mehr Angst«, Studie der DAK-Gesundheit, Hamburg 2013

2 Statistisches Bundesamt (2014): »Todesursachen in Deutschland 2012«, Artikel Nr. 2120400127004

3 Cancer Research UK (2014): »Cancer Stats Reports«, April

4 IARC (2012): »Globocan«

5 Greaves, M. (2002): *Krebs – der blinde Passagier der Evolution*, Berlin

6 Digweed, M., Sperling, K. (2007): »DNA Reparatureffekte und Krebs. Lernen von Lymphomen«, *Medgen*, 19, S. 191–196

7 Holstege, H. et al. (2014): »Somatic mutations found in the healthy blood compartment of a 115-year-old woman demonstrate oligoclonal hematopoiesis«, *Genome Res.*, DOI: 10.1101/gr.162131.113

8 Weinberg, R.A. et al. (2011): »Normal and neoplastic nonstem cells can spontaneously convert to a stem-like state«, *PNAS* 108(19):7950-5. doi: 10.1073/pnas.1102454108. Epub 15. Apr.

9 Deutsche Gesellschaft für Urologie (2011): *Interdisziplinäre Leitlinie der Qualität S3 zur Früherkennung, Diagnose und Therapie der verschiedenen Stadien des Prostatakarzinoms*

10 Jolie, A. (2013): »My Medical Choice«, *New York Times*, 14.5.2013

11 Zum Beispiel Nafstad, P. et al. (2003): »Lung cancer and air pollution: a 27 year follow up of 16 209 Norwegian men«, *Thorax* 2003 Dec; 58(12):1071–6

12   Deutsche Gesellschaft für Ernährung (2012): *12. Ernährungsbericht 2012*
13   Pelucchi, C. et al. (2011):»Alcohol consumption and cancer risk«, *Nutr. Cancer*, 63: S. 983–990
14   IARC (2012):»A Review of Human Carcinogens: Biological Agents«, Band 100 B
15 »Adiposity, mediating biomarkers and risk of colon cancer in the European prospective investigation into cancer and nutrition study«, *Int J Cancer* 2014 Feb 1;134(3):612–21. doi: 10.1002/ijc.28368. Epub 2013 Aug 5
16   Deutsche Gesellschaft für Verdauungs- und Stoffwechselkrankheiten (2013): *S-3-Leitlinie Kolorektales Karzinom*
17   Deutsche Gesellschaft für Pneumologie und Beatmungsmedizin (2010): *Lungenkarzinom – Prävention, Diagnostik, Therapie und Nachsorge*
18   Deutsche Gesellschaft für Gynäkologie und Geburtshilfe (2012): *Mammakarzinom der Frau: Diagnostik, Therapie und Nachsorge*
19   Deutsche Gesellschaft für Urologie (2011): *Prostatakarzinom: Früherkennung, Diagnose und Therapie der verschiedenen Stadien*

Risikofaktor Übergewicht und Diabetes

1   Flegal, K.M. et al. (2013):»Association of All-Cause Mortality With Overweight and Obesity Using Standard Body Mass Index Categories. A Systematic Review and Meta-analysis«, *JAMA*, Vol. 309(1), S. 71–82, doi:10.1001/jama.2012.113905
2   Aleksandrova, K. et al. (2014):»Adiposity, mediating biomarkers and risk of colon cancer in the European prospective investigation into cancer and nutrition study«, *Int J Cancer*, Vol. 134(3), Februar, S. 612–621, doi: 10.1002/ijc.28368
3   Nedergaard, J. et al. (2007):»Unexpected evidence for active brown adipose tissue in adult humans«, *Am J Physiol Endocrinol Metab*, Vol. 293(2), August, E444–52
4   Van Marken Lichtenbelt, W. et al. (2014):»Cold exposure – an approach to increasing energy expenditure in humans«, *Trends in Endocrinology & Metabolism*, Vol. 25, S. 165–167
5   Gaich, G. et al. (2013):»The Effects of LY2405319, an FGF21 Analog, in Obese Human Subjects with Type 2 Diabetes«, *Cell Metab*, Vol. 18, S. 333–340
6   Ng, S.-F. et al. (2010):»Nature Chronic high-fat diet in fathers programs ß-cell dysfunction in female rat offspring«, *Nature*, Vol. 467, S. 963–966
7   Soubry, A. et al. (2013):»Paternal obesity is associated with IGF2 hypomethylation in newborns: results from a Newborn Epigenetics Study (NEST) cohort«, *BMC Med*, Vol. 11, S. 29
8   Hackett, J.A. et al. (2013):»Germline DNA demethylation dynamics and imprint erasure through 5-hydroxymethylcytosine«, *Science*, Vol. 339, S. 448–452
9   Jensen, M.D. et al. (2014):»2013 AHA/ACC/TOS Guideline for the Management of Overweight and Obesity in Adults. A Report of the American College of Cardiology/American Heart Association Task Force on Practice

Guidelines and The Obesity Society«, *J Am Coll Cardiol*, Vol. 63, Issue 25, doi:10.1016/j.jacc.2013.11.004

10 Katz, D.L. (2014): »Obesity is not a disease«, *Nature*, Vol. 508, April, S. 57

11 »Trinkfit«-Studie (2008), Forschungsinstitut für Kinderernährung Dortmund (FKE) mit rund 3000 Grundschülern aus sozial benachteiligten Stadtteilen in Dortmund und Essen. http://www.trinkfit-mach-mit.de

Gesunde Ernährung

1 Levin, I. (1910): »Cancer among the American Indians and its bearing upon the ethnological distribution oft the disease«, *J Cancer Res Clin Oncol* 9: S. 422–435

2 Prentice, G. (1923): »Cancer among negroes«, *BMJ* 2: S. 1181

3 Prior, I.A. et al. (1981): »Cholesterol, coconuts, and diet on Polynesian atolls: a natural experiment: the Pukapuka and Tokelau island studies«, *Am J Clin Nutr.* 34(8): S. 1552–1561

4 Schisler, J. et al. (2009): »Stable Patterns of Gene Expression Regulating Carbohydrate Metabolism Determined by Geographic Ancestry«, *PlosOne* 9; 4(12):e8183

5 Longo, V.D., Mattson, M.P. (2014): »Fasting: Molecular mechanisms and clinical applications«, *Cell Metab*, 4; 19(2): S. 181–192

6 Kagan, H.L. (2006): »Why Is He Limping?«, *Discover*, Vol. 27(10)

7 Davis, C.M. (1939): »Results of the self-selection of diets by young children«, *Can Med Assoc J*, 41: S. 257–261

8 Palmer, I.S. (1982): »Toxicity of Selenium in Brazil Nuts to Rats«, *Journal of Food Science* 47:5, S. 1595–1597

9 Moreira, D.M. et al. (2014): »Baseline prostate inflammation is associated with a reduced risk of prostate cancer in men undergoing repeat prostate biopsy: results from the REDUCE study«, *Cancer*, 120(2): S. 190–196.

Das Herz-Kreislauf-System und der Schutz vor Bluthochdruck

1 Yusuf, S et al. (2004): »Interheart«, *Lancet*, Vol. 364, S. 937–952

2 http://www.herzstiftung.de/Herzinfarkt-Risiko-Test.php

3 Di Chiara, A., Vanuzzo, D. (2009): »Does surveillance impact on cardiouascular prevention?«, *Eur Heart J*, Vol. 30, S. 1027–1029

4 *Diet, Nutrition and the prevention of chronic disease*, WHO, 2002

5 Blattmann, P. et al. (2013): »RNAi-based functional profiling of loci from blood lipid genome-wide association studies identifies genes with cholesterol-regulatory functions«, *PLoS Genetics*, Febr 28, doi 10.1371/journal pgen. 1003338

6 Shiping, L. et al. (2014): »Population Genomics Reveal Recent Speciation and Rapid Evolutionary Adaptation in Polar Bears«, *Cell*, Vol. 157(4), Mai, S. 785–794

7 Dirzo, R. et al. (2014): »Reviewe: Defaunation in the Anthropocene«, *Science*, Vol. 345(6195), S. 401–406

8 Niemitz, C. (2004): *Das Geheimnis des aufrechten Ganges. Unsere Evolution verlief anders*, München

9 Niemitz, C. (2007): »Labil und langsam. Unsere fast unmögliche Evolutionsgeschichte zum aufrechten Gang«, *Naturwissenschaftliche Rundschau*, Vol. 2,
   S. 71–78

10 Lowenstein, T.K. et al. (2001): »Oscillations in Phanerozoic Seawater
   Chemistry: Evidence from fluid inclusions«, *Science*, Vol. 294(554), November, S. 1086–1088

11 Boaz, N.T. (2002): *Evolving health. The origins of illness and how the modern world is making us sick*, New York

12 Mayer, G. (2011): »Die Evolution der Nierenfunktion«, *Austrian Journal of
   Hypertension*, Vol. 15(1), S. 9–12

13 Gleibermann, L. (1973): »Blood pressure and dietary salt in human populations«, *Evol Food Nutr*, Vol. 2, Issue 2, S. 143–56

14 Young, J.H. et al. (2005): »Differential susceptibility to hypertension is due
   to selection during the out-of-Africa expansion«, *PLoS Genetics*, Vol. 1(6),
   e82

15 Ehret, G.B., Caulfield, M.J. (2013): »Genes for blood pressure: an
   opportunity to understand hypertension«, *Eur Heart J.*, Vol. 34(13), April,
   S. 951–961

16 »Global Burden of Disease Study 2010«, *The Lancet*, Published Dec 13, 2012

17 Max Rubner-Institut, Bundesforschungsinstitut für Ernährung und Lebensmittel (2008): *Nationale Verzehrstudie, Ergebnisbericht Teil 2*, Berlin

18 The Task Force for the management of arterial hypertension of the European
   Society of Hypertension (ESH) and of the European Society of Cardiology
   (ESC) (2013): »ESH/ESC Guidelines for the management of arterial hyper-
   tension«, *Journal of Hypertension*, Vol. 31, S. 1281–1357

19 Feigin, V.L. et al. (2014): »Global Burden of Diseases, Injuries, and Risk Factors Study 2010 (GBD 2010) and the GBD Stroke Experts Group. Global
   and regional burden of stroke during 1990–2010: findings from the Global
   Burden of Disease Study 2010«, *Lancet*, Vol. 383(9913), S. 245–54

20 Yarlioglues, M. et al. (2010): »Acute effects of passive smoking on blood
   pressure and heart rate in healthy females«, *Blood Press Monit*, Vol. 15,
   S. 251–256

21 Grassi, G. et al. (1994): »Mechanisms responsible for sympathetic activation by
   cigarette smoking in humans«, *Circulation*, Vol. 90, S. 248–253

Frei atmen

1 Gollwitzer, E. et al. (2014): »Lung microbiota promotes tolerance to
   allergens in neonates via PD-L1«, *Nature Medicine online*, doi: 10.1038/
   nm.3568

2 Trompette, A. et al. (2014): »Gut microbiota metabolism of dietary fiber in-
   fluences allergic airway disease and hematopoiesis through GPR41«, *Nature
   Medicine*, doi: 10.1038/nm.3444

3 Schikowski T. et al. (2013): »Ambient air pollution – a cause for COPD?«,
   Eur Respir J, 43(1): 250–63

Gesundheitsfaktor Bewegung

1 *Studie zur Gesundheit Erwachsener in Deutschland (DEGS1) des Robert-Koch-Instituts 2013*

2 Erickson, K.I. et al. (2012): »Exercise training increases size of hippocampus and improves memory«, *PNAS*, Vol. 108, No 7

3 Hunter, D.J., Eckstein, F. (2009): »Exercise and osteoarthritis«, *J. Anat.*, Feb., (2), S. 197–207

4 Rognmo, Ø. et al. (2012): »Cardiovascular risk of high- versus moderate-intensity aerobic exercise in coronary heart disease patients«, *Circulation*, Sep. 18, 126(12), S. 1436–1440

5 Tomlinson, D. et al. (2014): »Effect of Exercise on Cancer-Related Fatigue: A Meta-analysis«, *Am J Phys Med Rehabil*, 16. April

6 Lemanne, D. et al. (2013): »The role of physical activity in cancer prevention, treatment, recovery, and survivorship«, *Oncology*, 27(6), Juni, S. 580–585

7 Bente K. Pedersen (2001): »Physical activity and the immune system«, in: W. Hollmann/D. Kurz/J. Mester, Eds: *Current results on health and physical activity*, Stuttgart

8 Roberts, D. et al. (2014): »ß-Aminoisobutyric Acid Induces Browning of White Fat and Hepatic ß-Oxidation and Is Inversely Correlated with Cardiometabolic Risk Factors«, *Cell Metabolism*, Vol. 19(1), Januar, S. 96–108

9 Askelund Saevereid, H. et al. (2014): »Speed and Duration of Walking and Other Leisure Time Physical Activity and the Risk of Heart Failure: A Prospective Cohort Study from the Copenhagen City Heart Study«, *Plos one*, 12. März

10 Schnohr, P. et al. (2013): »Longevity in male and female joggers: the Copenhagen City Heart Study«, *Am J Epidemiol*, 1. Apr., 177(7), S. 683–689

Seelisches Wohlbefinden

1 Frances, A. (2013): *Normal. Gegen die Inflation psychiatrischer Diagnosen*, Köln

2 Hüther, G. (2012): »Verschaltungen im Gestrüpp: kindliche Hirnentwicklung«, *Aus Politik und Zeitgeschichte: Frühkindliche Bildung* (APuZ 22–24/2012)

3 Watson, J. (1928): *Psychological Care of Infant and Child*, New York

4 Rondó, P.H.C. et al. (2003): »Maternal psychological stress and distress as predictors of low birth weight, prematurity and intrauterine growth retardation«, *European Journal of Clinical Nutrition* 57, S. 266–272

5 Robertson, L.A. et al. (2013): »Childhood and Adolescent Television Viewing and Antisocial Behavior in Early Adulthood«, *Pediatrics*, 18. Feb.

6 Konner, M.J. (2010): *The Evolution of Childhood*, Cambridge, MA

7 Belsky et al. (2009): »Vulnerability genes or plasticity genes?«, *Molecular Psychiatry*, 14, S. 746–754, 19. Mai

8 Braun, G., Keller, M. (2008): *Ich sag NEIN: Arbeitsmaterialien gegen den sexuellen Missbrauch an Mädchen und Jungen*, Mühlheim an der Ruhr

9 Blumer, D., Heilbronn, M. (1982): »Chronic Pain as a Variant of Depressive

Disease The Pain-Prone Disorder«, *Journal of Nervous & Mental Disease*, Juli

10 Hildebrandt, J., Pfingsten, M. (Hg) (2011): *Rückenschmerz und Lendenwirbelsäule. Interdisziplinäres Praxisbuch entsprechend der Nationalen Versorgungsleitlinie Kreuzschmerz*, München

11 Strack, F. et al. (1988): »Inhibiting and Facilitating Conditions of the Human Smile: A Nonobtrusive Test of the Facial Feedback Hypothesis«, *Journal of Personality an Social Psychology*, 54, S. 768–777

12 Brown, G.W. et al. (1981): »Psychiatric disorder in a rural and an urban population: Aetiology of depression«, *Psychol Med.* Aug., 11(3), S. 581–599

13 Giggs, J.A., Cooper, J.E. (1987): »Ecological structure and the distribution of schizophrenia and affective psychoses in Nottingham«, *Br J Psychiatry*, Nov., 151, S. 627–633.

14 Hutchinson, G. et al. (1996): »Morbid risk of schizophrenia in first-degree relatives of white and African-Caribbean patients with psychosis«, *Br J Psychiatry*, Dez., 169(6), S.776–780

15 *Gesundheitsberichterstattung des Bundes zu Arbeitslosigkeit, prekärer Beschäftigung und Gesundheit des Robert-Koch-Instituts 2012*

16 Badura, B. et al. (2006): »Gesundheitliche Folgen der Arbeitsplatzunsicherheit«, *Fehlzeiten-Report* 2005, Berlin, S. 93–123

17 Lohmann-Haislah, A. (2012): *Stressreport Deutschland 2012. Psychische Anforderungen, Ressourcen und Befinden*, Bundesanstalt für Arbeitsschutz und Arbeitsmedizin, Dortmund

18 *Stressreport 2012 der Bundesanstalt für Arbeitsschutz und Arbeitsmedizin*

19 Holt-Lunstad, J. et al. (2010): »Social Relationships and Mortality Risk: A Meta-analytic Review«, *PLoS Med* 7(7): e1000316 doi:10.1371/journal.pmed.1000316

20 Andrews, P.W. et al. (2009): »The bright side of being blue: Depression as an adaptation for analyzing complex problems«, *Psychological Review*, Vol. 116(3), Juli, S. 620–654

21 Price, J. et al. (1994): »The social competition hypothesis of depression«, *The British Journal of Psychiatry*, 164(3), S. 309–315

22 Price, J., Gardner, R. (1995): »Humans are superhuman animals: A reply to commentaries by J. Birtchnell and P. Gilbert«, *British Journal of medical psychology*, 68(3), 217–222

23 Andrews, P.W., a.a.O.

24 Keller, M.C., Nesse, R.M. (2006): »The evolutionary significance of depressive symptoms: different adverse situations lead to different depressive symptom patterns«, *Journal of personality and social psychology* 91.2, S. 316

25 Nettle, D. (2002): »Height and reproductive success in a cohort of British men«, *Human Nature* 13.4, S. 473–491

26 Nettle, D. (2004): »Evolutionary origins of depression: a review and reformulation«, *Journal of affective disorders* 81.2, S. 91–102

27 McKenzie, J. et al. (2000): »Neuroticism and academic achievement: the Furneaux Factor as a measure of academic rigour«, *Personality and Individual Differences* 29.1: 3–11

28   Andreasen, N.C. (1987): »Creativity and mental illness«, *American Journal of Psychiatry* 144.10, S. 1288–1292

29   Jamison, K.R. (1989): »Mood disorders and patterns of creativity in British writers and artists«, *Psychiatry*, May 52(2): 125–34

30   Anders, S. et al. (2013): »Depression as an evolutionary strategy for defense against infection«, *Brain, behavior, and immunity* 31, S. 9–22

31   Irwin, M.R., Miller, A.H. (2007): »Depressive disorders and immunity: 20 years of progress and discovery«, *Brain, behavior, and immunity* 21.4, S. 374–383

32   Capuron, L., Miller, A.H. (2004): »Cytokines and psychopathology: lessons from interferon-α«, *Biological psychiatry* 56.11, S. 819–824

33   Benros, M.E. et al.(2013): »Autoimmune Diseases and Severe Infections as Risk Factors for Mood Disorders: A Nationwide Study«, *JAMA Psychiatry*, 70(8), S. 812–820

34   Peroutka, S.J., Howell, T.A. (1994): »The molecular evolution of G protein-coupled receptors: focus on 5-hydroxytryptamine receptors«, *Neuropharmacology* 33, Nr. 3–4, S. 319–324

35   Fossa, P. et al. (2014): »Anxiety-like behavior in craxfisch is controlled by serotonin«, *Science*, 344 (6189)

Der biologische Mechanismus der Motivation

1   Berridge, K.C. (1996): »Food Reward: Brain Substrates of Wanting and Liking«, *Neuroscience and Biobehavioral Reviews*, Vol. 20(1), S. 1–25

2   Berntson, G.G., Cacioppo, J.T. (2008): »The neuroevolution of motivation«, *Handbook of motivation science*, Shah, J.Y., Gardner, W.L. (Hg.), New York, S. 188–200

3   Lepper, M.R. et al. (1973): »Undermining children's intrinsic interest with extrinsic reward: A test of the ›overjustification‹ hypothesis‹, *Journal of Personality and Social Psychology*, Vol. 42, S. 51–65

4   Warneken, F., Tomasello, M. (2008): »Extrinsic Rewards Undermine Altruistic Tendencies in 20-Month-Olds«, *Developmental Psychology*, Vol. 44(6), S. 1785–1788

5   Roth, G.: »Wie unser Gehirn Entscheidungen trifft«, http://www.zfu.ch/service/fartikel/fartikel_03_jub.htm

6   McClure, S.M. et al. (2007): »Time Discounting for Primary rewards«, *The Journal of Neuroscience*, Vol. 27(21), S. 5796–5804

7   McClure, S.M. et al. (2004): »Separate Neural Systems Value Immediate and Delayed Monetary Rewards«, *Science*, Vol. 306, S. 503–507

8   Hüther, G. (1997): *Biologie der Angst. Wie aus Stress Gefühle werden*, Göttingen; Ualin, N.H. (1993): »Neurobiologie der Angst«, *Spektrum der Wissenschaft* 7/93

9   Wiseman, R. (2013): *Machen, nicht denken! Die radikal einfache Idee, die Ihr Leben verändert*, Frankfurt a.M.

Gesundheitsfaktor lebenslanges Lernen

1   Grupe, G. et al. (2005): *Anthropologie*, Berlin
2   Choi, C.Q. (2009): »Vorteilhafte Unreife«, *Spektrum der Wissenschaft*, 10/2009, S. 16 ff.
3   Potts, R. (1996): »Evolution and climate variability«, *Science*, Vol. 273, S. 922–923
4   Saeki S. et al. (2001): »Plasticity of chemotaxis revealed by paired presentation of a chemoattractant and starvation in the nematode Caenorhabditis elegans«, *J Exp Biol*, Vol. 204, S. 1757–1764
5   Ardiel, E., Rankin, C. (2010): »An elegant mind: Learning and memory in Caenorhabditis elegans«, *Learning and Memory*, Vol. 17, S. 191–201
6   Heyes, C.M., Galef, B.G. (1996): *Social learning in animals: The roots of culture*, Academic Press
7   Paulus, M. et al. (2012): »How learning to shake a rattle affects 8-month-old infants' perception of the rattle's sound: Electrophysiological evidence for action-effect binding in infancy«, *Developmental Cognitive Neuroscience*, Vol. 2(1), S. 90–96
8   Bear, M.F. et al. (2009): *Neurowissenschaften. Ein grundlegendes Lehrbuch für Biologie, Medizin und Psychologie*, Heidelberg, S. 220–223
9   Hüther, G., Pilz J. (2012): »Nicht die Schule, sondern das Gehirn ist der Ort, wo gelernt wird«, *ProJugend*, Vol. 4, S. 4–9
10 Northoff, G. (2012): *Das disziplinlose Gehirn. Was nun, Herr Kant?*, München
11 Lampert, T. et al. (2011): *Gesundheitliche Ungleichheit. Datenreport 2011. Ein Sozialbericht für die Bundesrepublik Deutschland*. Band 1, Statistisches Bundesamt (Destatis), und Wissenschaftszentrum Berlin für Sozialforschung, Zentrales Datenmanagement, Bonn (Hg.), S. 247–268
12 Mielck, A. et al.: *Folgen unzureichender Bildung für die Gesundheit*, Bertelsmann Stiftung 2012
13 http://www.kiggs-studie.de
14 Dadaczynski, K. (2012): »Stand der Forschung zum Zusammenhang von Gesundheit und Bildung. Überblick und Implikationen für die schulische Gesundheitsförderung«, *Zeitschrift für Gesundheitspsychologie*, Vol. 20(3): S. 141–153
15 http://www.kiggs-studie.de

Sich gesund schlafen

1   Jung, C.M., et al. (2011): »Energy expenditure during sleep, sleep deprivation and sleep following sleep deprivation in adult humans«, *Journal of Physiology*, 589, 235–244
2   Diekelmann, S. und Born, J. (2010): »The memory function of sleep«, *Nature Reviews Neuroscience*, 11(2), 114–126
3   Zager, A. et al. (2007): »Effects of acute and chronic sleep loss on immune modulation of rats«, *Am J Physiol Regul Integr Comp Physiol*. 293, 2007, R504-R509
4   Gumustekin, K. et al. (2004): »Effects of sleep deprivation, nicotine, and

selenium on wound healing in rats [Electronic version]«, *Neuroscience*, 114, 1433–1442

5   Montagne, P. et al. (2003): »Familial and sporadic fatal insomnia«, *Lancet Neurol.*, Vol. 2(3), S. 167–76

6   Rechtschaffen, A., Bergmann, B.M. (1995): »Sleep deprivation in the rat by the disk-over-water method«, *Behavioural Brain Research*, Vol. 69, S. 55–63

7   Rauzen, D.M. et al. (2008): »Lethargus is a Caenorhabditis elegans sleep-like state«, *Nature*, Vol. 451(7178), S. 569–572

8   Keller, M. (2008): »Die Circadiane Uhr im Immunsystem«, Dissertation, S.1

9   Bünning, E. (1932): »Über die Erblichkeit des Tageszeitperiodizität bei den Phaseolus-Blättern«, *J. wiss. Bot.*, Vol. 81, S. 411–418

10 Pittendrigh, C.S. (1967): »Circadian systems. I. The driving oscillation and its assay in Drosophila pseudoobscura«, *Proc. Natl. Acad. Sci. USA*, Vol. 58(4), S. 1762–1767

11 Ralph, M.R. et al. (1990): »Transplanted suprachiasmatic nucleus determines circadian period«, *Science*, Vol. 247, S. 975–978

12 Berson, D.M. (2003): »Strange vision: ganglion cells as circadian photoreceptors«, *Trends in Neurosciences*, Vol. 26, S. 314–320

13 Roenneberg, T. et al. (2004): »A marker for end of adolescence«, *Current Biology*, Vol. 14(24), S. R1038–1039

14 Wright, K.P. Jr. et al. (2013): »Entrainment of the human circadian clock to the natural light-dark cycle«, *Curr. Biol.*, Vol. 23(16), S. 1554–1558

15 Kantermann, T. et al. (2007): »The human circadian clock's seasonal adjustment is disrupted by daylight saving time«, *Current Biology*, Vol. 17 (22), S. 1996–2000

16 Roenneberg, T. et al. (2012): »Social jetlag and obesity«, *Current Biology*, Vol. 22, S. 939–943

17 Levandrovski, R. et al. (2011): »Depression scores associate with chronotype and social jetlag in a rural population«, *Chronobiol. Int.*, Vol. 28, S. 771–778

18 Spork, P. (2003): »Falsch getaktet«, *Bild der Wissenschaft*, 3/2003

19 Feng, D. et al. (2011): »A Circadian Rhythm Orchestrated By Histone Deacetylase 3 Controls Hepatic Lipid Metabolism«, *Science*, Vol. 331(6022), S. 1315–1319

20 Roenneberg, T. (2013): »Chronobiology: The human sleep project«, *Nature*, Vol. 498(7455), S. 427–428

21 Metaxakis, A. et al. (2014): »Lowered Insulin Signalling Ameliorates Age-Related Sleep Fragmentation in Drosophila«, *PLOS Biology*, Vol. 12(4), e1001824

22 He, Y. et al. (2009): »The Transcriptional Repressor DEC2 Regulates Sleep Length in Mammals«, *Science*, Vol. 325(5942), S. 866–870

23 Allebrandt, K.V. et al. (2013): »A K(ATP) channel gene effect on sleep duration: from genome-wide association studies to function in Drosophila«, *Mol Psychiatry*, Vol. 18(1), S. 122–132

24 Diekelmann, S., Born, J. (2010): »The memory function of sleep«, *Nature Reviews Neuroscience*, Vol. 11(2), S. 114–126

25 Ohayon, M.M. (2011): »Epidemiological overview of sleep disorders in the general population«, *Sleep Med. Rev.*, Vol. 2, S. 1–9

26 Kraenz, S. et al. (2004): »Häufigkeit und Belastungsfaktoren bei Schlafstörungen im Einschulalter«, *Praxis der Kinderpsychologie und Kinderpsychiatrie*, Vol. 53, S. 3–8

27 Basetti, C.L. (2005): »Sleep and stroke«, *Semin Neurol*, Vol. 25, S. 19–32

28 Baglioni, C. et al. (2011): »Insomnia as a predictor of depression: a meta-analytic evaluation of longitudinal epidemiological studies«, *J Affecd. Dosord*, Vol. 134, S. 10–19

29 Grandner, M.A. et al. (2010): »Problems associated with short sleep: bridging the gap between laboratory and epidemiological studies«, *Sleep Med Rev*, Vol. 14, S. 239–247

30 Van Dongen, H.P.A. et al. (2003): »The Cumulative Cost of Additional Wakefulness: Dose-Response Effects on Neurobehavioral Functions and Sleep Physiology from Chronic Sleep Restriction and Total Sleep Deprivation«, *Sleep*, Vol. 26(2), S. 117–126

31 Ozminkowski, R.J. et al. (2007): »The direct and indirect costs of untreated insomnia in adults in the United States«, *Sleep*, Vol. 30, S. 263–273

32 Draganich, C., Erdal, K. (2014): »Placebo sleep affects cognitive functioning«, *J Exp Psychol Learn Mem Cogn*, Vol. 40(3), S. 857–864

Gesundheitsfaktor Sex

1 Hamilton, W.D. et al. (1990): »Sexual reproduction as an adaptation to resist parasites (a review)«, *Proc. Natl. Acad. Sci.*, Vol. 87, S. 3566–3573

2 Eizaguirre, C. et al. (2012): »Rapid and adaptive evolution of MHC genes under parasite selection in experimental vertebrate populations«, *Nature communications*, Januar, doi: 10.1038/ncomms1632

3 Fraune, J. et al. (2012): »Hydra meiosis reveals unexpected conservation of structural synaptonemal complex proteins across metazoans«, *PNAS/USA*, doi: 10.1073/pnas.1206875109

4 Cortez, D. et al. (2014): »Origins and functional evolution of Y chromosomes across mammals«, *Nature*, Vol. 508, S. 488–493, doi: 10.1038/nature13151

5 Marc Luy (2012): »Warum Frauen länger leben. Erkenntnisse aus einem Vergleich von Kloster- und Allgemeinbevölkerung«, in: *Materialien zur Bevölkerungswissenschaft*. Nr. 106, Bundesinstitut für Bevölkerungsforschung, Wiesbaden

6 Rerkpattanapipat, P. et al. (2001): »Sex and the heart: What ist he role of the cardiologist«, *European Heart Journal*; 22: 201–208

7 Ebrahim, S. et al. (2002): »Sexual intercourse and risk of ischaemic stroke and coronary heart disease: the Caerphilly study«, *J Epidemiol community Health*, 56(2): 99–102

8 Charnetski C.J. et al. (2004): »Sexual frequency and salivary immunoglobulin A (IgA)«, *Psychology Report*, 94:839–44.

9 Lindau, S.T., Schumm, L.P., Laumann, E.O., et al. (2007): »A Study of Sexuality and Health among Older Adults in the United States«, *New England Journal of Medicine* 357:762–74

10 Galvani, A. et al. (2003): »Evaluating plague and smallpox as historical selective pressures for the CCR5-Delta 32 HIV-resistance allele«, *Proc. Natl. Acad. Sci. USA*, Vol. 100, S. 15276–15279; konträrer Meinung (Gen CCR5 älter): Sabeti, P. C. et al. (2005): »The case for selection at CCR5-Delta32«, *PLoS Biol*, Vol. 3, S. e378

11 Perez, E. E. et al. (2008): »Establishment of HIV-1 resistance in CD4+ T cells by genome editing using zinc-finger nucleases«, *Nat. Biotechnol.*, Vol. 26(7), S. 808–816; *Wired Online* (3.2.2009): »Trial Begins for HIV Gene Therapy«

Soziale Kontakte mit Therapiewirkung

1 Nelson, E. et al. (2010): »Digit ratios predict polygyny in early apes, *Ardipithecus*, Neanderthals and early modern humans but not in *Australopithecus*«, *Biol. Sciences//Proceedings of the Royal Society B*

2 ZEITmagazin N° 18/2013: »Ein Gespräch mit dem Sexualpsychologen Christoph Joseph Ahlers«

3 Baumgartner, T. R. (2012): *Wirkung von Oxytocin auf emotionale und kognitive Empathie*; Inaugural-Dissertation zur Erlangung des Doktorgrades der Hohen Medizinischen Fakultät der Rheinischen Friedrich-Wilhelms-Universität Bonn

4 Miller, G.: »Die dunkle Seite des Kuschelhormons« *Süddeutsche Zeitung*, 18.1.2013

Fitte Gehirne

1 Tesky, V. A. et al. (2009): »AKTIVA: aktive kognitive Stimulation – Vorbeugung im Alter«, *Akt Neurol 36* – M251 DOI: 10.1055/s-0029–1238441

Die Zukunft der Medizin: Bildung ist der beste Schutz vor Krankheit

1 Frieler, K. (2013): »Limiting global warming to 2 °C is unlikely to save most coral reefs«, *Nature Climate Change 3*, 165–170

Dank

Die an diesem Buch beteiligten Wissenschafts- und Medizinjournalisten leisteten Hervorragendes, wissenschaftlich, journalistisch und menschlich. Großen Dank und viel Lob an: Hanno Charisius (Verdauung), Richard Friebe (Ernährung, Infektionen, Immunsystem), Frederik Jötten (Psyche), Maria Latos (Rücken, Knochen & Gelenke), Michael Odenwald (Evolution, Erdgeschichte, Epigenetik), Maren Peters (Sex, Partnerschaft, Haut), Stefanie Reinberger (Schlaf, Motivation, Lernen), Werner Siefer (Gehirnentwicklung, Soziales, Partnerschaft).

Die modernen und in ihrer reduzierten Form umso treffenderen Grafiken stammen von Designerin Daniela Kölbl. Auch zu sehr später Stunde und bis zuletzt setzte sie unsere optischen Wünsche um, ohne die Geduld oder ihre gute Laune zu verlieren. Danke Daniela, Du bist super!

Viele Freunde haben sich einzelne Kapitel vorgenommen und kritisch durchgesehen. Ihre Anmerkungen haben das Buch geschärft, gestrafft, verständlicher und relevanter gemacht: Danke an Prof. Dr. Helmut Baumgärtel, Freie Universität Berlin; Prof. Dr. Hartmut Bruschke, Universität Heidelberg; Prof. Dr. Ernst-Peter Fischer, Universität Heidelberg; Prof. Dr. Dietrich Kurz, Universität Bielefeld; Prof. Dr. Torsten Zuberbier, Charité – Universitätsmedizin Berlin.

Vielen Dank an alle, die zu diesem Buch beigetragen haben!